国家卫生健康委员会"十四五"规划教材

全国高等中医药教育教材

供中药学类专业用

中药炮制学

第 3 版

中藥

主　编　陆兔林　李　飞

副主编　陈　康　王秋红　钟凌云

　　　　窦志英　黄勤挽

主　审　叶定江　吴　皓

人民卫生出版社

·北　京·

图书在版编目（CIP）数据

中药炮制学 / 陆兔林，李飞主编 . —3 版 . —北京：
人民卫生出版社，2021.12（2025.2重印）
ISBN 978-7-117-31573-9

Ⅰ.①中… Ⅱ.①陆…②李… Ⅲ.①中药炮制学 —
高等学校 — 教材 Ⅳ.①R283

中国版本图书馆 CIP 数据核字（2021）第 214271 号

人卫智网	www.ipmph.com	医学教育、学术、考试、健康，购书智慧智能综合服务平台
人卫官网	www.pmph.com	人卫官方资讯发布平台

中药炮制学
Zhongyao Paozhixue
第 3 版

主　　编：陆兔林　李　飞
出版发行：人民卫生出版社（中继线 010-59780011）
地　　址：北京市朝阳区潘家园南里 19 号
邮　　编：100021
E - mail：pmph @ pmph.com
购书热线：010-59787592　010-59787584　010-65264830
印　　刷：人卫印务（北京）有限公司
经　　销：新华书店
开　　本：850×1168　1/16　印张：28
字　　数：734 千字
版　　次：2012 年 6 月第 1 版　　2021 年 12 月第 3 版
印　　次：2025 年 2 月第 3 次印刷
标准书号：ISBN 978-7-117-31573-9
定　　价：82.00 元

打击盗版举报电话：010-59787491　E-mail：WQ @ pmph.com
质量问题联系电话：010-59787234　E-mail：zhiliang @ pmph.com

编　委（按姓氏笔画排序）

王　波（南京康善制药设备有限公司）　　　张　超（山东中医药大学）

王延年（沈阳药科大学）　　　　　　　　　陆兔林（南京中医药大学）

王秋红（广东药科大学）　　　　　　　　　陈　红（福建中医药大学）

申屠银洪（浙江桐君堂中药饮片　　　　　　陈　康（广州中医药大学）
　　　　　有限公司）　　　　　　　　　　郁红礼（南京中医药大学）

刘先琼（湖北中医药大学）　　　　　　　　易延逵（南方医科大学中医药学院）

孙　琳（山西中医药大学）　　　　　　　　单　鑫（南京中医药大学翰林学院）

孙连娜（上海中医药大学）　　　　　　　　钟凌云（江西中医药大学）

李　飞（北京中医药大学）　　　　　　　　袁　媛（中国中医科学院中药资源
　　　　　　　　　　　　　　　　　　　　　　　　中心）
李　芸（甘肃中医药大学）

李　凯（河南中医药大学）　　　　　　　　黄　琪（安徽中医药大学）

李剑男（长春中医药大学）　　　　　　　　黄勤挽（成都中医药大学）

李艳凤（黑龙江中医药大学）　　　　　　　梁泽华（浙江中医药大学）

宋艺君（陕西中医药大学）　　　　　　　　曾春晖（广西中医药大学）

张　凡（辽宁中医药大学）　　　　　　　　窦志英（天津中医药大学）

张　丹（河北中医学院）　　　　　　　　　谭　鹏（北京中医药大学）

秘　书　李　林（南京中医药大学）

3

5

◇◇◇ 修 订 说 明 ◇◇◇

为了更好地贯彻落实《中医药发展战略规划纲要(2016—2030年)》《中共中央国务院关于促进中医药传承创新发展的意见》《教育部 国家卫生健康委 国家中医药管理局关于深化医教协同进一步推动中医药教育改革与高质量发展的实施意见》《关于加快中医药特色发展的若干政策措施》和新时代全国高等学校本科教育工作会议精神,做好第四轮全国高等中医药教育教材建设工作,人民卫生出版社在教育部、国家卫生健康委员会、国家中医药管理局的领导下,在上一轮教材建设的基础上,组织和规划了全国高等中医药教育本科国家卫生健康委员会"十四五"规划教材的编写和修订工作。

为做好新一轮教材的出版工作,人民卫生出版社在教育部高等学校中医学类专业教学指导委员会、中药学类专业教学指导委员会和第三届全国高等中医药教育教材建设指导委员会的大力支持下,先后成立了第四届全国高等中医药教育教材建设指导委员会和相应的教材评审委员会,以指导和组织教材的遴选、评审和修订工作,确保教材编写质量。

根据"十四五"期间高等中医药教育教学改革和高等中医药人才培养目标,在上述工作的基础上,人民卫生出版社规划、确定了第一批中医学、针灸推拿学、中医骨伤科学、中药学、护理学5个专业100种国家卫生健康委员会"十四五"规划教材。教材主编、副主编和编委的遴选按照公开、公平、公正的原则进行。在全国50余所高等院校2 400余位专家和学者申报的基础上,2 000余位申报者经教材建设指导委员会、教材评审委员会审定批准,聘任为主编、副主编、编委。

本套教材的主要特色如下:

1. **立德树人,思政教育** 坚持以文化人,以文载道,以德育人,以德为先。将立德树人深化到各学科、各领域,加强学生理想信念教育,厚植爱国主义情怀,把社会主义核心价值观融入教育教学全过程。根据不同专业人才培养特点和专业能力素质要求,科学合理地设计思政教育内容。教材中有机融入中医药文化元素和思想政治教育元素,形成专业课教学与思政理论教育、课程思政与专业思政紧密结合的教材建设格局。

2. **准确定位,联系实际** 教材的深度和广度符合各专业教学大纲的要求和特定学制、特定对象、特定层次的培养目标,紧扣教学活动和知识结构。以解决目前各院校教材使用中的突出问题为出发点和落脚点,对人才培养体系、课程体系、教材体系进行充分调研和论证,使之更加符合教改实际、适应中医药人才培养要求和社会需求。

3. **夯实基础,整体优化** 以科学严谨的治学态度,对教材体系进行科学设计、整体优化,体现中医药基本理论、基本知识、基本思维、基本技能;教材编写综合考虑学科的分化、交叉,既充分体现不同学科自身特点,又注意各学科之间有机衔接;确保理论体系完善,知识点结合完备,内容精练、完整,概念准确,切合教学实际。

4. **注重衔接,合理区分** 严格界定本科教材与职业教育教材、研究生教材、毕业后教育教材的知识范畴,认真总结、详细讨论现阶段中医药本科各课程的知识和理论框架,使其在教材中得以凸显,既要相互联系,又要在编写思路、框架设计、内容取舍等方面有一定的区分度。

5. 体现传承,突出特色　本套教材是培养复合型、创新型中医药人才的重要工具,是中医药文明传承的重要载体。传统的中医药文化是国家软实力的重要体现。因此,教材必须遵循中医药传承发展规律,既要反映原汁原味的中医药知识,培养学生的中医思维,又要使学生中西医学融会贯通,既要传承经典,又要创新发挥,体现新版教材"传承精华、守正创新"的特点。

6. 与时俱进,纸数融合　本套教材新增中医抗疫知识,培养学生的探索精神、创新精神,强化中医药防疫人才培养。同时,教材编写充分体现与时代融合、与现代科技融合、与现代医学融合的特色和理念,将移动互联、网络增值、慕课、翻转课堂等新的教学理念和教学技术、学习方式融入教材建设之中。书中设有随文二维码,通过扫码,学生可对教材的数字增值服务内容进行自主学习。

7. 创新形式,提高效用　教材在形式上仍将传承上版模块化编写的设计思路,图文并茂、版式精美;内容方面注重提高效用,同时应用问题导入、案例教学、探究教学等教材编写理念,以提高学生的学习兴趣和学习效果。

8. 突出实用,注重技能　增设技能教材、实验实训内容及相关栏目,适当增加实践教学学时数,增强学生综合运用所学知识的能力和动手能力,体现医学生早临床、多临床、反复临床的特点,使学生好学、临床好用、教师好教。

9. 立足精品,树立标准　始终坚持具有中国特色的教材建设机制和模式,编委会精心编写,出版社精心审校,全程全员坚持质量控制体系,把打造精品教材作为崇高的历史使命,严把各个环节质量关,力保教材的精品属性,使精品和金课互相促进,通过教材建设推动和深化高等中医药教育教学改革,力争打造国内外高等中医药教育标准化教材。

10. 三点兼顾,有机结合　以基本知识点作为主体内容,适度增加新进展、新技术、新方法,并与相关部门制订的职业技能鉴定规范和国家执业医师(药师)资格考试有效衔接,使知识点、创新点、执业点三点结合;紧密联系临床和科研实际情况,避免理论与实践脱节、教学与临床脱节。

本轮教材的修订编写,教育部、国家卫生健康委员会、国家中医药管理局有关领导和教育部高等学校中医学类专业教学指导委员会、中药学类专业教学指导委员会等相关专家给予了大力支持和指导,得到了全国各医药卫生院校和部分医院、科研机构领导、专家和教师的积极支持和参与,在此,对有关单位和个人表示衷心的感谢! 希望各院校在教学使用中,以及在探索课程体系、课程标准和教材建设与改革的进程中,及时提出宝贵意见或建议,以便不断修订和完善,为下一轮教材的修订工作奠定坚实的基础。

人民卫生出版社

2021 年 3 月

前 言

《中药炮制学》是全国高等中医药教育国家卫生健康委员会"十四五"规划教材之一。本教材由全国20余所高等院校、科研机构和企业的30余位教学经验丰富的同行专家编写而成。

本教材在充分调研各使用单位对前版教材的意见和建议基础上，比较了历版教材的优缺点，充分吸收了"十三五"以来的最新研究成果，按照传承与创新的宗旨进行编写。全书分为总论和各论两部分。与前版相比，编写体例和药味基本一致，在内容上约有20%的更新。本教材在凸显中药炮制传统技术和理论的传承以及中医药思维基础上，加强了与实际生产和应用相结合。总论进一步突出了中药炮制的基础理论体系，并增加中药饮片的质量溯源相关内容；各论中有关药物的质量，要求收载《中华人民共和国药典》2020年版饮片标准，进一步强调炮制品作用与临床疗效的关系，同时炮制研究部分收载了最新研究成果，突出先进性和时代性。全书编写遵循教材"教学性""系统性"和"逻辑性"三大原则，按照教学规律，突出重点，精简内容，严谨求实，凝聚了全体编写人员的智慧。

本书的绪论由陆兔林、袁媛、单鑫编写，中药炮制的基础理论由钟凌云编写，中药炮制与临床疗效由李飞编写，中药炮制的目的及炮制对药物的影响由窦志英编写，中药炮制的分类和常用辅料由王秋红编写，中药饮片生产与管理由陈康、王波编写，中药饮片质量控制由黄勤挽、申屠银洪编写，中药饮片包装与贮藏养护由曾春晖、黄琪编写，中药炮制研究由谭鹏编写，净制由宋艺君编写，饮片切制由刘先琼编写，炒法由李芸、张超、张凡、李剑男编写，炙法由梁泽华、李林、孙琳、张丹编写，煅法由孙连娜编写，蒸煮㸆法由李凯、王延年编写，复制法由郁红礼编写，发酵及发芽法由李艳凤编写，其他制法由陈红、易延逵编写，中药炮制传承与地方特色技术由黄勤挽编写。全书由陆兔林、李飞负责最终统稿和审校。

本书在编写过程中，得到了参编单位各级领导的大力支持。全书最后由叶定江、吴皓主审，在此深表谢意。本书在编写中难免有疏漏之处，敬请各院校师生在使用过程中提出宝贵意见，以便不断完善和提高。

编者

2021年3月

◇◇◇ 目　　录 ◇◇◇

上篇　总　　论

下篇　各　论

上篇

总　论

第一章

绪　论

学习目标

　　通过学习本章的内容,了解中药炮制学概况,重点掌握中药炮制、中药炮制学的概念、内涵和外延,中药炮制学的主要任务及与其他学科的相关性;熟悉中药炮制学科发展的历史沿革、发展趋势、重要的炮制专著和相关法规。绪论部分是全书的总纲,理解和掌握本章内容对全书的学习起到纲举目张的作用。

　　中药是在中医药理论指导下,应用于临床预防和治疗疾病的药物。中药的商品形式主要分为中药材、中药饮片和中成药3种。中药材是来源于植物、动物和矿物的药用部位经过初步产地加工后形成的原药材;中药饮片是在中医药理论指导下,将中药材经过中药炮制技术制备形成的临床处方药;中成药是按照制剂的要求采用中药饮片作为原料,通过制剂技术制成的成方制剂。中药材不可直接应用于临床,必须在中药炮制理论指导下,经过炮制制备成中药饮片后才能在临床上组方配伍应用。这是中医临床用药的特点,是中医药学的一大特色,也是中药区别于天然药物的显著标志之一。

思政元素

中药炮制技术受法律保护

　　中药炮制技术是我国独有的传统制药技术,受法律保护。国务院公布的首批"国家非物质文化遗产名录"传统医药项下收录中药炮制技术。

第一节　概　述

　　1. 中药炮制与中药炮制学　　中药炮制是根据中医药理论,依照临床辨证施治用药的需要和药物自身性质,以及调剂、制剂的不同要求,将中药材制备成中药饮片所采取的一项制药技术。

　　中药材经过净制、切制和炮炙处理后的产品均称"饮片"。饮片是指经过炮制后可以直接应用于中医临床的处方药或临床调剂配方及成药制剂生产的原料药。

　　中药炮制学是专门研究炮制的历史沿革、炮制理论、炮制工艺、饮片规格和质量标准、临床应用及其发展方向的一门学科。

2. 中药炮制学的内涵与外延 中药炮制学的内涵主要包括中药炮制的传统理论、技术、品种、辅料及相关文献整理与总结;传统中药炮制技术的继承与创新;炮制解毒增效机制的研究与阐明;中药饮片生产工艺的规范与创新;饮片质量的标准制定与监管;临床应用饮片的安全与有效等内容。

中药炮制学的外延是指以中药炮制学为核心,与其他学科交叉融合形成支撑本学科发展的知识体系或研究方向,主要包括中药炮制文献信息学、中药材产地加工学、中药炮制化学、中药炮制药理毒理学、中药炮制工程学、中药炮制与制剂分析、临床中药炮制学等。

3. 中药炮制学的主要任务 中药炮制学的主要任务是遵循中医药理论体系,在继承传统中药炮制技术和理论的基础上,应用现代科学技术进行整理研究,探讨炮制原理,改进炮制工艺,制定饮片质量标准,提高中药饮片质量,保证临床用药的安全有效,并不断创新和发展本学科。

4. 中药炮制学与其他学科的相关性 中药炮制学是在其他多种学科的知识体系和技术支撑下,与传统炮制学的知识体系和技术进行交叉融合、不断研究发展形成的一门综合性应用型学科。

中药炮制学以中医药基础理论、中药学、方剂学等为本学科基础理论和技术形成的指导,融合中药化学、中药分析学、中药药理学、中药毒理学、中药鉴定学、中药药剂学等相关学科的知识和技术,采用现代医药学体系中的化学、生理学、生物化学、药用植物学、系统生物学、药理学、药物代谢组学、信息技术等学科的方法和理论研究本学科内涵和外延。在与相关学科知识体系的交叉融合中,中药炮制学不断发展、完善和提升,形成了具有炮制基础理论指导,传承传统炮制技术,融合现代医药学知识的中药炮制学科。

第二节 中药炮制的起源和发展

中药炮制是我国最具自主知识产权的传统制药技术,也是中医药学特定的制药术语。

炮制历史上又称"炮炙""修治""修事""修制"等。南北朝刘宋时代雷敩的《雷公炮炙论》、明代缪希雍的《炮炙大法》,以"炮炙"作为书名,正文中则用"修事"表示炮制内容;明代李时珍的《本草纲目》在各药物条下单列"修治"项阐述药物的炮制方法;清代张叡(字仲岩)的《修事指南》直接以"修事"作为书名,正文中则以"炮制"表述。虽然各时代文献记载炮制技术时所用名词不同,但表达的含义相同,以"炮制""炮炙"两词为多用。现代已经规范使用"炮制"一词,其中"炮"代表各种与火相关的加工技术,"制"则代表各种更广泛的炮制方法。"炮制"一词概括了中药材制备成饮片的全部内涵。

一、中药炮制的起源

1. 清洗、劈块、锉末——"净制、切制"萌芽 中药炮制的历史可以追溯到原始社会。药食同源,人类为了生存,在生活的过程中猎取鸟兽,采摘草木充饥,常由于误食某些植物或动物导致中毒的发生,或在此过程中疾病逐渐减轻或消失,慢慢积累了可以治疗疾病的药物知识。将采猎到的药物经过洗净、斧劈成小块、锉为粗末等简单加工,便于服用,甚至使药效更好地发挥,这便是中药炮制中净制、切制的萌芽。

2. 火的应用——"火制"早期阶段 《韩非子·五蠹》记载:"上古之世……民食果蓏蚌蛤,腥臊恶臭而伤害腹胃,民多疾病。有圣人作,钻燧取火以化腥臊,而民说之,使王天下,号之曰燧人氏。"《礼纬·含文嘉》则在文中明确指出:"燧人始钻木取火,炮生为熟,令人无腹疾,有异于禽兽。"这种将食物通过火的处理"炮生为熟",以减少疾病的发生,并逐渐应用于药物方面,便形成中药炮制中"火制"的雏形。

炮制在历史上记载为"炮炙",均系采用"火"处理加工药物的方法。《说文解字》云:"炮,毛炙肉也。"《说文解字注》云:"毛炙肉,谓肉不去毛炙之也。"《礼记·内则》载:"涂之以谨(墐)涂,炮之。"郑玄注:"炮者,以涂烧之为名也。"孙希旦《礼记集解》:"裹物而烧之谓之炮。"《说文解字》云:"炙,炮肉也。从肉在火上。"《诗经·小雅·瓠叶》云:"有兔斯首,燔之炙之。"毛传:"炕火曰炙。"上述记载说明,"炮""炙"最初均源于食物直接用火加工的方法,而应用在中药的炮制则源于药食同源,因而,火的发现及其应用于药物的处理则成为中药炮制中"火制"的早期阶段。

3. 酒的应用——辅料炮制起始　中国的酒文化源远流长,酒的发明并用于处理药物是中药炮制中采用辅料炮制的源头。在殷墟出土的甲骨文中有"鬯"字,"鬯"就是具有芳香性的药酒,一般供祭祖用,说明在殷墟时代就有应用酒浸泡药物的炮制技术,距今已有数千年的历史。

4. 陶器的应用——炮制器具的进步　中国是世界上最早制作陶器的国家,早在我国仰韶文化时期(公元前5000年左右),就有了砂锅、陶罐等存放食物和烹饪的器具。使用陶器作为药酒浸泡的容器,利用砂锅、陶罐煎煮药物,作为蒸、煮、煅等的炮制容器,使得中药炮制在炮制的器具上有了大的进步,也促进了中药炮制技术和炮制品种的发展。

二、中药炮制的发展

中药炮制技术与炮制品的应用等散见于历代中医药文献中。以中药炮制为专著的历史文献主要有南北朝刘宋时代雷敩辑录的《雷公炮炙论》、明代缪希雍编著的《炮炙大法》和清代张仲岩所著《修事指南》。在中医药发展的历史长河中,中药炮制的发展呈现出层次递进式上升的发展规律。从春秋战国到现代两千多年的历史中,中药炮制的发展大致分为4个历史时期;中华人民共和国成立后,在党和政府的重视下,中药炮制进入了一个新的发展阶段,现代科学技术渗入到传统的中药炮制领域,使得中药炮制从一门传统的制药技术发展形成中药炮制学科。

1. 春秋战国至宋代——中药炮制技术形成期　在最初的中医药文献中,中药炮制仅有散在的品种和简单炮制方法的记载。

《五十二病方》是我国考古学家在挖掘汉代马王堆墓冢中出土的帛书,记录有280多个医方,其中记载了"炮、炙、燔、煅、细切、熬、酒醋渍"等炮制方法。如"取庆(蜣)良(螂)一斗,去其甲足""服零(茯苓)……以春""取〈商〉牢(陆)渍醯中""止出血者,燔发""燔其艾""陈藿(藿),蒸而取其渍"等,炮制的药物和炮制操作均很明确。自汉海昏侯墓发掘出土的中药地黄和辅料层的复合体,是迄今发现的我国古代最早中药炮制品实物,研究表明其加工工艺为地黄经水、热处理后再加辅料层,证实早在西汉时期已有蒸法及辅料加工方法的应用。

成书约在战国至秦汉时期的《黄帝内经》,在《灵枢·邪客》中有"半夏秫米汤"治疗"邪气客人"的记载。该方中的半夏标注为"治半夏"即为修治过的半夏,研究表明当时的"治半夏"是用"汤洗"的方法进行炮制,以降低半夏的毒性。《素问·缪刺论》中记载的"左角发燔治"即是现在的"血余炭",也是迄今发现的最早的炭药记载;在书中还出现了"㕮咀",即药材用工具劈成小块的饮片。

我国现存最早的药学专著《神农本草经》记载了365种中药,其中13种应用了炮制技术,包括发芽炮制大豆黄卷,熬制鹿角胶、阿胶等。在该书的上卷中记载了药物炮制应遵循的基本要求:"药有酸咸甘苦辛五味,又有寒热温凉四气及有毒无毒,阴干曝干,采治时月生熟,土地所出,真伪陈新,并各有法。"同时指出:"凡此七情,合和时视之……若有毒宜制,可用相畏、相杀者,不尔,勿合用也。"《神农本草经》记载的阴干曝干是药物干燥的方法,采治时月是药物的采收季节,生熟是进一步炮制的要求。如"露蜂房……火熬之良","桑螵蛸……生桑枝上……采,蒸之","蛞蝓……火熬之良","猬皮……酒煮杀之","贝子……烧用之良"等,并提出有毒药物可采用"相畏相杀"的炮制原则。另外,在矿物药的炮制技术上已经出现炼制的方法,如"丹砂……能化为汞""朴消……炼饵服之"等,说明在《神农本草经》成书之际已经有初步的炮制技术和炮制原则。

《神农本草经》以后出现的汉代医书中,药物的炮制要求已经作为遣方用药必须遵循的基本法则。如汉代医圣张仲景《金匮玉函经》的"证治总例"中记载药物"有须烧炼炮炙,生熟有定",以及"凡㕮咀药,欲如大豆,粗则药力不尽",首次提出药物炮制的生熟异用,并初步阐述饮片粒度与药效的关系。这个时期,具体药物的炮制方法多标注在处方药物的脚注处。如张仲景的《伤寒论》抵当汤:"水蛭(熬)、虻虫各十三个(去翅足,熬),桃仁二十个(去皮尖),大黄三两(酒洗)。"

这一时期的中药炮制方法,有净制的去污、去芦、去节、去毛、去皮、去皮尖、去心、去核、去翅足、去咸;切制的擘、破、㕮咀、斩折、锉、捣;水处理的水浸、汤洗,加热处理的煮沸、蒸、烧、熬、炮、炼、炒、炙;加辅料炮制的酒洗、酒煮、苦酒煮等。

中药炮制在经历了先秦和两汉时期中医临床用药的实践,已经初步形成独特的炮制技术和炮制品,并被很多经典医籍引用记载。从两汉后期至宋代,随着国家的日益昌盛,中医药逐步发展,新的炮制方法不断出现,从单一的酒或醋作为炮制辅料发展到采用多种辅料炮制;将中药的配伍理论应用到炮制药物上等。与此同时,炮制的药物品种日趋增多,工艺程序渐渐复杂。

这一时期,很多医药典籍中不仅有炮制方法,还有药物的炮制作用记载,并开始将原来只是零星标注在药物脚注处的炮制方法总结归纳成通用的炮制原则;炮制技术、炮制工艺及炮制品被收载入政府官方颁布的本草书籍中;同时出现第一本专门总结、论述炮制的专著《雷公炮炙论》。

在新的炮制方法上,东晋葛洪的《肘后备急方》明确提出药物中毒的解救,载有"治卒中诸药毒救解方",提出生姜汁解半夏毒,大豆汁解附子毒,常山、牛膝酒渍,为后世开启辅料炮制解毒提供了依据。

第一本炮制学专著《雷公炮炙论》成书约在南北朝刘宋时期,由著者雷敩总结以前诸多医药文献中的炮制方法和技术,编撰辑集而成。全书共分3卷,既较为全面地总结了前人记载的炮制技术和方法,又将相关的炮制作用辑录于书中作为指导后世的药物炮制,至今仍有很好的指导意义。

在炮制方法上,《雷公炮炙论》载有各类炮制技术:净制有拣、去甲土、去粗皮、去节并沫、揩、拭、刷、刮、削、剥、浸、洗等;切制有切、锉、擘、捶、舂、捣、研、杵、磨、水飞等;干燥的方法有拭干、阴干、风干、晒干、焙干、炙干、蒸干等;加热炮制的方法有煮、煎、熬、炼、炒、炙、焙、炮、煅等;加辅料炮制的方法有酒浸、苦酒浸、蜜涂炙、同糯米炒、酥炒、麻油煮、糯泔浸、药汁制等方法,可以说是一部南北朝以前炮制方法的集成。

在炮制作用上,《雷公炮炙论》对一些药物为什么要炮制表述得比较清楚,如"半夏上有隙涎,若洗不净,令人气逆,肝气怒满""……用此沸了水飞过白垩,免结涩人肠也"。至今,《雷公炮炙论》上的很多方法和作用都可以用现代科学进行解释,如大黄采用蒸制的方法可使结合型的蒽醌含量降低,从而缓和泻下作用;莪茜、吴茱萸采用醋制的方法增加生物碱在煎液中的溶解度；茵陈的炮制"勿令犯火"，因为其中含有挥发油类成分；白芍需用"竹刀刮去皮"是因为铁刀刮皮可导致白芍泛红；知母、没食子炮制时"勿令犯铁器"是酚类成分遇铁发生颜色反应等。

梁代陶弘景的《本草经集注》第一次系统归纳了各类药物的炮制通则，如"凡汤中用完物皆擘破""诸虫先微炙""诸石皆细捣"等，并将"㕮咀"改为"切制"，原因是"……旧方皆云㕮咀者，谓秤毕捣之如大豆者。……药有易碎难碎，多末少末，秤两则不复均，今皆细切之，较略令如㕮咀者，差得无末，而粒片调和，于药力同出，无生熟也"。

唐代孙思邈的《备急千金要方》则对各类药物炮制的通用法则单列成《论合和》篇，提出"诸经方用药，所有熬炼节度，皆脚注之，今方则不然，于此篇具条之，更不烦方下别注也"，类似于现今药典的炮制通则，如"凡用甘草、厚朴、枳实、石南、茵芋、藜芦、皂荚之类，皆炙之""凡用麦蘖、曲末、大豆黄卷、泽兰、芜荑皆微炒，干漆炒令烟断"等；同时将有些药物的炮制工艺总结成固定程序的炮制方法，如造干黄精法、造干地黄法、造熟干地黄法等。

唐代的《新修本草》是现存世界上最早的官修本草。该书首次规定炮制辅料用酒应"惟米酒入药用"，用醋应为"米醋"。本书中除收录了在其他医药文献中常见的"煨""燔""炒""蒸""煮"等炮制方法外，还记载了汉以后新增的"作蘖""作曲""作豉""芒硝提净"等复杂工艺的炮制技术，并详尽记载了矿物药如"玉石""玉屑""丹砂""云母""石钟乳""矾石""硝石"等的炮制方法，炮制内容更为丰富和全面。这标志着中药炮制首次被国家重视，具有了权威性。

宋代，除了在唐代的基础上继续沿用相关炮制技术外，炮制作用从最初的减少副作用、降低毒性拓展到增加或改变疗效；从重视汤剂处方药的炮制发展到重视成药制剂中药物的炮制。宋代王怀隐等编著的大型方书《太平圣惠方》始载"乳制法"(此外，巴豆的去皮膜、加热压去油制霜的炮制工艺也开始出现在本书中)，并开始强调炮制程度的重要性，提出"……修制合度，分两无差，用得其宜，病无不愈……炮炙失其体性，筛罗粗恶，分剂差殊，虽有疗疾之名，永无必愈之效"。

宋代唐慎微编撰的《经史证类备急本草》简称《证类本草》，大量地辑录了宋以前医药文献、经方典籍的内容，包括现已失传的医药书籍内容。在该书中，炮制的内容出现在每种药物之后，载有详尽的方法和制备工艺，为后世制药业提供了不可多得的炮制资料。现今重辑的《雷公炮炙论》就是根据《证类本草》引用《雷公炮炙论》原书的内容进行重新编辑成书。

宋代另一本具有炮制参考价值的医药典籍就是陈师文等代表国家官方药局"太平惠民和剂局"编撰的《太平惠民和剂局方》，也被称为第一本官颁成药专著。在书中设专章《论炮炙三品药石类例》记载药物的炮制技术和作用，收载了185种中药的炮制方法和炮制要求，同时注明药物炮制前后的功效改变，如蒲黄"破血消肿即生使，补血止血即炒用之"；强调炮制时"方入药用，凡有修合，依法炮制，分两无亏，胜也"。该书的炮制工艺和要求成为当时国家法定制药技术标准中的重要组成部分。

从两晋到宋末，中药炮制的发展形成两个明显的特点，一是新的炮制技术和炮制品的增加，如乳汁制、羊脂油炙、白矾制、制霜、芒硝提净、㕮咀改为切制等；二是将以前分散在处方中药物脚注的炮制技术按照药物的类别进行初步的归类，形成了具有规律的炮制通则，为后世的炮制理论形成奠定了基础。

2. 金元至明代——中药炮制基础理论形成期　金元时期，名医荟萃，如王好古、张元素、李杲、朱丹溪各有专长，并在各自行医的经历中初步总结具有自己医疗特色的炮制技术，对炮制品的作用开始归纳出初步的规律。明代医药学家在金元时期形成初步规律的基础上,进一步总结归纳各类炮制技术制备的炮制品在临床应用时的作用特点,并提升凝练,从而形成较为系统的中药炮制基础理论,这为后世中药炮制技术的进步、炮制方法的创新、炮制品种的拓展以及中药炮制学科的形成提供了理论依据。

元代王好古《汤液本草》引用李杲"用药心法":"黄芩、黄连、黄檗、知母,病在头面及手梢皮肤者,须用酒炒之,借酒力以升腾也。咽之下,脐之上,须酒洗之,在下生用";"大凡生升熟降,大黄须煨,恐寒则损胃气。至于川乌、附子须炮,以制毒也"。王好古、李杲等名医的医疗实践为"酒制升提""生熟异用""炮制解毒"等理论的形成奠定了基础。

葛可久《十药神书》提出了著名的"炭药止血理论",即"大抵血热则行,血冷则凝,见黑则止",并按照此理论指导,组成著名的炭药止血方剂"十灰散"。

明代,徐彦纯编撰《本草发挥》,辑录了金元时期诸家的著作,进一步阐述酒制上升、以热制寒、盐制补心肺、童便制解毒的理论和作用。比如:"用上焦药须酒浸曝干。黄檗、知母治下部之药也,久弱之人,须合之者,酒浸曝干,恐寒伤胃气也";"用附子、乌头者,当以童便煮而浸之,以杀其毒,且可以助行下之力,入盐尤捷也";"心虚则炒盐补之",以及"以盐炒补心肺"等。

明代,陈嘉谟编撰的《本草蒙筌》对后代中药炮制的发展产生了较大影响,概括性地将炮制遵循的原则、炮制依据的相畏相杀、相使相须配伍、辅料炮制的作用,采用韵语对仗形式系统整理成对句:"凡药制造,贵在适中,不及则功效难求,太过则气味反失……匪故巧弄,各有意存。酒制升提,姜制发散,入盐走肾脏,仍仗软坚,用醋注肝经,且资住痛……"由于《本草蒙筌》将前面各代分散在不同医药文献中的炮制技术和理论收集、整理、归纳,并高度概括和总结,形成了比较完整的炮制基本理论体系,读来朗朗上口,易诵易记,从此一直为后世诵读并尊崇为炮制的最基本理论。需要特别指出的是,《本草蒙筌》五倍子条下记载的"百药煎"制备方法,实际上就是没食子酸的制备方法,比瑞典药学家舍勒制备没食子酸早了200多年。

李时珍所著的《本草纲目》记载药物1 892种,其中330味药物具有"修治"专目,撰录了各药的炮制方法。在具有"修治"项的330味药中,有144条记载的是李时珍本人炮制用药的经验和方法,并在对前人的炮制方法提出质疑时,先将其他学者的方法记录下来,然后用自己的实践指出该方法的问题并加以纠正,这对于炮制技术的发展和药物炮制作用的阐明是一大进步。如"独活"项下,李时珍这样记载:雷敩曰"采得细锉,以淫羊藿拌裹二日,暴干去藿用,免烦人心",时珍曰"此乃服食家治法,寻常去皮或焙用尔"。李时珍认为雷敩的方法不切实用。在"砒石"条下,李时珍认为前代记载的炮制方法有问题,则指正道:雷敩曰"凡使用……入瓶再煅",时珍曰"草家皆言生砒轻见火则毒甚,而雷氏(雷敩)治法用火煅,今所用多是飞炼者,盖皆欲求速效,不惜其毒也"。《本草纲目》全书记载的炮制方法有近20大类,其中多数"修治"方法,至今仍在广泛应用。

明代,吴门医派缪希雍撰写的《炮炙大法》是继《雷公炮炙论》后的第二本炮制专著,收载药物439种。缪希雍在书中用简单明了的阐述将药物出处、采集时间、优劣鉴别、炮制方法、炮制辅料、炮制过程、药物贮藏均一一列出,有很好的参考价值。书中写道"自为阐发,以益前人所未逮",说明他是根据自己对炮制的理解,进行编撰,并将前人医书中未能收载的炮制品和技术在他的书中收录。缪希雍将前人的炮制技术归纳为:"雷公炮制法有十七:曰炮、曰爁、曰煿、曰炙、曰煨、曰炒、曰煅、曰炼、曰制、曰度、曰飞、曰伏、曰镑、曰摋、曰曝、曰露是也,用者宜如法,各尽其宜。"这就是对后世中药炮制发展有较大影响的"雷公炮炙十七法"。

金元、明时期,中药炮制在原来单品种药物的炮制技术、各类药物的炮制通则,以及炮制前后的不同功效阐述等基础上进一步总结归纳形成理论,成为中药炮制理论的形成时期。

笔记栏

3. 清代——中药炮制技术和品种拓展期 清代,中药炮制技术和品种在明代形成的炮制理论影响下,继续拓展,具体药物的炮制技术和品种因有理论指导,不断增加,炮制工艺的繁杂达到了顶峰。

清代刘若金所著《本草述》收载具有炮制品的药物 300 多种,详尽记述了每种药物的各种炮制方法、炮制作用、炮制目的以及理论依据。杨时泰将《本草述》删节、精简修订成《本草述钩元》,更加精练,如黄芪"治痈疽生用,治肺气虚蜜炙用,治下虚盐水或蒸或炒用"等,说明药物黄芪通过不同的炮制形成的不同炮制品可以适应临床不同的病症。

清代张仲岩编撰的《修事指南》成为继《雷公炮炙论》《炮炙大法》以后的第三本炮制专著。这本炮制专著是在《证类本草》《本草纲目》等收载药物炮制品种、炮制技术和理论的基础上,经过整理归纳,编撰而成。书中收载药物 232 种,进一步阐明炮制对于药物临床疗效的重要性:"凡修事必有其故,因药殊制者,一定之方,因病殊制者,变化之用";"炮制不明,药性不确,则汤方无准而病症不验也"。进一步拓展陈嘉谟辅料炮制的种类和理论:"吴茱萸汁制抑苦寒而扶胃气,猪胆汁制泻胆火而达木郁……炙者取中和之性,炒者取芳香之性……"《修事指南》在归纳整理炮制作用、系统阐述炮制技术、总结拓展炮制辅料及炮制理论方面较前两本专著有了更大的进步。

清代李中梓《本草通玄》除了对辅料的炮制作用有论述以外,增加了对炮制品的程度要求:"煅则通红,炮则烟起,炒则黄而不焦,烘则燥而不黄。"赵学敏的《本草纲目拾遗》除了将《本草纲目》收载的药物和炮制品、炮制技术进行拾遗补缺外,还特别收录了近 70 种炭药,并将张仲景提出的"烧灰存性"理论拓展到"炒炭存性",说明应用炒制技术可以制备炭药,但必须炒炭存性。赵学敏在《本草纲目拾遗》中还根据自己对炮制的认识和理解对当时市场上的一些炮制技术和品种提出质疑,如"今药肆所售仙半夏,惟将半夏浸泡,尽去其汁味,然后以甘草浸晒……全失本性……是无异食半夏渣滓,何益之有"。

清代的中药炮制因为有了明代时期总结归纳的炮制基础理论,医药学家在临床辨证治病、组方用药时可在炮制理论指导下,改进或创新炮制方法,拓展药物的炮制品种,以应用于不同病症和不同方剂的配伍。这说明中药炮制历经两千多年的发展在中医临床上已经被医家充分认可并得到广泛的应用。

4. 现代——中药炮制振兴和学科形成时期 中华人民共和国成立之后,党和国家政府非常重视具有中医药特色的中药炮制技术,将其作为国粹加以继承发扬和提高。《中医药发展战略规划纲要(2016—2030 年)》明确提出了要加强中医药传统知识保护与技术挖掘。随着现代科学技术的渗入和社会需求的增长,中药炮制在历史文献资料整理、临床用药经验总结、专业技术人才培养、炮制科学内涵研究、技术工艺方法改革、炮制品种临床应用、中药饮片规范生产、饮片质量监控水平提高等多方面得到了全面的发展。中药炮制已经从一门传统独特的制药技术发展成为融传统理论和现代科学为一体的综合性专业学科。

(1)文献整理和专著、教材出版:20 世纪 60—70 年代,中国中医研究院中药研究所就对散在于历史医药文献中的炮制技术以及各地沿用的炮制品种进行经验总结、整理,汇编成《历代中药炮制资料辑要》《中药炮制经验集成》;以王孝涛为主编,叶定江为副主编,编撰成《历代中药炮制法汇典》(上下两册),将散在民间、历代医籍中的炮制方法进行了系统的整理,形成了具有较高历史参考价值的资料。

20 世纪 80 年代末,卫生部组织全国的炮制专家编撰出版了我国第一部《全国中药炮制规范》,各省市也相继整理出版具有地域特色的"省市炮制规范"作为地方炮制遵循的规范。《中华人民共和国药典》从 1963 年版起,将中药炮制通则收载在凡例中,并在一些药物项下列出它们的炮制品,并不断增加中药的炮制品种和质量标准,使中药炮制成为国家药品生产必须遵照的法典。

目前,我国各省、自治区都成立了中医药院校,开设中药炮制学专业课程的教学,从最初请老药工传授经验和技术,到国家统编教材、规划教材《中药炮制学》的出版,凝聚了我们国家中药炮制学老一辈专家的全部心血。

第一本试用教材《中药炮制学》1979 年出版;第一本国家统编教材《中药炮制学》1985 年出版;10 年后,1996 年,教育部提出国家级规划教材的编写工作,自此,从国家层面上,每 5 年就会重新出版和修订《中药炮制学》的国家级和行业规划教材,为全国中医药院校的中药炮制学教育教学奠定了教材基础。

与此同时,各类炮制学专著也在相继出版发行。适合广大自学学生、技术人员、研究者参考,配合教材的辅导用书《中药炮制学》高级参考书,由叶定江、张世臣、吴皓主编,已经出版第 2 版,即将重修出版第 3 版;《临床中药炮制学》《中药炮制工程学》等专著和教材应运而生,为炮制学拓展了外延。

计算机信息技术全面渗入中药炮制的文献整理、教学、科研、饮片生产。中药炮制的文献数据库、饮片生产在线检测和质量监控的信息管理系统已经开始得到应用。

(2)高层次炮制专业人才培养:20 世纪 50 年代末到 60 年代初,北京、成都、南京、上海等地区的中医药院校中相继建立中药学专业,中药炮制学作为中药学专业的主干专业课程进入本科教学。

1985 年,中国中医研究院中药研究所开始招收中药炮制学专业的硕士研究生,成都中医药大学、南京中医药大学也相继开始中药炮制学硕士学位人才的培养;1994 年南京中医药大学率先在全国招收中药炮制学专业的博士研究生,成为全国第一个具有中药炮制学博士学位授权点的高校。

(3)现代科学技术融入中药炮制,科学研究方兴未艾:中药炮制的科学研究随着中药现代化的开展不断深入,各种现代科学知识和技术应用到中药炮制的科学研究工作中。

在国家“八五”“九五”“十五”科技攻关,“十一五”“十二五”支撑计划,“十三五”重点研发计划、“中药标准化行动”项目中,中药炮制被列成专项获得国家资金资助,研究课题从饮片炮制工艺规范化、质量标准、共性技术、生产设备以及炮制科学内涵探讨等方面进行。30 余年来,已经有数百味中药饮片进行了较为深入的炮制研究。马钱子、斑蝥、半夏等有毒中药的炮制解毒机制,补骨脂、何首乌、地黄、大黄等多味中药及其炮制品的炮制作用已经能够用现代科学技术和知识阐明其科学内涵。

自《中华人民共和国药典》2010 年版起,国家以法典的形式首次明确中医临床入药的药物均为饮片,并从标准体例上规定“性味与归经、功能与主治、用法与用量”为饮片属性。《中华人民共和国药典》2010 年版一部收载了 328 味中药饮片的质量标准。《中华人民共和国药典》2015 年版在 2010 年版单列饮片标准的基础上,对国家明令禁止的药物如紫河车进行了删减,新增了木芙蓉叶、红花龙胆、岩白菜;新增了如人参片、三七粉、酒萸肉、山药片、麸炒山药等 29 种饮片标准;在一些饮片标准项下增加了一些安全性控制项目,如天花粉、白术、白芍等 9 种饮片增加了检测二氧化硫残留量,水蛭、牡蛎、昆布、珍珠、海螵蛸等 8 种饮片增加了重金属及有害元素检测,人参、西洋参 2 种饮片增加了农药残留量检测,大枣、水蛭、地龙、肉豆蔻等 11 种饮片要求检测黄曲霉毒素等,并在大黄、千金子、川木香、天仙藤、木蝴蝶等 27 种饮片标准中增加了含量测定项目。《中华人民共和国药典》2020 年版共收载 800 余味中药饮片的质量标准,删除了马兜铃、天仙藤、穿山甲品种,增加了裸花紫珠品种;同时对《中华人民共和国药典》2015 年版收载的 260 多种饮片性状、浸出物等质量项进行填平补齐,其中 210 余个修订的标准收录于 2020 年版药典。在药品的安全性方面,《中华人民共和国药典》2020 年版进一步加强了重金属及有害元素、农药残留、真菌毒素以及内源性有毒成分的有效控制。

《中华人民共和国药典》收载的饮片标准在饮片的数量上逐版增加,在质量要求上不断提高,充分说明现代科学技术融入中药炮制,中药炮制的科学研究结果最终获得国家法典的认可,并作为国家药典的法定标准。

(4)中药饮片成为中医药健康产业和医药市场的重要产品:为了适应医药市场对中药炮制品的需求,全国各地先后建立了中药饮片生产企业。从原来前店后坊式的手工作坊到形成企业规模化生产,中药炮制已经成为中药大生产产业链中的关键环节和重要行业。原来手工作坊的炮制器具现已发展成规模化生产的机械设备,从粉碎、净制、切制到炒制、炙制、煅制、干燥以及特殊炮制的设备,形成了流程化并可数控化的工艺生产线和生产机组。饮片企业炮制生产的中药饮片已经成为中医药市场上流通量最大的商品。

(5)中药炮制学科建立:中华人民共和国成立后,在党和政府的重视下,传统的中药炮制技术得到传承并不断发展。随着专业队伍的扩大、科学研究的深入、饮片生产规模的逐步扩大,中药炮制已经从一门独特的传统制药技术和中药专业主干课程逐步发展成为具有自己的专业领域和专业队伍,具备自身的理论体系和科学内涵,具有自己的研究任务和研究方向,并引领中药饮片行业市场,支撑中药学一级学科的重要的二级学科。2009 年,南京中医药大学、江西中医学院、中国中医科学院中药研究所、辽宁中医药大学的中药炮制学科被国家中医药管理局批准为第一批建设的中药学二级学科,并于 2015 年通过了建设验收。2015 年,南京中医药大学、江西中医药大学被国家中医药管理局批准成为国家级中药炮制技术传承基地的建设单位;辽宁中医药大学、山东中医药大学、江苏省中医院等22 个单位被批准为第一批省级和市级中药炮制技术传承基地,并于 2019 年通过了建设期任务的验收。

第三节　中药炮制的相关法规和炮制技术的保密要求

中药炮制的法规是规范中药饮片炮制生产过程、监管饮片质量等相关内容的法律规定。中药炮制技术作为我国独有的传统制药技术,具有我国的自主知识产权。

一、中药炮制的相关法规

2019 年 12 月 1 日施行修订后的《中华人民共和国药品管理法》,是目前药品生产、使用、检查的基本法律。其中第四章《药品生产》第四十四条明确规定:"中药饮片应当按照国家药品标准炮制;国家药品标准没有规定的,应当按照省、自治区、直辖市人民政府药品监督管理部门制定的炮制规范炮制。省、自治区、直辖市人民政府药品监督管理部门制定的炮制规范应当报国务院药品监督管理部门备案。不符合国家药品标准或者不按照省、自治区、直辖市人民政府药品监督管理部门制定的炮制规范炮制的,不得出厂、销售。"这就是目前中药饮片生产企业以及相关从事中药炮制工作的人员和单位所必须遵守的法规。

1. 国家级中药炮制标准　《中华人民共和国药典》(简称《中国药典》)自 1963 年版一部开始收载中药及中药炮制品,正文中规定了饮片生产的工艺流程、成品性状、用法、用量等;附录设有"炮制通则"专篇,规定了各种炮制方法的含义、具有共性的操作方法及质量要求,是属于国家级药物炮制的质量标准。《中国药典》2010 年版首次明确炮制后的中药饮片是中医临床处方配伍的基础药物,是中成药制剂的原料药物,并将饮片收载的品种增加到328种。《中国药典》2015年版增加了部分饮片标准检测项目和要求,说明中药炮制技术和方法以及相关的炮制品必须遵循国家的法定标准。《中国药典》2020年版进一步修订并完善了中药材及中药饮片的质量标准,实现了饮片炮制方法的规范化。

2. 省、部(局)级中药炮制标准　1994年,国家中医药管理局颁发了关于《中药饮片质量标准通则(试行)》的通知,规定了饮片的净度、片型及粉碎粒度、水分标准,以及饮片色泽要求等。

(1)《全国中药炮制规范》:1988年出版,由中华人民共和国卫生部药政管理局委托中国中医研究院牵头组织有关单位及人员编写而成。该书主要精选全国各省(市)、自治区现行实用的炮制品及其炮制工艺,收载常用中药554种,并具有相应的质量要求。《全国中药炮制规范》中每一炮制品力求统一工艺,收载的炮制品种既体现了全国的统一制法,又照顾到了地方特色。附录中收录了"中药炮制通则"及"全国中药炮制法概况表""中药炮制方法分类表"等。"十三五"期间,由国家食品药品监督管理总局牵头,国家药典委员会组织重新修订《全国中药饮片炮制规范》。

(2)省、直辖市、自治区等颁布的《中药炮制规范》:由于中药炮制具有较多的传统经验,在历史传承的过程中,有些炮制工艺失传,有些被保留下来;全国各地域之间也因中药的品种、用法不一,形成了具有地域特色的炮制技术。这些炮制技术和工艺不便于全国统一,为保留地方特色,尊重地域用药经验和更好地传承炮制技术,各省(直辖市)先后都制定了适合本地区中药饮片生产和炮制的地方规范,如《上海市中药饮片炮制规范》《四川中药饮片炮制规范》《江苏省中药饮片炮制规范》等,称之为地方标准。

按照《中华人民共和国药品管理法》的规定,各省(直辖市)的地方炮制规范必须报国务院药品监督管理部门备案。同时,在地方规范中,除了特殊的地域性品种和传统工艺以外,应尽量与《中华人民共和国药典》《全国中药炮制规范》等国家级规范相一致。如有不一致,应执行《中华人民共和国药典》《全国中药炮制规范》等国家级标准的有关规定。

3.《药品生产监督管理办法》　《药品生产监督管理办法》已于2020年1月15日经国家市场监督管理总局审议通过,自2020年7月1日起施行。总则中规定:中药饮片生产企业应当履行药品上市许可持有人的相关义务,确保中药饮片生产过程持续符合法定要求。生产许可项中规定:从事中药饮片生产活动,申请人应当按照本办法和国家药品监督管理局规定的申报资料要求,向所在地省、自治区、直辖市药品监督管理部门提出申请。监督检查项中规定:省、自治区、直辖市药品监督管理部门负责对本行政区域内中药饮片生产企业的监督管理。

二、中药炮制技术的保密要求

中药炮制技术是我国传统医药学中一门独特的制药技术,具有我国独有的自主知识产权。保护中药传统技术是我国的一贯政策,通过相关的政策规定和知识产权权利的运用,保护、利用好我国的中药饮片炮制技术,不但可以保证临床饮片的临床疗效,还可以确保我国特有的中药饮片产业快速发展,形成医药壁垒,提高国际市场竞争能力,对于促进我国国民经济的发展起着重要的作用。

1. 我国中药饮片炮制技术保密的相关规定　1990年5月,国家中医药管理局发布《中医药行业国家秘密及其密级具体范围的规定》,其中,传统中成药的特殊生产工艺和中药饮片炮制的关键技术(含中成药前处理的炮制技术)属机密级。获国家和省、部级科技成果奖励的中医药项目中关键技术或药物配方,属于秘密级。

1994 年,国家科学技术委员会成立国家秘密技术审查委员会,其中包括中医药的秘密技术。中药炮制技术已列入国家科技保密办公室制定的《国家秘密技术指导目录》。

2002 年 3 月,国务院批准,国家计委、国家经贸委、外经贸部联合公布的《外商投资产业指导目录》中,明确禁止外商投资产业中有"列入国家保护资源的中药材加工(麝香、甘草、黄麻草等)"以及"传统中药饮片炮制技术的应用及中成药秘方产品的生产"。

2008 年发布的《中国禁止出口限制出口技术目录》中,明确将部分"中药饮片炮制技术"列入禁止出口范围。2017 年 7 月起施行的《外商投资产业指导目录》,规定"中药饮片的蒸、炒、炙、煅等炮制技术的应用及中成药保密处方产品的生产"为禁止外商投资产业。

现行《中国禁止出口限制出口技术目录》中,明确将部分"中药饮片炮制技术"列入禁止出口范围。其控制要点有:一是毒性中药的炮制工艺和产地加工技术,列有制川乌、制草乌等;二是常用大宗中药的炮制工艺和产地加工技术,列有熟大黄、熟地黄、制何首乌等。

上述有关文件由不同的政府部门制定,需在具体实施过程中遵照执行。

2. 中药饮片炮制技术的知识产权保护　中药饮片炮制技术知识产权保护的途径目前主要有以下几种。

(1)专利申请:专利是保护发明创造最有效的手段,凡具有新颖性、创造性、实用性的中药发明创造,都属于专利法保护范围,均可获得专利保护。我国专利法规定可以获得专利保护的发明创造有发明、实用新型和外观设计 3 种专利。发明专利的保护期限为 20 年,自申请之日起计算。

发明专利涉及的有中药炮制技术和方法、中药炮制设备和设计、中药饮片的新用途、中药饮片包装技术以及中药炮制生产工艺等领域。特别是在继承的基础上进行创新性研究的成果尤其要注意申请知识产权保护。实用新型专利主要涉及中药材炮制加工数控或机械设备、中药炮制机械设备的创制和改进、中药饮片质量检测仪器设备、中药饮片加工过程中的污染处理设备、中药饮片包装设备等。外观设计专利主要涉及中药饮片包装装潢技术、广告、宣传资料等方面。对中药饮片炮制工艺的创新技术,包括在继承的基础上进行的创新性研究成果,以及一些经典的传统炮制技术,应进行知识产权保护,需引起足够的重视。

(2)商标注册:商标是生产经营者在其商品上使用的标记。商标的作用在于使消费者能够区别商品来源。我国商标法及药品管理法规定,人用药品必须使用注册商标,未经注册不得在市场上销售,将药品商标纳入到强制注册的轨道。中药作为特殊商品,消费者无法靠自己的能力辨别质量的优劣,只能通过对产品的信任度决定使用哪一种品牌。饮片企业炮制生产的中药饮片若要创出自己的品牌,则需要注册商标。对于中药饮片来说,商标的意义还在于其注册商标可以作为生产是否规范、质量是否可靠的依据。饮片的商标注册对于企业创名牌、争效益、保证饮片质量、提高竞争力具有十分重要的意义,对于饮片的监督管理也可带来便利。

(3)技术保密:若无法申报专利,则应通过技术保密的方式保证炮制技术持有者和继承者的权益。在中药的国际竞争中,有壁垒的是中药的道地性和中药炮制技术。抓住中药的道地性和产地加工,对中药饮片炮制的全部工艺技术参数和饮片质量标准实行技术保密,就从根本上保护了传统中药的制药技术,保护了我国独有的、具有特色的中医药知识产权,可以使其更好地为我国中医药临床服务,从而保护我国传统医药的发展和进步。

(陆兔林　袁媛　单鑫)

复习思考题

1. 试述中药炮制的内涵和外延。
2. 试述中药炮制学的主要任务。
3. 试述我国古代三部炮制专著的名称、作者、成书年代及主要特征。

ER-1-1

拓展阅读
（中药炮制
发展）

扫一扫
测一测

◇◇◇ 第二章 ◇◇◇

中药炮制的基础理论

学习目标

　　中药炮制基础理论是中药炮制学的理论基石,理解和掌握本章节内容,对学习中药炮制技术和学科发展、炮制品的作用和临床应用等具有重要指导意义。通过学习本章内容,全面了解中药炮制基础理论的形成过程,重点掌握中药炮制主要基础理论及各理论内涵、中药炮制的传统制药原则,为进一步理解各论中的各类炮制技术和各类炮制品的炮制作用奠定基础。

　　中药炮制基础理论属于中医药理论体系范畴,是将所炮制药物的自然属性、炮制辅料的性质、临床疾病的辨证以及炮制品在疾病治疗过程中出现的药性作用特点进行总结,并将中药的配伍、药性、五行学说等中医药理论融入中药炮制,经过中医临床的不断实践和发展,总结出炮制技术、饮片的炮制作用与临床疗效的内在规律,经过凝练、提升而形成的中药炮制学自身独特的理论体系。中药炮制的基础理论为中药炮制技术的发展和创新、炮制品的扩展和临床应用奠定理论基础。

第一节　中药炮制理论的形成

　　中药炮制基础理论来源于炮制技术的不断发展和实践,随着医药学家对饮片炮制作用认识的不断深入而逐渐形成。

　　汉代之前的中药炮制技术以简单的净制、切制、加热炮制为主,炮制目的仅限于便于服用、调配制剂和降低毒性,临床可用的炮制品种比较少。该时期医药文献记载的中药炮制仅是个别药物的简单操作和一般炮制原则的运用。如《五十二病方》中"取庆(蝱)良(螂)一斗,去其甲足……取〈商〉牢(陆)渍醯中";《神农本草经》中"若有毒宜制,可用相畏、相杀者,不尔,勿合用也";《金匮玉函经》"凡㕮咀药,欲如大豆,粗则药力不尽"等。

　　南北朝刘宋时期中药炮制专著《雷公炮炙论》全面总结了南北朝之前临床应用的炮制品。该书收载药物 300 余种,每种药物都详细描述了炮制工艺,对一些药物的炮制作用有更深入的认识,开始对炮制作用形成理论论述,如当归"若要破血,即使头一节硬实处;若要止痛、止血,即用尾。若一时用,不如不使。服食无效,单使妙也"。作为专门论述炮制的专著,与之前医药文献的记载相比,《雷公炮炙论》已开始注重总结炮制技术(包括辅料)对药物作用的影响。

一、中药炮制理论形成条件

1. 与中医药理论体系的不断融合　唐宋时期,医药学家开始将原来列于处方药物脚注处的炮制技术进行归纳总结,形成通用的炮制原则;同时进一步将中医药理论体系中的药性理论、配伍理论、制药原则等与药物的炮制技术融合,促使药物的炮制品种不断增加,炮制品在临床的应用范围不断拓展,对药物炮制作用的认识也更加深入。

2. 中药炮制通则的不断形成　梁代陶弘景的《本草经集注》首次系统地将以前分散在各药物处方和药物脚注下的炮制技术进行归纳,形成各类药物的炮制通则,如"凡汤中用完物皆擘破""诸虫先微炙""诸石皆细捣"等。唐代孙思邈的《备急千金要方》则对各类药物炮制的原则单列撰成《论合和》篇,提出"诸经方用药,所以熬炼节度,皆脚注之。今方则不然,于此篇具条之,更不烦方下别注也","凡草有根、茎、枝、叶、皮、骨、花、实,诸虫有毛、翅、皮、甲、头、足、尾、骨之属,有须烧炼炮炙,生熟有定,一如后法"。宋代的官颁药剂专著《太平惠民和剂局方》,在书中设专章《论炮炙三品药石类例》记载药物的炮制技术和作用,将药物分为玉石部、草部、木部、兽部、禽鱼虫部,共收载药物185种,如玉石部"丹砂、雄黄、雌黄,凡使:先打碎,研细水飞过,灰碗内铺纸渗干,始入药用。如别有煅炼,各依本方"等。这些对于临床医药学家如何运用炮制方法进行药物的炮制起到了很好的指导作用。

3. 饮片临床应用的不断扩展　通过炮制方法可以改变中药药性,加入辅料影响药物作用,使一药多制产生多种炮制品,一种炮制方法用于多个药物的炮制,从而适应临床治病用药的不同需要等,在唐宋时期得到了迅速发展。如桂枝,性温味辛,一般都是生用,但唐代《备急千金要方》记载"桂本畏火,所不可近,若妇人妊娠,又虑动胎……故熬后用之",采用炒制的方法,使得桂枝的药性缓和,故出现炒桂枝。又如宋代《太平惠民和剂局方》记载大黄"凡使,或蒸过用,或糖灰中炮熟用,若取猛利,即生焙干用",大黄的炮制品就有了生大黄、熟大黄、煨大黄等;"骨碎补,凡使,用刀刮去上黄皮、毛令尽,细锉,用酒拌,蒸一日,取出晒干用。缓急,只焙干,不蒸亦得",骨碎补的炮制品可以根据临床需要进行炮制并选取应用。

通用炮制技术原则的形成,对于临床处方用药的炮制起到了很好的指导作用。中医药理论进一步与炮制技术融合,加速推动了炮制技术蓬勃发展,促使临床可使用的炮制品种迅速增加,临床应用不同的炮制品治疗疾病的范围不断扩大,这为后世中药炮制基础理论的形成创造了必要条件。

二、中药炮制理论体系的形成

随着炮制技术的进一步扩大应用,中药炮制的基础理论在金元明时期基本形成。在金元时期及明代,一些医药学家在唐宋时期中药炮制技术蓬勃发展、炮制品种扩大应用、对炮制作用认识逐步深入的基础上,开始将炮制品的作用、临床应用经验和使用的炮制技术等进行归类、总结,逐步形成规律性的认识,并将这些规律性的认识提升、凝练为精练的理论文字记述,形成中药炮制理论体系。

以酒制理论为例。如明代总结的"酒制升提"理论起始于元代王好古的《汤液本草》;书中记载的"黄芩、黄连、黄柏、知母,病在头面及手梢皮肤者,须用酒炒之,借酒力以上腾也",就是"酒制升提"理论的雏形。医药学家认为,人饮酒后易面红耳赤,兴奋出汗,将其归纳为酒具有升腾之性,用酒炮制药物就可以引药上行,用加热炒制的技术,以酒炒制药物,加热翻炒可加速酒对药物的作用,因而凝练出"酒制升提"理论。此外,中医认为酒性大热,能祛寒发散,以酒炮制寒性药物,可以酒的热性制约药物的寒性,因而认为酒制可以缓和寒性药物的偏寒之性,故有"酒制缓和寒性"之说,并且加热炒制本身也可以缓和药物的偏盛之

笔记栏

性,所以"炒以缓其性"理论形成。围绕酒制形成的基础理论融合了所炮制药物的药性、加热炮制技术、疾病所在部位、辅料固有性质和对机体作用等各方面,成为对酒制技术比较系统的理论总结。

再如辅料作用论。炮制中的辅料作用理论有"蜜制益气""醋制入肝""盐制入肾"等,是将中医五行学说中"五味入五脏"理论与炮制药物的性味归经和临床疾病的治疗相结合形成。即认为"酸、苦、甘、辛、咸分别主入肝、心、脾、肺、肾五脏",故临床使用柴胡、香附、延胡索等多醋制,因为醋味酸,酸入肝,用以炮制本身具有归肝经的药物,能够引药入肝;临床使用党参、甘草、黄芪等多蜜制,目的是增强补脾益气作用,因为蜜味甘,按"五味"与"五行"相对应的原则,甘味属土,按"五行"与"五脏"相对应的原则,味甘入脾,所以便有"蜜制药物补脾益气、增益元阳"理论的提出;临床使用黄柏、知母、车前子等多以盐制,盐味咸,咸入肾,黄柏、知母、车前子等药物作用在下焦,以盐制,目的是引药入肾,增强其治疗下焦部位疾病的作用。

中药炮制基础理论体系的形成是历代医药学家在临床医疗实践中不断总结炮制品应用的经验,并将相关的中医药理论应用于炮制技术和炮制药物,以提高炮制品的临床适用性,并在此基础上,采用宏观、系统、类比的方式,对药物的炮制作用、临床用药经验与药物的自然属性、炮制方法、临床诊病和治疗效果等进行归纳、总结、凝练、升华而得到的具有规律性的理论体系。

第二节 中药炮制制药理论

中药炮制是一门传统的制药技术,在进行炮制实践的过程中需要遵循一定的法则。传统炮制的制药原则是运用中药的药性相制理论和七情和合的配伍理论,选择适合的炮制方法和辅料,用来制约药物偏颇之性,增强药物疗效,达到临床用药的要求。

清代徐灵胎在《医学源流论》的"制药论"中专门论述中药炮制的制药原则:"凡物气厚力大者,无有不偏,偏则有利必有害,欲取其利,而去其害,则用法以制之,则药性之偏者醇矣。其制之义又各不同,或以相反为制,或以相资为制,或以相恶为制,或以相畏为制,或以相喜为制。而制法又复不同,或制其形,或制其性,或制其味,或制其质,此皆巧于用药之法也。"

一、制则

1. 相反为制 是指用药性相反的辅料或药物来制约被炮制药物的偏颇之性或改变其药性。如以辛热之性的吴茱萸制约苦寒之性的黄连,以缓和黄连苦寒败胃的偏颇之性;用咸寒润燥的盐水炮制益智仁,可缓和益智仁的温燥之性;胆汁制天南星可以将天南星的温燥之性转为寒凉等。

2. 相资为制 是指用药性相似的辅料或药物来增强被炮制药物的疗效。如温润之蜜炙甘温之百合,增强百合的润肺止咳作用;咸寒之盐水炙寒凉之知母,引药入肾,增强知母滋阴降火的作用;辛热之酒炙制辛温之淫羊藿,增强淫羊藿温肾壮阳的功效。

3. 相畏为制 是指利用中药药性的相畏相杀理论,通过采用药性互相制约的药物或辅料进行炮制,降低被炮制药物的毒副作用。如半夏性畏生姜,用之以制其毒,因此采用生姜炮制半夏,可以减缓半夏的毒性;白矾性寒味酸涩,天南星性温味辛辣,用白矾炮制天南星,降低天南星的毒性;另外,如甘草、皂角、黑大豆制川乌,童便、豆腐、甘草制马钱子等,均属于

"相畏为制"的内容。

4. 相恶为制　是指利用某种辅料或药物进行炮制,减弱被炮制药物的峻烈之性,使之趋于平缓。药性"相恶"本指在配伍中两种药物合用,一种药物会导致另一种药物的功效降低甚或会产生毒副作用,属于配伍禁忌的范畴。如麸炒苍术,可以减缓苍术的辛燥之性;醋制甘遂、狼毒、大戟,可以降低这些药物的峻下逐水作用,免伤机体之正气。

5. 相喜为制　是指利用某种辅料或药物,改善被炮制药物的形、色、气、味,提高患者的喜好信任和接受度,便于患者服用。如僵蚕色灰白,味腥臭,采用麸炒,可起到赋色、矫嗅矫味的作用,有利于病人服用。

二、制法

1. 制其形　是指利用净制、切制和其他炮制技术,改变药物的外观形状或分开药用部位。"形"是指中药的形状、部位。中药来源于自然界,形态各异,大小不一,不利于临床配方调剂以及煎煮,通过净制、切制,将药物炮制成饮片,才能供临床配方调剂,煎煮时"药力共出"。根及根茎类药物须根据质地的不同切制成薄片或厚片,方可配伍煎煮;种子类药物一般炒黄后入药,"逢子必炒""逢子必破",种皮破裂,药力方出;不同的药用部位,药效不尽相同,须分开使用。

2. 制其性　是指通过炮制缓和或改变药物的药性,抑制过偏之性,免伤正气。或缓和药物过寒、过热之性,或改变升、降、浮、沉之性,以满足临床对药物的不同需要。

3. 制其味　是指通过炮制调整中药的五味或矫正不良气味,增强临床疗效。比如,果实种子类药物通过炒制,产生炒香气,增加"炒香健脾"或"焦香醒脾"的作用;生山楂炒制后纠正其过酸之味。在炮制过程中,特别是用辅料炮制,根据中医"五味入五脏"的理论,采用不同性味的辅料炮制药物,能够改变或增强药物固有的性味,达到"制其太过,扶其不足"的作用,如延胡索以醋制,增强入肝止痛的作用;山茱萸酒蒸后,味由酸涩转甘,性由寒凉转温,增强补肝肾的作用。

4. 制其质　是指通过炮制改变药物的性质或质地。主要适用于质地坚硬的药物,通过改变其质地,便于调剂制剂,利用有效成分的溶出,最大限度发挥药物的作用。如甲壳类药物龟甲、鳖甲之类,砂炒至发泡鼓起,利于粉碎;矿石类药物自然铜、磁石等火煅醋淬,改变药物坚硬的质地,便于粉碎和有效成分的煎出。改变药物的性质,拓宽用药范围,或降低药物的毒性,或增加新的疗效。如草乌长时间煎煮至透心,毒性降低,疗效保持;发酵发芽法炮制的药物,如六神曲、大豆黄卷、麦芽可以增加新的疗效;煅炭、炒炭产生止血作用,如将人的头发煅制成为黑色发亮酥脆的血余炭,具有止血作用等。

第三节　中药炮制基础理论

中药炮制的基础理论主要有炮制适度理论、炮制解毒理论、炮制药性变化理论、辅料作用理论、炮制生熟异用理论、炭药止血理论等。

一、中药炮制适度理论

指应用炮制技术对药物进行炮制时,药物的炮制程度不可太过或不及,必须达到适中的程度,才可获得需要的炮制作用,满足临床的需求。

历代医药书籍中对于中药炮制程度的论述较多,如陈嘉谟《本草蒙筌》"凡药制造,贵在适中,不及则功效难求,太过则气味反失";陈师文《太平惠民和剂局方》"凡有修合,依法炮制,分两无亏,胜也";李中梓《本草通玄》"煅则通红,炮则烟起,炒则黄而不焦,烘则燥而不黄";张仲景"烧炭存性,勿令太过";陈修园"今药肆中止知烧灰则色变为黑,而不知存性二字大有深义,盖各药有各药之性,若烧之太过则成死灰无用之物矣";赵学敏《本草纲目拾遗》"炒炭存性"等。

炮制适度是所有的药物进行炮制时试图达到的"贵在适中"的要求。因为对于临床治疗疾病,应用的炮制品炮制程度不及,可能导致毒性不降或降低幅度较小、药性过于偏盛而损伤机体且达不到治疗效果;如果炮制太过则可能药效丧失,起不到治疗作用,即"不及则功效难求,太过则气味反失"。

因此,在炮制适度理论指导下,运用炮制技术炮制药物时,只有适度掌控炮制程度,才能使得炮制的药物发挥最大疗效。

二、中药炮制解毒理论

中药炮制解毒理论指通过炮制可以降低药物的毒副作用,从而达到临床应用安全有效。中医认为"是药三分毒",因此自出现中药炮制之始,炮制解毒一直都是中药炮制的主要作用,也是中医临床应用的最大特色与优势。

如《神农本草经》"若有毒宜制,可用相畏相杀者,不尔,勿合用也";《本草从新》"半夏……性畏生姜,用之以制其毒而功益彰";李梴《医学入门》"凡药用火炮汤泡煨炒者,制其毒也";龚廷贤《寿世保元》"炒以缓其性,泡以剖其毒";徐彦纯《本草发挥》"用附子、乌头者,当以童便煮而浸之,以杀其毒,且可以助行下之力,入盐尤捷也"等。

现代对于炮制解毒的认识,除了应用历史上炮制解毒的技术和相应的传统理论外,又结合了现代的科学技术和其他学科的知识加以研究,用以阐明部分毒性药物采用炮制解毒技术的科学内涵。将传统的中药炮制解毒技术与现代药用植物分类学、植物化学分类学进行学科交叉,得出部分炮制技术解毒的共性规律,如草乌、川乌、附子等均可以采用水煮的炮制技术进行解毒,水煮过程可以使具有共性的双酯型生物碱类毒性成分水解,毒性下降;半夏、天南星、白附子均可以采用白矾进行炮制解毒,白矾溶液可以使共性的毒蛋白降解,毒针晶被破坏;京大戟、甘遂、狼毒等均可以采用醋制的炮制技术进行解毒,醋煮的工艺可以使得毒性的萜类成分结构破坏,使肠道毒性下降等。因此,可以总结为"毛茛科有毒药物共性炮制解毒规律""天南星科有毒药物共性炮制解毒规律""大戟科有毒药物共性炮制解毒规律"等。这也是对炮制解毒理论的创新发展。

三、中药炮制药性变化理论

中药炮制药性变化理论指通过炮制采用的技术、方法和辅料等,或者利用药物不同特性,互相制约,相互协同产生作用,可以改变药物性味、升降浮沉、归经等,达到炮制增效、缓和药性等目的。

如徐灵胎《医学源流论》"凡物气厚力大者,无有不偏,偏则有利必有害,欲取其利,而去其害,则用法以制之,则药性之偏者醇矣";《汤液本草》中枳实"苦寒炙用";《医学入门》"苍术、半夏、陈皮,用汤炮洗,去其燥性";《修事指南》"煅者去坚性,煨者去燥性,炙者取中和之性,炒者取芳香之性,浸者去燥烈之性,炮者去辛辣之性";《寿世保元》"炒以缓其性"等都是关于炮制药性变化理论的阐述。

苍术,性燥而烈,含有的挥发油类成分被认为是其"燥性"的物质基础之一。现在多用麸炒的方法炮制苍术以减缓燥性,一方面麦麸具有吸附性,可以吸收苍术的挥发油类成分;

另一方面加热炒制,又可以使苍术的挥发油挥发,并加速被麸吸收,从而使挥发油含量降低,达到"去其燥性"的目的。

黄连,性味苦寒,清热泻火,主要用于湿热痞满,泻痢黄疸。用生姜汁炮制黄连,可利用生姜的辛热之性缓和黄连的苦寒之性,并增强其止呕作用,用以治疗胃热呕吐。

天南星,性味温苦、辛、燥烈,有毒。采用胆汁炮制成胆南星,以胆汁之寒性制约天南星之温燥,一方面,毒性降低,燥烈之性缓和;另一方面,其药性也发生改变,由温转凉,功效由温化寒痰转为清化热痰,可用以治疗痰热咳喘、痰迷惊厥等。

因此,炮制药性变化理论是关于炮制改变药物药性变化的内容总结,通过炮制,纠正药物的过偏之性,增强药物的不足之性,改变药物的作用趋向,有的甚至可以改变药物的药性,产生新的功效,使药物发挥更好的临床作用。

四、中药炮制辅料作用理论

中药炮制辅料作用理论指在炮制药物过程中,加入适当的辅料进行炮制,利用辅料相辅、相制,使炮制的药物达到调整药性、引药入经、影响药物作用趋向、增强临床疗效、减毒等目的。

如王好古《汤液本草》"黄芩、黄连、黄柏、知母,病在头面及手梢皮肤者,须用酒炒之,借酒力以上腾也。咽之下,脐之上,须酒洗之,在下生用……去湿以生姜……去膈上痰以蜜";徐彦纯《本草发挥》"用上焦药须酒浸曝干""心虚则炒盐补之";陈嘉谟《本草蒙筌》"酒制升提,姜制发散,入盐走肾脏仍仗软坚,用醋注肝经且资住痛,童便制除劣性降下,米泔制去燥性和中,乳制滋润回枯助生阴血,蜜制甘缓难化增益元阳,陈壁土制窃真气骤补中焦,麦麸皮制抑酷性勿伤上膈,乌豆汤、甘草汤渍曝并解毒致令平和,羊酥油、猪油脂涂烧咸渗骨容易脆断";张仲岩《修事指南》"吴茱萸汁制抑苦寒而扶胃气,猪胆汁制泻胆火而达木郁,牛胆汁制取燥烈而清润,秋石制抑阳而养阴,枸杞汤制抑阴而养阳,麸皮制去燥性而和胃,糯饭米制润燥而滋土,牡蛎粉制成珠而易研,黄精自然汁制补土而益母……炙者取中和之性,炒者取芳香之性"等。辅料作用详述如下:

1. 酒制升提　升提指上浮、行散作用。酒性味甘、辛,药物经酒制后,能使作用向上、向外,可治上焦头面病邪及皮肤手梢的疾病。

2. 姜制发散　生姜性味辛、温,能散寒解表,降逆止呕,化痰止咳。药物经姜制后,使其发散作用增强,具有发表、祛痰、通膈、止呕等作用。

3. 入盐走肾脏仍仗软坚　盐性味咸寒,具有清热泻火、软坚散结的功效。盐制药物,能引药下行,引药入肾,增强补肝肾、滋阴降火、清热凉血、软坚润燥的作用。

4. 用醋注肝经且资住痛　醋味酸、苦,性温,主入肝经血分,具有收敛散瘀止痛等作用。药物经过醋制后,可以引药入肝经,且能协同增强活血疏肝止痛的功效。

5. 米泔制去燥性和中　米泔水性味甘凉、平和,具有清热、止烦渴、利水、解毒的功效。米泔水制后能降低药物辛燥之性,增强健脾和胃作用。

6. 乳制滋润回枯助生阴血　乳汁性味甘咸、平,具有益气补血、滋阴润燥、养血调经的功效。药物经乳制后能增强滋生阴血,润燥,补脾益气等作用。

7. 蜜制甘缓难化增益元阳　蜜性平,味甘,具有滋阴润燥、补虚润肺、解毒、调和诸药的作用。药物经蜜制之后,能调和脾胃,补中益气,缓和对脾胃的刺激作用。炮制用蜜,一般用炼蜜,又称熟蜜。熟蜜味甘性温,具有益气补中的作用,甘能缓急,温能祛寒,故能健脾和胃,补益三焦元气。

8. 陈壁土制窃真气骤补中焦　陈壁土性温味甘苦,无毒,具有燥湿补脾、温中和胃、止呕止泻的功效。陈壁土炮制药物,能够补益中焦脾胃,降低药物对脾胃的刺激性。除了陈壁土以外,还可用灶心土等,现代总结为"土制补中"。

9. 麦麸皮制抑酷性勿伤上膈 麦麸性味甘、淡,具有和中益脾功效。麦麸炮制药物能缓和药物燥性,除去药物不快的气味,缓和药物对胃肠道的刺激,增强和中益脾的作用。

10. 吴茱萸汁制抑苦寒而扶胃气 吴茱萸性热,味辛,具有温中、止痛、理气、燥湿的功效。吴茱萸汁炮制药物可抑制其苦寒之性,又可佐使药物温中,清气分湿热。

五、中药炮制生熟异用理论

中药炮制生熟异用理论指生品饮片经进一步加工炮制为制品饮片后,产生与生饮片不同的功效,临床应用依据不同病症需要选择生品或制品,达到不同的治疗效果的理论。

自人类发明了火并应用于炮制药物,药物的生熟之品就有了不一样的用途。应用生熟异用理论指导药物炮制,可以扩大药物临床用途,也可达到降低毒性、增强疗效的目的。

药物的生熟异用早在《神农本草经》中就有了最初的记载:"药有酸咸甘苦辛五味,又有寒热温凉四气,及有毒无毒,阴干曝干,采治时月生熟,土地所出,真伪陈新,并各有法。"说明通过炮制,将药物变生为熟,生品和制品可各自适应不同的临床需求。

"饮片入药,生熟异治"是中医用药的鲜明特色和一大优势。如张仲景《金匮玉函经》"有须烧炼炮炙,生熟有定";王好古《汤液本草》"大凡生升熟降,大黄须煨,恐寒则损胃气";李梃《医学入门》"蒲黄生通血,熟补血运通……附子救阴药,生用走皮风;草乌解风痹,生用使人蒙……川芎炒去油,生用气痹痛";傅仁宇《审视瑶函》"药之生熟,补泻在焉,剂之补泻,利害存焉。盖生者性悍而味重,其攻也急,其性也刚,主乎泻。熟者性淳而味轻,其攻也缓,其性也柔,主乎补。补泻一差,毫厘千里,则药之利人害人判然明矣……用生用熟,各有其宜,实取其补泻得中,毋损于正气尔……殊不知补药宜用熟,泻药不嫌生"。常见的生熟异用理论主要内容有:

1. 生泻熟补 一些中药生品寒凉清泻,通过加热或加辅料炮制以后,药性偏于甘温,作用偏于补益。如何首乌性平味苦,具有解毒、消痈、润肠通便的功效,经过蒸制炮制成为制首乌,药性由平转温,味由苦涩转甘厚,功能由清泻转为温补,具有补肝肾、益精血、乌须发的作用。

2. 生峻熟缓 中药的生品药性峻烈,炮制后作用缓和。如大黄生品苦寒沉降,泻下作用峻烈,炮制成熟大黄可明显缓和泄泻作用,腹泻、腹痛等副作用消失,并增强活血祛瘀之功。

3. 生毒熟减 中药生品毒性或刺激性大,炮制后毒性降低或缓和。如马钱子、巴豆、乌头、肉豆蔻、半夏、天南星等,经炮制成熟品后均可降低毒性。

4. 生行熟止 中药生品行气散结,活血化瘀作用强,炮制成熟品后偏于收敛,止血、止泻。如木香生品行气,煨后行气作用大减,增强止泻作用,"煨熟又能实大肠止泻痢",长于实肠止泻。

5. 生升熟降(生降熟升) 饮片生、熟与升降浮沉具有关联性,饮片经过炮制后,原来趋向为升浮的饮片可转为沉降,原来趋向沉降的饮片也可转为升浮。如莱菔子生品以升为主,长于涌吐风痰,炒后以降为主,善于降气化痰、消食除胀;生黄柏苦寒沉降走下,主清下焦湿热,经酒制后则苦寒沉降之性大减,借酒力升腾,善于清上焦头面之热。

生升熟降(生降熟升)理论与药物的质地、气味的厚薄有关。一般来说,质地轻,气厚味薄者,如砂仁、莱菔子等是生升熟降;而质地重,味厚气薄者,如大黄、黄连、黄芩是生降熟升。具体的药物应根据炮制前后药性的变化为主要依据,并结合药物其他方面,进行分析应用。

六、中药炭药止血理论

中药炭药止血理论指采用炒炭或煅炭的方法将药物制备成炭药,可产生或增强止血作用。很多炭药的炮制都源于炭药止血理论的指导。

根据五行学说的生克规律,中医认为黑能胜红,有"红见黑止"的观点,即根据五行对应五色之规律,有"木、火、土、金、水"分别对应"青、赤(红)、黄、白、黑"之说,而五行中的各行又有"生克"之规律,水能克火,故黑能胜红,则有"血见黑止",所以有了"炒炭止血"的理论提出。

中药炭药的使用距今已有两千多年的历史。早在《五十二病方》中就有"止出血者,燔发,以安(按)其痏"的记载。早期炭药应用广泛,可用于治疗多种疾病。如汉代有王不留、桑根皮烧灰内服用于金疮,血余炭治小便不利。晋代有以蛇蜕炭治疗恶疮,防风炭治疗阳疝等。自唐代以来,炭药用于止血的记载开始增多,如《备急千金要方》中有爪甲烧炭治尿血,羚羊角烧炭治产后下血,烧乱发、槐角子治崩中漏下、赤白不止等。

金元时期,炭药品种已十分丰富,医家开始总结炭药与止血之间的关系。元代葛可久《十药神书》首次明确提出炒炭止血的炮制理论,认为"大抵血热则行,血冷则凝,见黑则止";"夫血者,心之色也,血见黑则止者,由肾水能止心火,故也"。黑指的就是炭药。该书还推出了著名的十灰散,即以大蓟、小蓟、荷叶、柏叶、白茅根、茜草、山栀、大黄、牡丹皮、棕榈 10 味炒炭组方,功效凉血止血,是治疗火热灼伤血络,血热妄行而离经外溢的良方。自此之后,在"炭药止血"理论影响下,明清制炭止血的品种大大增加,《本草纲目》中收载炭药已近 200 种,有"烧灰诸黑药皆能止血"之说。但清代开始则有一些不同看法。如《本草从新》认为熟地、枸杞等炒作炭是将"甘润养阴之品,变而为苦燥伤阴之物,非徒无益,而又害之矣"。经过临床应用实践和现代研究发现,炭药止血理论并非适用于所有中药,也并非所有止血药均需炒炭后应用。

在历史上的医药典籍文献中,还能看到许多关于炮制技术的其他理论论述,如净制理论,张仲景"或须皮去肉,或去皮须肉,或须根去茎,又须花须实,依方拣采,治削,极令净洁";如软化切制理论,陈嘉谟"诸药锉时,须要得法,或微水渗,或略火烘,湿者候干,坚者待润,才无碎末,片片薄匀"等。

中药炮制的这些基础理论都是历代医药学家在长期的中医临床实践过程中总结归纳所得,具有较好的临床指导意义,也为今后中药炮制理论的进一步发展奠定了基础。

—— ● (钟凌云)

复习思考题

1. 试述中药炮制基础理论形成的条件。
2. 试述中药传统的制药原则。
3. 请举例说明炮制解毒理论、辅料作用理论、生熟异用理论在炮制中的应用。

扫一扫
测一测

◇◇◇　第三章　◇◇◇

中药炮制与临床疗效

学习目标

　　通过学习炮制与临床疗效的关系,炮制对方剂疗效、中药调剂、制剂的影响等内容,深刻理解中药炮制是中医临床用药的特点,炮制可调整中药药性,使其适应辨证施治、灵活用药的需要,保证临床用药的安全和有效。

　　中医和中药紧密相连,互为依存,共同发展。辨证施治是中医治疗疾病的基本法则,中药组方配伍是中医治疗疾病的基本手段,中药材经炮制得到的中药饮片则是中医临床处方的基本药物。在临床辨证过程中,中医特别重视人体本身的统一性、完整性及其与自然界的相互关系;考虑气候、环境及饮食起居对人体的影响,人体自身的阴阳盛衰,气血及脏腑的寒热虚实,同时也非常重视病人的个体差异。中医临证治疗是针对病人的具体病证,利用中药的药性和功能进行组方配伍。

　　中药必须经过炮制,才能适应中医辨证施治,灵活用药的要求。通过炮制技术可调整中药的药性,降低毒性,增强疗效。明代陈实功云:"凡药必遵雷公炮炙入药乃效,如未制生药入煎,不为治病,反为无益。"清代张仲岩《修事指南》曰:"炮制不明,药性不确,则汤方无准,而病症不验也。"说明炮制与药性、临床疗效紧密相关,临床用药必须注意炮制品药性的改变以及炮制品的选择应用,对症下药,方能取得疗效。

　　疾病的发生有多种原因,病情的发展变化多端,中药品种常用者 400 余味,却能治疗古今千变万化的各种病症,其根本原因在于中医临床立方遣药时的复方配伍及炮制品的选用。

第一节　炮制对临床疗效的影响

一、炮制是中医临床用药的特点

　　1. 中医临床处方是以炮制的饮片调配　《中华人民共和国药典》凡例中明确指出:饮片系指药材经过炮制后可直接用于中医临床或制剂生产使用的处方药品。中药的性能和作用无有不偏,偏则利害相随,如太寒伤阳,太热伤阴,过酸损齿伤筋,过苦伤胃耗液,过辛损津耗气,过咸助生痰湿等;通过炮制"制其太过,扶其不足"以调整药性,使中药符合辨证施治的需求。

　　金代刘完素曰:"是以物各有性……制而用之……变而通之,将使之无穷。"因此,中药入药前必须通过炮制,方能引导药性直达病所,使其升降有序,补泻调畅,解毒纠偏,发挥药物的综合疗效。所以,中医运用中药都是以炮制后的饮片配方。

2. 中药须炮制才能满足临床用药要求 中药绝大多数来源于自然界的植物、矿物和动物,必须经过加工炮制,才能达到入药要求。

通过净制去除药材中掺夹的泥土、虫蛀品、霉烂品及混入的有毒物质等杂质及非药用部位,使其符合用药要求和达到药用净度标准,可保证用药的剂量准确。植物药分为根、茎、叶、花、果实、种子,药物的入药部位不同,疗效迥异。如麻黄茎发汗、根止汗;莲子肉补脾涩精,莲子心清心安神等;通过净选分离不同的药用部位分别药用,才能更好地发挥药效。一些动物药或动物药的某些部位有毒,需去头、尾、足、翅以符合入药要求,如蕲蛇去头。

植物药经过切制使中药饮片体积适宜,利于调剂、制剂及煎出药效;种子类、矿物类、动物贝壳类中药大多质地坚硬难碎,生品药效不易煎出,经炒制、明煅或煅淬使其质地酥脆易碎以便煎出药效。

同一种中药通过炮制可制备成不同的炮制规格以适应中医临床的多种需要。如甘草,有生甘草、炙甘草。生甘草性味甘,平,具有补脾益气,清热解毒,祛痰止咳,缓急止痛,调和诸药的功效,多用于脾胃虚弱,咳嗽痰多,痈肿疮毒,并可缓解药物毒性、烈性等;炙甘草补脾和胃,益气复脉的功效强于生品,多用于脾胃虚弱,倦怠乏力,心动悸,脉结代。

中药由于成分复杂,常是一药多效,而中医治病往往根据病情需要选择药物某一方面的作用,采用炮制技术可对药物的功效予以取舍,使某些作用突出,某些作用减弱。如柏子仁具有润肠通便、养心安神的功效,经去油制霜后可以突出养心安神的作用,减弱润肠通便作用。何首乌苦、甘、涩,微温。生何首乌具有解毒、消痈、截疟、润肠通便的功效,将何首乌以黑豆汁蒸制后的制首乌则具有补肝肾、益精血、乌须发、强筋骨的功效。不同的炮制品,其功效侧重点不同,因此临床上用何首乌的补肝肾、填精血作用时,则需将生首乌炮制成制首乌,以免因生品的滑肠作用伤及脾胃,导致未补其虚先伤其正。

3. 随证炮制、依方炮制,适应中医临床治疗需要 疾病的发生、发展是多变的,证变法也变,处方中的药物组成也随之改变,方中中药炮制品的选用也应适当调整。

如临床上治疗伤寒病,因开始是感受寒邪,寒邪容易损阳,也易伤中,所以立方用药应注意保存阳气和顾护脾胃。张仲景治伤寒传经热邪的白虎汤、调胃承气汤,虽为清泄剂,但方中甘草却要求炙用,因为方中用甘草的目的不是清热泻火而是调和脾胃,防止石膏、知母或大黄、芒硝大寒伤中。温病,开始就是感受热邪,热邪最易伤阴,所以吴鞠通用白虎汤治太阴温病,方中甘草则要求生用。原因是温邪上袭,首先犯肺,肺胃经脉相通,可顺传于胃,致使肺胃同病,其热势颇盛,用生甘草既可增强泻热作用,又能甘凉生津,兼和脾胃。

苍术为典型的燥湿药,温燥之性甚强,虽能燥湿运脾,但久服过于温燥之品易伤胃阴、助胃热。当脾虚内湿较盛时,苍术宜制用。因湿为阴邪,其性黏滞,难以速除;又因脾虚运化无权,水湿容易停滞中焦;反过来,湿盛又易困脾,降低脾土的运化功能,所以脾虚湿困的病证,疗程较长。苍术制后燥性缓和,且有焦香气,健运脾土的作用增强,就能达到慢病缓治的用药要求。

4. 依据自然环境与机体的不同选用适宜炮制品 气候、环境不同,用药要求也不同。如春季气候转暖,夏季气候炎热,腠理疏松,用药不宜过于燥热和辛散;秋季气候转凉,空气干燥,用药不宜过燥;冬季气候寒冷,腠理致密,用药不宜过于寒凉。北方气候干燥,用药偏润;南方气候炎热潮湿,用药不宜过于滋腻。北方人一般禀赋较强,要求药力较猛,若药力太弱,则药不胜病;南方人一般禀赋较弱,用药较清淡,若药力太猛,则易伤正气。

为了适应气候、环境的差异,就需要通过炮制来调整中药的性能。如外感风寒,麻黄冬季宜生用,春夏季宜用麻黄绒。紫苏,秋、冬季宜用苏叶,取其发汗解表力强;夏季用苏梗,取其发散力弱,以免过汗,同时又能理气化湿。

通过炮制技术使中药获得中医临床的治疗效果是中医药的特色和优势之一,反过来炮制技术还可以指导中医临床根据辨证施治的需要,正确地选用适宜的饮片规格进行组方配伍,以达到理想的临床效果,这是中药在临床应用上与天然药物的显著区别,也是中医用药的一大特色。

二、炮制与临床疗效的关系

中药的临床疗效,不仅取决于正确的诊断,合理的处方用药,还与炮制的方法及其中药饮片的质量密切相关。宋代《太平圣惠方》有"炮炙失其体性,筛罗粗恶,分剂差殊,虽有疗疾之名,永无必愈之效,是以医者必须殷勤注意"的论述。明代《本草蒙筌》载:"凡药制造,贵在适中,不及则功效难求,太过则气味反失……"中医处方所选用的中药饮片规格是否恰当,配方时所用中药饮片所采用的炮制方法是否合理、操作是否规范,饮片质量是否稳定可控等均可能对临床用药的安全性和有效性产生影响。

(一) 炮制是提高临床疗效的重要手段

净制、切制、加热炮制及辅料炮制等多种炮制方法均可对中药产生影响。如除去杂质,提高净度;饮片体积减小,利于成分溶出;外观性状与内在物质基础的改变,导致中药炮制前后的药性及药效随之发生变化,根据辨证施治的需要,合理选用不同的炮制品,可通过多种途径提高中医用药的疗效。

1. 炮制保证处方用药的剂量准确　中药来源于大自然,往往伴存一些杂质或含有非药用部位,使其在配方中的实际用量减少,达不到治疗所需剂量。如乳香、没药黏附树皮,石膏中夹有一些杂质,巴戟天带有木心等。中药通过净制处理,可除去杂质和非药用部位,保证药物纯净,处方用药剂量准确。中药材在采集过程中,所残存的植物中的某些药效较差或有副作用的部位为非药用部位,如诃子及山茱萸核、巴戟天的木心、厚朴粗皮、枳壳瓤、骨碎补的毛等。除去了非药用部位,可提高药用部位中有效成分的含量,增强药物疗效。如巴戟天的木心强韧,化学成分含量明显低于巴戟天根皮,而木心重量占全药重量的将近一半,除去木心,可提高巴戟天的有效成分含量。益智不同药用部位浸出物含量有所差别,如对于挥发油、黄酮、多糖含量,仁高于壳,而 IR 和 HPLC 图谱也表明益智仁和益智壳成分有差异,所以益智去壳后用仁入药,可提高临床疗效。

某些中药的不同部位作用各异,若一并入药,则难以达到治疗效果。因此,对于不同药用部位,化学成分含量和药效差异较大者,应分别入药。如莲子心与肉功效不同,麻黄茎与根功能相反等。由于麻黄根止汗,麻黄草质茎发汗解表,需分离后分别入药,才能起到各自应有的疗效。从古至今,医药学家对中药的净制非常重视,如《金匮玉函经·证治总例》云:"或须皮去肉,或去皮须肉,或须根去茎,又须花须实,依方拣采,治削,极令净洁。"

2. 炮制增加有效成分的溶出　中药材切制成饮片后,片型均匀,厚薄适度,便于调剂配方,且与溶媒接触面积增大,有效成分易于煎出。不切制或切制不合格的饮片影响分剂量的准确和有效成分的溶出;软化不合理,会损失药效;带皮、块大药物的煎出率必然降低。饮片一般都有具体规格要求,若方中饮片厚度差异较大,在煎煮过程中会出现易溶、难溶、先溶、后溶等问题,浸出物将会得气失味或得味失气,达不到气味相得的要求。如桂枝汤中用白芍,方中桂枝以气胜,白芍以味胜,若白芍切厚片,煎煮时间短则成分不易煎出,虽能全桂枝之气(性),却失白芍之味;若煎煮时间长,虽能取白芍之味,却失桂枝之气。方中桂枝和白芍为主药,炮制时均切薄片,煎煮适当时间,即可达气味共存的目的。

药材切制前需经过软化处理,使软硬适度,便于切制。但水处理软化时,若浸泡时间过长,吸水量过多,则药材中的成分大量流失,降低疗效,并给饮片的干燥带来不利影响。切制后的饮片含水量过高,若不及时干燥,就会发霉变质。干燥方法和干燥温度不当,也会造成成分损失,尤其是饮片的有效成分为挥发性成分或对日光敏感的成分时,若采用高温干燥或曝晒,疗效会明显降低。

中药炮制均有炮制程度的规定,不及则功效难求,太过则气味反失,炮制适中才能达到炮制要求,提高临床疗效。如盐炙杜仲,盐炙时要求用中火炒至颜色加深、有焦斑、丝易断为标准,因加热使得杜仲中硬性橡胶被破坏,黏性下降,有效成分煎出率明显提高,所以在相同煎煮条件下,杜仲生品及其盐炙品降压有效成分的煎出量产生明显差异;但若炒制不及,则丝不易断,成分煎出率较低;若炒制太过,断丝而呈焦黑色时出锅,则药效降低。

对于种子、果实类药材,传统炮制理论中有"逢子必炒""逢子必捣"之说。缪希雍的《炮炙大法》载:"凡汤中用完物,如干枣、莲子、乌梅仁、决明子、青葙……等子,皆劈破,研碎入煎,方得味出。若不碎,如米之在谷,虽煮之终日,米岂能出哉?"就是要求种子果实类的药物需经炒制,种子药炒后不仅有香气,而且种皮、果皮爆裂,还有利于溶媒渗入药物内部,提高煎出效果。研究表明,破碎的大枣总煎出物约相当于完整大枣的7倍,说明完整的药物需经切制或粉碎,在煎煮时易于煎出有效成分,从而增强疗效。

使用矿物药时,有"诸石必捣""诸石火煅红"的要求。质地坚硬的矿物类药物,经明煅或煅淬,使其质酥易碎,有效成分溶出率提高。因此,中药经炮制可通过增加药物表面积,破坏组织细胞结构,使质地疏松,以提高有效成分的煎出量而增强疗效。

3. 利用辅料炮制,增强临床疗效　中药的药性与炮制辅料之间的关系非常密切,运用辅料进行炮制可以增强疗效。中药加入辅料用不同的方法炮制,可借助辅料发挥作用,以符合临床用药的需求。用辅料炮制中药往往需要与加热的方法相结合。用固体辅料炮制中药,虽然是加热与辅料的共同作用,但加热起着主导作用,若不加热,则麦麸、灶心土、蛤粉等固体辅料发挥不了应有的药性影响。液体辅料制包括药汁制,要求液体渗入药物内部,虽然也是辅料与加热的共同作用,但辅料起着主导作用,借助辅料的药性增强疗效。

如酒炙丹参、当归,增强活血祛瘀、调经止痛的作用;盐炙补骨脂增强温肾助阳的作用;蜜炙黄芪增强补中益气的作用。醋能与药物中所含的游离生物碱生成盐,增加药物成分溶解度而提高疗效。如延胡索中含有多种生物碱,但游离生物碱难溶于水,经醋炙后生物碱与乙酸结合成乙酸盐,煎煮时易于溶出,增强止痛作用。又如何首乌经黑豆汁蒸煮后,使致泻作用的结合性蒽醌衍生物水解成无致泻作用的游离蒽醌衍生物,并突出磷脂酰胆碱、糖类的作用,增强了滋补肝肾作用。

4. 炮制后利于保存药效　药物经过加热炮制可利于药效的保存。如槐花含有芸香苷类成分,药物本身含有分解酶,可使芦丁分解影响疗效,炒制后破坏酶的活性,保持了芦丁含量,有效成分得以保留;黄芩中的酶能使黄芩苷酶解成苷元和葡萄糖醛酸,故黄芩炮制时置沸水中煮或蒸即可破坏酶、保存苷;燀制苦杏仁时也可以杀酶保苷而保存药效。所以,在炮制中采用烘、蒸、燀、炒等方法可破坏酶并保存有效的苷类成分,这是一种保证药效,提高临床疗效的措施。

5. 炮制可使成分转化,产生新的治疗作用　矿物类、化石类药物,经高温煅制后成分发生转化,产生新的功效。如白矾经煅制后形成枯矾,主要成分含水硫酸铝钾失去结晶水,具有凝固蛋白、抗菌、吸水、干燥创面的作用,从而增强收敛生肌的作用。又如自然铜,经火煅醋淬后使其所含的二硫化铁部分转化为乙酸铁,提高了在水中的溶解度,从而易于煎出有效成分;炉甘石经煅淬后碳酸锌转化为氧化锌,后者具有消炎、生肌作用,从而增强疗效。

(二) 炮制是保证临床用药安全的重要措施

采用炮制技术降低或解除药物的毒性是中医临床使用药物保证安全有效的重要途径。

有毒中药需要通过炮制才能达到临床使用既安全又有效的目的。

一般有毒中药经过炮制以降低毒性,使其安全有效。一些中药的毒性成分存在于药材的某一部位,去除该部位,即可降低药物的毒性。如蕲蛇去除头部,可消除其毒性。雄黄、朱砂经水飞后以降低毒性;半夏、天南星水浸泡,用明矾、生姜等辅料炮制后以解其毒性;巴豆制霜;川乌、草乌水煮;马钱子砂烫;苦楝子、苍耳子、蓖麻子加热炒制;斑蝥米炒;藤黄豆腐煮;甘遂、芫花醋炙等均可在降低毒性的同时保存药效。所以,炮制是保证临床用药安全的重要措施。

第二节 炮制对中药药性的影响

中药具有药性,内容包括四气五味、升降浮沉、归经、补泻、润燥、有毒、无毒等,这是药物本身固有的性能。临床遣方用药时利用药物的不同特性,补偏救弊,调整机体阴阳气血的偏胜偏衰,恢复生理平衡而达治疗疾病的目的。

利用炮制技术对中药进行炮制,或制其形,或制其性,或制其味,或制其质,可以调整或改变药性,或降其毒性,或纠其偏性,或增其功效,或作用专一等,取其所需以满足临床。

一、炮制对四气的影响

四气,亦称四性,指药物的寒热温凉四种特性。一般能治疗热证的药物,大多属于寒性或凉性;能治疗寒证的药物,大多属于热性或温性。炮制确实可以影响药性。元代齐德之《外科精义》曰:"夫药者,治病之物,盖流变在乎病,主治在乎药,制用在乎人,三者不可阙一也。"

1. 相资为制可增强药性 是指用与被炮制药物药性相似的辅料或某种炮制方法来增强药效。即以寒性辅料或药物来炮制寒性的药物,称"寒者益寒";以热性辅料或药物来炮制热性的药物,称"热者益热"。亦称"从制"或"佐制"。

临床上使用寒药如不能拮抗热邪或使用热药不能克制寒邪时,可采用"以寒制寒"或"以热制热"的炮制方法,扶其不足,起协同作用,增其药效。如用胆汁制黄连,即取其"以寒制寒"。胆汁性味苦寒,黄连性味亦苦寒,两者皆属寒性,均能清热解毒,炮制后起协同作用,胆黄连清泻肝胆实火的作用更强。用咸寒的食盐炮制苦寒的知母、黄柏,可增强滋阴降火的作用。以辛热的酒炮制辛热的仙茅、阳起石,即"热者益热"或"以热制热",可增强其温肾助阳的作用。

2. 相反为制可抑制偏性 即"以热制寒"或"以寒制热"以抑制药物偏性,或改变其性能,亦称"反制"或"逆制"。如天南星生品辛温燥烈,有毒,经用性寒味苦的胆汁制成胆南星,除去燥烈之性及毒性,性味变为苦凉,更宜于痰热惊风抽搐等。

3. 相反相资为制可抑偏增效 也有利用药物或辅料的性味相反,但某些功效有协同作用,炮制后既可抑制药物的偏盛之性,又能增加药物某一方面功效的炮制,亦称"反佐制"。如吴茱萸制黄连,吴茱萸性味温辛苦,具温中、止痛、理气、燥湿等功效;黄连为清热泻火的要药,但有苦寒伤中之弊,虚人不宜,经辛温之吴萸汁制后,缓和黄连的苦寒之性,使其寒而不滞,并引黄连入气分,利用黄连的清热泻火作用,清气分湿热,散肝胆郁火,可用于湿热瘀滞肝胆,嘈杂吞酸,胸脘痞闷、泄泻或下痢等,扩大了黄连的使用范围。

4. 炮制可改变药性 同一种药物,经过炮制可以改变药性。药物一般生者性凉,熟者性温。寒与热,温与凉属本质不同;热与温,寒与凉属程度不同。《名医别录》载半夏"生微寒,熟温"。生半夏性微寒,外用解毒疗疮;制熟性温,内服能温化寒痰,消痞和胃。《普济方》载甘草"生甘平,炙甘温,纯阳,补血养胃"。《本草纲目》载蜂蜜"生则性凉,故能清热;熟则性温,故能补中"。生地黄性寒味苦,为清热凉血之品,制成熟地后,性由寒转温,味由苦变甘,功能由清变补,以滋阴补血为主,药性改变,功效也发生相应改变。

二、炮制对五味的影响

五味,即辛苦甘酸咸五种味道,是中药药性的主要内容之一。每种药物都有一定的味与气以及其他方面性能。炮制可增强或减弱药物的五味。

1. 炮制可扶其味之不足　临床上若嫌其药力(味)不足,可用药味相同的药物或辅料互制,使其药力增强。如以酸制酸的醋制五味子可增其酸涩收敛之性,多用于咳嗽遗精、泄泻等;以甘制甘的蜜制百合可增其润肺止咳之效,蜜制黄芪可增其补中益气之功;以辛制辛的酒制川芎可增其活血行气、祛风止痛之效;酒制当归可增强活血散瘀之功用等。

2. 炮制可制其味之太过　中医的五味理论有"过酸损齿伤筋,过苦损津耗液,过甘生湿助满,过辛损津耗气,过咸易助痰湿"等。为避免药性过偏而造成治疗上的弊端,采用炮制改变其强弱,以符合临床治病的要求。

如以甘制辛的蜜制麻黄,蜜制后可缓和辛散之力;以甘制苦的蜜制黄芩、以辛制苦的酒制大黄,以缓其苦寒之性;以咸制辛的盐制砂仁、小茴香,以缓其过辛之性,并引药入肾;以咸制苦的盐制黄柏,以缓其苦燥之性;以酸制苦的醋制甘遂、大戟,以缓其泻下峻猛之性;姜制厚朴以缓其辛辣棘咽之性;山楂、乌梅酸性较强,恐损齿伤筋,炒黄、炒焦可缓其酸性;甘草因甘凉之性易生湿助满,炒制可减缓甘凉之性;牡蛎生品咸涩,以软坚散结为主,煅制咸味减少、涩味增强,以收敛固涩为胜。多种炮制方法均可制其太过,避免对人体造成不利的影响。

三、炮制对升降浮沉的影响

升降浮沉是指药物作用于机体上下表里的趋向,是药物的主要药性之一。升是上升,降是下降,浮是外行发散,沉是内行泻利。一般具有升阳发表、祛风散寒、涌吐开窍等功效的药物能上行向外,其药性升浮;具有泻下清热、利尿渗湿、重镇安神、潜阳息风、消积导滞、降逆收敛及止咳平喘等功效的药物则能下行向内,其药性沉降。在性味上,凡味辛、甘,性温、热,质轻者大都具有升浮之性;凡味苦、酸、咸,性寒、凉,质重的药物大都具有沉降之性。正如李杲曰:"味薄者升,气薄者降;气厚者浮,味厚者沉。"李时珍曰:"酸咸无升,辛甘无降,寒无浮,热无沉。"

药物的升降浮沉性能并非固定不变,通过炮制可改变其作用趋向。

1. 入药部位、炮制不同,作用趋向不同　一般有根升梢降、生升熟降之说,但非普遍规律。陈嘉谟云:"根梢各治,尤勿混淆。"如"当归头止血而上行,身养血而中守,梢破血而下流,全活血而统治";莱菔子生用性升,涌吐风痰,炒熟变为降逆平喘,消食除胀。如《本草求真》载:"莱菔子……生用研汁,能吐风痰……炒熟则下气定喘、消食宽膨。一生一熟,性气悬殊。"

2. 炮制可增强药物的作用趋向　如川芎生用,气厚味薄,辛温走窜,能升能散,上行头目,旁达四肢,下行血海,为血中气药;酒制后能起协同作用,增强活血行气、祛风止痛的功效,专治上焦头痛。黄芩既能清肺热,又能清大肠之热,酒炙后专于清肺热、头目之热。知母生品苦寒滑利,泻火之力较强,能清肺凉胃,泻火通便,盐炙可导药下行,专于入肾,能增强滋阴降相火的功效,多用于肾虚火旺等证。

3. 炮制可改变药物作用趋向　药物经炮制后,由于性味的变化,作用趋向也发生改变。

《本草纲目》云:"升者引之以咸寒,则沉而直达下焦;沉者引之以酒,则浮而上至颠顶。"一般规律是酒制升提,姜制发散,醋制收敛,盐制下行。如大黄生品苦寒,气味重浊,直达下焦,泻下作用强而伤胃气,酒制后性缓,借酒上行,可清上焦实热。正如李杲所述:"大黄苦峻下走,用之于下必生用。若邪气在上,非酒不至,必用酒浸,引上至高之分,驱热而下。"又如砂仁生用,行气调中力强,经盐制后,引药性入下焦,增强入肾的作用,以降气、安胎、温肾为主。

四、炮制对归经的影响

归经是指药物对某经某脏的病变部位有选择性作用,也是指药物治病的适用范围。炮制方法可对药物的归经产生影响,使其符合临床需要。

1. 入药部位不同,归经不同　一种药物的入药部位不同,各部位的归经不甚相同,应当分开入药。如莲子心入心经以清心经之热,莲子肉入脾、肾、心经,以补脾胃,养心益肾为主。白茯苓生用以渗湿利水、益脾和胃为主;茯苓皮以利水消肿为主,茯苓木以平肝安神为主;茯神以宁心安神为主;赤茯苓则以渗利湿热为主。

2. 炮制可改变药物的归经　药物炮制前后归经有所改变。同一药物经不同方法炮制,归经亦发生改变,所谓生熟异用。如生姜主归肺、胃经,以发散风寒,和中止呕为主;干姜主归脾、肾经,则以暖脾胃,回阳救逆为主;煨姜主入胃经,以和中止呕为主;姜炭主入血分,以温经止血为主。同一种药物姜,经炮制后成为4种炮制品,对肺、心、脾、胃、肾5个不同部位具有选择性,从而发挥各自的治疗作用。又如柴胡生用能升能散,解表退热为主,经醋制后引药性入肝而达到疏肝解郁的功效。

3. 加辅料炮制可引药归经　根据药物五味归经理论,用不同性味的辅料炮制药物,可起到引药归经的作用。如枇杷叶、黄芪等多用蜜制以增强归脾、肺经的作用,发挥润肺止咳平喘、补中益气之效;川芎、乌梢蛇等多用酒制,增强入血分以活血止痛、活血通络、祛风除湿的作用;香附、柴胡等多用醋制以增强入肝经的作用,发挥疏肝理气、行气止痛之效;巴戟天、知母等多用盐制以增强入肾经的作用,发挥固精壮阳、滋阴泻相火之效;黄连、草果等多用姜制,以增强归脾、胃经的作用,发挥止咳化痰、温胃止呕之效。

五、炮制对药物补泻的影响

病有虚实,药有补泻,虚则补之,实则泻之,这是中医治病的基本原则之一。药之补又分补气、补血、补阴、补阳;泻又分缓泻、峻泻等,这是药物的固有性能。为了使药物更能满足临床需要,药物的补泻作用亦可通过炮制加以改变和调整。正如《审视瑶函》所载:"盖生者性悍而味重,其攻也急,其性也刚,主乎泻;熟者性淳而味轻,其攻也缓,其性也柔,主乎补。……如补药之用制熟者,欲得其醇厚,所以成其资助之功。泻药制熟者,欲去其悍烈,所以成其攻伐之力。用生用熟,各有其益。实取其补泻得中,毋损于正气耳。"

1. 炮制前后补泻不同　一般规律是生泻熟补,即生者主泻,熟者主补,炮制后可由泻变补。如何首乌,生品苦寒主泻,可以通大便、解疮毒(清),经制成制首乌后,则性变甘温主补,以补肝肾、益精血、乌须发为主;甘草蜜炙后,由清热解毒变为补中益气;生地制成熟地,由清热凉血变为滋阴补血等。

2. 补药炮制后可增其效　具有滋补作用的药物经炮制后,可增强其滋补之效,达补而不腻的炮制作用。如党参米炒后增强健脾止泻作用,蜜炙后增强补中益气作用;黄芪蜜炙后增强补中益气作用;补骨脂经盐炙后增强温肾助阳、纳气、止泻作用。

3. 泻药炮制后可伐其过　泻药经炮制可使泻下作用缓和。如大黄生品苦寒峻泻,可以祛肠胃积滞,泻血分实热;经蒸制成熟大黄后苦寒泻下作用缓和,更适用于年老体弱的实证患者,泻而不伤正。大戟、芫花经醋炙后可降低毒性,缓和泻下,避免腹痛的副作用。

六、炮制对药物润燥的影响

药性的润燥性能,是指药物能够祛除燥邪或湿邪,具有治疗燥证或湿证的作用性质。药物的润燥也是中药药性的重要组成部分。

一般而言,具有生津止渴,养阴润燥,润肺化痰,止咳,润肠通便,滋补津血等功效的药物,均具有濡润之性;具有燥湿,化湿,利湿,化湿痰,祛风散寒,行气健脾,祛风湿等功效的药物,多具有燥性。在临床组方用药时,若忽略了药物的润燥之性,如同不分其寒热一样,将会导致不良后果。采用炮制方法可以缓和药物的太过润燥之性。

1. 炮制可缓其过润之性 一些药物滋腻之性较强,通过炮制可以改变药物过润之性,消除滋腻碍脾的副作用。如阿胶生品补血滋阴,润燥、止血,但对脾虚便溏者不宜,用蛤粉炒成珠后可缓和其过润之性;生地黄清热凉血,养阴生津,蒸成熟地后滋腻碍脾,往往加酒以行散;如恒济熟地还可加生姜末、陈皮末、砂仁末炮制以增强温中行气之性,缓和或消除其过润之性,避免碍脾、影响吸收运化,临床功效得以正常发挥。

2. 炮制可缓其过燥之性 药物过燥之性,会伤阴助火,通过炮制可缓解其过燥之性。如苍术为燥湿药,生品燥湿健脾,其性辛燥,往往用麦麸炒制,以缓其过燥。陈嘉谟曰:"麦麸皮制抑酷性勿伤上膈。""酷性"即燥性。现代研究认为,苍术挥发油对机体有明显毒副作用;补骨脂、益智仁、巴戟天等补肾助阳药都有一定温燥性,可用盐制以缓其燥;使用干姜时,采用炒炮的方法以制其温燥之性,尤其产后阴虚血燥时,应使用炮姜或姜炭而不能用干姜,以免燥动血室,避免伤阴助火,而导致口舌生疮之弊。

季节气候与疾病和用药具有一定的相关性,应注意选用恰当的炮制品。如秋季气候偏燥,麻黄、紫菀多使用蜜炙品,半夏则需加滋阴药同用,否则就会伤阴,使阴虚燥咳者咳嗽更甚,或导致流鼻血或加重病情。

七、炮制对药物毒性的影响

很多中药有毒,必须经过炮制以降低毒性,才能保证中医临床用药安全有效。炮制毒性药物时应注意去毒与存效并重,炮制失当可导致毒去效失或效失毒存,均达不到理想的炮制目的。

1. 除去毒性部位或减少毒性成分的含量 一些药物的毒性成分存在于药材的某一部位,去除该部位即可降低药物的毒性。如蕲蛇去除头部,可消除其毒性。某些有毒中药经过一定的方法炮制,可使其毒性成分含量减少而减毒。如雄黄经水飞后,As_2O_3 的含量显著下降,而使毒性降低;巴豆为峻泻药,毒性很大,加热去油制霜后可除去大部分油脂,使毒性降低,缓和泻下作用,同时巴豆中含有巴豆毒素,在制霜过程中遇热失活而失去毒性。

2. 改变毒性成分的结构 某些毒性成分不稳定,在炮制时加热煮或蒸,使其毒性成分水解,改变其结构,使毒性降低。如川乌、草乌含有双酯型生物碱,毒性极强,加水加热煮制可使其水解成毒性较小的单酯型或胺醇型生物碱,从而降低毒性,并且水解产物同样具有止痛作用。马钱子有大毒,毒性成分为马钱子碱,经砂烫炮制后士的宁和马钱子碱的含量显著减少,马钱子碱转化成异型结构和氮氧化合物,毒性下降。

3. 加热破坏毒性成分 中药的一些有毒成分,高温时不稳定,炮制可使有毒成分破坏分解,从而降低中药毒性。如白扁豆含红细胞非特异性凝集素,为一种植物性毒蛋白,经炒香或燀法加热凝固变性而失去毒性;苦楝子有毒,经过加热炒制可使毒性蛋白等被破坏。苍耳子有毒,其毒性成分可致肝肾功能改变,尤以肝坏死为重,可导致死亡;炒制后,毒性蛋白变性沉淀,达到了降低毒性的目的。蓖麻子、巴豆等同样经加热处理可使毒蛋白变性而解毒。

4. 利用辅料解毒作用 辅料和药物共同炮制,可使毒性降低。生半夏辛温有毒,用明矾、生姜等辅料炮制后可降低毒性;甘遂生品毒性较强,醋制后泻下作用和毒性均下降;斑蝥用稀碱炮制以使斑蝥素转变成斑蝥酸钠而抗癌活性不变,毒性则大大降低。甘草汁亦对许多药物有解毒作用。

第三节 炮制对方剂疗效的影响

中药饮片是中医治病的物质基础,临床应用一般是配伍组成复方,方中药物的炮制方法通常根据组方和病症的需求确定,复方中炮制品的选用及饮片质量的好坏对方剂疗效有直接的影响。

一、炮制增强方剂疗效

中医临证,遣方用药和炮制品的选用是根据病人的具体情况和所选用的方剂功效而定。为了确保临床疗效,通常可通过以下几方面对方剂产生影响。

1. 增强方剂中药物的作用 将方中药物进行炮制,使有效物质易于溶出或利于保存,并调整其药性,发挥各自的擅长。如三子养亲汤由紫苏子、白芥子、莱菔子组成,功效是降气平喘,化痰消食,适应证是气实而喘,痰盛懒食。方中的3味种子类药物均需炒爆,紫苏子炒后辛散之性减弱,而温肺降气作用增强,使其降气化痰、温肺平喘之功明显;白芥子炒后缓和辛散耗气的作用,增强温肺化痰的功效;莱菔子炒后由升转降,功效由涌吐风痰而变为降气化痰,消食除胀。方中紫苏子、白芥子、莱菔子选用炒制品,其功效均与病证相符,增强全方降气平喘、化痰消食的功效。

痛泻要方由白术、白芍、陈皮、防风4味中药组成,主治肝旺脾虚的腹痛泄泻。方中白术健脾补中为君药,但生品健脾燥湿力强,并有滞气而致腹胀之弊,尤其脾虚患者更易如此,故要求土炒,以增强补脾止泻之能;白芍泻肝缓急以止痛,其酸寒泻肝,但酸寒易伤脾阳,故白芍要求炒制,以缓其酸寒,使其泻肝而不伤脾阳;陈皮炒后香气更浓,取其芳香醒脾,疏利气机,以达理气和中之效;防风具有散肝疏脾,能生脾阳之效,若久泻不止或肠风下血,可用炒防风或防风炭;防风炒或炒炭后,降低了祛风之能而增强了止泻或止血效果。

2. 增强方剂对病变部位的作用 方剂通过药物的配伍及方中不同饮片规格的选用可对全方作用有明显影响;利用盐水、米醋等液体辅料炮制中药能引药归经,可使组成方剂的药物集中在病变部位发挥疗效,增强全方对疾病部位的疗效。

如缩泉丸由盐炙益智仁、乌药、山药组成,方中的益智仁主入脾经,兼入肾经;山药主入脾经,兼入肺、肾经;乌药主入肾经,兼入脾、肺、膀胱经。方中益智仁盐炙后则主入肾经,为方中君药,具有温肾纳气、固涩小便的作用。三药合用,温肾祛寒,健脾运湿,使全方作用侧重于肾,兼能顾脾。故该方的主要功效是温肾缩尿,常用于下元虚冷,小便频数及小儿遗尿。

3. 突出方剂临床需要的药效 中药通常是一药多效,在不同方中,同一药物所起的作用并不一样。通过炮制可使同一味药物产生多种炮制品,在治疗不同病症的方剂中突出某一方面的疗效。

如麻黄在麻黄汤中起发汗解表、宣肺平喘作用,故方中用生麻黄,发汗平喘作用强;若表证不明显,临床常用蜜炙麻黄,不仅增强止咳平喘之功,而且可以减弱发汗之力,以免徒伤其表;若为老人或小儿,表证已解,喘咳未愈而不剧者,可考虑用蜜炙麻黄绒,能达到病轻药缓、药证相符的要求,可避免小儿或老人服用麻黄后出现烦躁不安、不眠之弊端。

在小柴胡汤中,柴胡宜生用,且用量较大,取其生品气味俱薄,轻清升散,和解退热之力胜;在补中益气汤中,柴胡升阳举陷,不但用量宜小,且宜生用,取其轻扬而升或助他药升提的作用;在柴胡疏肝散中,柴胡以醋炙为宜,取其升散之力减弱,而疏肝止痛之力增强。

由此可见,组成方剂的中药通过恰当的炮制,可对其药性产生影响,使其作用侧重点发生变化。因此,若方剂中选择适宜的炮制品,可以突出某方面的功用,更适用于临床辨证用药的需求,有利于提高方剂临床治病的适用性和疗效。

二、炮制消减方剂的不良反应

方剂中药物有偏颇之性或有毒副作用,往往影响全方疗效的发挥,可通过炮制调整单味中药的药性,减缓或消除不良反应,保证临床方剂的安全有效。

1. 消除药物在方剂中不利于治疗的因素　药物在治病的同时,因药物某一作用与证不符,会给治疗带来不利影响。中药通过炮制,可调整药性,趋利避害或扬长避短。如干姜,其性辛热而燥,长于温中回阳,温肺化饮。在四逆汤中,干姜用生品,取其能守能走,力猛而速,功专温脾阳而散里寒,助附子破阴回阳,以迅速挽救衰微的肾阳;在生化汤中,则需用炮姜,因生化汤主要用于产后受寒,恶露不行,小腹冷痛等。产后失血,气血大虚,若用生品,则因辛燥耗气伤阴,于病不利;而炮姜微辛而苦温,既无辛散耗气、燥湿伤阴之弊,又善于温中止痛,且能入营血助当归、炙甘草通脉生新,佐川芎、桃仁化瘀除旧,臻其全方生化之妙。

2. 减缓方剂中主药的不良反应　通过使用炮制品,可以减缓方剂中主药的不良反应。如调胃承气汤,为治热结阳明的缓下剂,然芒硝、大黄均系大寒之品,易伤脾阳;方中用炙甘草,取其甘温,善于缓急益脾,可缓其大黄、芒硝速下之性,兼顾脾胃,而不是用生甘草泻火解毒。《小儿药证直诀》的补肺阿胶汤,由阿胶、牛蒡子、甘草、杏仁、糯米等组成,是治疗肺虚热盛而致咳嗽气喘,痰中带血的常用方剂。阿胶生用滋腻,腻滞碍脾,导致大便不实,并有腥气;用蒲黄炒成珠,可避免此副作用,矫嗅矫味,增强滋阴止血的作用。牛蒡子生用有滑肠致泻的副作用,炒后可缓其寒滑之性。故补肺阿胶汤若选择蒲黄炒阿胶、炒牛蒡子,则可以减缓方剂中的不良反应,提高临床疗效。

三、炮制调整方剂部分适应证

组成方剂的中药,通过不同的炮制方法制备成多种饮片规格,灵活选用,可使方剂的功效发生一定的变化,改变部分适应证,以切合中医临床辨证用药的需要。

1. 同一方剂,炮制品不同适应病症不同　中药经过炮制后,药性发生变化,功效作用也相应改变,故在同一方剂中,针对不同病因,可选用中药的不同炮制品。

四物汤,为常用补血基础方。病人若为血虚而兼血热者,宜以生地易熟地,可滋阴补血;血虚而兼瘀者,除了加重当归、川芎的用量外,该二药还可酒炙,可增强补血活血祛瘀之效。

理中汤为温中益脾之要方,凡中焦虚寒者均可应用。但不同情况应选用不同炮制品才能提高疗效。若中焦虚寒而兼有内湿者,宜用干姜,取其辛热而燥,能祛寒燥湿;若中焦虚寒,胃失和降,呕吐腹痛,或者阳虚出血,则应以炮姜易干姜,取炮姜苦温而守,善于温中,止呕、止痛和温经止血,作用缓和而持久。若腹泻明显,方中白术宜土炒,增强健脾止泻的作用;若腹胀恶食,白术又宜炒焦,既可避免壅滞之弊,又可开胃进食。甘草均宜炙用,取其甘温,补中益脾力强。

2. 同一中药,不同的炮制品功效不同　同一中药,经过不同的方法炮制,可形成多种炮制品,以适合临床病症的不同需要。

如当归有生当归、酒当归、土炒当归,均有补血活血作用,但补血和润肠作用以生品力强,活血作用以酒当归力胜,而土炒当归无滑肠作用,且有补脾止泻之功。故血虚而大便实者,用生品;血虚而兼瘀滞者,用酒当归;血虚而又脾虚便溏者,则应选土炒当归。

生荆芥和炒荆芥均有祛风作用,但生品发散力较强,炒品发散力较弱,所以同样是用于疏风解表,无汗宜用生荆芥,有汗宜用炒荆芥;荆芥炭则无辛散解表作用而有止血作用,故不用于表证而用于出血证。只有如此突出中医辨证施治的优势,灵活变通,掌握中药的共性和不同炮制品的个性,增强其针对性、目的性,临床治病拟定方剂时才能得心应手,选择适宜的饮片规格,提高临床疗效。

四、炮制适应方剂的剂型要求

方剂是在单味饮片治疗基础上逐步发展起来的。由于医疗的需要,方剂的使用越来越广泛。历代医疗实践表明,功效显著又不宜入汤剂的中药,如麝香、苏合香、安息香等具芳香走窜性,做成散剂或丸剂服用,才能发挥其疗效。古代医药典籍中常见的剂型包括煎(汤)剂、丸剂、散剂、膏剂、丹剂等,每个方剂都要做成剂型才能供病人服。不同的剂型,其制备方法不同,故对饮片的炮制要求也不一样。《伤寒论》和《金匮要略》的经方中用附子有30余首,其中生用9首,均用于汤剂中,如四逆汤、茯苓四逆汤、白通汤、干姜附子汤等。但在丸、散中所用均为炮附子,如九痛丸、乌梅丸、薏苡附子散等。毒性大的生附子在煎煮制备汤剂的过程中,剧毒的乌头碱类成分水解,使其毒性降低;而丸、散剂无煎煮过程,必须用加热后毒性减小的炮附子。此外,炮附子质地酥脆易碎,利于配制成丸散剂。

中药的应用多配伍形成方剂而体现其疗效,炮制可降低单味中药的毒副作用,增强疗效。饮片选择是否恰当,对方剂的疗效、适应证以及不良反应都有一定的影响。

第四节　炮制对制剂的影响

制剂是根据《中华人民共和国药典》、部颁标准或其他相关标准收录的处方,将原料药加工制成可直接用于临床的药品。剂型是将原料药加工制成适合于医疗或预防应用的形式。不同的处方,对饮片炮制有不同的要求;不同的剂型,对饮片炮制也有相应要求。中药制剂是以炮制后的饮片作为原料药进行组方配伍后制备而成,制剂组方中的药物炮制与制剂的安全、疗效、质量稳定性等密切相关。"炮制不明,药性不确,则汤方无准而病症不验也"说的就是炮制与制剂的相关性。

饮片是供临床处方配伍的主要药物形式,也是各种中成药制剂的基本原料,首先必须达到入药要求。

净制是保证药物洁净度,获取不同药用部位的主要方法,也使得组方制备制剂时用药量准确。净选、挑选、风选、筛选等可除去原药材在采集、运输、贮藏过程中所夹杂和混入的泥土等杂质,除去非药用部位,分离不同的药用部位。

绝大多数动、植物药材都必须进行加工切制成饮片,如藤木类、根茎或全草类等,从而保证配方时方便称量、用量准确,增加汤剂煎煮效果,利于制剂时的粉碎操作。

部分药物经过炮制使其易于粉碎,才能供制剂使用,尤其是矿石类药物。如自然铜、磁石、赭石等。植物种子类的马钱子,经过炮制既能降低毒性又易于粉碎。动物类药材,如狗骨、龟甲、鳖甲等须炮制后,才能易于粉碎,煎出药效,方能更好地发挥治疗效果。

一、饮片是制剂的基本原料

临床常用的制剂主要有汤剂和中成药。中成药制剂的剂型有多种,包括丸剂、散剂、膏剂、丹剂、片剂、胶囊剂、口服液、颗粒剂、注射剂等。药物的制剂工艺不一样,对药物的炮制要求也不尽相同。汤剂具有吸收快、作用迅速的特点,且便于根据每个病人的病情加减化裁,故历代应用广泛,至今仍是中医临床最常用的剂型。汤剂通常都是中医根据病人的病情、身体素质和气候环境,随证遣方,随方用药,随方选药,针对性较强,因而对药物的炮制要求也灵活多变。同一方剂,用于不同情况,对药物的炮制要求也不尽相同,常根据用药意图而定。如四逆汤,用于阳气被遏,四肢不温,宜用生柴胡,以辛散透邪升阳。用于胁肋疼痛,宜用醋柴胡,取其疏肝止痛之力强。再如凉血止血药,通常生品凉血力强,炒炭后则止血作用强。但运用时,需通盘考虑。病人虽然血热较盛,但若方中已有足够的清热凉血药,而选用某药的目的是增强止血固涩作用,则该药仍宜炒炭使用;反之,若出血量较多,而血热又并不太盛,但方中已有足够的止血药,选用某药的目的是清热凉血,那么该药仍宜生用。

中成药是在中医药理论指导下,按规定的处方和方法通过制剂工艺制备成的一定剂型。中成药处方固定,制剂成型,市场适应面较广,对药物的炮制要求也相应比较固定。在饮片选用方面需按照处方要求配料,不能随意改变饮片的规格。如七宝美髯丹中处方写制何首乌,取其乌须发、强筋骨、固精气之功,就不能用生何首乌配料制备该成药。

汤剂和中成药制剂对于同一味药物的炮制要求不同。如黄芪、延胡索等,在汤剂中多要求蜜炙或醋炙,但若制备黄芪注射液、四氢帕马丁片等,则可直接用生饮片提取其中的有效成分。中成药制剂剂型不同,对于同一种药物的炮制要求也不同。如附片在汤剂或浸膏片中,因要经过加热煎煮,故可直接用附片(黑顺片或白附片)配方;但用于丸剂,因使用的是药物粉末直接制剂,故需将附片用砂烫至体泡色黄,称炮附片,一方面利于粉碎,更重要的是为了进一步降低毒性,保证用药安全。

二、饮片质量对制剂的影响

(一) 炮制对制剂安全性的影响

制剂的安全性是临床用药的首要保证。在中成药生产中,通过合理炮制药物可以达到既保证安全又提高疗效的目的。

有毒中药,如川乌、草乌、马钱子、附子、巴豆、砒石、半夏、天南星等毒性中药通过炮制来降低毒性,若炮制不当,制成的制剂则可能引起中毒,甚至会使人死亡。如王氏保赤丸中含有巴豆霜,是由巴豆经过加热、压去油制霜炮制而成。炮制工艺中的两个环节"巴豆加热"和"压榨去油"均必须进行,如果不经加热直接制霜,巴豆毒素不被破坏,制备成制剂就易引起中毒。

"小金丸"(《外科证治全生集》)是中医治疗痈疽的著名方剂,方中主要有麝香、木鳖子、草乌、五灵脂、乳香、没药等,主治流注、痰核、瘰疬、瘿瘤、乳岩等。其剂型为糊丸,可使药物在体内缓缓释放,以免药力峻猛,不利于安全。方中要求草乌炮制减毒,木鳖子去油成霜,以降低毒性,又可得松散药末利于制丸;乳香、没药醋炙后,油分减少,质变酥脆,可有效降低乳香的刺激性,又便于粉碎,有利于丸剂的制备,并增强制剂的止痛疗效。

有些中药的某些部位有毒,通过炮制去除有毒部位,可使药物消除或降低毒性,如蕲蛇、蝮蛇的头部有毒腺,炮制去除头部,能降低毒性,保证制剂的安全性。

(二) 炮制对制剂质量的影响

制剂的质量与制备制剂的原料和制备工艺有密切关系,其中制备制剂的原料——饮片的质量是控制制剂质量的关键。

汤剂和中成药对饮片质量有共同的要求,外观质量一般从形态、色泽、气味、质地来控制,内在质量以水分、灰分、有害元素、有效成分或指标成分含量来控制,但其具体要求也有所不同。入汤剂的中药,除煮散外,均以饮片形式配方,要求有一定的形状、大小、规格。饮片太厚太大除不利于配伍调剂外,还影响煎煮时有效成分的溶出,影响汤剂的质量;太小太碎又影响煎煮后的过滤,同样对汤剂的质量有影响。中成药的饮片是制剂的前处理工序,有的要求研成细粉,有的净制破碎后煮提,因此饮片规格不像入汤剂用的饮片那么严格。但制备中成药制剂的饮片原料过于粗大也将明显影响提取效果和制剂的最终质量;过小过细,提取时易成糊状,煎提效果不佳,同样影响提取效率和制剂的质量。因此,应根据制剂的需要来把控对饮片形状的要求。此外,药材的皮壳往往质差效弱,过多的边角料混入中成药中也会影响其质量。

在制剂的工艺中,制备丸散剂的药物粉碎有易碎、难碎,出粉率高或低等问题,通过炮制可使难粉碎的药物易粉碎,丸散剂的制备易于进行,保证制剂的质量。如种子类药物炒至爆裂,使质地疏松,易于粉碎;矿石类药物煅至红透或进一步淬制,使质地松脆,易于粉碎,均可使得药物制剂容易制备,制剂的质量得到保证。汤剂和中成药的处方是由多种饮片组成,任何炮制环节出了差错,都会严重影响其质量。要保证临床用药安全有效,尤其要注意有毒中药的炮制。如小活络丹中的川乌、草乌,若炮制不合格,就会出现麻舌等毒副反应。如果在汤剂中经过煎煮等处理,那么其出现毒副反应的概率则降低。

建立饮片的质量标准有利于制剂质量控制。饮片是制剂的原料,其质量是影响制剂质量的关键,通过建立和制定合理的饮片质量标准,控制饮片的质量,可为制剂质量的控制奠定良好的基础。

(李 飞)

复习思考题

1. 试述炮制对中药制剂的影响。
2. 试述炮制对方剂的影响。
3. 试述中药炮制是中医临床用药的特点。

第四章

中药炮制的目的及炮制对药物的影响

学习目标

通过学习中药炮制目的、炮制对中药化学成分的影响、炮制对中药药理作用的影响，掌握中药炮制的目的，熟悉炮制对中药各类化学成分的影响，了解炮制对中药药理作用的影响，为进一步学习中药的炮制技术和方法，理解和研究炮制原理奠定基础。

中药材经炮制后成为中药饮片。中药饮片是中医临床预防和治疗疾病的物质基础。炮制使中药的效应物质基础产生不同程度的变化，其性味、归经、升降浮沉及毒性等有所调整或改变，从而达到降低毒性、提高疗效等目的。根据中医临床辨证施治的需要，合理选择不同炮制品，能提高中医用药疗效的准确性和可靠性。

第一节　中药炮制的目的

中药来自自然界的植物、动物、矿物等，它们或质地坚硬、个体粗大，或含泥沙杂质，或具有较强毒性或副作用，一般不能直接应用于临床。另外，中药成分复杂，性味多有偏颇，且一药多效，经加工炮制后，可降毒纠偏，调整药性，使其适于临床需要，因此中药炮制的目的主要是"解毒""增效"，兼能保证临床用药准确、利于贮藏和保存药效等。中药材经不同炮制方法炮制后其炮制作用各不相同，中药炮制的目的主要有以下几个方面。

(一) 降低或消除毒副作用，保证临床用药安全有效

许多中药虽有较好的疗效，但毒性较大，临床应用安全性低。《中华人民共和国药典》2020 年版收载的有毒中药，其中有大毒者 10 种，有毒者 42 种，有小毒者 30 种。有毒中药通过炮制，可以降低其毒性或副作用。如川乌、草乌、附子、天南星、半夏、大戟、甘遂、巴豆、马钱子、斑蝥等。炮制解毒的方法有很多，如浸渍、漂洗、水飞、砂炒、蒸、煮、复制、制霜等。

有些药物具有过偏之性，临床应用易产生副作用，通过炮制，可以调整药性，去除或降低药物的副作用，更好地发挥疗效，保证临床用药安全。如汉代张仲景在《金匮玉函经》中指出麻黄"生则令人烦，汗出不可止"，说明麻黄具有令人烦和发汗太过的弊病，蜜炙后缓和辛散发汗作用，避免了过汗伤阴亡阳的弊病。又如种子类中药富含脂肪油，往往具有滑肠致泻的副作用，可通过炒制和制霜去除部分脂肪油，减缓病人的腹泻。何首乌生品可解毒、消肿、润肠通便，如用于体虚患者，则易损伤正气；经黑豆蒸制后，致泻的结合型蒽醌成分减少，补

益肝肾作用得以更好地发挥。

(二)增强药物疗效

中药经炮制后,其动植物细胞、组织、所含成分、矿物类的组成成分、杂质含量、晶格结构等会发生一系列物理、化学变化,这些变化可从不同方面增强药物的药效。

如中药材在切制成饮片的过程中细胞破损、表面积增大等,可使其药效成分易于溶出;炮制用辅料的助溶、脱吸附等作用也可使难溶于水的成分水溶性增加;炒、蒸、煮、煅等热处理可增加某些药效成分的溶出率。又如种子类中药,古人认为"凡药用子者俱要炒过,入药方得味出",因为种子类药物外有硬壳,其药效成分不易被煎出,经加热炒制后种皮爆裂,质地疏松,便于成分煎出,所以种子类中药有了"逢子必炒"的要求。款冬花、紫菀等化痰止咳药经蜜炙后,增强了润肺止咳的作用,是因炼蜜有甘缓益脾、润肺止咳之功,作为辅料可协同增效。现代实验证明,胆汁制南星能增强南星的镇痉作用。可见,药物经炮制后,可以从多方面增强其疗效。

(三)改变或增强性味,扩大用药范围

中药的药性包括四气五味、升降浮沉、归经、毒性等,而炮制能够缓和、增强或改变药性,扩大用药范围。

1. 缓和药物的性味　炮制可以缓和中药的"寒、热、温、凉"四气、"辛、甘、酸、苦、咸"五味,以缓和药物偏盛的性能。如性味甘、辛、微温的巴戟天用咸寒的盐水炮制后,缓和辛温之性,专于入肾,温而不燥,补肾助阳作用缓和,多服久服无伤阴之弊。又如决明子炒制后缓和其寒滑之性。山楂酸味太过,炒制后缓和其过酸之性。以咸寒的盐水炮制辛温的巴戟天、小茴香等,可以缓和其辛温之性。

2. 增强药物的性味　可以借助炮制方法或炮制辅料以增强药物的性味,通过扶其不足以满足临床用药的需要。如黄连用胆汁炮制,"以寒制寒"达到"寒者益寒",增强黄连清泻肝胆实火的作用。以辛热的黄酒炮制辛热的仙茅、阳起石,达到"热者益热"的目的。而醋制五味子采用以酸制酸的炮制原则,达到增其酸涩收敛作用的目的。蜜炙百合采用以甘制甘的炮制原则,达到增强润肺止咳作用的目的。

3. 改变药物的性味,扩大用药范围　炮制使一味药材制备成多种饮片规格,扩大了药物的应用范围,更适应中医临床辨证施治的需要。如地黄、熟地黄、何首乌、制首乌在药典上均已单列。又如生甘草,性味甘凉,具有清热解毒、清肺化痰的功效,常用于咽喉肿痛,痰热咳嗽,疮痈肿毒。《金匮要略》中的"桔梗汤"所用为生甘草,即取其泻火解毒之功。炙甘草性味甘温,善于补脾益气,缓急止痛,常入温补剂中使用。《伤寒论》中的"炙甘草汤"所用则为炙甘草,取其甘温益气之功,以达补脾益气之功效。甘草经炮制后,其药性由凉转温,功能由清泻转为温补,改变了原有的药性,扩大了中药的应用范围。

中医临床实际应用时,常通过炮制调整性味,以符合具体病情病症的需要。如当归辛甘温,甘以补血,辛以活血行气,温以祛寒,故有补血活血、行气止痛、温经散寒的功效,可用于血虚、血滞、血瘀所引起的多种疾病。酒炙增其辛温,提高活血通经、祛瘀止痛的功效;土炒缓和辛味,增强入脾补血作用,又能缓和油润而不滑肠,用于血虚便溏、腹中时痛;炒炭减其辛散,增其收敛,以止血补血为主,用于崩中漏下、月经过多等。

通过发酵、发芽、扣锅煅、干馏等炮制方法产生新功效制备成为新饮片,增加临床应用品种。如六神曲采用面粉、赤小豆等6种原料合并发酵制备而成,产生了发汗解表、健脾开胃的新功效。又如大麦发芽制备成的麦芽,产生健脾胃、助消导的作用;不入药的头发经扣锅煅制备成血余炭,产生化瘀止血、通淋利小便的功效;鸡蛋黄经干馏法制备成蛋黄油,产生新疗效,用于溃疡、烧伤等的治疗。

（四）改变或增强药物作用部位与趋向

中药归经和"五味"密切相关。《素问·宣明五气》曰："五味所入,酸入肝,辛入肺,苦入心,咸入肾,甘入脾。"炮制时充分利用辅料的不同性味,达到引药归经的作用。

许多单味中药作用于多个经络,故通过炮制调整,可使其作用专一。如小茴香生品归肝、肾、脾、胃经,理气和胃,盐炙后专入肾经,温肾祛寒,疗疝止痛。干姜,生品归脾、胃、心、肺经,温中散寒、回阳通脉,砂烫成炮姜长于温中散寒,温经止血,主归脾、胃经;炒制成姜炭可入血分,固涩止血。

炮制可改变药物性味、质地,因而可改变药物作用趋向。一般酒制则升,姜炒则散,醋炒收敛,盐炒下行。例如大黄苦寒沉降,峻下热结,泻热通便,经酒炒后,可清上焦火热,治目赤头痛。龙胆性寒、味苦,具有清热泻火燥湿的功效,用于湿热黄疸,阴肿阴痒,白带,湿疹。酒制后,升提药力,引药上行,用于肝胆实火所致的头胀头痛、耳鸣耳聋,以及风热目赤肿痛等。炮制还可使药物固有作用趋向增强。如续断具有补肝肾、强筋骨的功效,盐炙后引药下行,增强补肝肾、强腰膝的作用,用于腰背酸痛,足膝软弱。

（五）矫正不良气味,利于服用

中药中的某些动物类药材和树脂类药材,如僵蚕、蜈蚣、地鳖虫、乌贼骨、九香虫、乳香、没药等,制成汤剂或其他制剂后,有特殊不良气味,往往为病人所厌恶,服后出现恶心、呕吐、心烦等不良反应。通过水漂、炒黄、麸炒、酒炙、蜜炙等方法进行炮制,能起到矫臭矫味的作用,利于病人服用。

（六）便于调剂和制剂

中药材经炮制成中药饮片后,既可直接用于临床配方调剂,又可作为中成药制剂的原料。将净药材切制或破碎成片、丝、段、块、粉等规格后,便于临床分剂量、调配,保证了调剂和制剂的计量准确,也利于调配煎煮。

矿物类、甲壳类及动物化石类药材,质地坚硬,很难粉碎,不易煎出。通过加热处理,使药材质地酥脆、易于粉碎。如砂烫醋淬(《中国药典》2020 年版)龟甲、鳖甲,砂烫马钱子,蛤粉烫阿胶,油炸狗骨,明煅赭石、寒水石,煅淬自然铜等。药材炮制后性状的改变,既方便调剂、制剂,又易于药效成分的溶出和吸收,提高了药物的生物利用度。

另外,一些中药同一来源,部位不同,药效作用亦不同。如麻黄,其茎能发汗,其根能止汗,须分离药用部位。又如莲子,莲肉补脾益肾,莲心清心降火,故均须分开入药。动物药中源自鹿的药用部位有鹿茸、鹿筋和鹿尾等,其药效也存在一定差异。因此,一定要分离不同的药用部位,分开入药以保证调剂和制剂用量的准确和疗效的确切。

（七）洁净药物,利于贮藏保管

中药材来源于自然界,在采收、仓储、运输过程中混有泥沙杂质及残留的非药用部位和霉败品。经过净制如挑选、筛选、清洗、分离等炮制工艺,使其达到所规定的洁净度。如皮类药材的粗皮(栓皮)有效成分含量少,占药物的分量却很大,还会滋生霉菌,如不除去,混杂的杂质等物品不仅会影响投药剂量的准确,还会带来一定的毒副作用,最终影响药效的发挥。

有些药材,由于其自身因素,质量不稳定。如桑螵蛸,为螳螂的卵鞘,往往含有未孵化的虫卵。一旦虫卵孵化,会影响药效。故桑螵蛸通过蒸制,可杀死虫卵,更有利于贮藏保管。还有某些富含苷类成分的药物,如黄芩、苦杏仁等,易被与苷共存的酶酶解,使药效降低;经过加热处理后,能使其中与苷共存的酶失去活性,从而避免贮存过程中苷类成分分解而使疗效降低。因此,炮制技术对保证中药饮片的质量也起了重要作用。

第二节 炮制对中药饮片化学成分的影响

中药所含化学成分是其治疗疾病的物质基础。来源于自然界的中药,成分组成复杂,化学性质多样,在炮制过程中,应用不同的炮制方法和不同的辅料,都会使中药中的化学成分发生变化,或含量下降,或含量增加,或被分解破坏,或转化成新的成分等。化学成分的变化必然引起中药药效或毒性的改变。因此,了解炮制对中药化学成分的影响,研究炮制过程中各工艺因素影响中药化学成分变化的规律,从化学成分方面阐释炮制机理,对于促进炮制原理的解析、炮制工艺的规范、饮片质量标准的制定等具有重要意义。

一、炮制对含生物碱类中药的影响

生物碱是一类存在于生物体内的含氮有机化合物,有类似碱的性质,一般具有较复杂的环状结构,通常具有明显的生理活性。在植物体内生物碱多与有机酸结合成盐,少数呈游离状态存在,如咖啡碱与秋水仙碱等;游离生物碱一般不溶或难溶于水,易溶于乙醇、三氯甲烷等有机溶剂,可溶于酸水。大多数生物碱盐类则可溶于水,不溶或难溶于苯、三氯甲烷等有机溶媒。根据生物碱类成分的性质,不同的炮制工艺对含有生物碱类药物的影响主要有以下几个方面。

1. 净制提高生物碱成分的相对含量 生物碱在植物体内分布不均,如黄柏,有效成分为小檗碱,多集中于韧皮部,粗皮中分布少,故只有“皮”入药,采集过程中常刮去栓皮。同一药物不同部位,所含生物碱种类不同,生物活性也不同,应分别入药。如莲子心主含莲心碱和异莲心碱,莲子肉中则含量甚微;莲子心清心火,莲子肉则补脾养心、涩肠固精,故分别入药。在净选加工时应选取生物碱含量高的药用部位和区分不同药用部位入药,以确保疗效准确。

2. “少泡多润”软化药材,保存生物碱含量 有些分子量小的生物碱、季铵类生物碱和含极性基团较多的游离状态的生物碱可溶于水。如槟榔中的槟榔碱,为槟榔中的驱虫药理活性成分,易溶于水,传统水浸泡软化法可造成槟榔碱大量流失于水中。另外,一些季铵类生物碱如小檗碱、益母草碱甲等及某些含氮氧化物的生物碱如氧化苦参碱也都能溶于水。因此,在水处理软化药材时,应坚持“抢水洗”“少泡多润,药透水尽”的原则,尽量减少生物碱的损失,以免影响疗效。

3. 加酒、醋等辅料炮制,提高生物碱的煎出率 酒是一种良好有机溶媒,具有稀醇性质,可促进生物碱及其盐的溶解;胆汁也是很好的表面活性剂,有助溶作用。如黄连,其主要有效成分是小檗碱等生物碱,经酒、胆汁等炮制后生物碱类成分在水煎液中的含量均有不同程度增加。

醋制可使生物碱转化成盐,提高在水中的溶解度。如醋制延胡索,其水煎液中延胡索乙素的浓度高于生品。另外,加醋炮制,醋中的乙酸可取代植物体中与鞣酸、草酸等形成难溶于水的生物碱鞣酸盐、草酸盐等复盐中的酸类,形成可溶于水的乙酸盐复盐,从而增加在水中的溶解度,增强疗效。

4. 炮制使有毒生物碱含量减少或结构转化,降低毒性 有些中药所含生物碱类为毒性成分,炮制可使生物碱的结构发生转化或降低含量,达到减毒、增效的目的。如川乌生品中所含的双酯型生物碱如乌头碱、次乌头碱、新乌头碱等具强毒性,用药剂量与中毒剂量接近,但经水浸并蒸煮炮制,此类成分可转化为相应的单酯型生物碱如苯甲酰乌头原碱、苯甲酰次乌头原碱、苯甲酰新乌头原碱或胺醇型的乌头胺类成分,使毒性大幅下降,保证了临床用药安全。

5. 对热敏感的生物碱类成分,应避免高温炮制　如钩藤所含有效成分为钩藤碱、异钩藤碱等,加热易被破坏,故一般宜生用,入汤剂亦不可久煎,宜后下。石斛、山豆根、防己、石榴皮、龙胆等药物古代本草中就注明"勿近火",现代研究表明这些药物中所含生物碱受热后含量降低,影响药效;槟榔切片后高温曝晒易引起醚溶性生物碱含量降低。因此,这些药物在干燥、炮制过程中应注意温度和时间。

二、炮制对含苷类中药的影响

苷类是糖或糖的衍生物与另一非糖物质通过糖的端基碳原子连接而成的一类化合物,多存在于植物的果实、树皮、根、花中。几乎所有的天然产物如黄酮类、蒽醌类、苯丙素类、萜类、生物碱类等均可与糖或糖的衍生物形成苷。苷的糖分子上有较多的羟基,具有一定的亲水性,因此苷类属于极性较大的物质,易溶于水和乙醇,一般难溶于苯和乙醚。苷键具有缩醛结构,在稀酸或酶的作用下苷键可以断裂水解成为苷元和糖两部分。炮制可影响苷的溶解性和水解性。

1. 水处理时宜少泡多润　由于多数苷易溶于水,如陈皮、大黄、甘草、黄芩、秦皮等药材都含有苷类成分,在水处理过程中易溶于水中,或发生水解而减少。因此,在水处理时应遵循"少泡多润"的原则。如陈皮有效成分陈皮苷,易溶于水,故多用抢水洗或洒水润软后切丝,以减少苷的流失。

2. 加酒炮制利于成分的溶出　炮制时多用酒等作辅料。如红花为活血化瘀药,主要成分为红花苷和红花黄色素,酒炙后的红花水溶性浸出物的含量增加;透骨香为杜鹃花科植物滇白珠的全株,具有祛风、除湿、舒筋活血、止痛等功效,含有的水杨酸甲酯苷是其治疗风湿性关节炎的主要药效物质,酒制可增加其溶出,从而增强疗效。

3. 适当加热炮制杀酶保苷　苷类成分在植物体内常和水解酶共存,在一定温度和湿度条件下可被相应的酶所分解,从而使有效成分减少,影响疗效。如苦杏仁、黄芩、白芥子等含苷类成分的中药,采收后若长期放置,或炮制方法不当,与苷类成分共存的酶便可分解苦杏仁苷、黄芩苷、白芥子苷,使其疗效降低。花类中药中的花色苷也可因酶的分解作用而变色脱瓣。所以含苷类成分的中药常用炒、蒸、煮、燀等加热炮制破坏或抑制酶的活性,起到杀酶保苷的作用。

4. 炮制使苷类成分水解,缓和药性　如大黄含蒽醌类衍生物,其结合型苷成分具有泻下作用,经过炮制成熟大黄,其结合型蒽醌类衍生物因水解显著减少,故临床上生大黄用于泻下,攻积导滞、泻火凉血,而熟大黄泻下作用缓和,主要用于活血祛瘀。此外,玄参、芫花、狼毒、柴胡等炮制品药性的缓和或毒性的降低,均与炮制对苷的影响有关。

5. 有效成分为苷类时应适当选择炮制方法和控制炮制程度　苷类成分在酸性条件下容易水解,因此,苷类成分为药物的有效成分时,一般少用或不用醋炮制。长时间的加热炮制可使苷类成分分解或破坏,加热炮制时,应注意温度和时间,如酸枣仁、白芥子均有"微炒"的要求,这是因为酸枣仁中的酸枣仁苷、芥子中的芥子苷高温下易破坏。

三、炮制对含挥发油类中药的影响

挥发油一般为具有芳香气味的油状液体,是经水蒸气蒸馏得到的挥发性成分的总称。挥发油化学成分复杂,生物活性广泛,在植物组织中多呈油滴状存在,也有些与树脂、黏液质共同存在,还有少数以苷的形式存在。挥发油大多数比水轻,常温下易挥发,不溶于水,易溶于多种有机溶剂及脂肪油中,在高浓度的乙醇中能全部溶解。挥发油与空气及光线接触,常会逐渐氧化变质,失去原有的香味,并能形成树脂样物质。

1. 净制提高挥发油相对含量　通过净制除去非药用部分,提高药材质量。如花椒的挥发油集中在果皮中,净制除去种子;厚朴的挥发油集中在树皮的韧皮部,炮制应先除去粗皮(木栓层)等,均可使其挥发油含量相对增加。

2. 宜抢水洗或喷淋软化或趁鲜切制并低温干燥　药物中所含游离状态的挥发油是其有效成分时,水处理时应采用抢水洗或喷淋法软化后及时切制并低温干燥。薄荷、荆芥等含挥发油的药物宜在采收后趁鲜切制或喷润后迅速加工切制,不宜带水堆积久放,以免发酵变质,影响质量。有些药物所含挥发油是以结合状态存在于植物体内,则宜经堆积发汗后香气方可逸出。如厚朴含有挥发油类成分,产地加工须经堆放发汗使挥发油游离,香气逸出,才能生产出优质药材和饮片。

3. 挥发油为有效成分,宜避免加热　由于挥发油在常温下可以挥发散失,炮制时应避免加热或曝晒。历代本草对芳香性药物的炮制都有"勿令犯火""阴干"的要求。如薄荷、香薷、茵陈、陈皮、肉桂、细辛、紫苏、丁香等均不宜加热处理,干燥时温度一般控制在40~60℃,或阴干,以免挥发油损失,对加热处理尤须注意。

4. 利用加热炮制减少挥发油含量,缓和副作用　有的药物中挥发油作用猛烈或有毒副作用,利用炮制可降低含量,减轻刺激性或副作用。如苍术为燥湿健脾药,中医认为生用辛温苦燥,故多以米泔浸去其油,切片焙干用,或以麸炒减少挥发油的含量,以制其燥性。麻黄为解表发汗、平喘止咳药,解表发汗多生用,止咳平喘多用蜜炙,其原因是麻黄所含挥发油能兴奋汗腺,具发汗作用,所含麻黄碱能松弛支气管平滑肌,具平喘作用;蜜炙后,其挥发油含量下降,而麻黄碱减少甚微,同时蜜炙后,润肺宁咳的炼蜜和麻黄起协同作用,增加麻黄止咳平喘的功效。

5. 加热炮制产生新成分和新作用　含有挥发油的药物经炮制后,不仅含量降低,而且理化性质亦有所改变,并产生新物质。如白术炒制后挥发油中白术内酯类成分含量增加。荆芥生品发汗解表,炒炭止血。经研究,荆芥中主要含挥发油,炒炭后挥发油的质和量均产生了变化,并生成9种新成分。进一步对生品和炭品中挥发油进行研究,证明前者无止血效果,后者则止血效果明显。

四、炮制对含鞣质类中药的影响

鞣质是一类结构比较复杂的多元酚类化合物,又称单宁或鞣酸。约70%以上的中草药中含有鞣质类化合物。某些虫瘿中含量特别高,如五倍子所含鞣质的量可高达70%以上。鞣质具有多种生理活性,如抗肿瘤、抗脂质过氧化、清除自由基、抗病毒、抗过敏、抑菌、收敛、止血、止泻等,还可用作生物碱及某些重金属中毒时的解毒剂。

鞣质含有多元酚羟基和羧基,极性较强,可溶于水,尤其易溶于热水。因而以鞣质为主要药效成分的药物,如地榆、虎杖、大黄、丁香、石榴皮等,水处理软化切制时应注意少泡多润,减少损失。

鞣质因结构中含有多元酚羟基,具强还原性,如暴露于日光和空气中则易被氧化,致颜色加深。如槟榔、白芍等切片时长时间露置空气中表面色泽会泛红,是因所含的鞣质被氧化所致。特别应注意鞣质在碱性溶液中变色更快。

鞣质遇铁能反应生成墨绿色的鞣酸铁盐沉淀,因而在炮制含鞣质类成分的药物时,不宜用铁器,有用竹刀切、钢刀切、木盆中洗的要求,如何首乌炮制传统"忌铁器",要求用竹刀净制去皮及切制饮片。

鞣质耐热，经加热处理后，一般变化不大。但加热温度过高或加热时间过长也会导致鞣质含量降低，如狗脊的砂烫品、单蒸品、酒炙品、盐炙品中鞣质含量都较生狗脊降低。因此，若鞣质为有效成分时，应注意加热对鞣质的影响。

炒炭增强止血、止泻等作用与鞣质类成分相对含量增加有关。炒炭炮制加热过程中，鞣质相对含量增加或分解生成没食子酸等成分，如石榴皮经炒炭后没食子酸和鞣花酸含量较生品增加，产生或增强止血、止泻作用。

五、炮制对含有机酸类中药的影响

有机酸是具羧基的化合物，包括脂肪族、芳香族和萜类有机酸（不包括氨基酸）。多溶于水、乙醇和甲醇，难溶于有机溶剂；有些芳香酸类可溶于有机溶剂，难溶于水。有机酸对人体营养及生理活动都有重要作用。

低分子有机酸大多能溶于水，炮制过程中用水处理时宜采用少泡多润的方法，以防止有机酸的流失。如地龙中的丁二酸是其平喘的有效成分，清洗时要特别注意抢水洗。一些植物如含有较多可溶性的草酸盐，往往有毒，如酢浆草，动物食后可产生虚弱、抑制，甚至死亡，则可通过水处理将其除去。

中药中的有机酸除少数以游离状态存在外，一般都与钾、钠、钙等结合成盐，或与生物碱类结合成盐；脂肪酸多与甘油结合成酯或与高级醇结合成蜡；一些有机酸是挥发油与树脂的组成成分。醋制可使有机酸游离溶出发挥疗效。如乌梅经醋蒸后，可使其所含的枸橼酸钾中的枸橼酸游离出来。

有机酸含量较高时对口腔、胃黏膜刺激性较大，加热炮制可降低含量，减缓毒副作用。如山楂采用炒黄、炒焦法炮制后，部分有机酸被破坏，酸性降低，减少了对胃肠道的刺激。有的中药经加热炮制后，有机酸发生转化，如咖啡豆经炒制后，绿原酸被破坏，转化生成咖啡酸和奎宁酸，同时酒石酸、枸橼酸、苹果酸、草酸减少，而生成具有挥发性的乙酸、丙酸、丁酸、缬草酸等。

有机酸对金属有一定的腐蚀性，易使金属器具生锈，药材变色变味，因此炮制含有机酸的中药时应尽量避免和金属容器直接接触，应选择惰性材料。

六、炮制对含油脂类中药的影响

油脂是脂肪油和脂肪的总称，主要成分为长链脂肪酸甘油酯，大多存在于植物种子中。

油脂含量较高的药物通常具有润肠通便或滑肠致泻等作用，采用去油制霜的方法可除去部分油脂类成分，以缓和或降低滑肠致泻的毒副作用。如巴豆油既是有效成分，又是有毒成分，去油制霜后可缓和峻泻作用并降低毒性。制霜前进行加热处理，易于将油脂压榨出来，同时可破坏毒蛋白。

油脂类成分在空气中久放或处于湿热条件下易发生氧化，产生过氧化物、酮酸、醛等，称"酸败"，并可从饮片的表面溢出，称"走油"。酸败后的油脂不能再供药用。因此，含油脂类成分的药物宜低温冷藏，以防走油酸败，如苦杏仁等，应特别注意贮藏保管的条件。

七、炮制对含树脂类中药的影响

树脂通常存在于植物组织的树脂道中，大多是由萜类化合物在植物体内经氧化、聚合作用而成，是一类复杂的化合物。树脂一般不溶于水，而溶于乙醇、乙醚等有机溶剂。植物体在外伤的刺激下即能分泌树脂，形成固体或半固体的物质。树脂多具有一定的生理活性，如活血、祛瘀、消肿、止痛、防腐等。

炮制含树脂类药物时,可用辅料酒、醋处理,以提高树脂类成分的溶解度,增强疗效。如五味子的补益成分五味子素为树脂类物质,经酒制后可提高溶出率;乳香、没药为树脂类药物,经醋制,能增强活血、止痛、消肿的作用。加热炮制可增强某些含树脂类中药的疗效,如藤黄经加热处理后,抑菌作用增强。加热炮制可以破坏部分树脂,降低毒副作用。如牵牛子树脂具有泻下去积作用,经炒制后部分树脂被破坏,泻下作用得以缓和。

八、炮制对含蛋白质、氨基酸类中药的影响

蛋白质是一类由氨基酸通过肽键结合而成的大分子化合物。大多数酶是蛋白质,但也有少数酶的本质是 RNA。蛋白质水解可产生多种氨基酸。氨基酸是一种带有氨基的羧酸,可分为组成蛋白的氨基酸和非组成蛋白的氨基酸。

蛋白质是一类大分子的胶体物质,多数可溶于水,生成胶体溶液,一般煮沸后由于蛋白质凝固,不再溶于水。氨基酸大多是无色的结晶体,易溶于水。根据蛋白类成分和氨基酸类成分的性质,炮制时主要注意以下几个方面。

1. 水处理软化,防止损失 以蛋白质、氨基酸为药效成分的药物水处理时应避免蛋白质、氨基酸成分的损失,以免影响疗效。

2. 炮制时注意酸碱度和蛋白质沉淀剂 蛋白质能与许多蛋白质沉淀剂如鞣酸、重金属盐等产生沉淀,故一般不宜和含鞣质类药物一起加工炮制。酸碱度对蛋白质和氨基酸的稳定性、活性影响较大,加工炮制时应注意蛋白质沉淀剂和酸碱度对蛋白质和氨基酸的影响。

3. 根据成分的作用选择加热炮制工艺 一些含有毒性蛋白的药物可通过加热处理,使毒性蛋白质变性而降低或消除毒性,如苍耳子、巴豆、白扁豆、蓖麻子等含有毒蛋白,通过加热炮制后可达到降低毒性的目的。某些含苷类有效成分的药物,如黄芩、苦杏仁经沸水制后,可破坏或降低酶的活性,避免苷类成分被分解而影响疗效。加热可使蛋白质凝固变性,且大多数氨基酸遇热不稳定。因此,某些富含蛋白质、氨基酸类成分的药材以生用为宜,如雷丸、天花粉、蜂毒、蛇毒、蜂王浆等宜生用。

蛋白质经高温炮制后,可产生新的物质,具有一定的治疗作用。如鸡蛋黄、黑大豆等经过干馏炮制,能得到含氮的吡啶类、咔啉类衍生物而具有解毒、镇痉、止痒、抑菌、抗过敏等作用。蛋白质加热可生成氨基酸,利于人体的吸收而发挥生理活性。如阿胶用蛤粉烫炒时,肽键断裂,从而使氨基酸含量提高。但温度过高对氨基酸也有一定破坏作用。

氨基酸在加热炮制的过程中能在少量水分存在的条件下与单糖产生化学反应,生成具有特异香味的环状化合物。如缬氨酸和糖能生成味香可口的褐色类黑素、亮氨酸和糖类,能产生强烈的面包香味。所以,麦芽、稻芽等发芽炒制后变香而具健脾消食作用。

九、炮制对含糖类中药的影响

构成植物体的有机物约 80%~90% 是糖类成分,又称碳水化合物,是植物细胞和组织的重要营养和支持物质。糖类可分为单糖、寡糖和多糖。单糖及小分子寡糖易溶于水,在热水中溶解度更大;作为动植物贮存养料的多糖可溶于热水成胶体溶液,能经酶催化水解释放出单糖。作为动植物支持组织的植物纤维素、动物甲壳素等多糖不溶于水。

中药中的糖类成分含量分布不均匀,根及根茎类药材地上部分、皮类药材的木质心部分一般含糖类成分较低,净制去除残茎、抽去木心可提高饮片糖类成分的含量,如牛膝、巴戟天等。中药中的单糖及小分子寡糖易溶于水,在热水中溶解度更大,多糖可溶于热水。因此,在软化切制时,一般应尽量少用水处理或少泡多润,尤其要避免与水共热的处理。

辅料炮制对中药多糖含量有一定影响,如黄芪、当归酒制后多糖含量有不同程度的升高,从而增强了中药补益作用。一些含糖苷类药物在加热炮制后,可分解形成糖和苷元。如何首乌蒸制后水溶性总糖含量升高,其中单糖、低聚糖、多糖均有所增加,以多糖含量增加为主;糖类成分的增加可增强制何首乌的补益作用。生地制成熟地后味由苦变甘,也与糖类成分的增加有关,特别是熟地中水苏糖的含量大幅提高,与熟地的补肝肾作用增强有关。

十、炮制对含无机成分中药的影响

无机成分广泛存在于中药中,尤以矿物、化石类和贝壳类中药的含量为最高,植物类中药的无机成分多与有机酸结合成盐存在。矿物、化石、贝壳类中药材多采用明煅法、煅淬法、水飞法、提净法炮制;植物类药材中的无机成分采用不同的方法炮制可发生不同的变化。

1. 炮制使质地疏松,利于有效成分溶出　含有无机成分的矿物药,生品质地坚硬,通常采用煅烧或煅烧醋淬的方法进行炮制,可改变其物理性状,使之易于粉碎,有利于有效成分的溶出,也利于胃肠道的吸收,增强药效。如磁石、自然铜等,磁石主要成分为 Fe_3O_4、Fe_2O_3 等,生品在水中溶解度极小,经火煅醋淬后生成可溶性的乙酸铁,易被机体吸收而发挥疗效。

2. 提高药物洁净度,去除杂质或有毒成分　某些矿物类中药多与杂质共存,可利用炮制技术除去杂质。如芒硝、硇砂采用提净法炮制,利用主成分溶于水、杂质不溶于水而分离,进一步重结晶,提高了洁净度。一些含汞或砷的有毒中药,如朱砂(辰砂、丹砂)主要成分为 HgS,还含有游离汞和可溶性汞盐;雄黄主要成分为 As_2S_3,常含有砷的氧化物 As_2O_3。两种药物均不可加热炮制,而用水飞法可使朱砂含有的游离汞和可溶性汞盐、雄黄含有的可溶性砷盐溶于水而除去,以降低毒性。

3. 除去结晶水,增强收敛固涩作用　部分含有结晶水的药物,经过炮制可失去结晶水成为无水化合物,而发挥临床疗效。如生石膏为含水硫酸钙,煅制可全部脱水转化成煅石膏增强收敛固涩作用。明矾经煅制后成为枯矾,硫酸铝钾的复盐失去 12 个结晶水,可增加燥湿收敛作用。

4. 炮制使无机成分转化,产生新的作用　部分药物通过加热炮制使无机成分发生变化,产生新的治疗作用。如炉甘石生品主含 $ZnCO_3$,经过煅后转化为 ZnO,具有解毒、明目退翳、收湿止痒、敛疮作用。自然铜生品的主要成分为 FeS_2,经煅制后,煅自燃铜中出现 Fe_7S_3、Fe_2O_3、Fe_3O_4 等,具有续筋接骨的功效。有的中药所含无机成分在加热后可转为有毒物质,故有"朱砂见火即变汞,雄黄见火毒如砒"之说,故应严格禁止加热炮制。

5. 增加无机元素的种类和含量　加热炮制和不同辅料的应用常常使药物中某些微量元素含量增加,以改变药性或增强疗效。如血余(头发)含有 10 余种微量元素,煅炭炮制成血余炭,有机物破坏,有促凝血作用的 Ca、Fe 及其他元素溶出率增大,产生止血作用;地榆炭中 Al、Fe、Si、Cu、Mn、Zn 等 19 种微量元素均高于地榆。土、麸、蜂蜜都富含微量元素,作为辅料炮制的药物如苍术、白术、山药、黄芪、甘草等,微量元素的种类和含量大大提高。土炒党参中的 Fe、Li、Ca 远远大于生品及其他炮制品,Zn、Mn、Si 元素也较生品及其他炮制品高。黄连酒制、姜制和吴茱萸制后,K、Ca、Mg 等多种元素均高于生品黄连,说明炮制可增强黄连中微量元素的溶出。

6. 炮制减少有害元素的溶出,降低毒性　磁石主要含 Fe_3O_4,并含有硅、铅、钛、镁等杂质及一定量的砷,经煅制醋淬后,砷含量显著降低,其他的有害元素钛、锰、铝、铬、钡、锶等,煅制后均有变化,尤其锶煅后未检出,说明磁石煅制对去除其含有的有害元素具有一定意义。

第三节 炮制对中药药理的影响

中药药理学是以中医基本理论为指导,用现代科学方法研究中药对机体的作用和作用机制以及体内过程,以阐明其防治疾病原理的科学。中药药理学研究方法广泛应用于中药药性、中药配伍、中药炮制、中药药效和安全性评价等方面。进行中药炮制的药理学研究时,首先要在中医药理论的指导下结合中医"证候"的特点,根据临床用药目的进行中药生、制品的药理学对比研究,观察其药理作用的差异,从而阐明中药炮制在增存效、减毒以及中药生用和制用等方面的机制。

中药经过炮制后,可以降低毒性,缓和药性,增强疗效,产生新的疗效,这些在药理作用上均可以得到体现。

1. 强心作用 如附子,被誉为回阳救逆第一要药。附子炮制前后水煎液能显著提高离体蛙心振幅的作用,附子最大提升(56.69 ± 52.34)%,而炮附子最大提升(91.11 ± 87.66)%。附子炮制后还能延长强心时间。有学者比较了附子炮制前后对急性心衰大鼠血流动力学的影响,结果表明无论生附子还是炮附子都具有强心作用,其中生附子起效快,作用强,但维持时间短,而炮附子作用慢,弱于生附子,但维持时间长;二者强心作用具有一定的量 - 效、时 - 效关系。

但是过度炮制会降低药效。有研究发现,高压蒸 5~100 分钟的附子饮片的强心效价强度较高,高压蒸 120~180 分钟的附子饮片的效价强度较低,表明炮制时间对附子饮片改善心功能的药效表达有较明显的影响。这说明药物的炮制必须适度方可达到临床所需的最佳效应。

2. 降血脂及抗动脉粥样硬化作用 如制何首乌醇提取物灌胃给药,6 周内可显著降低老年鹌鹑的血浆三酰甘油和游离胆固醇水平,抑制血浆总胆固醇和胆固醇酯的升高。制何首乌的水提取物可明显提高小鼠血清高密度脂蛋白胆固醇含量,降低总胆固醇水平,结合高密度脂蛋白胆固醇与总胆固醇比值显著升高,提示何首乌炮制后可提高机体运转和清除胆固醇的能力,降低血脂水平,延缓动脉粥样硬化的发展。

3. 造血功能 近年来的研究表明,熟地黄中寡糖和单糖含量较生地黄显著增加,单糖含量熟地黄比干地黄高 2 倍以上。地黄寡糖能增强机体造血功能,寡糖和单糖含量的增加可能与熟地黄的补益作用密切相关。因此,熟地黄"温补""大补血衰,滋培肾水,填骨髓,益真阴……诸经之阴血虚者非熟地不可"具有一定的科学依据。

4. 保肝作用 研究表明,生、炒决明子均有显著的保肝作用,能降低血清丙氨酸转氨酶(ALT)和天冬氨酸转氨酶(AST)水平,但炒决明子保肝作用强于生决明子;生、炒决明子均能增强正常和便秘小鼠的小肠推进作用,改善便秘小鼠的粪便性状,缩短便秘小鼠的排便潜伏期,增加排便数目,两者作用相当。因此,生、炒决明子虽均有保肝和润肠通便作用,但在保肝降酶方面,炒决明子强于生决明子;而在润肠通便方面,生决明子和炒决明子作用相当。

5. 祛痰作用 对比观察生远志及炮制品对小鼠止咳、化痰作用的影响,结果表明,生远志及炮制品对小鼠均有明显的止咳作用,生远志、蜜远志、炙远志均具有明显化痰作用,说明远志经炮制后消除了刺激性,但止咳化痰作用并没有降低。对比紫菀生品、酒洗品、蜜炙品、清炒品、蒸制品、醋炙品对小鼠气管酚红排泌量和对大鼠气管排痰量的影响,发现 6 种饮片均能增加小鼠气管酚红排泌量,增加大鼠气管排痰量,其中以蜜炙饮片作用最明显,呈一定的量效关系。

6. 免疫增强作用　现代研究证明,经蒸制的女贞子,可使实验小鼠的免疫器官如脾、胸腺、肾上腺、胸腔淋巴结等重量增加,并可明显对抗泼尼松的免疫抑制作用,可使单向免疫扩散沉淀环直径增加;可纠正泼尼松龙所致白细胞下降现象,提高空斑形成细胞溶血能力;显著提高小鼠对静脉注射炭粒的廓清指数,增强单核吞噬细胞系统的活性;而生女贞子的这些药理作用或无,或不明显。研究表明,蒸制直接影响女贞子的药理作用。

研究发现,山药麸炒前后多糖成分均能显著抑制模型小鼠的胃排空率及肠推进率,麸炒品有优于生品的趋势,同时胸腺指数及脾指数均有一定增加,麸炒品优于生品。麸炒山药中的多糖能增加碳粒廓清指数 K,增强单核巨噬细胞的吞噬功能及提高溶血素水平,其作用较生品山药更强。这表明麸炒山药较生品具有更强的增强细胞免疫和体液免疫的作用,对脾虚小鼠有一定补脾健胃作用,与麸炒山药临床用于补益方剂用法相符合。

7. 镇痛作用　对比生白芍、药典酒炙白芍、药典清炒白芍、樟帮白芍薄片、樟帮煨制白芍、樟帮酒炒白芍对原发性痛经药效的影响,发现樟帮白芍薄片较之其他白芍炮制品种,有着起效快、长效镇痛效果好、抑制血小板聚集、可显著拮抗缩宫素引起的子宫强直性收缩、使子宫恢复正常的作用。

8. 抗氧化作用　当归不同炮制品对 Fenton 反应产生的羟自由基的清除能力依次为当归炭 > 酒当归 > 土当归 > 生当归 > 油当归,对氧自由基清除能力依次为当归炭 > 生当归 ≈ 酒当归 > 土当归 > 油当归,由此可见,当归不同炮制品清除羟自由基和氧自由基的能力各不相同,其中当归炭清除自由基的效果最好,酒当归次之。其中,阿魏酸、丁基酞内酯与清除羟自由基呈正相关关系,洋川芎内酯 H 和 levistolide A 与清除氧自由基密切相关。

9. 糖代谢调节作用　黄连炮制后有利于防治与胰岛素抵抗相关的代谢综合征或并发症的发生。有研究发现,黄连不同炮制品均具有改善 $3T3-L_1$ 脂肪细胞胰岛素抵抗,增强脂肪细胞对葡萄糖摄取和利用的能力,从体外细胞水平上表现出改善胰岛素抵抗的作用;与黄连生品相比较,萸黄连、酒蒸黄连和酒炙黄连对上述改善作用更为明显,表明黄连炮制品"止消渴"疗效更优。

生知母、盐知母对自发性 2 型糖尿病 KKAy 小鼠均有显著降糖作用;盐知母能够促进机体胰岛素分泌,增加机体对胰岛素的敏感性,使降血糖作用增强;盐制后降血糖作用增强可能与多种知母皂苷及芒果苷含量的增加有关。

第四节　炮制对中药毒理的影响

具有毒、副作用的中药若未经炮制和临床使用不当都易引起不良反应,甚至中毒死亡,可通过炮制或辅料的应用达到降毒存效的目的。中药毒副作用的考察,常从急性毒性、长期毒性、特殊毒性和刺激性等方面进行,多方面综合评价中药炮制前后的安全性,为临床安全合理用药提供依据。

1. 炮制对急性毒性的影响　生半夏具有强烈的刺激性毒性。小鼠急性毒性试验表明,生半夏混悬液小鼠腹腔注射的半数致死量(LD_{50})为 3.5g/kg,而经过炮制的姜汁煮半夏、姜矾半夏、矾半夏均未见明显毒性。大黄不同炮制品对小鼠亚急性毒性实验发现,给予小鼠生大黄和酒大黄 53g/kg、76g/kg,连续 14 天后,小鼠出现轻微肝肾毒性反应,表现为丙氨酸转氨酶、天冬氨酸转氨酶、尿素氮、肌酐升高,轻度肝组织和肾小管上皮细胞的水变性,而给予熟大黄和大黄炭的小鼠未见肝肾功能明显异常。对于四膜虫生长抑制作用的强度顺序为生大黄 > 酒大黄 > 熟大黄 > 大黄炭,表明蒸制、炒炭方法均可显著降低大黄的毒性。

2. 炮制对长期毒性的影响　一些剧毒中药,临床应用必须炮制,如川乌、草乌、马钱子、巴豆等。经过炮制后的炮制品虽然毒性降低,但仍属于有毒中药,临床上不可长期大量服用。如制川乌,观察大鼠长期(3个月)灌胃制川乌后对脏器指数变化的毒理影响,表明制川乌能增加肺指数,说明肺水肿、炎症等在病理上有了变化;增加肾上腺指数,有使血糖升高等肾上腺素样作用。观测大鼠长期口服制川乌后11项血生化指标的变化来评价和比较其安全性,发现制川乌会损伤肝,与对照组比较丙氨酸转氨酶含量明显升高;使白蛋白含量单项降低;能使血糖升高,临床上应考虑服药期间血糖变化带来的影响。

3. 炮制对特殊毒性的影响　通过鼠伤寒沙门菌体外回复突变试验和彗星实验,发现生大黄具有一定的遗传毒性,清蒸和醋蒸后的大黄对伤寒沙门菌 TA97、TA102 的致突变性较生大黄有明显降低,而彗星实验表明清蒸和醋蒸后的大黄对小鼠股骨骨髓细胞 DNA 的损伤较生大黄有明显降低,说明清蒸和醋蒸两种炮制方式可以有效地降低大黄的遗传毒性。有研究表明,生大黄中的大黄素具有弱的致突变性,是间接遗传毒性物质。由于大黄素是大黄中含量最高的蒽醌单体,因此大黄素可能是大黄主要的毒副作用物质之一。而大黄经蒸、炖等方法炮制后其结合型和游离型蒽醌均减少,由此认为大黄炮制后毒性降低可能和蒽醌类成分的减少有一定相关性。

马钱子炮制过程中马钱子碱可转化为马钱子碱氮氧化物。通过斑马鱼胚胎发育实验,发现给药后 24 小时、96 小时的马钱子碱氮氧化物 LC_{50} 分别是马钱子碱的 15 倍和 10 倍,其孵化率和成活率明显高于马钱子碱组,表明马钱子碱氮氧化物较马钱子碱对斑马鱼胚胎的毒性有显著降低。生甘遂有促肿瘤生长作用,而炮制品醋甘遂的促肿瘤作用明显减弱。

4. 炮制对刺激性的影响　半夏的毒性主要表现为对口腔、咽喉、胃肠道等黏膜的刺激性,引起肿胀麻木、呕吐、腹泻等症状。家兔眼结膜及小鼠腹腔刺激性实验表明,生半夏刺激性最强,刺激性程度依次为生半夏 > 姜浸半夏 > 姜矾半夏 > 矾半夏 > 姜汁煮半夏。研究表明,半夏中由蛋白结合草酸钙形成的特殊针晶是半夏的主要刺激性毒性成分,8% 的明矾水和 pH 大于 12 的碱性溶液对生半夏中具有特殊针样晶形的草酸钙针晶具有破坏、溶解作用,可显著降低或消除其刺激性、毒性。醇制半夏也能够降低对家兔结膜的刺激性,使大鼠腹腔渗出液前列腺素 E_2(PGE_2)含量降低,而对半夏中核苷等水溶性成分无显著影响,表明醇制法可作为半夏减毒存效的新方法。掌叶半夏所含毒针晶和凝集素蛋白可刺激机体呈现炎症反应,导致炎症介质释放,而掌叶半夏矾制后可显著降低其致炎作用。

在研究炮制降低和消除中药毒副作用的过程中,要同时考察炮制对中药药效的影响,在降低毒副作用的同时最大限度保留其药效。应将中药物质基础与中药药理、中药毒理研究方法和手段密切结合,同时联系临床,从而更客观地阐释中药炮制的实质。

（窦志英）

复习思考题

1. 试述中药炮制的目的。
2. 试述炮制对含生物碱类、苷类、挥发油类、无机成分中药的影响。

◇◇◇ 第五章 ◇◇◇

中药炮制的分类和常用辅料

✎ 学习目标

通过学习本章内容,比较全面地了解中药炮制的各种分类方法,理解辅料对于炮制分类的特殊意义;掌握中药炮制常用辅料的种类和作用。学习本章,可为掌握炮制技术的科学分类,后续更好地学习辅料炮制中药的技术方法奠定基础。

炮制分类是构建系统炮制理论体系、从事共性炮制技术原理研究、揭示炮制内涵规律的基本内容。炮制分类的发展历程由最初的以具体炮制操作进行形象、直观的炮制分类,到体现"水""火"共性技术,再到突出辅料特色的分类变化过程。

炮制辅料除了常规种类以外,还包括以一种或数种中药作为辅料对目标中药进行炮制。辅料种类在早期应用中数量繁多、品种复杂,并带着巫医、唯心的色彩,但随着对炮制科学内涵的逐渐揭示,逐步去粗取精,并固化为现今的常用品种。但是辅料的来源、标准及对药物的炮制意义仍需要进一步梳理、阐明。

♥ 思政元素

雷公炮炙十七法

"雷公炮炙十七法"是最早出现的按炮制具体操作技术进行分类的方法,由缪希雍总结前人而成,并冠以"雷公"之名,体现了中医药先人在传承、记述文献上的良好风尚。三类分类法和五类分类法是以共性技术进行归类的分类方法;药用部位分类法是以本草来源进行炮制分类的方法;而工艺与辅料相结合分类法较好体现了炮制技术及应用辅料的特色分类。分类方法的演变体现了炮制在漫长的发展历程中从技术操作到抽象为系统理论体系的发展历程,对于发现并探索共性规律、揭示炮制内涵具有重要意义,是中医药先人长期炮制实践的总结,是聪明才智的体现。

中药加工炮制过程中广泛使用辅料。辅料的种类、作用繁多且广泛,对药物的炮制转化也是复杂而深奥的。炮制辅料与其他药用辅料显著不同,有待去粗取精,更好地传承精华,守正创新。

第一节 中药炮制的分类

中药炮制分类是炮制的基本内容之一。与其他学科体系的分类一样,将具有相似性特征的归纳为一类,是一种有目的、系统认知事物的思维方式。炮制分类贯穿在对中药炮制科学的概念、品种、技术、方法、工艺、原理、作用等归纳、认知的全部过程。

中药炮制历史久远,最早起始于具体实践操作,而后历经不断的理论总结、实践验证的发展过程。随着人们对炮制认识的不断深入,在不同历史时期形成了不同认知与归纳层面的炮制分类方法。

一、雷公炮炙十七法

缪希雍在所著《炮炙大法》中,将明以前的炮制方法概括总结为"雷公炮炙十七法"。

1. 炮 "裹物而烧之"谓之炮。古代常指将药物埋在火灰中,"炮"至外表发黑,或炮生为熟。近代常用的规格有"炮姜""炮甲珠",是指高温炒、砂炒之意。"炮者,置药物于火上,以烟起为度也,如炮姜之类",即是将干姜高温炒或砂烫至体质松泡,外表焦斑,微黑;炮甲珠是指将龟甲、鳖甲用砂炒至发泡鼓起,也存在此二者的"炮"与"泡"通假之故。

2. 爁 音滥。《淮南子·览冥训》:"火爁焱而不灭。"爁焱即延烧;"焱"同炎,火光上升的样子。指用火直接烧药物,除去毛绒或须根。《太平惠民和剂局方》:"骨碎补,爁去毛。"

3. 煿 音"博",作"爆"解。《说文解字》:"爆,灼也。从火暴声。"是以火烧药物,至其爆裂有声。此法常用于具有坚硬外壳的果实种子类药物的炮制。

4. 炙 《说文解字》:"炙,炮肉也。从肉在火上。"原意是指将肉直接放在火上烤,并加入调味料,后来随着锅具的出现演变为药物加入液体辅料拌炒的炮制方法。《五十二病方》的"炙蚕卵,炙梓叶"是将药物放在近火处烤黄;张仲景方中用的"炙阿胶"是将阿胶炒制;《雷公炮炙论》的"羊脂油炙淫羊藿"系指将羊脂油与淫羊藿一起拌炒,待脂尽为度。现代"炙"的方法已经统一,系指药物加液体辅料拌炒,文火炒干的方法。

5. 煨 陶弘景《本草经集注》注释煨为"糖灰炮",即将药物置于尚有余烬的火灰中缓慢受热令熟。与"炮"相比,火灰的余烬热度更低一些,加热时间更长些。现代的"煨"亦有面裹煨、湿纸裹煨、麸煨,是在原来灰烬中煨的方法上进一步改进。

6. 炒 汉代以前"炒"字少见,多用"熬",一般认为"仲景乡语,云炒作熬"。后世版本的《雷公炮炙论》已经可见炒制方法的记载,有酥炒、羊脂炒、盐水炒、小豆炒、糯米炒、麸炒、土炒等。现代炒法已经成为炮制技术中一项主要的方法。

7. 煅 是将药物放在火上高温煅烧的方法。历史上一些文献中的"烧"实际上就是煅法,如《神农本草经》"贝子……烧";葛洪《肘后备急方》"矾石,烧令汁尽"等。现代的煅制方法分为明煅、煅淬和焖煅,即在较高温度下煅烧处理药物的方法,多用于质地坚硬的矿石、介壳类以及煅炭的药物。

8. 炼 是指长时间加热处理药物的方法。《神农本草经》"涅石(矾石)……炼";张仲景"钟乳石,炼";《雷公炮炙论》中有"石蜜,炼";《刘涓子鬼遗方》"松香,炼"。现代"炼"法常用的有炼蜜、炼丹、炼乳等。

9. 制 制即为约束、修正之意,泛指制约药物之偏性,使之符合用药要求。

10. 度 "度者,量物之大、小、长、短也。"度就是度量之意,古代某些药物以长度来计量,如黄芩长三寸,地骨皮长尺、大如指。另外,度也有程度、限度的意思,用来评判炮制程度,如淫羊藿,羊脂炙尽为度。

11. 飞　包括水飞、研飞和煅飞,是制细粉和使药物纯净的方法。"研飞"是将药物干磨使之成为可以飞扬的细粉;"水飞"是加水研磨,利用细粉在水中悬浮,倾取沉降出细粉的方法,如飞滑石、飞朱砂等;"煅飞"是加热升华,再于制冷面析出细小结晶的方法。

12. 伏　"伏"即埋于火中久制之意。"伏龙肝"是指锅灶下的灶心土,黄泥经过长时间炉火烧烤所得。而"伏润"是将药物包埋、遮蔽,即在相对密闭的条件下,使表面水分缓缓渗入药材内部,达到内外软化均匀的润药方法。

13. 镑　是指用镑刀将药物削成薄片或碎末的方法。多用于质地坚硬的动物角类或木质类药材,如羚羊角、苏木。

14. 搦　"搦"即侧手击,打击药物使之破碎之意,意为一种破碎药物的方法。

15. 晒　"晒"的意思,放在太阳下晒干。

16. 曝　"曝,晒也,曝物也。"暴晒之意。是指将药物放在强烈的阳光下暴晒至干燥。

17. 露　是指药物暴露在露天,不加遮盖,日晒夜露的炮制方法,如露胆南星;也有悬挂在阴凉通风处,析出晶体的露制方法,如露西瓜霜。

二、三类及五类分类法

1. 三类分类法　以炮制共性技术"水、火"进行初步归类,即形成古代的三类分类法。明代陈嘉谟在《本草蒙筌》中提出"火制四:有煅,有炮,有炙,有炒之不同;水制三:或渍,或泡,或洗之弗等;水火共制造者:若蒸若煮而有二焉。余外制虽多端,总不离此二者",即将炮制分别按照火制、水制、水火共制的共性特点进行归类,体现了炮制有别于其他知识的、突出操作技术的分类特点,是炮制学分类上的一大进步。但古代三类分类法未能包括净制、切制等更广泛的炮制内容。

2. 五类分类法　后世学者在陈嘉谟三类分类法的基础上进一步拓展,提出了五类分类法,即修治、水制、火制、水火共制、其他制法。其中"修治"包括净选和切制;"其他制法"是将水制、火制、水火共制之外难以归类的炮制技术,如制霜、复制、发酵、发芽等包括在内。五类分类法囊括的内容更加全面,与三类分类法一样,体现了共性操作技术,但仅以水、火作为主要分类依据,程度变量又较大,很难总结共性变化规律以及揭示炮制内涵,另外未能体现炮制辅料特色,所以还需要建立更为细分、体现炮制特色和易于发现炮制规律的分类法。

三、《中华人民共和国药典》分类法

《中华人民共和国药典》附录收载的"炮制通则",依据中药炮制工艺的过程,将其分为净制、切制、炮炙三大类。

净制(净选加工)包括挑选、筛选、风选、水选、剪、切、刮、削、剔除、酶法、剥离、挤压、燀、刷、擦、火燎、烫、撞、碾串等方法,以达到净度要求。

切制除鲜切、干切外,均须进行软化处理,包括喷淋、抢水洗、浸泡、润、漂、蒸、煮等。亦可使用回转式减压浸润罐,气相置换式润药箱等软化设备。软化处理应按药材的大小、粗细、质地等分别处理。分别规定温度、水量、时间等条件,应少泡多润,防止有效成分流失。切后应及时干燥,以保证质量。

炮炙包括炒、炙、制炭、煅、蒸、煮、炖、煨等方法;其他方法有燀、制霜、水飞、发芽、发酵等。

四、药用部位来源分类法

传统文献中的炮制内容大多散见于本草书籍以及各类方书中,尤以本草书籍为多,这类典籍多按照本草学的记述方法,即按照药物来源的属性如"金、石、土、草、木、水、火、果"进行分类。李时珍的《本草纲目》、缪希雍的《炮炙大法》、陈师文等的《太平惠民和剂局方》等著作均是如此。

目前《全国中药炮制规范》以及各省市的饮片炮制规范,大多先按照药物的药用部位进行分类,如根及根茎类、果实、种子类、全草类、叶类、花类、皮类、藤木类、动物类、矿物类、树脂类、菌藻类等,在各药物项下再分述各饮片的炮制方法。这样的分类方法便于检索,适用于饮片标准、参考书、辞典等的编撰,但不利于系统地对中药炮制学的理论学习,如对炮制方法的掌握和炮制原理的探究等。

五、工艺与辅料相结合分类法

炮制工艺与辅料相结合的分类方法,包括两大类:一类是以工艺为纲,辅料为目;另一类是以辅料为纲,工艺为目。前者是指按照炮制工艺进行分类,在工艺类别下,根据辅料的种类再次分类的一种分类方法。后者先按照炮制辅料分类,在辅料类别下,根据炮制工艺再进行分类。目前较常用的分类法是以工艺为纲、辅料为目的分类方法。如炒法中分为清炒和加固体辅料炒,炙法中分为酒炙、醋炙、姜炙等。

炮制工艺与辅料相结合的分类方法是各版中药炮制学教材编写通用的分类方法,既全面概括了中药炮制的各种方法和技术,又便于了解工艺操作变化以及对药物的影响,有利于系统学习和掌握中药炮制学的内容和规律。

第二节 中药炮制的辅料

炮制辅料是指在中药炮制过程中使用的具有辅助所炮制药物达到炮制目的要求的附加物料的总称。炮制辅料可协同、拮抗或调整所炮制的目标中药某一方面的作用和趋势,如增强疗效、降低毒性、减轻副作用、影响主药的理化性质等。

中药炮制辅料除了少数起加热介质作用外,大多数本身也属于传统中药,如酒、蜜、生姜汁、甘草汁、麦麸、白矾、蛤粉、灶心土等。不同辅料的性能和作用不同,在炮制药物时所起的作用也各不相同。炮制中广泛使用辅料,是中药炮制的特色所在,增强了中药临床用药的灵活性,有利于适应辨证论治用药和个体化治疗的需要。

中药炮制中常用的辅料,一般可分为液体辅料和固体辅料两大类。

一、液体辅料

1. 酒 传统上又称酿、盎、醇、醨、酎、醴、醅、醑、清酒、美酒、粳酒、有灰酒、无灰酒等。酒在中医药中应用十分广泛,有"酒为百药之长"之说。古代用于炮制的酒为黄酒,古称清酒、米酒。白酒又称烧酒,至元代始有应用。据《本草纲目》记载:"烧酒非古法也,自元时始创其法。"现代以酒炮制时,除另有规定外,一般用黄酒。

黄酒为酿造酒,是以稻米、黍米、小米、小麦为主要原料,经蒸煮、糖化、发酵、压榨、过滤等工序酿制而成,含乙醇 15%~20%,尚含糖类、酯类、氨基酸、矿物质等。黄酒应为橙黄色至深褐色,清亮透明,并具有黄酒特有的浓郁醇香,无异味。总糖、非糖固形物、酒精度、总酸、氧化钙、β- 苯乙醇等应符合中华人民共和国国家标准《黄酒》(GB/T 13662—2018)。

白酒为米、麦、黍、薯类、高粱等用曲酿制并经蒸馏而成,含乙醇 50%~70%,尚含有机酸类、酯类、醛类等成分。应无色,清亮透明,无悬浮物,无沉淀,具酯类的醇香气。酒精度、总酸、总酯、乙酸乙酯、固形物含量等应符合中华人民共和国国家标准《白酒质量要求》(GB/T 10781—2021)。

酒性大热,味甘、辛。能活血通络,祛风散寒,行药势,矫味矫臭。药物经酒制后,有助于有效成分的溶出而增加疗效。动物的腥膻气味主要为三甲胺、氨基戊醛类等成分,酒制时此类成分可随酒挥发而除去,起到矫臭矫味作用。

酒多用作炙、蒸、煮等法的辅料。常用酒制的药物有黄芩、黄连、大黄、白芍、续断、当归、白花蛇、乌梢蛇等。在临床应用中,一般炙药多用黄酒,浸药多用白酒。

2. 醋　醋在古代称酢、醯、苦酒等,习称米醋。炮制用醋为食用醋,化学合成品(醋精)不可使用。食用醋分酿造醋和调配醋两大类,其中酿造醋中主要是粮谷醋,粮谷醋又可分陈醋、香醋、米醋、熏醋和谷薯醋等。关于中药醋炙所用的醋种类,《本草纲目》指出,制药用醋"惟米醋二三年者入药"。历代本草如《本草拾遗》《食疗本草》《本草衍义》等均记载中药醋炙需使用米醋。《中华人民共和国药典》炮制通则中也规定使用米醋。此外,醋长时间陈化者,称"陈醋"。陈醋用于药物炮制效果更佳。

醋主要成分为乙酸,约占 4%~9%,尚有维生素、灰分、琥珀酸、草酸、山梨糖等。色泽为棕红色到深褐色,有光泽,酸味柔和,回味绵长,酸甜适口;澄明,不浑浊,无悬浮物及沉淀物,无霉花浮膜,无"醋鳗""醋虱";具醋特异气味,无其他不良气体与异味;总酸应大于 3.5%,不得检出游离矿酸,防止用硫酸、硝酸、盐酸等矿酸来制造食醋。醋中不挥发酸、可溶性无机盐固形物、砷、铅、黄曲霉毒素、菌落总数、大肠菌群等应符合中华人民共和国国家标准《酿造食醋》(GB/T 18187—2000)。

醋味酸、苦,性温;具有引药入肝,理气、止血、行水、消肿、解毒、散瘀止痛、矫味矫臭等作用。醋具酸性,能与药物中所含的游离生物碱等成分结合成盐,增加其溶解度而易煎出有效成分,提高疗效。以醋制大戟、芫花等能降低药物毒性而具有解毒作用。醋能和具有腥膻气味的三甲胺类成分结合成无臭气的盐,故可除去药物的腥臭气味。醋还具有杀菌防腐作用。

醋多用作炙、蒸、煮等方法的炮制辅料。常用醋制的药物有延胡索、甘遂、商陆、大戟、芫花、莪术、香附、柴胡等。

3. 蜂蜜　为蜜蜂科昆虫中华蜜蜂或意大利蜂采集花粉所酿的蜜。蜂蜜的品种比较复杂,以枣花蜜、山白蜜、刺槐蜜、菜花蜜、荞麦蜜、荆花蜜、桉树蜜等为多。除经过特殊训练的蜜蜂能采得专门的蜂蜜外,一般多为混合蜜。采自石楠科植物或杜鹃花、乌头花、夹竹桃花、光柄山月桂花、山海棠花、雷公藤花等有毒植物花粉的蜜有毒,不可用作炮制辅料。炮制用蜜必须注意蜂蜜的来源和质量检测。

蜂蜜应为半透明、带光泽、浓稠的液体,白色至淡黄色或橘黄色至黄褐色,久置或遇冷渐有白色颗粒状结晶析出。气芳香,味极甜。室温(25℃)相对密度应为 1.349 以上;不得检出淀粉和糊精;5- 羟甲基糠醛符合《中华人民共和国药典》的要求,果糖和葡萄糖的总量不得少于 60.0%,果糖与葡萄糖含量比值不得小于 1.0。铅、锌、菌落总数、大肠菌群、致病菌、霉菌总数等应符合中华人民共和国国家标准《食品安全国家标准　蜂蜜》(GB 14963—2011)。

蜂蜜生则性凉,故能清热;熟则性温,故能补中;甘而平和,故能解毒;柔而濡泽,故能润燥;缓可去急,故能止痛;气味香甜,故能矫味矫臭;不冷不燥,得中和之气,故十二脏腑之病,无不宜之,因而认为蜂蜜有调和药性的作用。

中药炮制应使用熟蜜,又称炼蜜,即炼制后的蜂蜜。将生蜜加热煮沸,滤过,除去死蜂、蜡质、上沫及其他杂质,熬炼至沸腾状,发泡均匀即可。蜂蜜经炼制后可除去杂质,破坏酶类,杀死微生物,降低含水量,利于保存。蜜炙时称取规定的炼蜜量,加适量热水稀释后使用。

用炼蜜炮制药物,能与药物起协同作用,增强药物疗效或起解毒、缓和药物性能、矫味矫臭等作用。

蜂蜜春夏季存放易发酵、起泡,可以加少量生姜片盖严,或低温贮存。蜂蜜不能用金属容器贮藏,因铁易和蜂蜜中的糖类发生反应,锌易与蜂蜜中的有机酸作用,均可产生有毒物质。

蜜多用作炙法的炮制辅料。常用蜂蜜炮制的药物有甘草、麻黄、紫菀、百部、马兜铃、白前、枇杷叶、款冬花、百合、桂枝等。

4. 食盐水　为食用盐加水溶化而得的澄明液体。食盐多来自海水晒盐或岩盐经过溶解、过滤、重结晶制成。传统炮制用盐为粗结晶大粒盐,主含氯化钠,尚含少量的氯化镁、硫酸镁、硫酸钙等。

食盐是应用历史悠久的传统药物,味咸,性寒;能强筋骨,软坚散结,清热,凉血,解毒,防腐,并能矫味。药物经食盐水制后,能引药入肾,改变药物的性能,增强药物的疗效。

食盐水多用作盐炙法的炮制辅料。常以食盐水炮制的药物有杜仲、巴戟天、小茴香、橘核、车前子、砂仁、菟丝子等。

5. 生姜汁　为姜科植物鲜姜的根茎捣碎取汁,药渣再加适量水煎煮去渣而得的黄白色液体。生姜汁有辛香气,主要成分为挥发油、姜辣素。姜辣素也被认为是生姜的主要成分,具有镇吐、温里、抗菌、抗血小板聚集等作用。生姜含有丰富的黄酮类物质,主要是双氢黄酮类,具有抗癌、抗心脑血管疾病、镇痛抗炎、免疫调节、清除自由基等作用。尚含有多种氨基酸、淀粉及树脂状物等。

姜汁味辛、性温,具有解表散寒、温中止呕、化痰止咳、解鱼蟹毒的功效。药物经姜汁制后能对寒凉之性、沉降之性、攻泻之性等偏性进行调整,并可制约药物的毒性,消除药物的副作用,引药入经,增强疗效。

生姜汁多用作姜炙法的炮制辅料。常以姜汁制的药物有厚朴、竹茹、草果、半夏、黄连等。

6. 甘草汁　为甘草饮片煎煮去渣而制得的黄棕色至深棕色的液体。甘草主要成分为甘草皂苷及甘草苷、还原糖、淀粉及胶类物质等。

甘草味甘,性平,具有补脾益气、清热解毒、祛痰止咳、缓急止痛、调和诸药的作用。药物经甘草汁制后能缓和药性,降低毒性。实验证明,甘草对药物中毒、食物中毒、体内代谢物中毒及细菌毒素都有一定的解毒作用。能解苦楝皮、丁公藤、山豆根的毒,能解毒蕈中毒,还能降低链霉素、呋喃妥因的毒副作用,对抗癌药喜树碱等有解毒增效作用。其解毒机制一般认为与甘草皂苷在体内的代谢有关。甘草皂苷水解后生成甘草次酸和葡萄糖醛酸,后者可与有羟基或羧基的毒物生成体内不易吸收的产物,分解物从尿中排出。甘草皂苷还具有肾上腺皮质激素样作用,能增强肝的解毒功能。甘草皂苷具有表面活性剂样作用,能增加其他不溶物质的溶解度。中医处方中常以甘草调和诸药,在炮制和煎煮过程中亦起到增溶的作用。

甘草汁常作炙法、煮法和复制法的炮制辅料。常用甘草汁炮制的药物有远志、半夏、吴茱萸等。

7. 黑豆汁　为大豆的黑色种子加水煎煮去渣而得的深色煎液。

黑豆汁制法为取黑豆 10kg,加水适量,煮约 4 小时,熬汁约 15kg,豆渣再加水煮约 3 小时,熬汁约 10kg,合并得黑豆汁约 25kg。黑豆制首乌也有将黑豆洗净直接与首乌拌蒸制规定程度。黑豆含蛋白质、脂肪、维生素、色素、淀粉等。

黑豆味甘,性平,能益精明目、养血祛风、利水、解毒。药物经黑豆汁制后能增强药物的疗效,降低药物毒性或副作用等。文献记载黑豆还能"解砒石、甘遂、天雄、附子、射罔、巴豆、芫青、斑蝥、百药之毒及蛊毒",认为解巴豆中毒可水煎黑豆汁饮之。

黑豆汁多用作蒸法的炮制辅料。常用黑豆汁制的药物有何首乌等。

8. 胆汁　系牛、猪、羊的新鲜胆汁,为绿褐色、微透明的液体,略有黏性,有特异腥膻气,主要成分为胆酸钠、黏蛋白、脂类及无机盐类等。

胆汁味苦,性大寒;能清肝明目,利胆通肠,解毒消肿,润燥;与药物共制后,能降低药物的毒性或燥性,增强疗效。

胆汁多用作发酵、炙法的炮制辅料。常用胆汁制备的药物有天南星、黄连等。

9. 羊脂油　为牛科动物山羊等的脂肪经低温熬炼而成的半固体状油脂,主要含饱和与不饱和脂肪酸等。

羊脂油味甘,性温;能补虚助阳,润燥,祛风,解毒;与药物同制后能增强补虚助阳作用。

羊脂油多用作炙法的炮制辅料。常用羊脂油制的药物有淫羊藿。

10. 米泔水　为淘米时第二次滤出的灰白色混浊液体,其中含少量淀粉和维生素等。因易酸败发酵,一般临用时收集。

米泔水味甘,性凉,无毒;能益气,除烦,止渴,解毒。米泔水对油脂具有吸附作用,常用于浸泡含油脂较多的药物,以除去部分油脂,降低药物辛燥之性,增强健脾和中的作用。

米泔水多用作浸制的炮制辅料。常以米泔水制的药物有苍术、白术等。

因淘米水不易收集,大生产时常用 2kg 米粉加水 100kg,充分搅拌代替米泔水使用。

其他的液体辅料还有吴茱萸汁、萝卜汁、鳖血、石灰水等。历史上常用的还有童便、猪脂、山羊血、乳汁等辅料,但目前多已不用。马钱子尚有用童便制者。

二、固体辅料

1. 稻米　稻米为禾本科植物稻的种仁;主要成分为淀粉、蛋白质、脂肪、矿物质等,尚含少量的 B 族维生素、多种有机酸及糖类。

稻米味甘,性平;能补中益气,健脾和胃,除烦止渴,止泻痢;与药物共制,可增强药物疗效,降低刺激性和毒性。米多用作米炒制的炮制辅料。米炒药物多用大米或糯米。米还可用来在炒制或煅制时指示炮制的程度。

米多用作炒制的炮制辅料。常用米制的药物有党参、斑蝥、红娘子等。

2. 麦麸　麦麸为小麦的种皮,呈黄褐色,主含淀粉、蛋白质及维生素等。

麦麸味甘、淡,性平,能和中益脾。麦麸多用作麸炒、煨制的炮制辅料,与药物共制能缓和药物的燥性,增强疗效,除去药物不良气味,还能吸附油脂。

麦麸多用作炒制、煨制的炮制辅料。常以麦麸制的药物有枳壳、枳实、僵蚕、苍术、白术、肉豆蔻等。

3. 白矾　又称明矾,为硫酸盐类矿物矾石经粉碎、溶解、过滤、重结晶加工提炼制成的不规则块状结晶;主要成分为含水硫酸铝钾 $[KAl(SO_4)_2 \cdot 12H_2O]$,其含量应大于 99.0%。

白矾无色或淡黄色,透明或半透明,有玻璃样色泽,质硬脆易碎,味微酸而涩,易溶于水,水溶液显铝盐、钾盐与硫酸盐的鉴别反应,铵盐、铜盐、锌盐、铁盐、重金属等应符合《中华人民共和国药典》的要求。

白矾味酸、涩,性寒。外用解毒杀虫,燥湿止痒;内服止血止泻,祛除风痰。与药物共制后,可防止药物腐烂,降低毒性,增强疗效。

白矾多用作浸制、复制法的炮制辅料。常以白矾制的药物有半夏、天南星、白附子等。

4. 豆腐 为大豆种子经浸泡、磨粉、制浆后加入盐卤等蛋白沉淀剂,再压制而成的乳白色固体,主含大豆蛋白,以及少量维生素、淀粉。

豆腐味甘,性凉,能益气和中,生津润燥,清热解毒,是中国传统食品。豆腐具有较强的沉淀与吸附作用,与药物共制后可降低药物毒性,去除污物。另外,豆腐作为传热介质具有异质性,可能是其作为炮制辅料的主要原因。

豆腐多用作煮法或蒸法的炮制辅料。常与豆腐共制的药物有藤黄、珍珠(花珠)、硫黄等。

5. 灶心土 即伏龙肝,是垒锅灶的黄泥经长期受热而形成,也可在拆除砖窑时采集。灶心土呈焦土状,主含硅酸盐、钙及多种金属离子的碱性氧化物。

灶心土味辛,性温,能温中和胃,止血,止呕,涩肠止泻。中药炮制常用的土即为灶心土,与药物共制后可降低药物的刺激性,增强疗效。

灶心土多用作土炒炮制的辅料。常用土制的药物有白术、当归、山药等。

6. 蛤粉 为帘蛤科动物文蛤、青蛤等的贝壳,经粉碎或煅制粉碎后得到的白色或灰白色粉末,主要含 CaO、$CaCO_3$ 等。

蛤粉味咸,性寒,能清热、利湿、化痰、软坚;与药物共制可除去药物的腥味,降低滞腻性,增强疗效。

蛤粉多用作蛤粉炒法的炮制辅料。蛤粉主要用于烫制阿胶、鹿角胶等。

7. 滑石粉 为硅酸盐类矿物滑石族滑石经精选净制、粉碎、干燥而制得的细粉。滑石为单斜晶系鳞片状或斜方柱状的硅酸盐类矿物,主要成分为含水硅酸镁 $[Mg_3(Si_4O_{10})(OH)_2]$。

滑石粉为白色或类白色、微细、无砂性的粉末,手摸有滑腻感,气微,味淡。酸碱度、水中可溶物、酸中可溶物、铁盐、重金属、砷盐等应符合《中华人民共和国药典》的要求。

滑石粉味甘、淡,性寒,能利尿通淋、清热解暑。以滑石粉作中间传热体拌炒药物,可使药物受热均匀。

滑石粉多用作炒法、煨法的炮制辅料。滑石粉常用于烫炒刺猬皮、鱼鳔、黄狗肾,也可用于煨制肉豆蔻。

8. 河砂 为筛取粒度均匀、中等粗细的河砂,淘净泥土,除尽杂质,晒干备用的中粗净河砂。河砂用作中间传热体拌炒药物,具有温度高、传热快,使坚硬的药物受热均匀的特点。经砂炒(烫)后,药物的质地变得松脆,易于粉碎并煎出有效成分。另外,砂炒(烫)还可以破坏药物毒性成分,便于除去非药用部位。

河砂多用作砂炒(烫)法的炮制辅料。常以砂烫炒的药物有穿山甲、骨碎补、狗脊、龟甲、鳖甲、马钱子等。

9. 朱砂 为硫化物类矿物辰砂族辰砂,主要含硫化汞(HgS)。中药炮制用的朱砂,系经加水研磨或水飞的洁净细粉。

朱砂味甘,性微寒,有毒,具有清心镇惊、安神、明目、解毒的功效。朱砂的质量要求中,铁的检查应符合《中华人民共和国药典》的要求,硫化汞(HgS)不得少于96.0%。朱砂不宜入煎剂。

朱砂多用作拌衣法的炮制辅料。常用朱砂拌制的药材有麦冬、茯苓、茯神、远志等。

炮制辅料的种类、质量和用量是影响炮制品疗效的重要因素。炮制辅料对药物的作用是多方面的,既有形、质的变化又有内在物质的质变和量变。在饮片炮制生产时,辅料的用量需严格执行标准要求的使用量,同时应明确规定辅料的质量、浓度、所含成分等。

目前,关于炮制辅料存在的主要问题包括:缺乏炮制辅料的国家标准,现行多采用食品、饮品及调味品的国家标准,该类标准一般较为简单,检验指标较少,指标范围宽泛,不适合中药炮制的辅料标准;炮制辅料与药物之间相互作用的基础研究严重不足,基本上停留于对传统记载炮制辅料的使用和炮制工艺的技术层面,对其辅料炮制的机制内涵研究少见或不清晰,这是导致炮制辅料标准空白的主要原因,因此也致使缺少专门的中药炮制辅料的生产供应;在研制和使用新辅料方面创新性不足。今后应进一步加强中药炮制辅料的基础研究,阐明辅料与药物之间的相互作用,建立专属性炮制辅料国家标准,进一步提升炮制的科学性。

（王秋红）

复习思考题

1. 试述中药炮制常见的分类方法。
2. 试述"雷公炮炙十七法"具体有哪些方法。
3. 试述常用的固体炮制辅料,以及其主要用于哪些炮制方法及适用药物。
4. 简述液体炮制辅料的种类及其适用药物。

拓展阅读

扫一扫
测一测

第六章

中药饮片生产与管理

✎ 学习目标

通过本章的学习,全面了解中药饮片生产与管理的相关知识,中药饮片的生产和规范化管理是保证饮片质量、有效性和安全性的关键环节。理解和掌握本章的内容,对学习中药饮片厂的设计、生产设备的发展、饮片生产 GMP 等具有重要的指导意义。

中药饮片生产是中药产业链中的重要环节。中药材经过炮制后形成中药饮片,才能进入医药市场和临床调配组方及制备中成药。中药饮片是中医药的重要组成部分,对于中医药体系的构建和发展有着极为重要的作用,在防治疾患和卫生保健方面的作用越来越突出。中药饮片已列入国家基本药物和医保目录,其质量对临床用药的安全性和有效性起着至关重要的作用。

按照国家规定,自 2008 年 1 月 1 日起,我国所有中药饮片生产企业应当符合《药品生产质量管理规范》(GMP)及其配套文件附件 1《中药饮片》的条款要求,这使中药饮片生产进入了规范化生产和全面监督管理的时代。

♻ 思政元素

中药炮制的文化基因

饮片生产需依法依规。"凡有修合,依法炮制""合和汤药,务必精专"是沿延千年的炮制文化基因,是中药饮片生产的根本要求与控制管理要素。当今,中药饮片生产实施《药品生产质量管理规范》管理,以法律法规的形式规范了监管程序,保证中药饮片的质量,保障公众用药的安全有效和合法权益,是药品上市许可持有人(marketing authorization holder,MAH)的责任和使命。

第一节　中药饮片工业生产发展

中药饮片生产历史悠久,从初期的简单加工到"前店后坊(厂)"手工作坊的出现,进而到半机械、机械化的升级转型,生产技术水平不断提高,生产规模逐步扩大,中药饮片工业化生产得到迅速发展,基本解决了规模化大生产与传统炮制机具生产能力低下的矛盾,逐步朝着生产规范化、现代化、信息化、智能化的方向发展。

1. 手工作坊的生产模式 中药饮片生产手工业始于东汉时期,宋代形成了"前堂后店""前店后坊"的生产作坊,清代出现了"行、号、庄、店"等独立的中药饮片加工经营实体,直至民国时期主要是前店后厂(坊)、手工作坊式生产。中药材经过洗净、捣碎、擘成小块、锉为粗末、煎煮等简单炮制后服用,主要使用的是日常生活用具和部分生产工具,如剪子、刀子、斧子、刷子、簸箕、筛子、箩、瓷缸、铁锉、瓦盆、砂锅、竹编、苇篓等。随着生产力水平的不断提高,中药的应用和医疗实践经验的积累,人们在对药材炮制技术和医疗实践的基础上,探索、总结中药炮制方法和经验,逐渐形成了中药炮制理论体系,同时又推进了中药材炮制技术的发展,出现了性能较为优良的和专用的药材炮制器械,如风车、筛子、镑刀、切药刀、刨刀、捣筒(铁、铜)、乳钵、铁碾船、石碾船、炒锅、煅锅、木甑、炖罐、铜盆等,形成了近代炮制机具,但机械化水平仍然相对较低,不能形成规模化加工能力。

2. 建办中药饮片厂、生产机械化 这一阶段大致可以确定为中华人民共和国成立至2000年。在这一阶段中,中药饮片产业大致经历了4个时期:一是中华人民共和国成立初期,对分散经营的药商进行公有制改造,统一炮制方法和要求,建办中药饮片加工厂,实行国家计划管理。二是20世纪70年代提出"中药机械化",1973年国家中医药局在周口、上海、天津、长春投资建立了4个中药饮片机械厂。三是20世纪80年代中医学的科学原理和地位得到充分肯定,1982年"发展现代医药和我国传统医学"被写入我国宪法,1985年中央书记处作出"要把中医和西医摆在同等重要的地位"的指示,提出"中药生产工业化",1988年正式颁布《药品生产质量管理规范》(GMP)。四是20世纪90年代提出"中药现代化",使中药开发与生产逐步走上科学化、规范化、标准化和法制化的道路。明确了中药饮片属于"药品"的范畴,饮片机械随之出现并得到快速发展,如剁刀式切药机、转盘式切药机、转筒式洗药机、滚筒式炒药机等一批饮片生产机械相继出现,使中药饮片生产基本实现了机械化的目标。

饮片机械的出现与发展在很大程度上解决了饮片规模化生产与传统炮制机具生产能力低下的矛盾,为中药炮制的产业化和规模化作出了重要贡献,加速了中药饮片生产机械化的进程。饮片规模化生产的同时催生了专业化和规模化的饮片机械制造企业,形成饮片机械制造与饮片生产产业链,为中药产业现代化奠定了基础。但中药饮片机械在数量、功能上还远远不能满足中药炮制技术与饮片工业发展的需要。如水洗、风选、筛选几乎代替不了全部的净制加工;采用水池或机器浸泡药材,很难达到"药透水尽""软硬适度"的润药技术要求;饮片的清炒、固体辅料炒和液体辅料炙药等仅由一种炒药机完成,火力、火候与制品质量仍然由人工凭经验控制与掌握等。

3. 实行中药饮片生产规范化管理 进入21世纪,国家食品药品监督管理局于2004年发布《关于推进中药饮片等类别药品监督实施GMP工作的通知》(国食药监安〔2004〕514号),规定自2008年1月1日起,所有中药饮片生产企业应当在符合GMP的条件下生产,以《中华人民共和国药品管理法》和《药品生产质量管理规范》及其配套文件附件1《中药饮片》为核心的强制性法律法规,规范了中药饮片的工业生产。2003年,国家经济贸易委员会批准成立中国制药机械行业标准化技术委员会,批准实施的中药饮片机械行业标准,使饮片机械的标准化工作步入正常轨道。饮片炮制质量控制逐渐从以人工为主的方式,向机器替代人工方向发展,标志着饮片机械步入了炮制成套设备时代。2010年,随着新版GMP的颁布与实施,炮制设备的生产线投入使用,开发出根茎类成套生产线、花草类成套生产线、果实种子类成套生产线。将现代信息技术逐步运用到中药饮片生产,形成中药饮片生产信息化管理。中药饮片工业生产正走在规范化、标准化、规模化、信息化、智能化的发展道路上。

第二节 中药饮片生产厂房的设计

中药饮片厂是中药饮片生产的场所,其选址、厂房设计与生产布局是保证中药饮片质量、提高生产效率、对生产实行有效管理的前提。因此,中药饮片工厂设计应当符合《药品生产质量管理规范》(GMP)的要求。建造中药饮片厂、饮片生产车间,或进行扩产技术改造,应委托具有医药工程设计资格的单位进行设计;还应参照《危险化学品安全管理条例》等的规定,进行饮片厂的消防、安全、电力配备、污水处理等全方位设计。

一、厂区的选择

厂址选择十分重要。厂区环境和卫生条件与中药饮片质量密切相关。按照中药饮片生产 GMP 要求:厂房的选址、设计、布局、建造、改造和维护必须符合药品生产要求,应当能够最大限度地避免污染、交叉污染、混淆和差错,便于清洁、操作和维护。

1. 自然条件 选择环境安静,空气洁净,无明显异味,周围无空气、土壤和水污染源,无污物堆放或生活垃圾堆放,非害虫或害兽集中区等处建厂。

2. 留有余地 尽量少占耕地,面积、形状和其他条件应能适合工艺流程合理布局的需要,厂区一侧宜留有发展余地。

3. 合理安排 厂区应分为生产区、行政区、生活区和辅助区。厂区的空地应是水泥地或绿化地面,无裸土,减少粉尘飞扬。各区域之间应分开,不得相互妨碍。生产区的各生产车间安排合理,既有利于连续生产,又有利于单独管理。

4. 条件便利 交通、通讯便利,有良好的水电供给,厂址的自然地形有利于厂房和管线的布置,有利于交通联接和场地排水。厂区内地面平整,道路通畅,无积水。

应避开区域:地震多发区、洪涝区、石矿区、机场、电台、名胜、文物区。

二、厂房与车间的要求

1. 厂房设计的原则 严格按照中药饮片生产的 GMP 要求设计。工艺布局按 GMP 规范要求,做到人流、物流分开,并注意工艺流程的合理,运输方便,路线短捷。室内水、电、气管道铺设严格遵循 GMP 规范的有关规定;遵循国家环境保护、劳动安全、消防、节能等方面的有关规定。

2. 厂房的要求

(1)厂区布局及工序衔接合理,按照净选、软化、切制、干燥、蒸煮、炒制、炙制、煅制、粉碎、包装等工艺的流程进行合理布局。

(2)毒性中药饮片炮制应单独设置生产线、专用区域和专用设备,并与其他饮片生产区严格分开,生产的废弃物应经过处理并符合要求。

(3)直接口服饮片的粉碎、过筛、内包装等生产区域应按照 D 级洁净区的要求设置,根据产品的标准和特性对该区域采取适当的微生物监控措施。

(4)有符合卫生要求的厕所及洗手液、消毒设施等。

(5)厂房应能防止动物和昆虫进入。其内部表面不得有脱落或吸附颗粒性粉尘,并能耐受清洗和消毒。

3. 储存用房要求 储存区应有与生产规模相适应的面积和空间;储存区物料、中间产品、待验品的存放有能够防止差错和交叉污染的措施;保持清洁、干燥,安装照明和通风设施;温度、湿度控制符合储存要求,并按规定定期监测。

4. 实验室、中药标本室、留样观察室及仪器、仪表等用房的要求 实验室、中药标本室、留样观察室应与生产区分开。有特殊要求的仪器、仪表应安放在专门仪器室内,有防止静电、震动、潮湿或其他外界因素影响的设施。

5. 车间设计要求 生产车间的设计应符合生产工艺的要求,布局合理,并设置与生产规模相适应的净制、切制、炮炙、包装等生产车间。生产车间也可按功能设计,如将产尘(烟)大、高温、高湿的功能间(粉碎、炒制、煅制、炙制、蒸煮制)车间独立,集中除尘(烟)、降温、除湿。

(1)各车间及车间内的各操作间用墙体或其他物体隔离,以免相互混淆。每个车间或操作间有足够的生产操作、物料存放、设备维修保养、容器工具清洗及存放等空间。

(2)饮片车间经常要水冲,设计时要考虑明沟。

(3)车间地面一般要求水磨石地面,1.2m 高的水磨石墙裙,墙壁、平顶贴瓷砖,易于清洁,不易产生脱落物,不易滋生霉菌。

(4)生产时粉尘较大,除工艺设备上采取措施外,建筑设计上要加强自然通风。

(5)洗、润、切、干燥的工序潮气大,应安装离心风机排风,保持室内空气流通,并设置防潮灯具。炒药、煅制工序,操作温度较高,要求设风机降低室内温度,改善操作条件。

(6)车间内照明配电箱与动力配电箱分开设置。

6. 车间生产设备布局要求

(1)设备布置时,必须保证管理方便和安全。

(2)在操作中相互联系的设备,布置时应彼此靠近,并且保持必要的间距。

(3)设备应尽可能对称布置,相同或相似的设备应集中布置,并考虑相互调换使用的可能性和方便性,以充分发挥设备的潜力。

(4)应设置专门的"三废"处理和排放设备,生产中产生的废气、废物、废水等处理后排放,符合国家要求。

7. 设备安装检修的要求 中药饮片车间的设计必须考虑设备的安装、检修和拆卸的可能性;应考虑设备运入或搬出车间的方法及经过的通道。有利于设备的检修、拆卸及运送物料的起重运输装置,并应有一定的设备检修和拆卸的空间和面积。

8. 安全技术的要求 高温及有毒气体的车间,适当增加车间高度,利于通风和散热,并应有适当的排风装置;有良好的采光条件,利于操作;每个车间均应配置灭火装置。

9. 饮片仓储养护及保证措施

(1)中药材和中药饮片应分别设置贮藏库,毒性药材和饮片或有特殊要求的药物应设置专用储存库或专柜保存。

(2)将仓库地面用炭灰抬高并铺上防潮吸湿砖,所有药材、中药饮片仓库装上排气扇、抽风机和电风扇,所有仓库安装窗户(带窗纱)。

(3)阴凉库根据面积大小安装合适的空调,维持库房温度的相对恒定。

(4)在饮片库(常温库和阴凉库)安装除湿机。

(5)仓库配置臭氧发生器,用于各个仓库的杀菌(霉菌)和阴凉库、冷库的杀菌、除异味。

10. 安全卫生和环境保护设计要求 新建、改建或扩建中药饮片厂或药厂饮片炮制车间都必须遵守国家的环境保护法规,切实执行环境评价报告制度和"三同时"制度(环保设施与主体工程同时设计、同时施工、同时投产),对噪声的防治及污染物的处理和综合利用要有明确的设计方案。应设置专门的"三废"处理和排放设备,凡涉及饮片厂安全的,尤其是防火、防爆问题,必须严格按照有关规范和法规进行处理。必须保证劳动者的健康和安全,考虑各种消防设施、安全通道和防火墙的设计等。

中药饮片企业一般适宜在有药材资源优势的道地产区或药材集散地附近建厂,原料质优价廉,主打产品明确,销售渠道稳定,既有大进大出的产量,又有满足应用的品种,在饮片生产和质量保证上形成优势,保证应有的经济效益。

第三节 中药饮片生产设备

中药饮片生产设备是进行饮片炮制生产的成套机械化装备,具体涉及生产程序各单元的机械操作过程和完成各单元操作的装备,以确保安全、高效地完成中药饮片生产过程,保证饮片质量。

中药饮片的生产过程主要有净制、切制、干燥、炮制、包装等工序,相应需配备筛选、挑选、洗药、浸润、切制、干燥、炒制、炙制、煅、蒸煮、粉碎、包装等单元操作的必要设备。

一、常用炮制机械

目前,中药饮片生产设备按生产工艺和程序主要有以下几类:

(一)净制设备

净制是中药炮制的首要环节。中药材由动物、植物和矿物组成,种类繁多,净制方法和工艺各不相同,净制的设备应满足饮片净度的要求。净制设备主要包括挑选、风选、筛选、水选和磁选设备。

1. 挑选设备 机械化挑选机和不锈钢挑选台。由于中药材中缠绕、夹杂的杂物和非药用部分等用机械方法难以除去,因此还常采用人工操作进行挑选。

2. 风选设备 传统风选所用设备主要有风车、簸箕等。现代风选机器主要有卧式风选机、吸风式(立式)风选机、静电吸附式风选设备。

3. 筛选设备 传统筛选用不同规格的筛和箩。现代筛选机器主要有柔性支承斜面筛选机、电机振动筛选机、往复振动筛选机。

4. 水选设备 水选设备主要有洗药池、滚筒式循环水洗药机、网带式清洗机等。

5. 金属检测设备 主要有去除铁类的磁选机和金属检测设备。

(二)切制设备

切制是将净制的植物类中药材经过软化,切成一定规格的片、块、段、丝等的炮制方法和过程。包括软化设备和切制设备。

1. 软化设备 目前,中药饮片生产中,在继承、改造传统加工方法的基础上,已采用一些先进合理的药材软化方法,如高真空气相置换润药法,以及卧式真空(加压)加温润药机、减压冷浸软化机、蒸煮箱等。通过可控的程序操作确保软化药材必要的含水率,并确保润药能达到"药透水尽",在软化药材的同时又使药材的有效成分损失降至最低。

2. 切制设备 切制设备的种类较多,常用的有柔性带直线往复式切药机、金属履带往复式切药机、金属履带旋转式切药机、旋料式切片机、气缸压料式刨片机等,其结构各有特点,分别适用于不同类型饮片的切制。

(三)干燥设备

目前,我国中药饮片工业常用干燥设备可分为以下几类。

第一类是烘房、热风循环烘干箱等。这些设备易操作、不受气候影响、适合批量生产、适应多种中药饮片的干燥,但干燥效率低,能耗高,劳动强度大。

第二类是翻板式烘干机、网带式烘干机、隧道式烘干机等。这类干燥设备温度比较均匀,适合连续生产,但存在设备投资大,使用成本高,不易清洗,要达到一定的干燥程度所需的干燥温度偏高等问题。

第三类是微波、红外等干燥设备,但因干燥性能、造价、使用成本高等原因,还未能广泛应用于中药饮片干燥。

第四类是敞开式烘干箱、滚筒式烘干机、转筒式烘干机。这些干燥设备具有热效率高,干燥成本低,易于清洗,适合低温与连续干燥等优点,为新型的饮片干燥设备。

(四) 炒制设备

目前,中药炒制设备主要有平锅式炒药机、鼓式自控温炒药机、智能红外线测温炒药机和微机程控炒药机。

(五) 炙制设备

炙制过程中所需的炮制设备包括鼓式炙药机、炙药锅等。这些设备及其所附带的温度显示及恒温自动控制、炒筒运转的变频调速控制、正反转控制、操作时间的自动控制以及附加上炙制辅料定量供给泵,为中药饮片的炙制规范化工艺操作奠定了基础。

(六) 煅制设备

常见的煅制设备有中温煅药锅、反射式高温煅药炉、闷煅炉。中温煅药锅工作温度为600℃以下;反射式高温煅药炉工作温度可达 600~1 000℃;闷煅炉锅口与锅盖部分有密封圈,保证煅烧时使锅内物料与外界空气隔绝。

(七) 蒸煮设备

蒸煮设备主要有蒸药箱、(保温型)可倾式蒸煮锅、回转式蒸药机、卧式热压灭菌柜、动态循环浸泡蒸煮设备和多功能提取罐等。

(八) 制霜设备

制霜设备有热挤压去油制霜机,适用于去油制霜的药物。

(九) 粉碎与筛分设备

有些中药饮片为方便调剂或制备中成药,需要进一步粉碎成粗粉或颗粒,被粉碎后的药粉通常还需要在粉碎过程中实施筛分,分成不同粒径的粉体,以供不同的需要和应用。

1. 粉碎设备　粉碎设备主要有颚式破碎机、辊式破碎机、锤式粉碎机、冲击式粉碎机、万能粉碎机、球磨机、气流粉碎机等。

2. 筛分设备　工业筛分设备主要有振动筛和旋转筛。制药用的筛分设备应当满足GMP 要求,如要求设备的密闭性高,防止粉尘进入周围生产环境。又如设备应满足方便彻底清洗、防锈等要求。

二、生产线与生产机组

中药饮片生产一般涉及原药材、辅料、饮片生产、包装、贮存等。中药饮片生产线是按照饮片炮制的工艺过程,建造的炮制生产工序路线。即从原料进入生产现场开始,经过一系列的工艺炮制、运送、包装、检验等生产活动构成的程序和路线。

中药饮片的生产线可以分为普通中药饮片生产线、毒性中药饮片生产线、直接口服中药饮片生产线。

中药饮片生产机组是产品在生产过程中完成一道或多道工序所应用到的机械装备和仪器的有效组合。生产线由一系列生产机组构成,如普通饮片生产线主要包括净选、软化、切制、干燥、炒制或炙制或蒸煮制、包装等。按照饮片炮制的程序和工艺流程,生产机组主要有:

(一) 风选、筛选、挑选机组

1. 生产线 原料药先经风选、筛选除去毛发、泥沙等杂物,再经上料机、匀料机自动均匀地将原料药分布在正向输送带上,便于人工挑选。挑选出的杂物送至杂物箱,提高挑选工作效率。调节上料机与输送带速度、增减人工数量,用于不同药物挑选、净制。风选机配套自动除尘设备,避免污染环境。风选、筛选、挑选生产机组示意图见图6-1。

2. 适用范围 替代挑选工作台和分阶段净制加工,进行半机械化净制药材。适用于未进行净制的原料药材,且药物易于自动上料,如根茎类、果实类、种子类等药材。

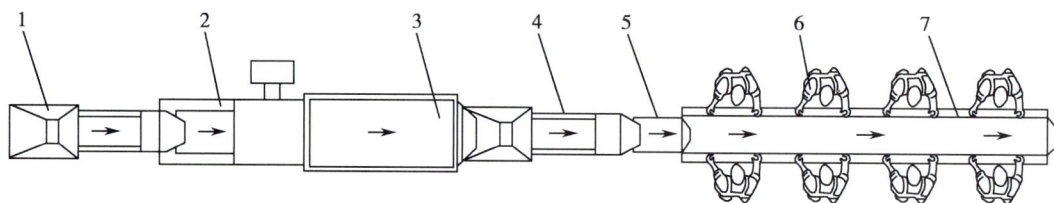

图6-1 风选、筛选、挑选生产机组示意图

1,4.上料机 2.风选机 3.筛选机 5.匀料机 6.挑选人员 7.正向输送带

(二) 干选、挑选、包装机组

1. 生产线 自动风选、筛选除去毛发、药屑等杂物,将饮片输送到包装台,进行人工称量包装,再将小包装袋输送至包装封口,进行中包装和大包装。风选过程还具有冷却功能,避免包装后在包装袋上凝结水蒸气。通过后工位控制台渐进式补充物料,同时配套自动除尘设备。干洗、挑选、包装生产机组示意图见图6-2。

2. 适用范围 替代分阶段的风选、筛选、包装等工序,进行净制和小、中、大包装,组成一体化生产线。适用于饮片净制、包装半自动化生产。

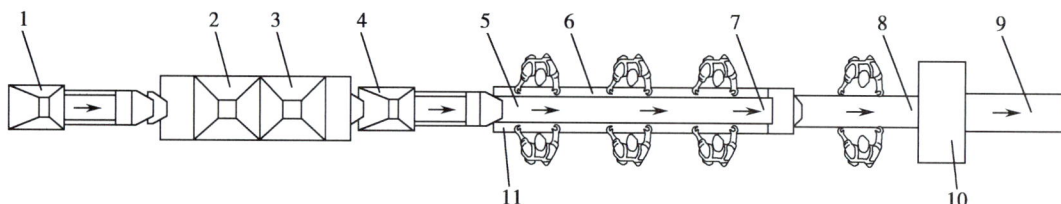

图6-2 干选、挑选、包装生产机组示意图

1,4.上料机 2.风选机 3.筛选机 5.物料传输 6.包装袋输送
7.控制台 8.小包装 9.中、大包装 10.暂存 11.测量台

(三) 切制、筛选、回切机组

1. 生产线 药材进行自动切制、筛选、反向输送回切,筛选出的成品进入下道工序,操作人员需不断补充药材。切制、筛选、回切机组示意图见图6-3。

2. 适用范围 适用于饮片切制加工。如根茎类、果实类、种子类、草类等药材的切制加工。

(四) 切制、干燥机组

1. 生产线 药材自动切制、筛选、回切,合格饮片自动干燥。特点同上。切制、干燥机组生产线示意图见图6-4。

2. 适用范围 适用于饮片切制、干燥加工,如根茎类、果实类、种子类、草类等药材的切制、干燥加工。

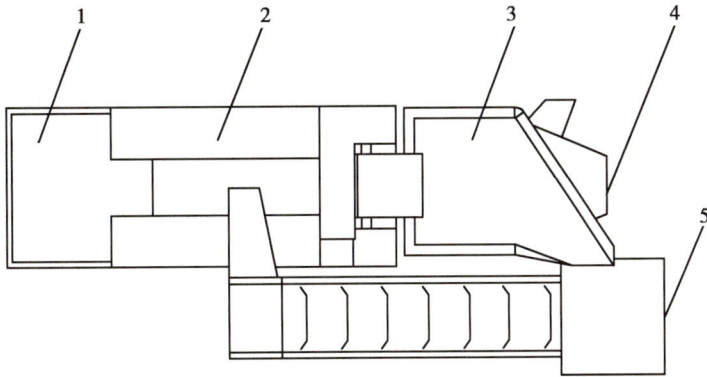

图 6-3 切制、筛选、回切机组示意图
1.上料机 2.切药机 3.筛选机 4.成品 5.回切输送机

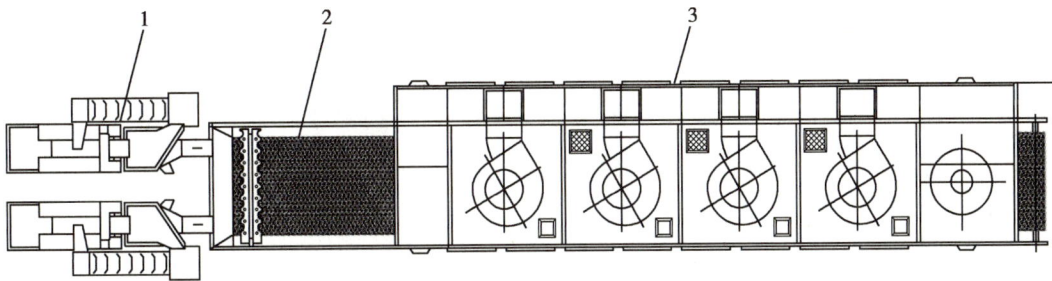

图 6-4 切制、干燥机组生产线示意图
1.切割机组 2.上料机 3.带式烘干机

（五）自动化炒制机组

1. 生产线 按照炒药机炒筒装载容积定量炒制,确保饮片的含水率、片形大小基本一致。先由定量罐对被炒饮片计量,编制炒制程序:如炒筒转速分为热锅、进料、炒制、出料;锅温度设定分为热锅阶段,炒制的初期、中期与后期阶段;自动上料时间分炒制时间阶段和出料时间阶段;分阶段检测炒制温度等。炒制程序设定完成,启动炒制机组,炒制过程自动完成。可确保每批炒制品质量一致,达到规范、科学炮制。自动化炒制机组结构示意图见图 6-5。

2. 适用范围 适用于饮片的炒制。被炒饮片的形态与尺寸大小、含湿量需要基本一致。

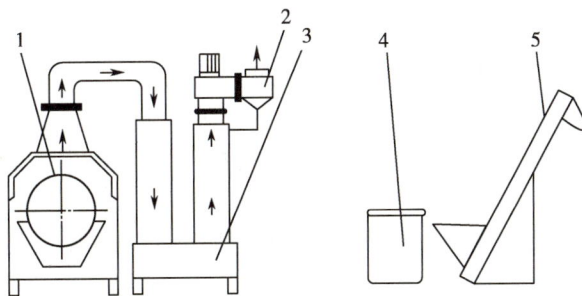

图 6-5 自动化炒制机组结构示意图
1.炒药机 2.汽水分离器 3.废气处理器 4.定量罐 5.上料机

（六）自动化炙药机组

1. **生产线** 按炙药机装载容积进行定量炙制,并确保饮片的含水率、片形大小基本一致。先由定量罐对被炙饮片进行计量,编制炙制程序:进料、预热与控制温度、液体辅料喷淋时间与定量、拌匀与闷透时间、炒干温度与时间、出料时间、分阶段炒筒转速等。启动炙药机组,炙制过程自动完成,确保每批炙制品质量一致,达到规范、科学炮制。自动化炙药机组结构示意图见图6-6。

2. **适用范围** 适用于饮片的炙制,尤其是除蜜炙以外的液体辅料炙药。炙制前饮片的形态与尺寸大小、含水量需要基本一致。中药饮片生产流程及生产线见图6-7。

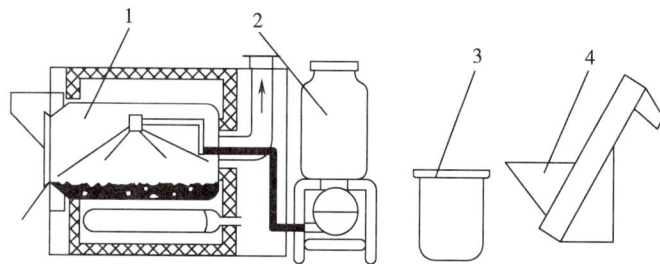

图6-6 自动化炙药机组结构示意图

1.炙药机 2.液体辅料装置 3.定量罐 4.上料机

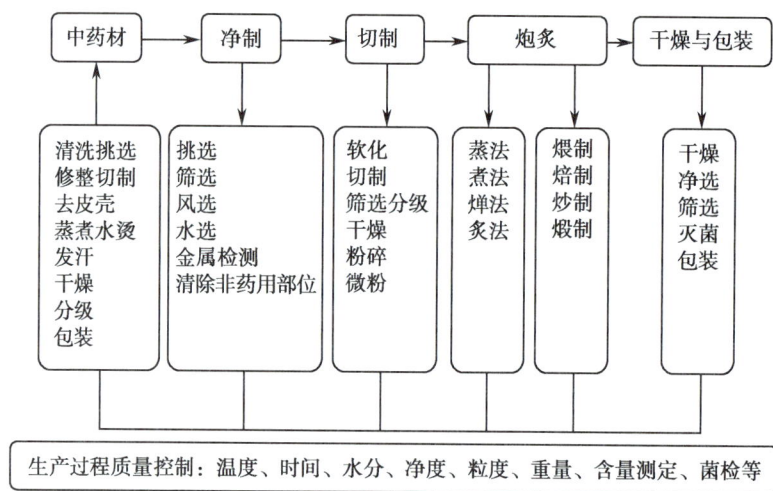

图6-7 中药饮片生产线

三、设备管理

生产饮片的设备应按照中药饮片生产GMP及相关规定进行管理。

（一）饮片生产设备的要求

1. **设备选用** 应根据中药材、中药饮片的不同特性及炮制工艺需要,选用能满足工艺参数要求的设备。要求易清洗消毒、不易产生脱落物,不与中药材、中药饮片发生化学反应,不吸附中药材、中药饮片。用于设备的润滑剂、冷却剂等要求不得污染中药饮片或容器。

2. **计量器具** 应做到生产和检验用的仪器、仪表、量具、衡器等符合生产要求的适用范围、精密度。计量器具有明显的合格标志,并定期校验,在有效期内使用。

3. 生产毒性饮片（含按麻醉药品管理的药材和饮片） 应符合国家规定。毒性饮片生产必须有专用设备及生产线。

（二）设备管理

1. 设备管理部门 配备专职或兼职的管理人员负责具体设备管理工作。饮片企业的设备管理主要包括：①选购设备管理；②设备档案管理；③设备使用与维护；④备品备件的管理；⑤计量器具、仪器、仪表管理；⑥压力容器管理等。

2. 设备的日常管理 开箱验收、安装、调试、移装、调拨、封存、启封、报废、处理、事故的处理、润滑、压力容器、设备档案资料等方面的管理。所有设备、仪器、衡器、仪表应登记造册，建立台账。

3. 炮制设备实行动态管理 包括设备的使用、借用，设备的闲置、停用，设备的报废，设备事故管理等。每种设备均应制定标准操作规程（SOP），指定专人使用和管理，以保证设备处于完好状态。

4. 生产现场所有仪器设备指定专人保管 由专门的设备管理员承担仪器、设备的日常管理工作。生产区的仪器、设备应有明显的状态标志。

5. 仪器、设备使用、运行记录 应如实填写设备的运行状况和维修保养状况；每次使用后需按照设备清洁规程进行清洁，填写清洁记录，记录由使用部门保管，归入生产车间的清洁记录中。

6. 仪器设备出现故障及时维修 设备修复后，须通知计量人员重新送检，检定合格后方可使用。仪器设备维修期间应挂"待修"的状态标志。

7. 对饮片设备使用状态的管理 要求所有使用设备都应有厂家设备管理部门编制的进场编号，标志在设备状态标志上。每一台设备都要有生产厂家出厂设备铭牌，并固定在设备表面上。每台设备都应挂状态标志牌。

8. 设备的专用工具 不得移作他用，设备的备品、备件均应入库管理。精密仪器要工作在无振动、无磁场、无灰尘的专用房间环境下，放置在水平工作台面上，按照相关规定检修保养。

四、中药炮制工程计算机信息化管理系统

随着中药产业的快速发展，中药炮制技术的机械化、自动化、信息化水平得到显著提高。中药炮制生产信息化管理是以信息化带动中药炮制生产工业化，实现饮片企业管理现代化的过程，它将现代信息技术与先进的管理理念相融合，将现有的炮制电气设备、质量检测设备，采用计算机与自动化技术，创新设计智能化可控模块，运用计算机在线控制炮制工艺参数，采集质量检验过程中实验数据，结合炮制工艺标准流程，可接受电子任务，定制操作规程，实现炮制过程规范化、饮片质量标准化、生产成本节约化。生产信息化管理系统可以将中药炮制生产操作、状态监控、运行成本核算等单元进行集中管理、统一调度，使整个饮片生产符合 GMP 要求，达到在硬件和软件上不断向国际先进水平靠拢的目标。中药炮制生产信息化管理系统主要由硬件系统和软件系统两大部分组成。其系统结构见图 6-8。中药饮片生产计算机信息化管控流程见图 6-9。

（一）硬件系统

主要由高性能的服务器、海量的存储设备，遍布企业各车间、仓库及管理部门的终端设备、智能化炮制设备以及通信线路等，组成信息交流通畅的计算机网络。

（二）软件系统

在软件方面，主要为面向多层用户，具有多种功能的计算机软件系统。它不但包括系统

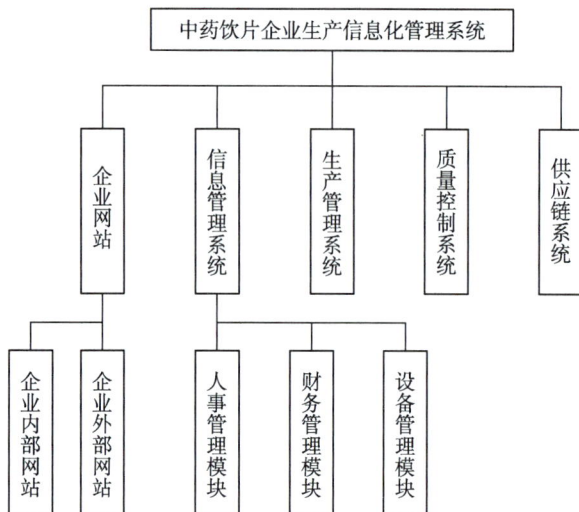

图 6-8 中药饮片炮制生产计算机信息化管理系统结构图

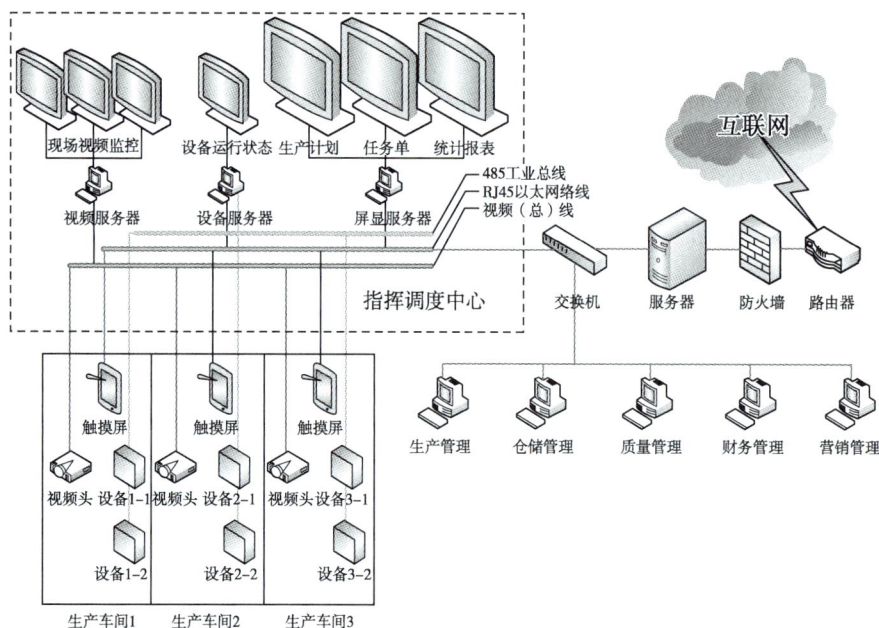

图 6-9 中药饮片生产计算机信息化管控流程

软件、应用软件和开发工具等,还有储存生产检验常用信息的数据库及数据库管理系统。按照中药饮片企业的特点,以及各部门的特点,将整个中药炮制生产信息化系统分为企业网站、信息管理系统、生产管理系统、质量控制系统及供应链管理系统 5 个分系统等管理模块,实现炮制生产数据录入、管理、查询、统计分析等功能,为中药饮片的生产提供决策和追溯数据。

1. 企业网站 企业网站分为企业内部网站和企业外部网站。企业内部网站主要面向企业内部员工,进行通知发布、技能培训等;企业外部网站主要面向原材料供应商、政府监管部门、客户以及全社会的最终患者。

2. 信息管理系统 该系统主要用于企业内部日常事务的管理,分为人事管理模块、财务管理模块、设备管理模块等。

3. 生产管理系统　该系统主要面向生产管理部门及生产车间,直接与生产设备连接,对从下生产任务单到成品入库前的包装进行全过程的监控和管理,对此过程内所产生的信息进行收集整理。

4. 质量控制系统　该系统主要面向质量监管部门,直接与检测仪器对接,除了负责对质量检验过程进行监控和管理,还负责生成产品的质量档案,方便对产品的质量进行分析,以进一步提高产品的质量。

5. 供应链管理系统　该系统主要面向销售采购部门和仓库保管部门,对原料供应商、客户的档案,进货、销售、存储过程,以及养护进行管理。

第四节　中药饮片生产质量管理规范

我国中药饮片企业自 2008 年 1 月 1 日开始实施《药品生产质量管理规范》(GMP)生产与管理。GMP 为药品生产和质量管理的基本准则,是监督管理药品生产全过程的有效措施,也是世界上各国对药品生产全过程监督管理并普遍采用的法定技术规范。监督实施中药饮片 GMP 是药品监督管理工作的重要内容,是保证饮片质量和药品安全有效的可靠措施。

依照《中华人民共和国药品管理法》规定,中药饮片生产企业应当执行《药品生产质量管理规范》的规定并遵从配套文件附件 1《中药饮片》的条款,在硬件方面要求有符合规定的环境、厂房、设备,在软件方面要有可靠可行的生产工艺、严格完善的管理制度。中药饮片生产管理主要有以下几个方面:

一、组织机构管理

在实施 GMP 的过程中,组织机构是组织保证,人员是执行主体,培训是重要环节,这是实施 GMP 的先决条件之一。

(一) 机构设置

1. 组织机构　企业应当建立与饮片生产相适应的组织机构,构建组织机构图,明确企业各部门的设置、隶属关系、职责范围及各部门之间的关系,其中生产和质量管理部门应分别独立设置。

2. 质量管理部门　设立独立的质量管理机构,履行质量保证和质量控制的职责。质量管理机构可以分别设立质量保证部门和质量控制部门。

3. 生产管理部门　中药饮片企业分为一般饮片生产和毒性饮片生产两大部分,下分净制、切制、炮制、干燥、包装等车间。生产管理部门负责按 GMP 要求组织生产。

(二) 人员管理

1. 企业负责人是中药饮片质量的主要责任人,全面负责企业日常管理。质量管理部门必须由企业负责人直接领导。质量管理负责人和生产管理负责人不得互相兼任。质量管理负责人和质量受权人可以兼任。企业的关键人员(包括企业负责人、生产管理负责人、质量管理负责人和质量受权人等)以及质量保证、质量控制等人员均应为企业的全职在岗人员。企业应配备与饮片生产相适应、具有相应专业知识的管理人员和技术人员。

2. 企业的生产管理负责人应具有药学或相关专业大专以上学历(或中级专业技术职称或执业药师资格)、三年以上从事中药饮片生产管理的实践经验,或药学或相关专业中专以

笔记栏

上学历、五年以上从事中药饮片生产管理的实践经验。

3. 企业的质量管理负责人、质量受权人应当具备药学或相关专业大专以上学历(或中级专业技术职称或执业药师资格),并有中药饮片生产或质量管理五年以上的实践经验,其中至少有一年的质量管理经验。主管生产和质量的部门负责人不能兼任。

(三) 人员培训

企业应指定部门或专人负责培训管理工作。培训的内容应包括职业道德与岗位职责教育、中药专业知识、岗位技能和药品 GMP 相关法规知识等。

二、物料管理

1. 物料采购　包括原料、辅料、包装材料等,采购应执行"择优选购,按需购进"的原则。对供应商进行质量评估,并建立质量档案。对同一品种尽量做到供应商固定,产地保持相对稳定,以确保质量的稳定。

购进物料时,应按《中华人民共和国民法典》签订含有质量条款的合同。质量条款应规定:物料符合质量标准;包装上应有明显标签,注明品名、规格、数量、产地、来源、采收时间等。实施批准文号管理的中药材应注明药品批准文号。

购进毒性中药应严格执行毒性中药管理制度及有关规定。进口药材应有国家食品药品监督管理部门批准的证明文件,以及按有关规定办理进口手续的证明文件。

2. 物料成品入库出库

(1)物料接收:保管员凭供应商提供的物料清单收货。

(2)物料初验:保管员对供应商提交的物料清单与物料的件数进行核对。

物料到库后做好相关记录,记录内容有入库日期、品名、规格、数量、供应商名称。

(3)物料编号:物料进仓库后由质量检验人员编号。每一批物料一个编号,编号由 1 个大写英文字母和 6 个阿拉伯数字组成。6 个阿拉伯数字中前两个代表年份,中间两个代表月份,后面两个代表日期。类别与字母代号见表 6-1。

表 6-1　物料标号

类别	原料	辅料	包装材料	票签
代号	Y	F	B	P

(4)物料、中药饮片入库:保管员凭质量检验部门出具的检验报告书入库。物料逐件过秤、中药饮片点清数量后,移入相应的库区。合格的物料填写入库单,凭物料入库单记账入库。

(5)物料、中药饮片出库:发货时按"先进先出"的原则按编号(批号)发货。

(6)物料退库:在生产中剩余的原料、辅料、票签应退回原仓库。退库物料必须经质检员检查合格后,由专人填写申请单、办理退库手续。已打上批号的包装材料及受污染的原辅料不得退库。仓库保管员对剩余的退库物料,应认真检查物料的名称、数量是否准确无误,如无问题,将其存放于单独货位、贴上退料标签,下次发料时,应优先发放退库物料。保管员应及时填写库存货位卡和物料总账。

(7)报损:物料、中药饮片在保管过程中出现损耗,应填写报损单,说明报损原因,并经仓库负责人批准。

3. 仓库状态标志管理

(1)物料、成品按其状态分类:待验、合格、不合格、发货(待运)、进货退出、销货退回 6 种状态。各类状态标志见表 6-2。

表6-2 状态标志

状态	待验	合格	不合格	发货	进货退出	销货退回
标志底色	黄色	绿色	红色	绿色	黄色	黄色
文字	待验	合格	不合格	发货	进货退出	销货退回
文字颜色	白色	白色	白色	白色	白色	白色

(2)状态标志的制作：①各种状态标志应该统一印制，同一大小。②各种状态标志的材质应该易于清洁消毒，无臭无味。

(3)状态标志的使用：①原料、辅料、包装、票签、成品仓库应设立待验库、合格库、不合格库、发货库、退货库，仓库较小的可在库内设区。分别用状态标志的底色划线隔离，并在每个仓库(区)的显著位置挂上相应的状态标志牌。②物料、成品一旦改变状态，应及时转移到相应的仓库(区)。

4. 毒性中药材及毒性中药饮片管理

(1)毒性药材的采购：严格按采购计划从有毒性药材经营资格的渠道采购，签订购销合同。

(2)毒性药材的入库：毒性药材应设立专库，库内应划分待验区、合格品区、不合格区，每个区有严格的隔离措施。保管员凭进货单将毒性药材放至毒性药材库的待检区，双人点清件数，检查包装。保管员将毒性药材逐件称量，做好记录，移至相应的区(专柜)，并在专用的货位卡(明细账)中记账。毒性药材外包装上应有明显的圆形、黑底、白色的"毒"字。

(3)毒性药材的贮藏：毒性药材进货后必须有专人保管、专库存放、专账管理、双人双锁。

(4)毒性药材的出库：毒性药材凭生产部门负责人签字的领料单领用。出库时有领料人员、保管员在场，质管员在场监控称取。领发料双方和质量管理员在出库记录上签字，做到账、卡、物相符。

(5)毒性中药饮片的入库：毒性中药饮片凭合格检验报告书入库，生产人员(2人)与保管员(2人)办好交接手续，并在入库记录上签字。保管员需按入库数量开具成品入库单，按照入库单数量记账(卡)。将毒性中药饮片放入毒性中药饮片专库(柜)内，有专人保管、专库存放、专账管理、双人双锁。

(6)毒性中药饮片的销售、出库：在向有中药饮片配方资格的医院和药店销售毒性中药时，必须凭盖有购货单位红色印章的购买证明；其他单位和个人购买，需凭省、市食品药品监督管理局批准购买的文件或证明。保管员凭相关证明双人发货、复核，做好交接手续并签字。

(7)不合格毒性中药的处理：按照相关程序处理，保管员应双签名。

三、生产管理

在饮片生产过程中主要的技术文件包括：生产工艺规程，岗位操作法或标准操作规程(SOP)及批记录。饮片生产工艺规程包括了名称，规格，炮制工艺的操作要求和技术参数，物料、中间产品、成品的质量标准及储存注意事项，物料平衡的计算方法，包装规格等要求。中药饮片生产工艺应当验证，按GMP要求，净制、切制可按制法进行工艺验证，炮炙应按品种进行工艺验证，关键工艺参数应在工艺验证中体现，生产一定周期后应进行再验证。

1. 生产工艺规程　生产工艺规程是规定生产一定数量产品所需的原料、辅料、包装材料的数量以及炮制设备、炮制工艺过程、质量要求、生产过程控制、注意事项等一整套完整的程序规范。生产工艺规程是以质量标准为依据，按照中药炮制的工艺过程，根据企业的实际生产情况制定。编制原则要求符合生产产品的质量标准,内容齐全,合理可行,通俗易懂。

举例:山药的生产工艺规程

文件名称	xxx 饮片有限公司山药生产工艺规程		文件编码		TS-GY-XX	
起草人	XXX	日期	XX 年 XX 月 XX 日	起草部门	质量管理部	
审核人	XXX	日期	XX 年 XX 月 XX 日	分发部门	生产储运部	
批准人	XXX	日期	XX 年 XX 月 XX 日	执行日期	XX 年 XX 月 XX 日	
原药质量标准	本品为薯蓣科植物薯蓣 Dioscorea opposita Thunb. 的干燥根茎。略呈圆柱形,弯曲和稍扁,长 15~30cm,直径 1.5~6cm。表面黄白色或淡黄色,有纵沟、纵皱纹及须根痕,偶有浅棕色外皮残留。体重,质坚实,不易折断,断面白色,粉性。气微,味淡、微酸,嚼之发黏。光山药呈圆柱形,两端平齐,长 9~18cm,直径 1.5~3cm。表面光滑,白色或黄白色					
净选	设施:挑选台,洗药池 取原药,置挑选台上,拣去杂质,大小分档,置洗药池中,洗净					
湿润	设备:水池 取洗净的净药材置水池中,水浸 1~2 天,润至中心发软					
切制	设备:往复式切药机 切成 2~4mm 的厚片,厚度均匀					
干燥	设备:烘箱或玻璃房 在 80℃以下的温度下烘干或晒干。含水量不超过 12%					
炮制	设备:炒药机 麸山药:将炒锅加热至温度为 140~150℃,投入 2kg 的麦麸(过 3 号筛,筛去碎屑),待烟起较大时,投入净山药 20kg 置热锅中,炒至表面颜色深黄时(11 分钟)取出,筛去麦麸,放凉					
过筛	设备:筛药机 过 3 号筛,筛去灰屑。灰屑不得过 3%					
包装	设备:封口机。包装袋:塑料袋:塑料袋膜袋。包装规格:每袋 1kg 在塑料袋中上部贴上合格证,封口					
中药饮片质量标准	山药味淡、呈类圆形或不规则形厚片,直径 1.5~6cm。切面类白色,粉性,致密或具蠕虫状裂隙,有多数小亮点,维管束散生,筋脉点状,白色至淡棕色。质脆。气微,微酸,嚼之发黏 麸山药表面黄白色或微黄色,偶有焦斑,略具香气					
贮藏	置干燥处,防蛀					
物料平衡	收率 = 成品数(kg)÷ 药材投料数(kg)× 100% 山药:收率在 80%~90% 麸山药:收率在 80%~95%					

2. 标准操作规程 标准操作规程(SOP)是指生产合格产品必须遵守的标准操作程序和规范。以炒制标准操作规程为例。

生产准备:①生产前应无上次生产遗留物,容器、工具清洁,生产现场卫生合格,有"清场合格证";②炒药机的状态完好、已清洁、待运行;③炒制岗位操作人员穿戴好工作服、工作帽、工作鞋进入车间,准备生产;④接收上工序流转物料,双方核实数量,炒制标准操作人员确认,物料数量、外包装或容器完好后接收物料;⑤领取炒制所需的辅料;⑥准备好生产记录。

标准操作规程:①打开电源开关,设定温度(炒黄用文火炒,炒焦、炒炭用武火),设定炒制时间;②启动炒筒正转按钮(逆时针方向),打开燃烧器开关,启动除尘设备;③待炒药机升至规定的温度,根据不同的炒制方法投料、炒制;④当炒至设定时间(此时电蜂鸣自动报警,燃烧器自动切断电源)时,在出料口放上接料容器,启动炒筒反转按钮(顺时针方向),炒锅做顺时针旋转出料,出料后按停止按钮;⑤将炒制后的中药在垫有不锈钢的场地或容器内摊凉,加辅料炒制的中药先筛去辅料后摊凉;⑥炒制结束,关闭电源、除尘设备;⑦摊凉后将药材装入干净的容器内,并挂上待验状标志;⑧炒制工作完成后应认真填写生产记录。

清场处理:①将药材移入规定的位置,请质检员检验,检验合格后根据生产指令,把中间产品和生产记录交给下一道工序;②将炒药机内外遗留的药屑、灰尘用毛刷清除干净;③将工具、容器上的药屑、灰尘用毛刷清除干净,放入固定位置;④地面清扫干净;⑤将扫把、毛刷上的杂物清理干净,放在清洁间自然干燥即可;⑥填写清场记录。

3. 中药饮片生产依据　中药饮片应当按照国家药品标准炮制。国家药品标准没有规定的,应当按照省、自治区、直辖市人民政府药品监督管理部门制定的炮制规范炮制。

4. 批号管理　以同批中药材在同一连续生产周期生产一定数量的相对均质的中药饮片为一批,以一组数字作为一批的识别标记称"批号"。

(1)批的确定:①原药材在同一产地、同一季节采收的为同一批;同一批中药饮片,必须是同一批中药材加工生产。②同一批中药饮片在生产中必须同一个连续生产周期生产。③同一批中药饮片必须质量一致,即形状、大小、颜色、含水量、杂质、碎屑等基本一致。

(2)批号的编制:①批号由生产管理人员在下达生产指令时确定;②中药饮片的批号用6位数字表示,按照下达生产指令的日期为准,前两位为年份,中间两位为月份,后两位为日期,如2015年5月5日下达生产指令,批号为"150505";③同一批中药饮片只有一个批号,批号一经确定,不能改动,中药饮片分装后的批号按原包装批号,任何人不得更改、增加批号;④因故返工的中药饮片,返工后原批号不变,只在原批号后加一个代号"R"以示区别,如"150505"产品的返工批号为"150505(R)"。

(3)批号标识:批号应明显标于批生产记录的每个部分,每一批中间体、成品的每一件(包)的标签或包装上必须标明批号。

(4)批号的追溯:批号从下达生产指令开始,在生产的各个环节、储存、销售等过程中,必须记录批号。根据批号,能查明该批中药饮片的生产情况,可追溯该批药品的生产历史及生产过程、中药材的质量情况及供货商等。

5. 饮用水质量　中药饮片生产区的工艺用水、设备、容器清洗的用水标准为国家饮用水标准。饮用水每年至少一次送相关检测部门进行检测,并出具检验报告;每月由质量检验部门定期对本公司生产用水进行外观检测,并出具检验报告。检测项目与要求如表6-3所示。

表6-3　饮用水质量检测要求

项目	质量要求	项目	质量要求
色泽	目视应无色,不得显其他异色	气和味	无异样气味
肉眼可视物	不得含有	酸碱度	pH 6.5~8.5

如生产用水检测不符合饮用水标准,质管部需立即通知停止生产用水的使用,通知供水单位对饮用水进行处理,重新检测直至符合规定方可通知生产。饮用水的检测报告由质检部指定人员对其进行归档。

四、质量管理

1. 质量监控管理　质量监控管理包括物料的监控和中间产品的监控。

（1）物料的监控：指采购、入库验收、贮存、发放、使用过程的质量监控。主要包括：①物料采购的监控：按质量标准的要求采购物料。②物料的验收：物料必须按批或批次验收和请验，物料应符合质量要求。③取样、检验：检验人员按照操作规程进行取样、检验，检验合格后才能入库使用。④入库：经质量检验部门检验合格后才能办理入库手续，根据物料不同储存要求和管理要求分别放在阴凉库、常温库、毒性中药库。各项贮存保管要求应符合有关规定。⑤贮存：物料按规定的使用期限储存，无规定使用期限的物料，贮存期不超过 3 年；到期限前 3 个月的物料应复检符合规定的才可继续使用。⑥退料的监控：生产车间所退物料必须经质管员确认可继续使用后才能办理退料手续。

（2）中间产品的监控：饮片生产从投料到分装后的产品均为中间产品。①每个工序操作按标准操作程序、卫生管理规程等规范进行生产；②按照物料平衡制度，收得率要符合规定的范围；③各工序的中间产品均应有明显的状态标志，标明品名、规格、批号、数量等；④中间产品质量监控凭证纳入批记录，未经检验合格，无质管部签发的凭证，中间产品不能转入下道工序的生产；⑤不合格的中间产品，必须贴上不合格证或不合格标志，按规定程序处理。

2. 成品审核放行管理　质量管理人员须严格按"放行审核单"进行审核，审核项目完整，无误；经审核合格后，成品合格后才能入库、放行。

（1）中药饮片放行前审核的人员：须由质量管理部门负责人审核。

（2）中药饮片放行前审核的主要内容：①配重、称重过程中的复核情况；②批生产记录、批包装记录填写正确，符合规定要求；③物料平衡在规定的范围内，确认能保证产品质量；④各生产工序检查、监控记录完整，准确无误，与生产记录、批包装记录各项一致无误；⑤中间产品检验记录完整准确无误；⑥清场记录填写正确，符合规定；⑦检验记录完整、准确，复核人复核无误，成品检验报告书结果符合成品质量标准。

（3）放行批准程序：①由质量管理负责人或质量管理人员对应审核的内容逐项进行审核，并做好审核记录；②经审核合格后，在中药饮片放行审核记录、成品检验报告书上签字，并在检验报告书上盖章；③将成品检验报告书、中药饮片放行审核记录存入批生产记录，另一份检验报告书交保管员，作为保管员入库、发货的依据。

3. 不合格品处理程序　①各药检所、质检员出具的不合格品检验报告书，应交质量管理员；②质管员填写不合格品封存单，并与报告书交仓储或生产部门；③不合格品立即封存，生产及已经销售者立即收回；④封存和收回的不合格品入不合格库（区），挂不合格标记；⑤不合格品发生部门填写不合格品处理报告单；⑥质管负责人审核，提出处理意见及改进措施；⑦保管员填不合格药品报损表，报质管、财务、质量主管批准；⑧保管员填写"不合格品销毁记录"；⑨不合格品在质管人员、仓储人员监督下销毁，并在记录上签字。

4. 产品检验　产品检验主要包括取样、检验、留样、报告。

（1）取样：样品量不得少于实验所需用的 3 倍，并等量分为 3 份，供实验室分析、复核，其余留样保存用。

（2）检验：按照法定质量标准中的方法，按照检验操作规程操作进行。不得擅自更改检验方法。

（3）留样：每批中药材和中药饮片应当留样。中药材留样量至少能满足鉴别的需要，中药饮片留样量至少应为两倍检验量，毒性药材及毒性饮片的留样应符合医疗用毒性药品的管理规定。留样时间应当有规定，中药饮片留样时间至少为放行后一年。

（4）报告：完成样品检验应及时、完整、准确地填写药品检验报告书。

第五节 中药饮片 GMP 飞行检查

《中华人民共和国药品管理法》(2019 年修订)取消药品生产 GMP 认证程序,实行动态 GMP 飞行检查("飞检")。在动态"飞检"时代,药品监管部门建立专职检查员队伍,对企业进行日常跟踪检查。"飞检"已成为常态化。

一、检查项目

中药饮片 GMP 检查项目共有 111 项,其中一般项目 93 项、关键项目 18 项,包括机构与人员、厂房与设施、设备、卫生、物料、验证、文件、生产管理、质量管理、产品销售与收回、投诉与不良反应报告、自检等内容。在此主要介绍其中关键条款内容,具体如下:

1. 机构与人员

(1)中药饮片生产企业是否建立与质量保证体系相适应的组织机构,明确各级机构和人员的职责。

(2)生产管理和质量管理部门负责人是否互相兼任。

2. 设备及生产线 毒性药材(含按麻醉药品管理的药材)等有特殊要求的中药饮片生产是否符合国家有关规定,毒性药材生产应有专用设备及生产线。

3. 物料

(1)物料是否符合药品标准、包装材料标准和其他有关标准,不得对中药质量产生不良影响。

(2)进口药材是否有国家药品监督管理部门批准的证明文件。

(3)不合格的物料是否专区存放,是否有易于识别的明显标志,并按有关规定及时处理。

(4)毒性中药材(含按麻醉药材管理的中药材)等有特殊要求的药材是否按规定验收、储存、保管,是否设置专库或专柜。

(5)毒性药材(含按麻醉药材管理的中药材)、易燃易爆等药材外包装上是否有明显的规定标志。

4. 验证 生产过程中关键工序是否进行设备验证和工艺验证。

5. 生产管理

(1)是否有生产工艺规程、岗位操作法或标准操作规程,是否任意更改,如需要更改时是否按有关规定程序执行。

(2)中药饮片应按照国家药品标准炮制。国家药品标准没有规定的,是否按照省、自治区、直辖市人民政府药品监督管理部门制定的炮制规范炮制。

(3)中药饮片批号是否以同一批中药材在同一连续生产周期生产一定数量的相对均质的中药饮片为一批。

(4)生产用水的质量标准是否低于饮用水标准。

6. 质量管理

(1)质量管理文件中是否有中药材、辅料、包装材料、中间产品、中药饮片的质量标准及其检验操作规程。

(2)质量管理部门是否履行决定物料和中间产品使用的职责。

(3)中药饮片放行前是否由质量管理部门对有关记录进行审核,并由审核人员签字。审核内容是否包括:配料、称重过程中的复核情况;各生产工序检查记录;清场记录;中间产品质量检验结果;偏差处理;成品检验结果等。

(4)质量管理部门是否履行不合格品处理程序的职责。

(5)质量管理部门是否履行对物料、中间产品和成品进行取样、检验、留样,并出具检验报告的职责。

二、结果评定

依照中药饮片 GMP 检查项目条款进行文件检查和现场检查等,给出评定结果,见表 6-4。

表 6-4　结果评定表

项目		结果
严重缺陷	一般缺陷	符合
0	≤ 18	
0	19~37	限期 6 个月整改后追踪检查
≤ 3	≤ 18	
≤ 3	>18	不符合
>3		

（陈 康 王 波）

复习思考题

1. 试述中药饮片生产的常用炮制设备。

2. 试述中药饮片 GMP 管理的内容。

3. 试述中药饮片 GMP 飞行检查的内容及评定结果。

拓展阅读

扫一扫
测一测

07章PPT

PPT 课件

第七章

中药饮片质量控制

学习目标

通过学习本章内容,掌握中药饮片质量标准的主要内容,明确影响中药饮片质量的主要因素,了解中药饮片质量溯源体系。本章内容的掌握对于实际工作中对于饮片生产过程的质量控制具有重要的指导作用。

中药饮片的质量问题,是制约中药发展的主要因素。中药饮片涉及药材来源、种植加工、炮制生产和贮藏养护等多方面工作,以上环节均需要严格按照标准规范进行,才能达到中药饮片的最佳质量。中药饮片是中医临床常用的处方用药。中药饮片质量的好坏直接影响临床疗效。中药饮片生产的全过程科学监控至关重要。

第一节 中药饮片的质量要求

中药饮片的质量要求是指经过规范、稳定、可控的炮制工艺生产出的饮片应达到规定的质量标准。随着现代科学技术的不断发展,中药饮片的质量评价已由形色气味等传统的经验判断及简单的理化鉴别方法,逐步发展并形成客观化、规范化、科学化和现代化的质量标准体系。中药饮片质量标准的主要内容包括名称、来源、炮制方法、性状、鉴别、检查、辅料测定、浸出物测定、含量测定、性味与归经、功能与主治、用法与用量、注意事项、有效期、包装贮藏等。

一、性状

性状是指饮片的形状、大小、色泽、表面、质地、断面(包括折断面或切断面)、气味等特征。性状的观察主要通过感官来鉴别,包括用眼看(较细小的可借助放大镜或解剖镜)、手摸、鼻闻、口尝等方法。

(一)片型及粉碎粒度

1. 片型 片型是饮片的外观形状。经净选加工处理后的中药材,根据中药特征和炮制要求采用手工或机械方法切制成一定规格的片型,使之便于有效成分煎出、调剂、制剂、炮炙、干燥和贮藏。根据需要可切成薄片、厚片,或为了美观而切成瓜子片、柳叶片和马蹄片。中药饮片片型应符合《中华人民共和国药典》2020 年版一部及《全国中药炮制规范》的有关规定。切制后的饮片应均匀、整齐、色泽鲜明,表面光洁,片面无机油污染,无整体,无长梗,无连刀片、掉刀片、边缘卷曲等不合规格的饮片。

《中药饮片质量标准通则(试行)》规定:饮片中的异形片不得超过 10%;极薄片不得超

过该片标准厚度 0.5mm;薄片、厚片、丝、块不得超过该片标准厚度 1mm;段不得超过该标准厚度 2mm。切制后的饮片或经加工炮制后的饮片,其中破碎的药屑或残留的固体辅料均有一定的限量标准。

2. 粉碎粒度 一些中药不宜切制成饮片,或因临床特殊需要,或为了更好地保留有效成分,经净选加工或水处理后,用手工或机器粉碎成颗粒或粉末。粉碎后的中药应粉粒均匀,无杂质,粉末粒度的分等应符合《中华人民共和国药典》2020 年版的相关要求。

(二) 色泽

中药饮片都具固有的色泽,若加工或贮存不当均可引起色泽的变化,影响药品的质量。

饮片色泽因生熟而异,生品有其固有的色泽,如花类药材红花、款冬花、菊花;叶类药材侧柏叶、荷叶、大青叶等。一旦颜色褪去,说明是日晒或暴露过久,或贮存过久,其药效自然也会降低。有些中药材经切制后表面有菊花心、车轮纹等,利于鉴别,如黄芪、青风藤等。熟片中有的比生品颜色加深,有的则改变了原来生品的颜色,如熟地黄,以乌黑油亮者为佳;甘草生品黄色,蜜炙后变为老黄色;炭药则变为炭黑色或黑褐色。血余炭、棕榈炭要求表面乌黑而富有光泽,都是以色泽变化作为评价要求。

中药材软化切制的过程也会影响饮片的色泽,如黄芩冷浸后变绿,蒸制则保持原色。

中药饮片色泽的非正常变化说明其内在质量的变异,如白芍变红、红花变黄等,均说明中药内在成分已发生变化。故色泽的变异,不仅影响其外观,而且是内在质量变化的标志之一。

对于中药饮片的色泽要求,《中药饮片质量标准通则(试行)》规定,中药饮片的色泽应符合该品种的标准规定,且要均匀,炒黄品、麸炒品、土炒品、蜜炙品、酒炙品、醋炙品、盐炙品、油炙品、姜汁炙品、米泔水炙品、烫制品等含生片、糊片不得超过 2%;炒焦品含生片、糊片不得超过 3%;炒炭品含生片和完全炭化者不得超过 5%;蒸制品应色泽黑润,内无生心,含未蒸透者不得超过 3%;煮制品含未煮透者不得超过 2%,有毒药材应煮透;煨制品含未煨透者及糊片不得超过 5%;煅制品含未煅透及灰化者不得超过 3%。

(三) 气味

中药饮片具有其固有的气味,并与其内在质量密切相关。芳香类中药一般具有浓郁的香气,如含挥发油类成分的砂仁、当归、薄荷、独活等。含挥发油类的芳香中药多生用,在干燥或贮存过程中应密切注意挥发油的存逸。有些有异味的中药则须用炮制的方法除去异味,如《中华人民共和国药典》2020 年版动物类药材多数有腥臭味,炮制后可加以矫正,如僵蚕、蕲蛇、龟甲等。有些中药需加辅料炙,炙后除保留原有中药的气味外,还增加辅料的气味。如酒炙、醋炙、盐炙、蜜炙、姜炙等。

二、鉴别

鉴别系指检验中药饮片真伪的方法,包括经验鉴别、显微鉴别、理化鉴别。

(一) 经验鉴别

经验鉴别系指根据传统实践经验,通过对中药饮片的形状、色泽、纹路、气味等特征的直观观察,进行真伪鉴别的方法。

(二) 显微鉴别

显微鉴别系指利用显微镜,通过对中药饮片的切片、粉末、解离组织或表面制片的显微特征的观察,进行真伪鉴别的方法。显微鉴别的方法主要分组织鉴别及粉末鉴别两个方面。

1. 组织鉴别 通过鉴别中药饮片特有的组织特征对其进行质量控制。如巴戟天、地骨皮等根类药材,入药用其根皮,制成炮制品后已去除木质心,进行组织鉴别时,镜检中不应有木质部组织细胞存在。

2. 粉末鉴别　饮片粉末鉴别的方法与药材的粉末鉴定相同。由于加水、加热炮制,存在于细胞内的淀粉粒、糊粉粒、菊糖、黏液质等均会受到不同程度的影响,生熟炮制品的组织结构、纤维、石细胞、导管、毛茸、淀粉粒、草酸钙结晶、花粉粒等在数量及形态方面均会发生一定程度的变化。因此,显微鉴别不仅可以鉴别炮制品的真伪、优劣,也可鉴别饮片的生熟及炮制的程度等。

(三) 理化鉴别

理化鉴别系指用化学与物理的方法对中药饮片中所含某些化学成分进行的鉴别试验。理化鉴别主要包括物理、化学、光谱、色谱等方法。具体方法应根据中药饮片中所含化学成分而定,还应注意所用方法的专属性、重现性。

1. 一般理化鉴别　主要有显色反应、沉淀反应、荧光反应等。

(1)显色反应与沉淀反应:利用某些试剂、试液与中药饮片或其提取液发生显色反应或沉淀反应,进行鉴别的方法。试验时常用生品药物作阳性对照,鉴别时应考虑辅料成分对反应的影响,如醋炙品的pH、胆汁炙品的胆酸、蜜炙品中的糖类、氨基酸类成分等,都有可能对显色反应、沉淀反应产生影响。

(2)荧光鉴别:将中药饮片(包括断面、粉末、浸出物)或经酸、碱处理后,置日光或紫外光灯下观察所产生的荧光,从而进行鉴别的方法。如秦皮的水溶液日光下显碧蓝色荧光;黄连、酒黄连、姜黄连、萸黄连在紫外光下呈金黄色荧光等。

(3)升华物鉴别:取中药饮片粉末,按升华法试验,视其有无升华物凝集,并用放大镜或显微镜观察升华物的晶形、色泽。如酒大黄、醋大黄粉末少量,进行微量升华,可见浅黄色菱状针晶或羽状结晶;牡丹皮粉末,进行微量升华,可见长柱形结晶或针状及羽状簇晶,但在牡丹皮炭粉末中,此现象不复存在。

2. 光谱鉴别　中药饮片中所含的化学成分若在紫外或可见光区有特征吸收光谱,可作为鉴别的依据。此外,红外光谱(中红外、近红外)分析、拉曼光谱分析、X-射线衍射技术均可用于中药饮片的鉴定。

3. 色谱鉴别　色谱鉴别是利用薄层色谱、液相色谱、气相色谱等技术,对中药饮片进行鉴别的方法。

(1)薄层色谱:薄层色谱法鉴别中药饮片的质量,具有较高的专属性和准确性。对中药饮片进行薄层鉴别时,不能盲目照搬药材薄层鉴别方法和条件,最好以对照品、对照药材和标准饮片为阳性对照。

(2)液相色谱:当中药饮片存在易混淆品、伪品,采用显微鉴别或薄层色谱又难以鉴别时,可考虑采用液相色谱方法,通过建立中药饮片的特征图谱或指纹图谱,从而达到鉴别的目的。

(3)气相色谱:采用气相色谱方法,通过建立中药饮片的特征图谱或指纹图谱,从而达到鉴别的目的。该法适用于含挥发性成分的中药饮片的鉴别。

三、检查

"检查"系指对药材和饮片的纯净程度、可溶性物质、有害或有毒物质进行的限量检查,包括水分、灰分、杂质、毒性成分、重金属及有害元素、二氧化硫残留、农药残留、黄曲霉毒素等。

1. 净度　净度是指中药饮片的纯净程度,可以用中药饮片含杂质及非药用部位的限度来表示。中药饮片应有一定的净度标准,以保证调配剂量的准确。

中药饮片总的净度要求是:不应该含有泥沙、灰屑、霉烂品、虫蛀品、杂物及非药用部位等。非药用部位主要是果实种子类药材的皮壳及核,根茎类药材的芦头,皮类药材的栓皮,动物类药材的头、足、翅,矿物类药材的夹杂物等。

《中华人民共和国药典》2020年版规定,饮片中药屑杂质通常不得过3%。国家中医药管理局关于《中药饮片质量标准通则(试行)》的通知中,对中药饮片净度也有具体明确的规定:果实种子类、全草类、树脂类含药屑、杂质不得过3%;根类、根茎类、叶类、花类、藤木类、皮类、动物类、矿物类及菌藻类等含药屑、杂质不得过2%。炒制品中的炒黄品、米炒品等含药屑、杂质不得过1%;炒焦品、麸炒品等含药屑、杂质不得过2%;炒炭品、土炒品等含药屑、杂质不得过3%;炙品中酒炙品、醋炙品、盐炙品、姜炙品、米泔炙品等含药屑、杂质不得过1%;药汁煮品、豆腐煮品、煅制品等含药屑、杂质不得过2%;发酵制品、发芽制品等含药屑、杂质不得过1%;煨制品含药屑、杂质不得过3%。

净度的检查方法:取定量样品,拣出杂质,草类、细小种子类过三号筛,其他类过二号筛。药屑、杂质合并称量计算。

2. 水分 水分是控制中药饮片质量的一个基本指标。中药材加工成饮片,有的须经水处理,有的要加入一定量的液体辅料。如操作不当,可使药材"伤水",如未能充分干燥,则中药饮片极易霉烂变质。部分经过蒸、煮的药物,如熟地黄、制黄精、制肉苁蓉等,其质地柔润,含糖类及黏性成分较多,饮片内部不易干燥,更应防止其含水量过高;少数胶类药物,如阿胶、鹿角胶等,含水量直接影响其品质和硬度,同样还会影响其炮制操作和饮片的质量。因此,切制后的饮片,或与液体辅料共同加工的制品,以及蒸、煮等法炮制的饮片均必须干燥充分,满足规定的水分限度。

按炮制方法及各药物的具体性状,一般中药饮片的水分含量宜控制在7%~13%。《中华人民共和国药典》2020年版规定,饮片水分通常不得过13%;《中药饮片质量标准通则(试行)》中对各类中药饮片的含水量规定为:蜜炙品不得超过15%;酒炙品、醋炙品、盐炙品、姜汁品、米泔水炙品、蒸制品、煮制品、发芽制品、发酵制品均不得超过13%;烫制后醋淬制品不得超过10%。

3. 灰分 灰分是将中药饮片在高温下灼烧、灰化,所剩残留物的重量。将干净而又无任何杂质的合格中药饮片高温灼烧,所得之灰分称"生理灰分"。如果在生理灰分中加入稀盐酸滤过,将残渣再灼烧,所得之灰分为"酸不溶性灰分"。两者都是控制中药饮片的基本指标。

一般情况下,中药饮片的灰分是合格的,而灰分不合格时多数是混入了泥沙等杂质。如炮制时处理不当,砂烫、滑石粉烫、蛤粉烫和土炒等制法中辅料去不净时,灰分也会超标。另外,在运输和贮存过程中有泥沙等混入,也会造成灰分超标。因此,灰分的测定是控制中药饮片纯净度的有效方法。

4. 毒性成分 毒性成分的含量限度对有毒药物的炮制质量和保证临床安全有效十分重要。对于中药的毒性成分而言,一方面通过炮制降低其含量,另一方面可通过炮制将其转化为小毒或无毒的有效成分,从而达到安全有效应用于临床。如《中华人民共和国药典》2020年版规定:制川乌含双酯型生物碱以乌头碱、次乌头碱和新乌头碱的总量计,不得过0.040%。

5. 重金属及有害元素 中药饮片中的有害物质主要是指铅(Pb)、汞(Hg)、镉(Cd)、铜(Cu)等重金属及砷(As)、SO_2等有害元素。如《中华人民共和国药典》2020年版规定:饮片(矿物类除外)的二氧化硫残留量不得过150mg/kg。这些有害物质可影响中药饮片的用药安全,直接影响中药的出口及临床应用。通过科学合理的炮制使重金属及有害元素含量降低,具有非常重要的意义。

6. 农药残留量 系指饮片中含有的农药原体及农药的有毒代谢物、降解物等的量。为了确保用药安全,对用药时间较长、药食两用、儿童用药及进出口的中药饮片品种,应建立合适农药残留量的检测项目。中药饮片(植物类)禁用农药(详见表7-1)不得检出(不得过定量限)。

表 7-1 33 种禁用农药

编号	农药名称	残留物	定量限 /(mg/kg)
1	甲胺磷	甲胺磷	0.05
2	甲基对硫磷	甲基对硫磷	0.02
3	对硫磷	对硫磷	0.02
4	久效磷	久效磷	0.03
5	磷胺	磷胺	0.05
6	六六六	α- 六六六、β- 六六六、γ- 六六六和 δ- 六六六之和,以六六六表示	0.1
7	滴滴涕	4,4'- 滴滴涕、2,4'- 滴滴涕、4,4'- 滴滴伊、4,4'- 滴滴滴之和,以滴滴涕表示	0.1
8	杀虫脒	杀虫脒	0.02
9	除草醚	除草醚	0.05
10	艾氏剂	艾氏剂	0.05
11	狄氏剂	狄氏剂	0.05
12	苯线磷	苯线磷及其氧类似物(砜、亚砜)之和,以苯线磷表示	0.02
13	地虫硫磷	地虫硫磷	0.02
14	硫线磷	硫线磷	0.02
15	蝇毒磷	蝇毒磷	0.05
16	治螟磷	治螟磷	0.05
17	特丁硫磷	特丁硫磷及其氧类似物(砜、亚砜)之和,以特丁硫磷表示	0.02
18	氯磺隆	氯磺隆	0.05
19	胺苯磺隆	胺苯磺隆	0.05
20	甲磺隆	甲磺隆	0.05
21	甲拌磷	甲拌磷及其氧类似物(砜、亚砜)之和,以甲拌磷表示	0.02
22	甲基异柳磷	甲基异柳磷	0.02
23	内吸磷	内吸磷	0.02
24	克百威	克百威与 3- 羟基克百威之和,以克百威表示	0.05
25	涕灭威	涕灭威及其氧类似物(砜、亚砜)之和,以涕灭威表示	0.1
26	灭线磷	灭线磷	0.02

续表

编号	农药名称	残留物	定量限/(mg/kg)
27	氯唑磷	氯唑磷	0.01
28	水胺硫磷	水胺硫磷	0.05
29	硫丹	α-硫丹和β-硫丹与硫丹硫酸酯之和,以硫丹表示	0.05
30	氟虫腈	氟虫腈、氟甲腈、氟虫腈砜与氟虫腈亚砜之和,以氟虫腈表示	0.02
31	三氯杀螨醇	O,P'-异构体与P,P'-异构体之和,以三氯杀螨醇表示	0.2
32	硫环磷	硫环磷	0.03
33	甲基硫环磷	甲基硫环磷	0.03

7. 卫生学检查 中药饮片在生产、加工、炮炙、贮运等过程中往往会受到微生物的污染。应该对饮片中可能含有的致病菌、大肠杆菌、细菌总数、霉菌总数、活螨及真菌毒素(主要是黄曲霉毒素)等做必要的检查,并作限量要求。

8. 酸败度 酸败是指油脂或含油脂的种子类饮片,在贮藏过程中,与空气、光线接触,发生复杂的化学变化,产生低分子化合物醛类、酮类以及游离脂肪酸等,具有特异的刺激臭味(俗称哈喇味)。通过酸值、羰基值或过氧化值的测定,以控制含油脂的种子类的酸败程度。

9. 其他检查 系指除《中华人民共和国药典》(通则)规定的各项检查以外,其他还应视情况进行有针对性的检查,如伪品、混淆品、色度、吸水性、发芽率等和某些含毒性成分的中药饮片的限量检查。

四、浸出物

浸出物系指用水、乙醇或其他适宜溶剂对中药饮片进行浸提,并测定浸提所得的干浸膏的重量。根据采用溶剂的不同分为:水溶性浸出物、醇溶性浸出物及挥发性醚浸出物等,一般最常用的溶剂是水和乙醇。对有效成分、有效部位或主成分群尚无可靠测定方法,或所测成分含量低于万分之一的中药饮片,应根据饮片的实际情况,采用水溶性浸出物或有机溶媒浸出物作为饮片质量控制指标。

炮制辅料的加入,可以对饮片浸出物量产生影响。如醋制延胡索的水溶性浸出物的量,远比生品高。此外,炒、烫、煅、煅淬等加热处理,可使质地坚硬的中药因受热膨胀而导致组织疏松,从而提高浸出率。所以,浸出物的测定对炮制工艺、炮制方法及中药饮片质量的检验具有重要的意义。

五、含量测定

中药炮制的作用主要体现在解毒、增效两个方面。其中,炮制解毒与影响毒性成分有关;炮制增效主要与提高饮片中有效成分溶出率、改变中药成分的含量或化学组分的比例及生成新的有效成分有关。中药饮片含量测定成分的选定包括:与功能主治直接相关、专属性强的有效成分和/或指标性成分以及能反映中药饮片毒性大小的毒性成分等。

(一)有效成分

测定中药饮片中有效成分的含量,是评价中药饮片质量比较可靠的方法。中药饮片有效成分有生物碱、苷类、挥发油、有机酸、鞣质、蛋白质、氨基酸、糖及无机化合物类等。如黄芩所含黄芩苷、黄芪所含黄芪甲苷、黄连所含小檗碱、人参所含人参皂苷等均具有显著的生理活性。

对有效成分基本清楚的中药饮片应建立含量测定方法,并规定含量限度。有效成分不甚清楚的可测指标成分;一般饮片的含量测定应规定含量下限。对有多种有效成分的中药饮片应建立多个指标,并制定相应的检测方法以全面反映内在质量。对于尚无法建立有效成分含量测定,或虽已建立含量测定,但所测定成分与功能主治相关性差或含量低的中药饮片,可进行总有效部位的测定,如总黄酮、总生物碱、总皂苷、总鞣质的测定;含挥发油成分的,可测定挥发油含量。

(二) 有毒成分

有毒中药饮片,毒性成分已经明确的,应建立有毒成分含量测定方法,并规定其含量限度。如制川乌中的双酯型生物碱、马钱子炮制品中的士的宁、巴豆霜中的脂肪油等在 2020年版《中华人民共和国药典》中均有限量规定。

六、中药饮片质量现代控制技术

1. **中药指纹图谱或特征图谱技术**　中药指纹图谱或特征图谱是采用全息化图谱的模式,将中药的内在化学物质特性转化为常规的色谱数据信息,通过对中药样品特征性的识别,全面、整体、特异性地表征中药的品质。

中药指纹图谱或特征图谱的基本属性是"整体性""特征性"与"模糊性"。将其引入中药饮片的质量控制体系中,既体现了中医药整体观的理论内涵,又可以全面、整体、特异地表征中药饮片质量的优劣。采用标准炮制工艺得到标准饮片,可以建立标准饮片的指纹图谱或特征图谱。通过对比生品与炮制品的指纹图谱或者特征图谱,可以得到炮制前后发生变化的成分;通过对比不同批次炮制品的指纹图谱或特征图谱,可对饮片的质量优劣及稳定性进行分析。

2. **一测多评技术**　"一测多评法"又称"替代品对照法",即以中药中某"典型组分"(有对照品供应者)为内标,建立该组分与其他组分(对照品难以得到或难供应)之间的相对校正因子,通过校正因子计算其他组分的含量。这种以测定一个成分,实现对多个成分定量的方法,称一测多评法。目前,《中华人民共和国药典》2020 年版中,已经收载该方法测定黄连中小檗碱、巴马汀、黄连碱、表小檗碱、药根碱等 5 个成分的含量。

3. **光谱学技术结合化学计量学方法**　利用光谱技术对中药饮片进行"无损、快速"检测,结合采用化学计量学方法对光谱数据进行处理,既能客观反映中药饮片内在物质基础,又能在宏观上有效控制中药饮片的整体质量。如采用化学计量学方法处理红外光谱和紫外光谱数据,用于地黄炮制过程的控制。采用二维红外光谱技术,跟踪变温过程中的动态光谱,对草乌炮制质量进行控制。

4. **液相色谱 - 质谱联用技术**　采用色谱的高效分离能力,将中药饮片中化学成分进行分离,进一步利用质谱检测器解析各成分的结构。通过比较炮制前后的成分变化,发现其中的特征性成分,从而进行中药饮片的质量控制。

5. **生物检定技术**　也称生物活性检定技术,是利用生物体,包括整体、离体组织、器官、细胞和微生物等评估药物生物活性的一种方法。该方法以药物的药理作用为基础,以生物统计为工具,运用特定的实验设计,在一定条件下比较供试品和相当的标准品或对照品所产生的特定反应,通过等反应计量间比例的运算或限制剂量引起的生物反应程度,从而测定供试品的效价、生物活性或杂质引起的毒性。如基于生物检定技术的板蓝根质量控制与评价、水蛭素的测定等。

6. 其他方法与技术 中药经过炮制后发生的变化极其复杂,采用单一的方法和技术可能难以有效控制中药饮片的质量。近年来,色差计和电子鼻技术、生物热力学方法、电喷雾质谱技术等在中药饮片的质量控制方面均有探索性应用,为中药饮片质量控制新方法的建立提供了新的思路。

第二节 中药饮片检验相关要求

一、中药饮片检验用样品取样方法

1. 中药饮片检验抽取样品前,应核对品名、产地、规格等级及包件式样,检查包装的完整性、清洁程度以及有无水迹、霉变或其他物质污染等情况,详细记录。凡有异常情况的包件,应单独检验并拍照。

2. 从同批药材和饮片包件中抽取供检验用样品的原则
总包件数不足 5 件的,逐件取样;
5~99 件,随机抽 5 件取样;
100~1 000 件,按 5% 比例取样;
超过 1 000 件的,超过部分按 1% 比例取样;
贵重药材和饮片,不论包件多少均逐件取样。

3. 每一包件至少在 2~3 个不同部位各取样品 1 份;包件大的应从 10cm 以下的深处在不同部位分别抽取;对破碎的、粉末状的或大小在 1cm 以下的药材和饮片,可用采样器(探子)抽取样品;对包件较大或个体较大的药材,可根据实际情况抽取有代表性的样品。

每一包件的取样量:
一般药材和饮片抽取 100~500g;
粉末状药材和饮片抽取 25~50g;
贵重药材和饮片抽取 5~10g。

4. 将抽取的样品混匀,即为抽取样品总量。若抽取样品总量超过检验用量数倍时,可按四分法再取样,即将所有样品摊成正方形,依对角线划"×",使分为四等份,取用对角两份;再如上操作,反复数次,直至最后剩余量能满足供检验用样品量。

5. 最终抽取的供检验用样品量,一般不得少于检验所需用量的 3 倍,即 1/3 供实验室分析用,另 1/3 供复核用,其余 1/3 留样保存。

二、对照样品

为了正确检验,必要时可用符合《中华人民共和国药典》2020 年版规定的相应标本作对照。

三、破碎或粉碎样品的检定

供试品如已破碎或粉碎,除"性状""显微鉴别"项可不完全相同外,其他各项应符合规定。

第三节　中药饮片的质量控制

中药饮片的炮制生产工序包括中药材的采购、净制、饮片的切制、干燥、炮炙、包装等。控制和提高中药饮片的质量,应严格监控中药饮片生产操作过程,加强中药饮片质量的检验,实施全过程的质量管理。

一、中药饮片的质量检验

1. 质量检验人员(QC)的配备　按照中药饮片 GMP 的规定,中药饮片生产企业必须配备一定数量的质量检验人员(QC)。从事质量检验的人员应熟悉无机化学、有机化学、分析化学、中药化学等理论知识;掌握与中药饮片生产有关的质量标准,主要有《中华人民共和国药典》,各省、自治区、直辖市药品监督管理部门编写的《中药炮制规范》和《中药材质量标准》,原国家食品药品监督管理总局制定的《进口药材质量标准》。会操作相关质量标准中规定的各种检验方法和检验仪器,并具有一定的经验鉴别能力。

2. 主要检验仪器和设施的配置　中药饮片质量检验所需仪器及设施主要有高效液相色谱仪、气相色谱仪、原子吸收分光光度计、紫外可见分光光度计、薄层扫描色谱仪、分析天平、马弗炉、烘箱等,并建立生物测定室。

3. 制定企业质量标准和检验操作规程　中药饮片生产企业应根据《中华人民共和国药典》,各省、自治区、直辖市药品监督管理部门编写的《中药炮制规范》等质量标准,制定本企业的质量标准。企业质量标准中各项质量指标必须等于或高于国家和省级中药质量标准。质量标准一般有中药(包括中药材、中间产品、中药饮片)质量标准、辅料质量标准、包装材料等。

检验操作规程是在质量标准的基础上、用以规定检验操作的通用性文件或管理办法。具体内容有:检验所需的仪器和设备、对照物质、试剂和试药、各检验项目的操作程序和操作要求等。

4. 质量检验与留样观察　按照《中华人民共和国药典》要求进行中药饮片的抽样和检验,并留样观察。通过留样观察,确定中药饮片的储存期限。留样室应设置常温留样室(温度在 0~30℃)和阴凉留样室(温度不超过 25℃),需阴凉储存的中药在阴凉室留样,在常温库储存的中药应在常温室留样。留样室的温湿度尽量按照仓库的温湿度条件设定。留样后需定期观察,观察的时间根据样品变异情况确定,观察后做好记录。

5. 建立标本室　中药标本室需收集中药饮片的正品、伪品、地区习用品,以便在检验时作对照。

二、中药饮片的质量管理

为确保中药饮片质量,中药饮片生产企业除配备一定数量的质量检验人员外,还应配备专职的质量管理人员(QA)。质量管理人员监督、管理本企业从物料的购进、生产、贮存、销售等环节的质量管理,使各环节符合国家有关法规和企业文件的规定。

中药饮片生产必须从以下三方面严格控制和管理:

(一)中药原药材采购质量控制

1. 产地对中药材质量的影响　《药品生产质量管理规范(2010 年修订)》中药饮片附录第五条:中药材的来源应符合标准,产地应相对稳定。

2. 采收季节对中药材质量的影响 中药材的品质除与产地、生长环境相关外,还与生长周期、采收季节密切相关。《中华人民共和国药典》及《全国中药炮制规范》均对药材采收时节进行了规定。

3. 规格等级对中药材质量的影响 中药材的规格等级都有传统行规,如三七、地黄、枸杞、太子参、麦冬等,不同规格等级质量不同。

4. 硫黄熏蒸对中药材质量的影响 传统的药材产地加工,为防虫、防蛀、防霉变、利于贮藏等,大多趁鲜加工的药材均经过硫黄熏蒸,硫黄熏蒸后的药材色泽洁白,比较美观,不易霉变,但过度熏蒸,导致二氧化硫残留量超标,影响药材的内在质量。

(二) 生产工艺标准化及全过程质量控制

一般饮片生产经过备料、净制、浸润、切制、干燥、炮制等多个工艺环节,中药饮片生产应严格把控原药材采购以及生产各工艺环节的质量,炮制工艺应标准化、规范化,做到生产全过程质量控制。

(三) 中药材及中药饮片质量检验

根据规定,饮片生产企业应对中药材及中药饮片进行全检,配备足够的检验仪器及人员。

中药材进入原药材仓库后,需根据质量标准进行检验(包括形状鉴别、显微鉴别、理化鉴别、检查、含量测定等),检验合格后方能进入生产进行加工。

在生产过程中,QA 根据各工序质量监控要点,对加工过程中的每一道工序进行现场监控,确保每道工序合格后方能进入下道工序(批生产记录表)。

中药饮片进行包装前,需再次根据质量标准进行全检,合格后方能进行包装入库销售,流入市场。

为确保中药饮片的内在质量,检验人员需不断进行各类再教育,以确保自身素质。同时,中药饮片生产企业需要不断投入大量资金,以确保检验实验室的正常运作。

1. 审核与评估 对供应商具体审核的资料包括药品生产企业的《药品生产许可证》、药品经营企业的《药品经营许可证》、食品生产或经营企业的《卫生许可证》、包装和票签印刷企业的《印刷经营许可证》、营业执照的经营范围及有效期,法人委托书、身份证的有效期。

对物料的采购、入库验收、储存、发放、使用过程进行质量监控。对每个工序操作、检验进行管理,以保证按照工艺规程、标准操作程序进行生产,进行物料平衡检查。对人员、设备、场地、容器的清洁管理,确保生产过程符合卫生管理规程要求。

质量管理部门对中药饮片出厂前必须进行审核。审核内容包括:配重、称重过程中的复核情况;各生产工序检查记录;清场记录;中间产品质量检验结果;偏差处理;成品检验结果等。经审核合格后,中药饮片才能出厂。

2. 不合格品的处理 不合格品是指经省市药品检验所及本企业检验后判定为不合格的物料、中间产品和成品。对不合格品进行监控,做到不合格的物料不准投入生产,不合格的中间产品不得流入下道工序,不合格的饮片不得出厂。出现不合格品应督促生产、保管人员,将不合格品放置于不合格库(区),挂上红色不合格标志,做好记录。不合格品在质量管理人员的监督下进行销毁处理,并做好销毁记录。对不合格品不得进行销售、不得进行内部处理。

3. 毒性中药的监控与管理 质量管理人应对毒性中药的出入库、生产、储存、运输等过程实行全程监控,确保毒性中药的安全。毒性中药的管理应严格按照"毒剧药品管理办法"进行。

第四节 影响中药饮片质量的因素

中药饮片质量的优劣直接关系到临床疗效的好坏和患者生命的安全。中药饮片质量涉及一系列环节,每个环节应按规定认真规范操作,以确保饮片质量,提高临床效果。

一、药材基源

药材基源问题是用药最为重要的问题,关系到药材和饮片的真假优劣。一药多源、形态相似、真假易混、质量有别、药效差异一直是制约中药材及其饮片质量的重要因素之一。以大黄为例,载入《中华人民共和国药典》法定来源的有掌叶大黄 *Rheum palmatum* L.、唐古特大黄 *Rheum tanguticum* Maxim.ex Balf.、药用大黄 *Rheum officinale* Bail. 3 个品种。但部分地区习用大黄与药典规定基源有一定出入,在各地的实际临床用药中,常见习用品种还有同属的藏边大黄(*Rheum australe* D.Don)、河套大黄(*Rheum hotaoense* C.Y.Cheng et Kao)等,此类地方习用品种,与药典规定品种相比,虽然也含有蒽醌衍生物成分,但不含双蒽酮苷番泻苷类成分,如番泻苷 A、番泻苷 B 等,其泻下作用弱。

二、生态环境

植物的生长和分布及其体内代谢产物与自然环境密切相关,如吉林人参、宁夏枸杞、甘肃当归、内蒙黄芪、江浙浙贝、河南地黄、云南三七、四川黄连、贵州天麻、广东砂仁、广州藿香、潮州佛手等道地药材,因为其特殊的生态环境,次生代谢产物积累较其他产地更多,有效成分较高,炮制成的饮片入药疗效更好。"道地药材"的形成原因,是基因在环境作用影响下的选择性表达。如广州产的广藿香,气香纯,广藿香酮含量较高,而海南产广藿香,挥发油含量虽较高,但广藿香酮含量则甚微,故广州石牌产广藿香最道地。天麻性喜凉爽湿润,以疏松、肥沃、微酸性砂质或腐植质土为佳,主要生长于海拔 1 000~2 000m 处;气温在15~25℃,土壤含水量保持在 40% 左右,以及年降水量在 1 000mm 以上者更为适宜其生长。贵州由于有此种自然环境优势,所以产出的天麻质优,天麻素含量比陕西、吉林、云南所产的天麻含量高出许多。

三、采收季节

中药材的采收季节、时间、方法等对药物质量有着密切的关系。一般情况下,根及根茎类在秋、冬至春初采收,茎木类在秋、冬两季采收,皮类在春末夏初采收,叶类药材在花开前或果实未熟前采收,花类药材在含苞待放或初开时采收,果实在成熟或近成熟时采收,全草在茎叶茂盛时采收,等等。

如茵陈,"三月茵陈四月蒿,五月茵陈当柴烧",表述的就是采收季节对茵陈质量的影响,茵陈蒿以幼苗时采收为佳。又如吴茱萸,在吴茱萸果实不断成熟的过程中,吴茱萸所含主要有效成分吴茱萸碱和吴茱萸次碱的含量呈上升趋势,至 8 月底为最高,故吴茱萸的最佳采收期为果实成熟呈黄绿色未开裂前采收。

四、产地加工与炮制

中药材采收后,绝大多数在产地直接进行产地初加工,以达到除去非药用部位、清洗净制、筛选、分级分品的目的。唐代孙思邈在《千金翼方》中所云"夫药采取不知时节,不以阴干曝干,虽有药名,终无药实",就说明了药材采收后加工的重要性。目前,中药行业规范、统一的产地加工标准难以实现,药材的产地加工多是凭经验而定,其主观性和随意性强,致使其后续炮制出来的饮片质量不一。具体表现在以下四个方面:一是原药材产地加工净制不当,致使饮片中非药用部分较多,如酸枣仁、肉豆蔻等含壳量较大;钩藤带钩的少;夏枯草以花入药而市场上的饮片却是全草等。二是产地初加工切制成的饮片不规范,主要体现在饮片形状偏大偏厚、段偏长,给后续炮制工作带来一定的困难,如鸡血藤、大血藤等切过厚过宽,不利于炮制。尽管《中华人民共和国药典》《全国中药炮制规范》和各地的地方中药炮制规范共同形成了饮片行业的标准,但实际生产中,标准的执行情况堪忧,绝大部分中药饮片炮制又是以地方规范为依据,使得各地中药饮片质量标准尺度不一,难以实现饮片质量的统一。因此,形成全国性的饮片炮制行业规范,是亟待解决的问题。

> **知识链接**
>
> ### 中药挥发性成分
>
> 中药挥发性成分主要包括萜类化合物、脂肪族化合物和芳香族化合物等,大多分子量较小。如藁本所含的藁本内酯、广藿香所含的广藿香醇、丁香所含的丁香酚、薄荷所含的薄荷醇等。

第五节 中药饮片的质量溯源

中药饮片质量溯源是指追溯中药饮片的药材来源、生产过程、市场流通、应用情况和所处场所等的全部环节及记录,以确定影响中药饮片质量的主要因素。中药质量可追溯体系的概念最早于2010年11月在第3届中医药现代化国际科技大会上提出。2012年10月,《商务部办公厅关于开展中药材流通追溯体系建设试点的通知》的颁布,将中药材质量可追溯体系建设提升到国家战略的高度。

《商务部办公厅关于开展中药材流通追溯体系建设试点的通知》中将中药材追溯体系分为两级架构。根据"统一规划、统一标准、统一建设、分级管理"的原则,按照统一标准建设中央、地方两级追溯平台,形成上下贯通、协调运作、功能互补的全国追溯管理工作体系。中央平台主要承担全国中药材流通追溯信息查询和中央有关政府部门监管、统计分析功能;地方平台主要承担地方政府监管、各流通节点管理和地方政府有关部门统计分析功能。

(一)中央中药材流通追溯平台

中央平台是全国各试点城市数据的汇集中心,全国追溯信息的集中管理中心,以及全国追溯体系日常运行的指挥调度中心。系统具体功能如下:

1. 门户服务系统 门户服务系统提供数据信息统一发布,数据中心的统一访问和管理。

国家中药材流通追溯系统门户(www.zyczs.gov.cn)提供全国统一、唯一的中药材流通追溯信息查询途径。发布问题中药材警示信息,引导消费。通过专业查询终端、网络查询、手机终端、12312、12315热线、短信等渠道,为交易主体和消费者提供查询和举报投诉服务。

2. 中药材追溯系统 作为全国中药材流通经营主体信息库,按主体性质、主体类型、所属地区等进行存储和检索。汇集各试点城市流通追溯过程信息。

建立非试点城市的各环节追溯子系统,系统使用对象为非试点城市各流通节点主体单位,功能与地方中药材追溯各子系统系统功能相同。

3. 编码管理系统 依据《国家中药材流通追溯体系编码规则》,中央和地方中药材流通追溯平台采用统一编码、统一发码、统一验码系统。

中药材全产业链试点地方企业或流通主体按照全国统一编码规则、传输格式、接口规范,改造现有内部追溯管理系统,实现对所经营的中药材流通信息的标准化采集。

4. 监管辅助系统 监管辅助系统包含应急管理、考核评价管理、企业诚信管理、资产设备管理4个子系统。

应急管理:根据全国中药材流通追溯信息,第一时间明确应急事件产生的上下游环节,锁定源头、追踪流向,向相关地方城市主管机构、经营主体及消费者发布警示信息,并利用智能化手段,支持有关部门依法开展问题产品下架、退市、召回等应急处置工作。

考核评价管理:建立试点城市追溯工作考核管理制度及动态考核指标,定期对各流通节点追溯工作进行考核和评估,实现按季度或按月对各流通节点信息传输的及时性、规范性、真实性、连续性的横向比较和纵向分析。建立问题发现模型库,形成对问题的筛选、定性与程度评价的统一方法,对各试点城市信息报送进行有效监控,存在问题的及时予以警示。

企业诚信管理:建立全国中药材流通经营主体和经营户信用评价制度,建立信用登记指标体系和分析模型库,按照信息完整度、交易次数、诚信评价、不诚信行为等指标进行信用登记评价,建立企业诚信档案,并在相关网站予以公示。对严重违规、失信者实行行业禁入。

资产设备管理:汇总各试点城市设备运行状态和生命周期全过程的管理,包括设备分类、统一编号、设备领用登记备案,对设备调整、使用、维护、状态监测,故障诊断,以及维修信息的收集、处理等全部管理工作。建立设备固定资产档案、技术档案和运行维护原始记录。提高设备的完好率和利用率,降低维护费用。

5. 统计分析系统 建立统计分析指标体系和分析模型库,设定具体的统计分析项目,按日、周、月、年等周期,分品种、数量、价格等指标,综合运用同比、环比、走势、排行等方法进行统计分析。

(二)地方中药材流通追溯平台

按照统一的数据传输格式和接口规范,地方平台负责采集各节点数据信息,实现与中央平台和各流通节点追溯子系统互联互通,同时作为地方追溯信息的集中管理中心以及追溯体系日常运行的控制中心。平台具体功能如下:

1. 地方门户服务系统 地方门户服务系统与中央门户服务系统实现互联互通,提供信息发布管理功能、内容管理功能。

地方门户系统经统一部署、统一标准,建立在统一技术构架基础之上,信息可以实现基于特定权限共享呈送的"一群网站",即中央门户系统对地方门户系统进行集中管理,形成"数据大集中"。地方门户服务系统可以在试点城市本地维护各自的网站信息,域名采用统一的二级域名模式。中央门户服务系统和各地方门户服务系统的信息可以互相共享呈送,实现网站群体系内的数据协同维护。

2. 地方中药材追溯系统 对纳入追溯范围的主体单位进行实名注册备案,签订追溯承诺书。建立专门的中药材流通主体信息库,汇总各流通节点主体基本身份信息,按主体性质、主体类别、经营范围、经营地点等进行存储和检索。

建立地方中药材流通追溯信息库，汇总各流通节点追溯子系统上报的追溯信息，按产地、流通节点、经营商户、追溯码等项目进行分级存储和检索，形成地方中药材流通追溯信息链条。按照商务部规定的具体采集指标及时限要求，将有关信息传送至中央平台。

3. 地方监管辅助系统　与中央平台一样，地方监管辅助系统包括4个子系统。

应急管理：根据中央平台提供的事件源头，响应应急事件、追踪流向，向相关经营主体及消费者发布警示信息，并利用智能化手段，支持地方有关部门依法开展问题产品下架、退市、召回等应急处置工作。

考核评价管理：制定地方追溯工作考核管理制度及动态考核指标，定期对各流通节点追溯工作进行考核和评估，实现按季度或按月对各流通节点信息传输的及时性、规范性、真实性、连续性的横向比较和纵向分析。建立问题发现模型库，形成对问题的筛选、定性与程度评价的统一方法，对各流通节点信息报送进行有效监控，存在问题的及时予以警示。

企业诚信管理：建立地方中药材流通经营主体和经营户信用登记评价制度，建立信用登记指标体系和分析模型库。按照信息完整度、交易次数、诚信评价、不诚信行为等指标进行信用等级评价的信息汇总，建立企业诚信档案，对严重违规、失信者实行行业禁入。

资产设备管理：对追溯设备寿命周期全过程的管理，包括设备分类、统一编号、设备领用登记备案，对设备调整、使用、维护、状态监测，故障诊断，以及维修信息的收集、处理等全部管理工作。建立设备固定资产档案、技术档案和运行维护原始记录。提高设备的完好率和利用率，降低维护费用。

4. 地方统计分析系统　适应地方中药材流通行业管理需要，建立统计分析指标体系和分析模型库，设定中药材各品种进货量、成交量、成交价等地方性统计分析项目，按日、周、月、年等周期，综合运用同比、环比、走势、排行等方法进行统计分析。

此外，建立各流通节点子系统与地方平台连接，作为中药材流通追溯的信息采集点，同时发挥规范各个环节交易流程的作用。流通节点子系统主要包括中药材产地追溯子系统、中药材经营企业追溯子系统、中药材专业市场追溯子系统、中药饮片生产追溯子系统、中药饮片使用环节追溯子系统。

运用现代信息技术实现中药材各环节交易凭证的电子化，建立中药材流通追溯体系，对于提高生产经营主体安全责任意识，强化流通环节质量安全把关能力，促进流通发展方式转变，提升中药材质量安全水平，营造安全放心的消费环境，促进中医药事业的发展具有重要意义，是重大的民生工程。

📖 **知识链接**

中药材流通追溯体系建设

《商务部办公厅关于开展中药材流通追溯体系建设试点的通知》：根据财政部办公厅、商务部办公厅印发的《关于2012年支持酒类追溯体系建设等商贸流通服务业项目发展有关问题的通知》（财办建【2012】111号）中关于"放心药"服务体系的建设要求，2012年中央财政支持河北保定市、安徽亳州市、四川成都市和广西玉林市开展中药材流通追溯体系建设试点。

（钟凌云　黄勤挽　申屠银红）

复习思考题

1. 中药饮片的质量要求主要有哪些内容？请解释其具体内涵。

2. 结合《中华人民共和国药典》2020 年版，请挑选一种中药饮片阐述其质量要求。

3. 试述中药饮片质量控制的具体内容和要求。

4. 试述影响中药饮片质量的 5 种因素，举出具体实例。

5. 试述哪些因素会直接影响饮片所含成分的种类含量。

6. 试述国家中药材追溯体系的内容与目标。

7. 试述中药饮片质量要求的主要内容。

8. 试述影响中药饮片质量的因素。

拓展阅读

扫一扫
测一测

第八章

中药饮片包装与贮藏养护

> ### 学习目标
>
> 　　通过学习本章内容,掌握中药饮片包装的主要内容,熟悉中药饮片常见的变异现象及其原因,掌握中药饮片适宜的贮藏保管方法。本章内容的掌握对于实际工作中指导饮片规范化的包装管理,科学选择中药饮片贮藏保管方法,保证饮片质量符合临床应用的要求具有重要作用。

　　中药饮片的包装及贮藏养护是保证中药饮片质量合格的重要环节。包装饮片的材料及贮藏的方法等因素对中药饮片的安全性、有效性、稳定性产生直接影响。

第一节　中药饮片包装

　　饮片的包装系指采用一定的包装材料对饮片进行盛放、称量、封口、粘贴(或线缝)标签的过程。饮片包装的作用主要有:①防止害虫、微生物、灰尘的侵入和污染,有利于饮片的养护和卫生;②方便饮片的存取、运输、调剂;③包装后清洁、美观,有利于销售;④有利于促进饮片生产的现代化、标准化;⑤有利于中药饮片的国际贸易。

(一) 饮片包装技术

　　中药饮片的包装包括内包装和外包装。内包装系指直接盛装饮片或与饮片接触的包装。内包装应能保证药品在生产、运输、贮藏及使用过程中的质量,并便于医疗使用。外包装系指内包装以外的包装,按由里向外分为中包装和大包装。外包装应根据饮片的特性选用不易破损的包装,以保证药品在运输、贮藏、使用过程中的质量。通常饮片包装技术按照先内包装、后外包装的程序进行,常在不同控制级别的生产区域进行。

　　1. 称量包装法　以重量法计量最小包装单位,可以手工或机械操作,采用净重或加内包材的毛重称量方法。

　　(1)净重称量包装:将饮片先用秤称过,然后充填到包装中。该法装量精确,误差小。生产上多采用机械称量。适用于流动性能好,密度均匀,颗粒状的饮片包装。一些不适宜用机械称量的可采用人工称量。

　　(2)毛重称量包装:即将饮片先装入内包材,然后再进行称量。这种包装方法有时因包装容器的质量差异,使装量不够准确。但该方法简单,包装设备价格低,操作容易。对于具有黏性、容易污染或体积松泡、比重较低的饮片,应尽量减少包装容器的质量差异。

　　2. 容积充填包装法　利用容积法计量饮片的最小包装单位的包装方法,适用于颗粒性、密度均匀的饮片包装。所用的包装机械充填的速度高,但充填精度依赖于所包装的物料。机械化操作的设备根据原理可分为两类,一是控制饮片物料流量或时间的设备;二是利用计量容器量取一定体积的物料进行充填的设备。

(1)控制饮片物料流量或时间的设备:如螺旋充填机,可以获得较高的充填精度,保证每个包装容器充填定量饮片。还可以利用计时振动充填饮片物料,充填的数量由振动时间来控制,将定量饮片直接充填于容器中。

(2)利用真空充填饮片物料计量容器量取的设备:多采用真空充填物料的方法。充填饮片物料时使包装容器保持真空,利用重力推进物料,物料与容器无空气存在,减少"桥空"现象(物料相互支撑形成的拱状),充填饮片物料的精度高、速度快。

(二) 饮片包装材料

《中华人民共和国药品管理法》明确规定:直接接触药品的包装材料和容器,必须符合药用要求,符合保障人体健康、安全的标准,并由药品监督管理部门在审批药品时一并审批。

中药饮片的内包装材料要分别选用与所包装的品种性能相适应的无毒包装材料,如聚乙烯塑料薄膜、尼龙高压聚乙烯复合薄膜、牛皮纸、热封型茶叶滤纸等。外包装材料采用能够防潮、防污染、有机械强度、易储存、易运输的包装材料,如塑料编织袋、纸箱、木箱、布袋、木桶等。凡直接接触中药饮片的包装材料均为一次性使用,不得回收重新利用。对有毒性、挥发性强、有污染、刺激性强的饮片包装要根据产品的特性和规格选择包装材料。

1. 无毒聚乙烯塑料袋包装 适用于根及根茎类、种子果实类、茎木类、花类、叶类、动物类、矿物类饮片的包装。包装的规格以用户的要求而定,一般以1kg为主。塑料袋包装外再用编织袋或纸箱包装,以便贮存和运输。包装时先将饮片放入塑料袋内,称重,封口,贴上标签;如是纸质标签,称量后标签放入塑料袋内再封口。对于矿物类和外形带钩刺的饮片宜用双层无毒聚丙烯塑料袋包装,以防破碎泄漏。

2. 无毒聚丙烯编织袋包装 适用于质地较轻的全草和叶类饮片及5kg以上的饮片包装。包装时,将饮片放入编织袋内,称量或点数,把标签放在缝口处,用缝包机缝口。也可用不干胶标签贴在编织袋的醒目处。

3. 纸箱包装 一般用于容易压碎的饮片,如蝉蜕、鸡内金等。包装时,将饮片或塑料袋包装后的饮片装入纸箱内称量或点数,用不干胶带封口,贴上不干胶标签。

4. 玻璃瓶包装 一般用于贵重饮片的包装,如牛黄、麝香等粉状饮片。包装量为一日量或一次量的最小包装;包装时,将称量后的饮片以小漏斗装入玻璃瓶内,盖上橡胶塞,用蜡封口。把封口后的饮片和标签放入纸盒或塑料袋内封口。

5. 真空包装 真空包装对防止虫蛀、霉变比较有效。但由于包装材料较贵,并需用真空包装机,目前只用于贵重和精包装的饮片。包装时,把饮片放入复合薄膜塑料袋内,称量,在真空包装机上封口,贴上不干胶标签

此外,还有木盒、塑料罐、塑料盒等包装材料。

(三) 饮片包装设计

中药饮片作为一种特殊的商品,除了包装材料、包装规格外,产品的包装设计十分重要。好的包装既体现出产品的价值,使产品造型美观,又经济、实用、方便,体现出中药饮片作为药品的特殊性以及人文关怀。

中药饮片的包装设计,主要关注以下两个方面的问题:

1. 包装材料安全性与环保性的统一 通过选择合理的包装材料,保护环境,发展绿色包装饮片,积极开发新型的环保中药饮片包装材料,促进饮片包装的可持续发展。

2. 包装结构减量化与企业品牌的统一 在保证结构实用性的前提下,最大程度地简化包装结构,减少烦琐的不必要的包装形式,降低资源和能源的浪费,实现包装装饰性与功

能性合理的统一,同时通过包装上的文字和色彩便能体现企业的品牌,并符合消费者审美心理。

(四) 饮片包装设备

饮片包装设备是指能完成中药饮片产品包装并封口过程的设备。包装过程包括充填、裹包、封口等主要工序。使用机械包装产品可大大提高生产率,减轻劳动强度,适应大规模生产的需要,并满足清洁卫生的要求。

1. 饮片内包装设备

(1)薄膜封口机:通过电加热元件,使塑料类包装材料热熔而封口。分为脚踏式封口机和履式封口机,适用于各种类别和规格的饮片包装,是最常用的封口机械。封口处可压印生产批号等文字。

(2)落地式真空包装机:适用于整枝的人参、鹿茸等贵重饮片的包装。通常包装时排出空气,封入干燥剂或抗氧化剂,可有效地延长饮片贮藏时间,保证饮片质量。

(3)半自动托盘式包装机:将称好剂量的饮片加入连接到传送带的一个个托盘上,机器再依次将各托盘中的饮片翻倒进包装袋中封装。适用于各种类型的单剂量小包装饮片。

(4)自动颗粒包装机:一般采用容量计量法,适用于流动性强、颗粒均匀的种子类饮片的包装,如酸枣仁、决明子、莱菔子、蛇床子、麦芽等。

(5)自动粉剂包装机:适用于蒲黄、白矾、玄明粉、滑石粉、三七粉等流动性一般或很差的粉末类饮片的软袋包装。分为通用型自动粉剂包装机和抽真空式散粉充填机。

(6)袋泡茶包装机:适用于三七粉等直接口服的饮片及葶苈子、沙苑子等细小种子类饮片的包装,以免这类饮片在煎煮时糊化粘锅,便于调剂、服用。该设备更适用于中药饮片类保健茶的包装。

(7)组合称量全自动包装机组:该设备主要由多头电脑组合秤、Z 型物料输送机、振动喂料机、电子秤平台、自动包装、成品输送等部件组成,采用微电脑控制,经数学组合计算,从多个称重斗中组合出许多个合格组合,然后从中挑选出与目标重量最为接近的组合,再进行自动包装过程。该系统计量精度高、量程广,包装效率高,是应用日益广泛的新型包装设备。适用于流水线中松散无黏性的各种饮片的包装。

2. 饮片外包装设备

(1)手提电动封包机:适用于使用麻袋、编织袋、牛皮纸袋等饮片大包装的封包操作。

(2)半自动捆扎打包机:以聚乙烯塑料带为捆扎材料,适用于麻袋、编织袋、牛皮纸袋、纸箱、木箱等外包装的捆扎打包操作。

(五) 饮片小包装

小包装中药饮片是根据临床常用剂量作为包装剂量,用一定的包装材料封装,无须称量、直接调剂的一种新型中药饮片包装方式。国家中医药管理局于 2008 年颁布了《小包装中药饮片医疗机构应用指南》,推广使用小包装中药饮片。小包装饮片作为一种新型的饮片包装模式,目前已经在国内许多医院得到了广泛应用。

饮片小包装通常是以聚乙烯塑料单膜、聚乙烯复合塑料膜或无纺布等作为包装材料的小规格包装,有 1g、3g、5g、6g、9g、10g、12g、15g、30g 9 种规格,直接服务于临床,均为机械化生产。9 种规格分别采用国际通用普通色卡中的 9 种颜色作为色标,能达到快速识别的目的,方便中药饮片在医院中各个环节的验收和中药饮片处方的调配、复核。每一小包装上必须印有或者贴有标签。标签的主要内容有名称、产地、规格、特殊煎煮方法、产品批号、生产日期、生产企业等信息。

毒性中药饮片不得制成小包装中药饮片。《中华人民共和国药典》《全国中药炮制规范》注明"有毒"的中药饮片,如白附子、甘遂等,其最大规格的设定,应不超过规定的最大剂量。麻醉药(如罂粟壳)不得制成小包装中药饮片,在调剂时应当按规定将其他小包装的中药饮片拆包后与麻醉药(罂粟壳)混合后发药,并在调剂时严格按处方剂量临方处理。

第二节　中药饮片贮藏与养护

自古以来,历代医药学家十分重视中药的贮藏保管,并积累了丰富的经验。孙思邈在《备急千金要方》中记载:"凡药皆不欲数数晒曝……诸药未即用者,候天大晴时,于烈日中曝之,令大干,以新瓦器贮之,泥头密封。须用开取,即急封之。"陈嘉谟在《本草蒙筌》中指出:"凡药藏贮,宜常堤防,倘阴干、曝干、烘干,未尽去湿,则蛀蚀、霉垢、朽烂,不免为患……见雨久着火频烘,遇晴明向日旋曝。粗糙悬架上,细腻贮坛中。"中药炮制品的贮藏保管是保证其质量的最后环节,若贮存不善,将导致各种变异现象,最终不能保证临床用药的安全、有效。为了做好中药饮片的贮藏保管工作,除了对药物的性质和影响其质量的因素熟悉外,还必须具有高度的责任心。在运用传统贮藏保管方法的基础上,积极采用现代贮藏保管新技术、新方法进行科学贮存与管理,才能保证中药饮片质量。

一、中药饮片贮藏中的变异现象

1. 发霉　是指中药饮片受潮后,在适宜温度和湿度条件下,霉菌在其表面或内部滋生和繁殖,饮片表面出现或布满菌丝的现象。霉变对中药的质量危害最大,因为霉菌侵入中药,在其表面繁殖生长,分泌酵素或毒素,污染中药,使药物颜色、气味、功效发生改变,有效成分分解甚至全部被破坏或使饮片腐败,不能用于临床。

中药饮片多数在含水量超过15%,温度20~35℃、相对湿度75%以上时,就很可能霉变。含有蛋白类、脂肪类、多糖类、维生素等成分较多的中药饮片容易发生霉变。常见的易发霉中药有肉苁蓉、枸杞子、玉竹、黄精、熟地、天冬、党参、牛膝、炙冬花、炙甘草等。

2. 虫蛀　是指中药饮片被仓虫啮蚀,出现空洞、破碎、粉末并被仓虫的分泌物、排泄物、虫体所污染的现象,也是中药饮片贮藏中危害最严重的变异现象之一。动、植物中药所含大量的蛋白质、糖类、脂肪等,是害虫生长繁殖的营养来源,在适宜的温湿环境下,仓库的害虫将中药饮片蛀蚀成洞孔,有效成分损失,疗效降低,同时仓虫排泄物及其所携带微生物对药物造成污染,严重影响饮片质量。

一般含脂肪油(如苦杏仁、柏子仁等)、淀粉或糖分(如黄芪、山药、何首乌、神曲、薏苡仁、贝母、北沙参、人参、枸杞及蜜炙品等)、蛋白质(如鹿茸、白花蛇、蜈蚣、蛤蚧等)较多的中药饮片较易发生虫蛀,而含辛辣成分(如花椒、丁香等)的植物药及矿物等无机类中药饮片则不易虫蛀。

3. 变色　是指中药饮片的固有色泽发生了变化。色泽是中药饮片质量的外在体现之一。饮片的固有色泽发生变化表明饮片的内在成分发生变化,其质量及临床疗效均受到影响。

保管贮藏的过程中,饮片霉变、酸败、走油可引起饮片变色。日光的直接照射、保管不当等也可使某些药物的颜色由浅变深,或由白色变为黄色,如天花粉、山药、白芷、泽泻等;或由深变浅,如黄芪、甘草、黄柏等;或由鲜艳变暗淡,如花类的金银花、菊花、红花、槐花、款冬花、腊梅花等,叶类的大青叶、荷叶、人参叶等。

4. 泛油　泛油又称"走油",是指含挥发油、脂肪油或糖类等成分的中药,因受热或受潮后在其表面出现油状物质,使饮片质地发软、发黏,发出油败气味等现象。中药泛油是一种因饮片内在成分发生改变而产生酸败变质的现象,影响其疗效,甚至可产生不良反应。

含油脂多的中药,常因受热温度过高而使其内部油质易于溢出表面而走油,严重者会发出刺鼻的酸败、"哈油"气味。如苦杏仁、桃仁、柏子仁、郁李仁、炒苏子、炒莱菔子、炒酸枣仁、当归、肉桂、蛤蚧、九香虫、刺猬皮等。

含糖类较多的中药或经蜜制后的中药饮片,常因受湿、热而使糖分外渗,出现颜色加深,质地变软,外表发黏,又称"泛糖"。如天冬、麦冬、玉竹、牛膝、黄精、熟地、枸杞等。

5. 变味 是指中药饮片固有的气味、口味在温度、湿度及贮存时间等外界因素的影响下,气味散失或变淡薄的变异现象。中药固有的气味和口味,是由各种成分尤其是有效成分所组成,是反映中药饮片质量的重要指标。饮片固有气味或口味变淡、消失、或改变,说明有效成分含量下降,疗效降低。一些具有香气的芳香性饮片因包装不严,或露置空气中过久,或贮存温湿度过高等,均可导致挥发性成分逸出而气味散失。如薄荷、荆芥、细辛、香薷、白芷、当归、檀香、厚朴、川芎、木香、肉桂、丁香、茴香、花椒、冰片、乳香,以及炒制品、酒炙品、醋炙品等。一般而言,贮藏时间越久、储藏温度越高,气味或口味散失越快。

6. 风化 是指某些含结晶水的矿物类药物,因在贮存中长期与干燥空气接触或长时间日晒、高温,逐渐失去结晶水而成为粉末的现象。中药风化后,成分结构发生了改变,其质量和药性也随之改变而影响临床疗效。易风化的药物有芒硝、硼砂等。

7. 潮解 是指某些含糖或盐类的固体中药在高湿环境中吸潮,使其表面湿润、返潮,甚至溶化成液体的现象。如硇砂、大青盐、芒硝、咸秋石、盐附片、肉苁蓉、海藻、昆布、白糖参,以及盐炙品、蜜炙品等。这些中药潮解后将不便贮存,还可能进一步产生其他变异。

8. 粘连 是指某些熔点比较低的固体树脂类或动物胶类或经蜜制的中药饮片,受潮或受热后粘结成块的现象。如乳香、没药、阿魏、芦荟、儿茶、阿胶珠、蜜制甘草、蜜制黄芪等。

9. 自燃 自燃又称"冲烧",是指质地轻薄松散的植物中药,由于本身干燥不适度,或在包装码垛前吸潮,在紧实状态中细胞代谢产生的热量不能散发,当温度积聚到一定程度时,热量便能从中心一下冲出垛外,轻者起烟,重者起火的现象。药物自燃之后,其质量受到极大破坏。如红花、艾叶、甘松、柏子仁等。部分中药饮片炮制后若未充分摊晾冷却即转入仓库贮存,也会导致冲烧现象。如大黄炭、蒲黄炭等。

10. 腐烂 是指某些新鲜中药或部分动物类药材,未经适宜的加工、贮藏,因受温度和空气中微生物的影响,使微生物繁殖和活动增加,引起温度升高,导致中药酸败、臭腐的现象。药物一经腐烂,不可入药。如鲜生地、鲜沙参、鲜石斛、鲜生姜、鲜芦根、鲜茅根、鲜菖蒲及鲜荷叶等。

二、影响中药饮片变异的因素

中药饮片在贮存过程中可能发生霉变、虫蛀、泛油、变色等变异现象,影响因素很多,但概括起来有自身因素和外部因素两个方面。

(一) 中药饮片变异的自身因素

1. 含水量 水分是中药饮片在贮存过程中发生变异的主要因素之一。中药的含水量过高,易在贮存过程中发生霉变、虫蛀、变色等变异。中药饮片的水分控制按照《中华人民共和国药典》《中药饮片质量标准通则(试行)》等有关规定执行。

2. 化学成分 中药饮片的成分复杂,炮制及贮存过程中其化学成分发生变化。含淀粉、糖类、蛋白质、脂肪等营养成分较多的中药饮片,易发霉、虫蛀、走油、粘连、遭鼠害等;含挥发油或脂肪油较多者,易引起气味散失、泛油等;含生物碱较多者,久贮与空气和日光接触,可发生部分氧化、分解而变质、变色;含苷较多者,在酶、或微生物作用下容易分解;含鞣质较多者,露置空气及日光中易氧化和聚合产生变色;含植物色素者,受日光照射或久贮易变色;含盐分较多者易潮解;含结晶水的矿物药易风化等。

(二)中药饮片变异的外部因素

1. 环境因素

(1)日光:日光是一种电磁波,蕴含大量的能量。中药饮片经日光照射后,日光中的红外线可引起饮片的温度升高,紫外线可诱发一些化学反应发生,进而促进中药成分发生氧化、分解、聚合等光合反应,产生变色、气味散失、风化、泛油等变异。

(2)空气:中药饮片除真空包装外,都要与空气接触。空气中的氧和臭氧对中药的变异起着重要作用。臭氧是强氧化剂,可加速中药中有机物质,特别是脂肪油的变质。氧气可使某些药物中的挥发油、脂肪油、糖类等成分氧化、酸败、分解而泛油或泛糖;使药物中的鞣质等成分氧化、聚合形成大分子化合物而颜色由浅变深;使花类药物氧化变色,气味散失;也能使矿物药氧化,如灵磁石变为呆磁石。

(3)温度:温度是中药贮存过程中最为关键的因素之一。在15~20℃的贮藏温度下,中药的成分比较稳定。贮藏温度在20~35℃时,适宜霉菌、仓虫的生长且饮片内部氧化、水解等化学反应加速,大部分中药易生虫、发霉以及变质;同时较高的仓储温度会使饮片中脂肪油分解溢出而产生"泛油"。低温环境中,一般的中药饮片都不会发生变质。但温度过低,对某些新鲜的或含水量高的中药,也会有不利影响,如冻结使中药的细胞壁及原生质受到机械损伤,还可能使所含蛋白质及其他胶体发生不可逆的凝固作用,药物解冻后的颜色常常变深,质量下降。

(4)湿度:空气的湿度是随季节和晴雨、冷暖而改变的,也是影响饮片质量的一个重要因素。当贮藏环境的空气相对湿度在70%以上时,饮片易受潮产生发霉、虫蛀、潮解及化学变化等变异而影响其质量。而相对湿度在60%以下时,饮片的含水量又逐渐降低,可造成某些药物失水风化,发生干硬、干裂。相对湿度在80%以上或饮片含水量超过15%时最有利于微生物和仓虫的繁殖。因此,饮片贮存环境的相对湿度应控制在60%~70%为宜。

2. 生物因素 影响中药饮片变异的生物因素主要包括微生物、仓虫、仓鼠,以及鸟类、蛇类等,其中最主要的是微生物和仓虫。由于温度、湿度的影响,微生物繁殖代谢,可造成药物发霉、腐烂、发酵、酸败、泛油、泛糖等变异现象。一旦温湿度环境适宜,仓虫和仓鼠也会大量繁殖,不但啃咬损坏药物,还排泄粪便,传染病毒和致病菌,造成严重污染。

3. 时间因素 时间因素是指药物贮存时间的长短。绝大多数中药不能长期贮存,否则会造成有效成分的氧化、分解、挥发等而使含量降低,从而降低疗效或失效。少数中药强调长期贮存,陈久者良,如陈棕、陈皮等。

三、中药饮片贮藏养护方法

中药饮片的贮藏保管是一门综合性科学,涉及多方面的技术和知识的应用。我国药学工作者在长期的生产实践中积累了丰富的经验,在贮藏保管方面除了采取传统方法以外,不断吸收和应用新的技术,形成了多种贮藏方法。按照发展时期来划分,可分为传统贮藏保管方法、化学熏蒸法和现代贮藏方法。

中药饮片应分类贮藏,一般根据各类饮片性质的不同和进购、销量及存量的多少,选择适当的贮藏保管方法。

一般易霉变而体轻、量大的饮片放置于干燥通风处;易霉变虫蛀而体重、量少的饮片置石灰缸等容器内密闭贮存;易变色、易挥发的饮片,应采取避光、避热等方法贮藏。易燃性中药,如火硝、松香、硫黄、干漆、樟脑、海金沙等遇火或高温易燃烧,应专人保管,数量较多的应放在危险品仓库贮存,数量少的应单独用缸、坛、罐等密封贮藏存放,并远离电源、火源。

另外,贵细药及毒性中药和麻醉中药的贮藏保管,比其他药物要求更严格,一般都应严格按照相关的专门规定进行贮藏保管。

(一)传统贮藏保管方法

中药贮藏保管的传统方法具有经济、有效、简单、实用等优点,仍是目前应用广泛、最基本的贮藏方法。

1. 清洁养护法 清洁卫生是防止仓虫侵入的最基本和最有效的方法。其内容主要包括对中药贮藏品、仓库及其周围环境进行消毒并保持清洁。

2. 防湿养护法 是通过适当方法或吸湿物,吸收潮湿空气或中药饮片中的水分,保证贮藏环境和饮片干燥。常用的方法有通风、吸湿、晾晒和烘烤等。

(1)通风:利用空气的流动来调节仓库的温、湿度。晴天天气干燥,若库房的湿度大于70%,温度高于库外的温度时,应开放门窗、排气窗以调节库内的温度、湿度。另外,还可以通过翻垛或堆成通风垛,使热气及水分散发。利用自然环境通风时应注意选择晴天无雾、空气湿度较低的天气进行,此外还可利用电风扇等机械装置加速通风。

(2)晾晒:即阴干和晒干。当饮片受潮时,应根据其性质及时晾晒。对于曝晒易变色(如陈皮、菊花、红花等)及易走油(如酸枣仁、知母、柏子仁、苦杏仁及火麻仁等)的中药宜摊晾阴干。一些含有对光、热较稳定化学成分的饮片可选择日光下晾晒的方式进行。

(3)吸湿:利用吸湿剂或干燥剂,吸收空气和饮片中的水分。传统常用的吸湿剂有生石灰、木炭或竹炭、草木灰等。现代还可采用氯化钙、硅胶等吸潮。使用吸湿剂时,库房或容器应尽可能地封闭严密。

3. 密封或密闭贮藏法 利用密闭的库房或缸、瓶、箱、桶、塑料袋等容器,将中药饮片密封或密闭,使其与外界隔离,减少空气、温度、湿度、光线、微生物及害虫等因素对药物的影响。其中,密闭是指将容器密闭,以防止尘土及异物进入;密封是指将容器密封,以防止饮片风化、吸潮、挥发或异物进入。密封比密闭相对更加严密。在中药饮片的密封或密闭贮存容器中,同时还可加入吸湿剂,使其防霉防蛀效果更好。对于细料、贵重等中药饮片,如冬虫夏草、人参、鹿茸、冰片、猴枣、熊胆、牛黄等,还可采用真空密封贮存。大量贮存可建密封库、密封室。

4. 对抗同贮法 是采用两种或两种以上药物同贮或采用与一些有特殊气味的物品同贮,以防虫、防霉及防变色的贮存方法。陈嘉谟《本草蒙筌》所载"人参须和细辛,冰片必同灯草;麝香宜蛇皮裹,硼砂共绿豆收;生姜择老沙藏,山药候干灰窖",是对抗贮藏理论的雏形。目前,在中药饮片贮藏过程中,对抗贮藏仍被广泛应用。例如:丹皮与泽泻、山药、白术、天花粉等同贮;花椒、细辛、荜澄茄与蕲蛇、白花蛇、蛤蚧、全蝎、海马、鹿茸等动物药同贮;大蒜与芡实、薏苡仁、土鳖虫、斑蝥、全蝎、僵蚕等昆虫类药同贮;明矾与柏子仁、郁李仁、苦杏仁、桃仁、白芥子、紫苏子、莱菔子等富含油脂的种子类药,以及与菊花、金银花、红花、款冬花、玫瑰花、月季花等花类药同贮;细辛与人参、西洋参、党参、沙参、三七等参类药同贮;藏红花与冬虫夏草同贮;冰片与灯心草同贮;硼砂与绿豆同贮;陈皮与高良姜同贮;当归与麝香同贮;蜜拌桂圆肉、肉桂等均可达到防虫、防霉等作用。

高浓度的白酒和药用乙醇是良好的杀菌剂,可将易发霉、虫蛀的中药饮片与高浓度的白酒或药用乙醇于容器内密闭贮藏,如动物类的白花蛇、乌梢蛇、地龙、蛤蚧、土鳖虫、九香虫等;贵重中药人参、三七、冬虫夏草、鹿茸等;含挥发油类的当归、川芎等也可采用喷洒少量75% 药用乙醇或50 度左右的白酒密封贮存,可达到防蛀、防霉效果。采取本法时,需先将中药分别包装好,并标记后再贮藏于容器内,以免发生错乱。另外,一定要在中药被蛀、发霉之前使用本法,才能收到良好的防虫防霉效果。同时注意防止药物之间的串味。

(二) 化学熏蒸法

本法是采用具有挥发性或易流动的化学杀虫剂杀虫的养护方法。化学杀虫剂种类较多,杀虫效果较好的有二氧化硫、氯化苦、磷化铝等。

1. 硫黄熏蒸法 硫黄熏蒸法长期应用于食品、农产品及药材等物品的加工和贮藏养护过程。传统上常用于熏蒸人参、山药、党参、当归、莲子、桂圆、银耳等中药饮片。硫黄在燃烧过程中与氧结合产生二氧化硫,二氧化硫与饮片中的水分子结合形成亚硫酸,有一定锁水作用,并可直接杀死成虫、卵、蛹等,抑制霉菌、真菌、细菌滋生,抑制氧化酶等活性,起到防虫、防霉、保色、增色等作用。

但是,二氧化硫也会破坏中药饮片的某些有效成分,大量熏蒸时还可导致饮片残留二氧化硫及砷(As)、汞(Hg)等有毒有害物质。为防止中药饮片加工过程中滥用或者过度使用硫黄熏蒸的问题,2011 年 6 月,国家食品药品监督管理总局组织制订了中药材及其饮片二氧化硫残留限量标准,初步遴选出山药、牛膝、粉葛、甘遂、天冬、天麻、天花粉、白及、白芍、白术、党参等 11 种传统习用硫黄熏蒸的药材品种,规定二氧化硫残留量不得超过 400mg/kg;其他中药材及其饮片的二氧化硫残留量不得超过 150mg/kg。二氧化硫熏蒸法现已较少使用。

2. 氯化苦熏蒸法 氯化苦为有效杀虫剂,化学名称为三氯硝基甲烷,纯品为无色油状液体,有特殊臭气,几不溶于水。当室温在 20℃以上时能逐渐挥发,渗透力强,不爆炸,不燃烧。一般 1m³ 堆垛中药用氯化苦 30g,其比重较大,使用时应置于高处。但氯化苦对人体毒性较大,有强烈的刺激和催泪作用,使用过程中均应戴防毒面具、橡胶手套。氯化苦因毒性较大,现已停止使用

3. 磷化铝熏蒸法 磷化铝(AlP)是一种新型杀虫剂。用作中药仓库熏蒸的是用磷化铝、氨基甲酸铵及其他赋形剂混合压成的片剂。磷化铝含量为 56.0%~58.5%,3.20g/ 片的规格较多。熏蒸每吨中药只需 3~7 片,每立方米空间仅用 1~2 片。磷化铝片剂在空气中缓慢吸湿分解,释放出磷化铝气体而杀虫。磷化铝具有大蒜样气味,有较强的扩散性和渗透性,对各种中药害虫具有强烈的杀虫效能,而且还有抑制和杀灭仓鼠、微生物以及抑制中药呼吸的作用;不易被中药和物体吸附,散气快,不易残留。磷化铝是当前主要的化学防虫剂。贮存磷化铝要避免受潮,远离火源与易燃品,也不宜在阳光下曝晒。

化学熏蒸剂毒性大,污染环境,熏蒸后有残留。我国 A 级绿色食品已禁止使用化学熏蒸剂,在中药饮片贮藏养护中也不建议使用。

(三) 现代贮藏方法

部分传统贮藏保管方法存在一定弊端,如化学试剂残留、二氧化硫超标等。随着"生态优先""绿色中药理念"的实施,一些现代贮藏保管的新技术、新方法不断得到应用。

1. 机械干燥灭菌法 主要是利用远红外烘烤或微波(真空)干燥等设备,使受潮的中药饮片干燥,同时还能有效地杀灭药物上的微生物、虫卵,达到防霉、防虫的目的。本法设备投资较少,操作简单,适用于大多数中药饮片。

2. 低温冷藏法 低温冷藏是利用空调、冷藏柜和电冰箱等机械制冷设备降温,抑制微生物、仓虫和虫卵的滋生和繁殖,降低氧化反应的速度,减缓大多数化学变化,从而达到防止中药霉变、虫蛀、变色及气味散失的目的。特别适用于贵重中药,受热易变质的药物。低温贮藏的温度多在 0~10℃。温度不宜过低,否则会冻伤而破坏药物细胞壁结构及蛋白质等成分。

3. 机械吸湿法 机械吸湿是利用空气去湿机吸收空气中的水分,降低库房内的湿度,从而达到防虫、防霉效果。本法费用较低,降湿快,可以自动控制湿度,不污染药物,是一种

较好的除湿方法。

4. 气调养护法 气调养护也称气调贮藏,是通过人工改变饮片贮藏环境中的空气组成尤其是降低氧气含量,达到杀虫、防虫、防霉目的的一种有效方法,也是最为常见和最为实用的一种方法。氧气是微生物、霉菌及害虫生长繁殖的必需条件;而氮气为惰性气体,无臭,无毒;二氧化碳浓度增高,也不利于霉菌及害虫的生长。目前采用的气调方法主要有充氮降氧法、充二氧化碳降氧法、真空降氧法、除氧剂降氧法和自然降氧法等。

本法的特点是费用低,适用范围广,不污染环境和药物,对不同质地和化学成分组成的中药均可适用。该方法劳动强度小,易管理。同时,在低氧或高二氧化碳状态下,抑制了中药饮片自身的呼吸作用及某些成分的氧化过程,保证了饮片原有色泽、品质的稳定性,是一种较理想的贮藏方法。

5. 气幕防潮法 气幕又称气帘或气闸,是装在库房门上,配合自动门以防止库内外空气对流的装置,从而达到防潮的目的。

6. 环氧乙烷灭菌法 环氧乙烷是一种广谱气体灭菌杀虫剂,其穿透性和扩散性很强,可在常温下杀灭各种微生物。环氧乙烷可以与微生物或害虫中蛋白质分子上的羧基、氨基、硫氢基和羟基发生烷基化反应,使微生物代谢受阻,产生不可逆杀灭作用。环氧乙烷无腐蚀性,不改变饮片原有色泽及质地,可用于不能用消毒剂浸泡以及干热、压力、蒸汽或其他化学气体灭菌的中药。但应注意环氧乙烷是易燃易爆的有毒气体,在室温条件下,很容易挥发成气体,当浓度过高时可引起爆炸。同时环氧乙烷消毒后可引起残留,故消毒后应保持仓储环境较长时间通风换气。

7. ^{60}Co-γ射线辐射法 采用放射性元素 ^{60}Co 产生的γ射线辐照饮片,微生物及害虫吸收放射能和电荷,产生自由基,破坏其正常新陈代谢及生理功能进而达杀灭作用。γ射线有很强的穿透力和杀菌力,能穿透较厚的包装将药物体内的微生物、活虫及虫卵杀灭,有效地防霉、防虫。本法具有操作简便,时间短、见效快,效果显著,可在常温下灭菌,在适宜剂量下不破坏饮片色泽、质地、内在成分等优点。在使用本法灭菌时,仍需慎重,以免照射剂量过大而破坏药物有效成分、放射性物质残留等。

8. 蒸汽加热法 利用蒸汽杀灭中药饮片中的霉菌、细菌及害虫的方法。蒸汽灭菌按灭菌温度分为低高温长时灭菌、亚高温短时灭菌和超高温瞬间灭菌 3 种方法。其中,超高温瞬时灭菌是将灭菌物迅速加热到150℃,经 2~4 秒完成的灭菌方法,既可杀灭微生物,又可最大限度减少中药有效成分的破坏,且具有无残毒、成本低、成分损失少、灭菌时间短等优点,目前已被广泛应用。

9. 无菌包装法 无菌包装是先将需要贮藏的中药饮片灭菌,然后把无菌的饮片放进一个微生物无法生长的环境,避免造成再次污染。在常温条件下,不需任何防腐剂或冷冻设施,防霉效果显著,在一年内不会发生霉变。中药饮片经过灭菌后若保管不善,仍会发生变异,而将灭菌与无菌包装两种方法结合为一体,就可避免二次污染。

10. 植物杀虫剂杀虫法 通过从具有杀虫作用的植物中提取有效成分,制备成植物杀虫剂(或称生物农药),具有广谱、高效、低毒、易降解、无残留的特点,对各种害虫及蚊蝇、臭虫、跳蚤、蟑螂等均具有较好的杀灭作用,而对人畜和周围环境基本上无任何毒害和污染。目前主要有苦皮藤素、菊酯、广桂油、鱼藤酮、丁香酚、印楝素、大蒜素、苦参碱、川楝素等。

11. 中药挥发油熏蒸法 是利用某些中药的挥发油使其挥发,熏蒸中药材或饮片,而达抑菌和灭菌目的的方法。丁香、荜澄茄、肉桂、白芷、花椒、山苍子、山胡椒、高良姜等多种中药的挥发油,具有一定程度的抑菌和灭菌效果,其中以荜澄茄、丁香挥发油的效果更佳。

（四）中药饮片贮藏养护注意事项

中药饮片的贮藏保管对保证中药饮片的质量十分重要。做好贮藏保管，第一必须有高度责任心，在运用传统贮藏保管方法的基础上，灵活运用现代贮藏保管新方法、新技术进行科学贮藏，综合施策，保证中药饮片质量。第二，中药饮片库房应建立完善的管理制度，保持定期检查，随时注意仓库及外界环境的变化，及时调整库房温度、湿度、光照等。库房要定期清理，保持整洁、干净。第三，中药饮片贮藏过程中要坚持密闭贮藏、分类贮藏等原则。中药饮片一般不宜久贮，应根据炮制生产日期，先进先出，加快市场流通，尽量减少贮存时间，保证饮片质量。

（曾春晖 黄 琪）

复习思考题

1. 试述常用的中药饮片包装材料。
2. 试述饮片小包装的注意事项。
3. 试述中药饮片变异的环境因素，请分别举出 3 种易产生的变异现象。
4. 试述中药饮片的现代贮藏保管方法。

ER-8-1

拓展阅读

扫一扫
测一测

◇◇◇ 第九章 ◇◇◇

中药炮制研究

通过本章内容的学习,掌握中药炮制学研究的主要内容和基本方法,熟悉炮制研究常用的技术手段,了解炮制研究现状,培养科研思维,为进一步探讨和发现炮制科学问题奠定基础,同时为今后从事中药炮制原理研究、质量标准制定、工艺改革和创新等研究工作提供思路和方法。

中药炮制作为传统制药技术,具有悠久的历史和丰富的内容。历代文献所记载的炮制方法和理论以及通过传承得以延续并仍在应用的炮制技术,多为实践经验的总结和概括,还不能用现代科学技术深入表征和阐释。因此,运用现代科学技术的方法和手段对中药炮制理论、工艺以及炮制作用进行研究,阐明中药炮制的科学内涵,规范炮制工艺,提高饮片质量标准等已经成为中药炮制学科发展的重要任务。

💗 思政元素

中药炮制是"传承精华、守正创新"的生动体现

中药炮制是中医药的用药特色,应传承与创新并重。中药炮制研究要坚持"传承精华,守正创新"的原则,在中医药理论指导下,传承中药炮制传统理论和技术,并利用现代研究方法和手段,揭示炮制内涵原理,改进炮制工艺,研制智能炮制设备,建立科学合理的质量评价体系,创新中药饮片使用形式。

第一节 中药炮制研究内容

中药炮制研究的内容主要包括:中药炮制经验总结和炮制文献研究;中药炮制原理和基础理论研究;中药炮制辅料研究;中药炮制方法和工艺研究;中药饮片质量标准研究以及中药炮制设备研究等。

(一)中药炮制经验总结及炮制文献研究

1. 中药炮制经验总结　中药炮制具有悠久的历史,是历代医药学家在长期实践中积累总结的经验认识。在其发展过程中,除了用文字、图形、符号等手段记录,"师徒相传,口传心授"也是炮制得以保存和传承的主要方式。整理和总结炮制经验和理论是一项长期的任务,尤其是中华人民共和国成立后,在调查和总结历代传统炮制经验方面做了大量工作,使散在的炮制经验得以用文字记录并汇编成册,可作为研究的参考资料。

2. 中药炮制的历史文献研究 中药炮制的技术和理论在历代本草著作及医药文献中都有极为丰富的记载,但是相关记载比较分散,需要进行查阅、整理、分析和总结,这是开展中药炮制研究必不可少的一项基础工作。通过研究古代中医药文献,总结归纳药物的炮制方法、炮制作用、炮制理论及临床配伍应用等方面的内容,研究其历史演变的原因和规律、发现存在的主要问题,可以为开展中药炮制研究提供有益的借鉴。另外,通过文献考证,还可以对现有的炮制文献资料作进一步的补充和修正,使之更加完善。

在近几十年的不懈努力下,炮制历史文献资料亦基本上得到整理,为当代开展炮制研究的选题、设计等提供了线索和依据。随着计算机技术的应用和网络技术平台的发展,将炮制历史文献资料通过信息整理归类、数据挖掘分析等方法形成计算机语言和数据库,成为网络资源,是目前中药炮制历史文献资料研究的方向。

3. 中药炮制现代文献研究 在总结历史文献资料的基础上,对目标中药开展现代文献研究,主要是通过数据库检索,查阅其基源、炮制、药性、化学、药理、毒理、药效、质量研究、质量标准、临床应用等相关的现代研究内容,了解其研究进展,辨析总结研究的不足之处,发现科学问题,在前人工作成果的基础上把握研究的起点,进一步综合多学科的知识,提出研究方案和试验设计,进行课题的实验设计工作,最终达到创新提高的目的。

(二) 中药炮制原理及炮制理论研究

1. 中药炮制原理研究 炮制原理研究的目的在于阐明炮制技术的科学内涵,即阐释并回答中药为什么要炮制的问题。

炮制原理研究的核心内容是探讨中药炮制解毒、增效、调整药性或产生新药效的机制。明晰中药炮制前后理化性质和药理、毒理作用的变化,阐明中药炮制的原理,才能对炮制方法和技术作出科学的评价,为炮制工艺的改进,饮片质量标准的完善,饮片质量的提高等,提供科学依据;也才能保证中药临床用药的安全、有效。目前,这方面的研究多集中于有毒中药的炮制以及炮制前后功效差异较大的品种,如炭药等。

炮制原理研究的主要内容是融合现代科学研究的手段和方法,探讨在一定炮制工艺条件下,炮制导致的中药理化性质的变化,以及由这些变化引发的药理、毒理作用的改变和这些改变所产生的临床意义。如研究证明,马钱子经炮制降低毒性的原理是在砂烫或油炸等加热炮制过程中,毒性成分马钱子碱和士的宁被部分破坏,同时转化生成二者的氮氧化物及异马钱子碱、异士的宁等,降低毒性。延胡索炮制增效的原理是在醋炙过程中,难溶于水的止痛有效成分延胡索乙素等游离性生物碱形成了易溶于水的生物碱盐,入汤剂煎煮时溶出率增加,故延胡索醋炙能增强止痛的功效。

2. 中药炮制基础理论的研究 中药炮制在漫长的医疗实践中,依据中医药理论,逐渐形成了自己独特的理论体系,如"酒制升提,盐制润下,姜取温散,醋取收敛,便制减其温,蜜制润其燥,壁土取其归中……酥炙者易脆……抽心者除烦""炒炭止血""炮制解毒""生升熟降"等,这些理论内涵丰富,原理深奥,是前人对炮制品临床应用的高度概括。越来越多的研究实例证明,炮制基础理论中蕴含着现代科学的内涵。对炮制基础理论进行研究,揭示传统理论的现代科学内涵,阐明炮制科学的合理性,对于改革和创新炮制工艺技术,促进中药现代化具有重要意义。

(三) 中药炮制方法和工艺研究

1. 炮制方法的合理性研究 该研究是在阐明炮制原理的基础上,运用现代技术、方法和理论,评价传统炮制方法的科学性问题,也是中药炮制研究的长期任务和重要内容。如从龟甲入汤剂的角度研究,以水煎出物浸膏得率、氨基酸、总氮、灰分等为指标,比较龟甲生品、砂烫龟甲、砂烫醋淬龟甲 3 种炮制工艺,结果以砂烫醋淬工艺为佳,说明砂烫醋淬工艺具有一定的合理性。

2. 炮制工艺的改革和创新研究 该研究内容也是在阐明炮制原理的基础上,以中医药理论为指导,进一步研究如何改进传统的炮制工艺和方法,创新炮制技术,规范炮制工艺,形成工艺可控、质量稳定的新的饮片生产工艺技术。草乌传统炮制多采用浸泡、煮制、蒸制等,在草乌炮制解毒原理研究的基础上,采用"高压蒸制"工艺炮制草乌,以加速其毒性生物碱的转化,缩短炮制时间;又如用"蜜烘法"制黄芪、"加酒热压法"制大黄等。

目前,多数中药的炮制原理还有待进一步阐明,故中药炮制工艺改革还不能盲目地避重就轻、因繁就简。在深入解析炮制机制的基础上,以达到炮制目的和满足临床应用为原则,以炮制过程中药效物质基础的转变为指标,努力提高中药炮制的工艺技术水平,改变饮片生产技术落后的现状,研究建立适合现代化饮片生产的炮制工艺技术,是中药炮制工艺研究的长期重要任务。

(四)中药炮制辅料研究

利用辅料炮制中药以减毒、增效,是中药炮制的特色。而辅料在炮制过程中究竟起何种作用?如何起作用?对此还缺乏深入的研究。另外,对辅料的规格、制备及质量标准等目前也研究得很少。

炮制辅料的规范化、标准化是炮制辅料研究首先需要解决的问题。2004 年国家启动了炮制辅料规范化的研究,对辅料的品质、规格、工艺、质量标准、炮制理论等方面进行了系统的研究和探索,《中华人民共和国药典》2020 年版也增加了一些炮制用辅料的标准。但对炮制辅料的研究仍存在较多问题,仍有很多炮制辅料的药用标准欠缺,无法满足中药饮片炮制的全过程质量控制的需要。

(五)中药饮片质量标准研究

自《中华人民共和国药典》2010 年版起,饮片标准得到了明显的重视。《中华人民共和国药典》2020 年版加强了中药饮片的专属性鉴别,建立和完善中药饮片安全性检测方法,制定中药饮片中重金属及有害元素、农药残留的限量标准,研究建立专属性且能体现饮片特点的含量测定方法,逐步建立中药饮片成分整体控制方法。但饮片的质量标准仍面临很多问题,如多数饮片标准中的质控指标与药材一致,难以反映炮制后饮片的特点,也难以有效控制饮片质量。

中药饮片质量关系到临床的安全、有效。在阐明中药炮制机制的基础上,应用现代科学手段以客观量化的指标与经验性指标相结合,进行饮片质量控制指标及其标准的研究,建立更为合理的质量标准评价体系,并用以提高临床使用的中药饮片的质量,已成为当务之急。

传统饮片质量判别多是根据广大药工人员长期实践经验,主要是依据感官来判断炮制品的形态、质地、色泽、气味等作为控制饮片质量的指标,但这种以传统经验,主观、外在质量指标为主的质量判别存在较大局限性。

因此,饮片质量标准的研究须将传统的经验鉴别与现代技术紧密结合,从饮片炮制方法、性状、检查、鉴别、辅料测定、浸出物测定、有效成分和毒性成分的含量测定等方面加以研究,将临床疗效与质量指标相关联,建立数字化质量评价体系,采用多指标综合评价,制订科学、系统、可操作性强、能真正反映中药饮片内在质量的评价方法。炮制品的质量评价应当向着全过程质量控制,客观化、标准化、专属性强的方向转变。中药材在质量评价和商品流通中,尚存在分等分级的问题。中药材等级是按照药用部位、大小、形态、色泽、质地、气味以及产地、来源、采收和加工方法等差异指标区分的,是决定中药材质、价的传统办法。中药材的等级标准同样也影响着饮片的等级标准。随着现代分析检测技术的进步,近年来饮片等级标准的研究逐渐增多。饮片等级标准的制订有利于促进中药饮片的优质优价,提高饮片质量。等级标准的研究要以临床疗效指标为基准,在充分调研饮片生产、流通、应用等环节的基础上,参考传统分级标准,应用现代技术方法制订反映不同质量等级的评价标准。

(六) 中药炮制设备研究

历史上,中药炮制主要依靠人工操作,生产规模小,个体差异大,饮片质量难以控制。中华人民共和国成立后,随着饮片生产企业的发展,中药炮制逐步实现了机械化和规模化生产。"十一五"以来,国家有关部门专门设立了"中药炮制共性技术和相关设备研究"科技支撑计划项目,取得了一些成果。但在制药行业中,中药炮制设备仍落后于其他制药设备的发展,绝大多数炮制设备目前还处在人工控制、单机运转状态,有些生产环节如挑选等还依靠手工操作。

随着中药产业现代化的发展需求,中药饮片生产设备应合理吸收引进现代制药、食品、化工等设备的先进技术,由单个炮制机械向研发与炮制工艺结合的成套炮制设备,由人工控制炮制机械向研发计算机程序化自动控制设备,由炮制成品在实验室仪器检测向研发在线检测和智能控制设备等方向发展。智能程控、信息化集成的炮制生产及管理系统在饮片生产上的应用,将会极大促进中药饮片生产现代化的进程。

(七) 中药炮制生产管理研究

中药饮片生产以往都是手工、作坊式的生产,机械化、自动化程度低,生产运作方式简单,生产管理中随意性强,管理中缺乏统一的标准和严格的规范。随着中药产业化的发展,国家对中药饮片生产越来越重视,出台相关规定全面实施GMP认证管理,这些措施对中药饮片生产管理的规范化与标准化起到了重要作用。

因此,中药炮制学科既要研究传统中药炮制理论、方法,还要在集约化、规模化的中药饮片生产过程中合理吸收引进现代制药、食品、化工等行业生产管理的先进理念、技术和设备,提升中药饮片生产的技术水平和管理水平,才能提高生产效率,保证饮片的生产质量,确保临床安全有效。

(八) 中药饮片新型产品的研究

1. 中药配方颗粒的研究　中药配方颗粒是单味中药饮片经加工煎煮、过滤浓缩、喷雾干燥等程序而制成的颗粒。中药配方颗粒不能单独使用,仅供临床配制处方用,是适应现代市场需求,对传统饮片的补充,不能取代中药饮片。

作为中药饮片相关产品,中药配方颗粒具有方便、快捷、易于服用等优点,但是还有一些值得进一步研究阐明的问题。如中药配方颗粒的有效性研究,是否与传统汤剂合煎作用相同;配方颗粒的质量控制研究;临床使用剂量如何与传统饮片等效等。

2. 中药超微粉的研究　中药超微粉是指采用超微粉碎技术将中药饮片粉碎成一定粒径的粉体。中药超微粉具有一般中药配方颗粒所不具有的一些特殊的理化性质,可直接用于加工成不同的剂型。

中药超微粉有利于保留生物活性,提高溶出率、吸收速率和药效,节约中药资源。但饮片粉碎成超微粉末后,其物理性状、粉末比表面积、成分的溶出等与原来饮片相比发生了极大变化,临床的使用量、毒副作用等均不能与原来饮片等同,同时中药超微粉的制备工艺,全面的质量控制,毒性及溶出度的检测,对人体的适用性等还存在诸多问题,需要进行更加深入的研究。

3. 中药破壁饮片研究　通过现代粉碎技术将传统中药饮片加工至 $D_{90}<45\mu m$(300目以上)的粉体,再经过不添加成型技术制成 30~100 目的均匀干燥颗粒状饮片。中药破壁饮

片在传承中医药文化及遵循中医药理论的基础上,创新发展了传统中药粉末饮片。中药经过破壁粉碎处理,同一批药材的不同组织、部位高度混合均匀,有效成分利用充分,可以节约并保护中药资源,但是中药破壁饮片的临床用量与传统饮片的比较,以及其溶出率、比表面积、毒性、药效等与传统饮片、传统粉末散剂等的比较均未见深入研究,特别是破壁饮片的农残、重金属含量超标等问题均有待进行深入研究。

4. 定量压制饮片研究 采用物理压制方法将花类、全草类、叶类及部分质轻或不规则饮片,在不改变饮片外观形状及其内在质量、不添加任何辅料的前提下,将饮片压制成一定形状,再用一定的包装材料封装,便能做成无须称量,可直接调配的一种新型饮片。压制后的中药饮片具有体积缩小,便于携带、运输、仓储、调剂、机械化包装、煎煮等优点,而且具有利于饮片浸润及成分溶出的优点。由于改变了原有饮片性状,无法直观鉴别饮片的真伪优劣,且不适用于动物类中药、质地坚硬的矿物质中药及大部分种子和果实类中药等,因此定量压制饮片的推广使用具有一定局限性,其普适性有待深入研究。

5. 中药饮片的新型包装研究 中药饮片的包装在一定程度上既能影响中药的临床疗效,又可影响其市场形象及价格定位。传统中药饮片的包装材料混乱,无统一的包装标准,导致饮片污染严重,贮存保管中容易产生变质现象。中药饮片包装的改革已经不容忽视,随着科技的发展,对于饮片的包装研究也越来越多。

中药小包装饮片是将炮制合格的饮片根据临床常用剂量密封包装,由配方药师直接调配无须称量的一种饮片包装方式。其具有调剂剂量精准,最大程度满足患者的知情权,并改善工作环境,减少药耗,提高配方效率等优点。但与传统包装方式相比,小包装饮片也存在一定问题,如饮片规格受限制、外标名称与处方药名不符、难以随证加减、难以临方炮制等问题比较突出,需要对其临床应用的适应性进一步研究,经过不断地创新,为中药饮片的规格、包装、调配提供新的方向。

(九) 中药材产地加工与炮制一体化研究

1. 中药材产地加工研究 中药材产地加工是指将植物、动物和矿物经过一定的产地加工处理,形成中药材的商品规格,是中药材的生产过程。中药材是中药饮片的原料。中药材产地加工过程直接影响中药材质量,进而影响炮制成饮片及制剂的质量。

中药饮片生产须在 GMP 条件下进行,但中药材产地加工基本属于个体或集体粗放式加工,规模化程度、加工工艺的规范化亟待提高。应通过开展中药材产地加工的相关研究,建立标准化、规范化的中药材种植、采收、加工工艺规范,切实保障中药材质量。另外,产地加工研究也包含对传统加工原理的研究,例如浸漂、蒸煮、"发汗"等加工方法的研究。中药材的质量控制也要结合中药材产地加工工艺的特点,建立合理、科学,既能准确控制中药质量又简单快速的质量评价方法。

2. 中药产地加工与炮制一体化研究 中药饮片炮制是中药材产地加工的后续工序。按照要求,炮制应在饮片厂进行,但目前中药材产地趁鲜切制的技术不断提高,趁鲜切制的品种不断增加,《中华人民共和国药典》2020 年版收载了 64 种趁鲜切制的品种。因此,可将饮片炮制前移至中药种植基地,将中药材产地加工与中药炮制工艺结合,在产地采收中药材后,将加工和炮制连续进行,直接生产成中药饮片,缩短从加工到饮片炮制的时间,删减操作的烦琐,减少中药材的贮存和流通环节,降低产业链的整体成本;特别适合在有一定规模、中药材道地产区或符合 GAP 认证的中药材基地率先实行产地加工和炮制一体化。目前,产地加工和炮制一体化也进行了较多的研究。

中药产地加工和炮制一体化研究中要注意中药品种的选择,部分品种适合产地趁鲜切制或需要特殊软化方法的,如山楂、宣木瓜、佛手等,可以通过加工炮制一体化,避免难以干燥的问题,保留较好的色泽、气味,保证饮片质量。但是对含挥发油较多的药材,趁鲜切制后会造成成分损失,还需要进行深入研究。

第二节　中药炮制研究方法

中药炮制研究应在中医药理论指导下,以传统炮制传承为基础,应用现代科学技术,与多学科联合攻关开展研究工作。规范炮制工艺、改进生产技术,创新炮制方法、提高饮片质量,促进饮片生产自动化和现代化,保证中医临床用药安全有效,最终服务于人类的健康事业。

(一) 以中医药理论指导中药炮制的研究工作

1. 中药炮制理论是中医药理论的组成部分　中药饮片是中医临床用药的物质基础。中药炮制保证了中药临床应用的安全、有效。临床辨证用药,是在中医药理论指导下进行,中药炮制的理论也是中医药理论的组成部分,因此中药炮制研究必须在中医药理论的指导下进行。

中医药理论的核心是整体观、辨证论治和综合作用。在中药炮制研究中,要特别注意同一种中药的不同炮制品在功效、性味特点及其在处方中的作用的异同,并运用现代科学技术手段阐明其科学内涵。研究中应结合相关中医药理论,才能使研究工作既做到用中医药理论作指导,又保持和突出中医药特色。

2. 传统理论与现代研究相结合评价炮制工艺　中药本身含有多种化学成分,且各成分之间的相互作用会对药效产生影响,一种或几种化学成分单体,往往不能代表中药功效的物质基础。例如,黄连和黄柏皆含小檗碱,但黄连与黄柏却不能相互替代使用,其作用部位、功效特点、归经等均不相同。黄连酒炙能缓和苦寒之性,引药上行,善清头目之火;黄柏盐炙可缓和苦燥之性,增强滋阴降火、清虚热的作用,因此黄连和黄柏这两味药以及不同炮制品的功能主治也绝不是仅用单一小檗碱作为有效成分就能够进行研究和阐明的。

因此,必须将传统理论与现代成分研究相结合来阐明中药炮制理论,如果仅从单一成分及该化学成分的某种药理作用来研究,并对中药炮制作用和炮制工艺进行评价,就存在很大的局限性和片面性。

3. 注重中药的临床功效　中药的药性、功能主治等是中医在长期的临床实践中总结出来的。对中药饮片炮制作用的认识和研究,不可忽视中药的临床功效,而仅仅研究某一成分的药理作用。例如,中药四季青内服有清热解毒作用,在体外实验却无抑菌作用。再如,神曲、麦芽、山楂、鸡内金等消导药,习惯上皆炒至焦香后入药,因炮制有"炒香醒脾"的理论,但若单一地以所含酶类成分来解释它们的消食作用,其炮制工艺就显得不合理,因为淀粉酶、蛋白酶等经加热后会受到破坏。所以炮制研究,必须以中医临床疗效为依据,设计适宜的成分指标和药理实验模型。

(二) 应用文献学方法进行研究

采用现代信息技术和文献学研究手段,进行文献的整理和经验的总结是开展中药炮制研究的基础工作。任何科学研究的第一步都需要先查阅古今文献,然后进行整理,找出切入点,提出完整的实验设计方案。中药炮制的历史悠久,文献研究尤为重要,必须充分利用工具书和网络资源,检索必要的古今文献。

1. 炮制文献的查阅　中药炮制的文献研究应该从源头入手,梳理炮制的历史沿革,分析炮制的原始意图、历史演变及变化的优缺点等,因此研究古代本草文献非常必要。古代炮制文献资料的特点是散在。中华人民共和国成立以后对古代文献的整理取得了一定成果，如王孝涛的《历代中药炮制法汇典：古代部分》将散落在各种本草方书中的炮制文献资料进行整理汇总，是一部内容翔实、条目清晰、查阅方便的炮制文献工具书。《历代中药炮制沿革》《中药炮制品古今演变评述》《古今中药炮制初探》等书籍也是古代文献资料整理较好的具有参考价值的书籍。除此之外，还应该研读各种医学经典，如《黄帝内经》《千金翼方》《备急千金要方》等，对名医大家的中药临床经验使用方法进行研究，探讨炮制机制。

现代文献资料极其丰富，涉及多种学科，要从中找出对于进行炮制试验研究有用的文献，主要包括：中药的来源、功能主治、炮制方法、工艺条件、质量控制指标、检测方法及标准、临床应用、与药效和毒性相关的化学成分种类、有效成分、毒性成分、既有毒又有效的成分及毒理和药理研究等。

2. 文献资料的取舍 以科学的态度来对待文献资料，做到"一真二早三全"。真，即真实。第一手资料，原始资料最为真实，尽量选取原著进行查阅。对原书已佚的古籍文献，以最早最详引用其内容的书籍为准。早，即创始者。现在正在使用的炮制方法在历代书籍中或论文中最早出现在何时？何人所作？即最早发明这一炮制方法、最早阐明其炮制作用、首先创立炮制理论者，首次提出质量控制方法、最早将某种先进技术引入炮制者。全，即齐全。文献研究应详尽地占有资料。整理文献资料时要保证资料的全面性；临床药效是饮片炮制的根基，还需充分重视不同炮制品的临床应用及炮制作用，重点关注与饮片临床应用相关的成分研究、炮制工艺、药理毒理研究、饮片质量标准、病案分析等。

3. 文献资料的分析总结 一般可将文献资料进行整理分析后，撰写成文献综述。文献综述是指在确定了选题后，全面搜集与选题相关的研究领域的文献资料，在此基础上，对该研究领域的研究现状（如主要学术观点、前人研究成果和研究水平、争论焦点、存在的问题及原因等）进行系统、全面的归纳整理和分析鉴别，并提出自己的见解和研究思路的一种研究论文。近年来，对酒制法、盐制法、蜜制法等大类炮制法进行了品种、工艺、辅料及传统炮制理论等方面的系统文献研究，从中可发现一些规律性的线索，不仅对进一步阐明各类制法的起源和发展，阐明传统制药法则的基本理论有一定意义，而且对提高中医药理论学术水平具有深层次的意义。

（三）采用多种方法，开展炮制现状调查

研究中药炮制，必须了解炮制的现状。由于各地各法，需查阅各省市的《炮制规范》和全国性的《中药炮制经验集成》《全国中药炮制规范》，并对各地实际存在的炮制方法进行调查，总结其共性及特色，为实验设计提供参考依据。此外，还可采用实地考察、信息检索和函调相结合等方法，对当前中药饮片生产、药材饮片市场流通、饮片经营管理、临床用药、教学和科研及国家有关法规执行情况等诸多方面的现状，详细地进行调查了解，搜集整理，总结现行中药炮制经验，分析存在的问题，提出改革思路和建议，同时为研究课题提供较充分的现代炮制依据，以便明确立项目的，确立研究中心内容，把握主攻方向和预期目标。

（四）以现代科学技术手段开展炮制实验研究

应用化学、药理学、微生物学、免疫学、生物化学、物理学等现代科学技术是开展中药炮制研究的主要方法和手段。

1. 应用化学方法阐明炮制原理 应用化学方法研究中药炮制前后物质组成的变化是目前广泛采用的研究方法。中药的治疗作用取决于其所含的药效物质基础。由于炮制品种繁多，炮制方法不一，在炮制过程中会使中药饮片的物质基础的性质或含量发生不同程度的改变，所以以化学研究的方法，研究中药在炮制前后化学成分质和量的变化是中药炮制研究的重要方法。

对于有效成分清晰并可建立定性定量分析方法的中药,可将炮制前后有效成分进行比较研究,阐明质和量的变化,用以探讨其炮制内涵。如历版药典中乌头的母根作为川乌使用,子根作为附子入药,而须根是作为非药用部位去除的。双酯型生物碱是附子、川乌中的主要有毒成分。采用 HPLC 法测定乌头碱、新乌头碱和次乌头碱 3 种双酯型生物碱的含量之和,研究结果表明:乌头须根中 3 种双酯型生物碱的含量显著高于子根和母根,约是子根、母根的 2.0~3.0 倍,表明须根属于毒性较大的部位,故药典规定的净制方法具有科学性。

2. 多指标设计评价炮制工艺　研究炮制工艺及方法时,多采用正交设计法、均匀设计法或析因设计法。在实验设计时,需对评价工艺的指标进行设计,经过数理统计分析才能得到可靠的实验结果。因此,进行工艺筛选时,应充分考虑中药成分的复杂性,将传统质量要求和有效成分、有效部位以及有毒成分、有害元素、毒性、效应等结合进行综合评价,真实地反映炮制品的质量优劣,以确保实验研究符合中医药理论和临床应用实际。

3. 从药效和毒性变化的角度研究中药炮制机制　中药炮制可达到解毒增效的目的,应用药理学和毒理学方法研究炮制前后药效和毒性的变化是现代炮制研究常用的研究手段。

应用药理学和毒理学方法研究中药炮制,阐述炮制原理,最好选用适合中医病证模型的方法和指标,也可以借鉴已有的药理学方法和指标来进行。在化学成分不清楚的情况下,通过研究炮制前后的药效活性和毒性的变化,也可达到控制炮制品质量和指导炮制工艺改革的目的。将化学成分研究与药效、毒性的变化相关联,是更为系统、整体化的研究思路,更能反映炮制变化的本质。

(五) 与临床疗效观察相结合进行炮制研究

运用现代技术手段进行炮制研究,最终都需要接受临床的检验和验证,因此,炮制研究应与临床疗效观察紧密结合,主要包括观察总结临床疗效、参照临床用药方式等。

为避免实验研究脱离临床应用,在最初进行实验设计时就应结合饮片在临床用药的具体情况进行实验设计,以模拟与临床用药相似的设计。如在采用化学和药理、毒理方法研究炮制时,应考虑到中药饮片的用药形式,是在汤剂还是在中成药中使用,是以中药饮片入药还是以提取的有效部位入药等。对于不同的剂型和不同的用药形式,该药物的药效和毒性可能存在较大差异。在实验设计时应基于临床用药形式,开展药效和毒性评价的研究,充分重视临床功效和毒性的表现,以使研究结果贴近实际应用。

此外,方剂配伍是中医临床用药的一大特点和主要形式,在炮制研究设计时,还应考虑将中药炮制纳入方剂中进行研究,以探讨饮片配伍后其物质基础和药效、毒性的变化,为临床应用提供参考。如将白芍的炮制纳入芍药甘草汤中进行研究,5 种白芍炮制品组成的芍甘汤中均不含丹皮酚;芍药苷的含量除酒炒白芍的芍甘汤外,其余皆明显高于生白芍煎液,说明甘草可能会提高方中芍药苷的煎出量;方中配有麸炒白芍的芍甘汤中苯甲酸含量最低,故对脾胃虚弱患者更适宜,进一步说明麸炒白芍增强补脾胃功效。

(六) 应用多学科交叉结合的方法进行炮制研究

炮制对中药的改变是一个复杂体系提呈为另一个复杂体系的变化,单一的化学或药理研究很难说明炮制的科学性,须采用多学科结合的方法研究,才有可能取得突破性成果。如对单味中药饮片进行研究,需要从炮制文献研究着手,继承传统炮制经验和技术,通过化学、药理等手段进行工艺筛选,并利用医药信息学方法进行数据处理,优选炮制工艺,经过中试验证,制订饮片质量标准,并经过临床验证,这样所得的结果比较全面、准确、可靠、科学。

阐明中药炮制解毒增效的机制,则须研究在确定的炮制工艺条件下,化学成分发生了哪些变化,这些变化导致了毒性和药效发生了什么改变,分析不同炮制条件对饮片的影响,寻找炮制"适度"的程度,筛选能够表明中药毒性和药效的指标,为制订饮片质量标准提供

笔记栏

依据。

现代光谱及色谱技术发展迅速,在中药炮制研究方面也有了较好的应用。通过建立中药饮片指纹图谱,可以较为全面地反映中药饮片所含化学成分的种类和数量,反映中药饮片的物质组成,是对中药饮片质量控制的一种较为有意义的指标。也可通过光谱、色谱研究,建立饮片的特征指纹图谱,将所得药效指标与指纹图谱进行谱 - 效关系研究,探讨中药饮片的药效物质基础,有助于阐明中药炮制机制。

(谭 鹏)

复习思考题

1. 试述中药炮制研究的内容。
2. 试述中药炮制研究常采用的方法。

拓展阅读

扫一扫
测一测

下篇

各　论

第十章

净 制

学习目标

　　净制是中药炮制的第一道工序,是药材炮制成饮片必经的基础工作。通过学习净制的炮制方法、炮制作用、质量要求等内容,掌握各种净选加工的操作方法及有关药物的炮制作用,熟悉有关药物的质量要求及净制意义,了解净制的常用设备及产业现状。学会针对不同类型的中药和中医临床的需求选择使用不同的净制方法和净制设备。

　　净制是中药材在切制、炮炙或调配、制剂前,选取规定的药用部分,除去非药用部位、杂质及霉变品、虫蛀品、灰屑等,使其达到药用净度标准的炮制方法,也称净选加工。净制是中药炮制第一道工序,是中药材制成饮片必经的基础工作。

　　中药材进行净制前,在药材原产地按照中药材商品的规格和要求进行的初步加工处理属于产地加工的内容,称中药材的产地加工,又称中药材初加工。中药材的产地加工是为进一步进行中药饮片炮制提供原料药材进行的初加工技术,隶属于中药材生产 GAP 管理范围,主要应用于产地的药用植物、动物和矿物等原药材处理。

　　中药炮制的净制一般是指经过产地加工的中药材原料进一步加工处理,使其达到入药的净度标准或合格的入药部位或为进一步炮制成饮片提供合格原料。药用植物、动物和矿物等经产地加工后的制成品是中药材,需达到中药材原料商品的标准要求;其产地加工主要是围绕中药材的商品价值和贮存、运输的特定要求所采取的各种处理技术,形成的中药材是中药饮片的原料药。中药材经净制后的制成品为符合入药要求的药物,少数可直接作为中药饮片入药,多数需进一步切制或炮炙,成为供中医临床应用的处方用药及生产中成药制剂等的原料药。

思政元素

净制中的工匠精神

　　净制是所有炮制工作的基础,看似简单实则极其重要,也是大国工匠精神的基本要求。胡雪岩曾亲自撰写了"戒欺",并制成匾额时时提醒,形成胡庆余堂诚信不欺的职业精神。

　　净制的目的:

　　1. 除去泥沙杂质及虫蛀霉变品　　主要是去除产地采集、加工和贮运过程中混入的泥沙杂质、虫蛀及霉变品,以达到洁净卫生要求。

　　2. 进行大小分档　　使其均匀一致,便于进一步软化、切制和炮炙。

3. 分离不同药用部位　使不同药用部位各自发挥更好药效,如麻黄根和麻黄茎。

4. 除去非药用部位　保证用药剂量准确或减少服用时的副作用。如去粗皮、去核等。

> 🔍 **知识链接**
>
> 净制技术标准操作规程（SOP）
>
> 1. 炮制技术名称　净制。
>
> 2. 生产依据　依照《中华人民共和国药典》有关工艺要求及标准,以及拟定的饮片品种炮制规范执行。
>
> 3. 工艺流程　原药材→挑选/风选/筛选/…→质量控制→包装→入库

ER-10-1

挑选、风选、筛选岗位标准操作规程

第一节　清除杂质

实际操作中,清除杂质的同时也要进行大小分档、清除非药用部位和分离不同药用部位。根据操作方法的不同,清除杂质分为挑选、筛选、风选、水选和磁选等。

一、挑选

挑选是指除去药材杂质的一种方法。除去缠绕、夹杂在药材中的杂物、杂质和非药用部分,如核、柄、梗、骨、壳等;或变质失效的部分;或虫蛀、霉变、走油等变异部分;将药材按照大小、粗细、长短、厚薄、软硬、颜色等不同档次分类挑选,使药材洁净,有利于进一步加工处理。

目前,挑选多采用人工进行操作,常用的挑选工具主要有人工挑选台、筛、簸箕等。在进行挑选操作时,常将挑选输送机作为运送药物的设备。挑选输送机示意图及设备图见图 10-1。

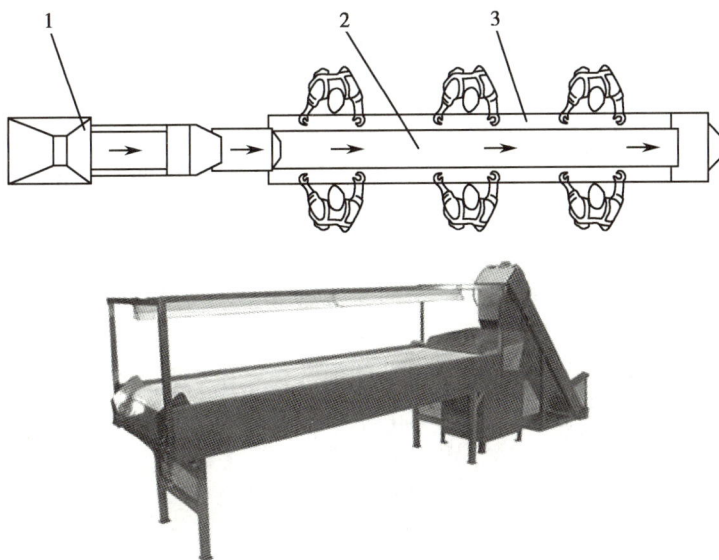

图 10-1　挑选输送机示意图及设备图
1. 振动投料匀料装置　2. 照明　3. 机械化挑选

挑选所用工作台,台面需由不易脱落碎片材质制作,如不锈钢,并可制成凹面工作台,可防止药材撒落。以工业相机替代人眼识别并智能挑选、剔除是未来的发展方向。

二、筛选

筛选是根据药材和杂质体积大小的不同,选用不同规格的筛或箩,以筛除药材中的沙石、杂质,使其洁净;或利用不同孔径的筛分离药材大小和粉末粗细,使得大小规格趋于一致。药材形状大小不等,需用不同孔径的筛子进行筛选,如延胡索、浙贝母、半夏等,以便分别浸润、漂洗和炮制。穿山甲、鸡内金、鱼鳔及其他大小不等的药材,均应通过筛分,分别进行炮制,以便受热均匀、质量一致。筛选还包括筛去炮制时所用的辅料,如麦麸、土粉、蛤粉、滑石粉、河沙等。

筛选的方法:传统使用竹筛、铁丝筛、铜筛、麻筛、马尾筛、绢筛等。马尾筛、绢筛一般用来筛去细小种子类药材中的杂质或用于中药粉末的分离。

传统用的各种筛和箩,规格如下:

1. 竹筛 圆形浅边底平有孔,直径约 50~70cm,四周边高 3~4cm,底部孔眼大小不一。依据孔的大小分为下列几种:

大眼筛:每个眼孔约为 $0.40cm^2$;中眼筛:每个眼孔约为 $0.15cm^2$;小眼筛:每个眼孔约为 $0.10cm^2$;细眼筛;每个眼孔约为 $0.08cm^2$。

2. 龟甲筛 半球形,底部突起,为宽竹条编成,每个孔眼相距约 1.5~2cm,用于筛体积较大的药物。

3. 箩筛 系用竹片(或木片)扎成的圆筐,大小不一,筐底是用丝绢、细铜丝、马尾(马鬃)或细铁丝做成。按密度可分为如下几种:

马尾筛 箩筛底系马尾织成,粗的每 $1cm^2$ 约 3 个眼,细的每 $1cm^2$ 约 5 个眼。

铁丝纱箩 箩筛底系铁丝纱做成,每 $1cm^2$ 约有 1.5~2 个眼。

细箩 箩筛底系丝绢或细铜丝织成,每 $1cm^2$ 有 8 个眼。

此外,还有头箩筛、二箩筛,箩底孔眼每 $1cm^2$ 有 10~13 孔之分,最细的每 $1cm^2$ 有 15、17、19、20 个孔眼,供筛细粉用。

4. 套筛 即细箩筛,外有圆形木套,上覆以盖,上下两层,中嵌箩筛,对合盖起,全高约25cm。用套筛的目的主要是使研细的粉末不易飞扬。

例如花椒的净选,将花椒倒在小眼筛里,先筛去灰屑,再换中眼筛筛去种子(椒目)及残柄细棒,如果有粗梗成串相连,再用大眼筛过筛,把净花椒筛下,把串连在一起的粗梗分开,去棒即可。

传统筛选,手工操作,效率低,劳动强度大,同时存在粉尘污染问题,因此现代多用机械操作,主要有柔性支撑斜面筛选机、电机振动筛选机、往复振动筛选机和旋振圆盘筛。往复振动筛选机示意图及设备图见图 10-2。

筛选工作原理:把物料分布在筛网面上,使筛网往复振动或平面回转运动,由于物料的惯性使其与筛网产生相对运动,体形小于筛网孔的物料落到筛网面下,而体形较大的则留在筛面上,达到按物料体形大小分离的目的。

三、风选

风选是依据药材和杂质重量的不同,利用风力,将药材中的杂质和叶、果柄、花梗、干瘪之物等非药用部位除去的一种方法。传统风选设备主要有风车、簸箕等。现代风选机器主要有卧式风选机和立式风选机。卧式风选机结构示意图及设备图见图 10-3。

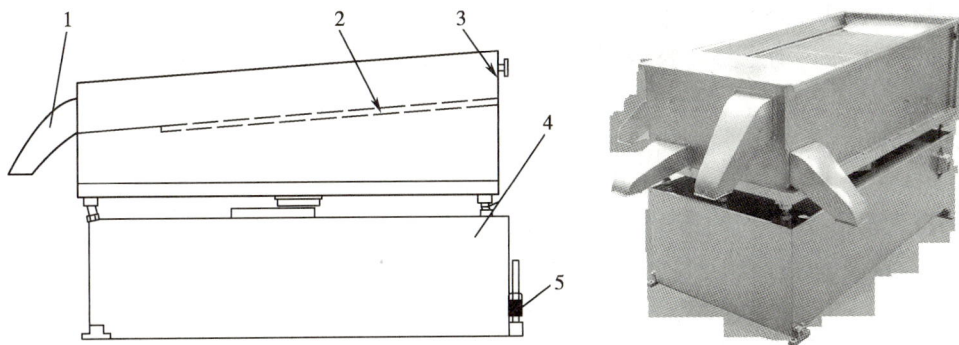

图 10-2 往复振动筛选机结构示意图及设备图
1.出料口 2.筛网 3.后盖门 4.电机床 5.高度调节脚

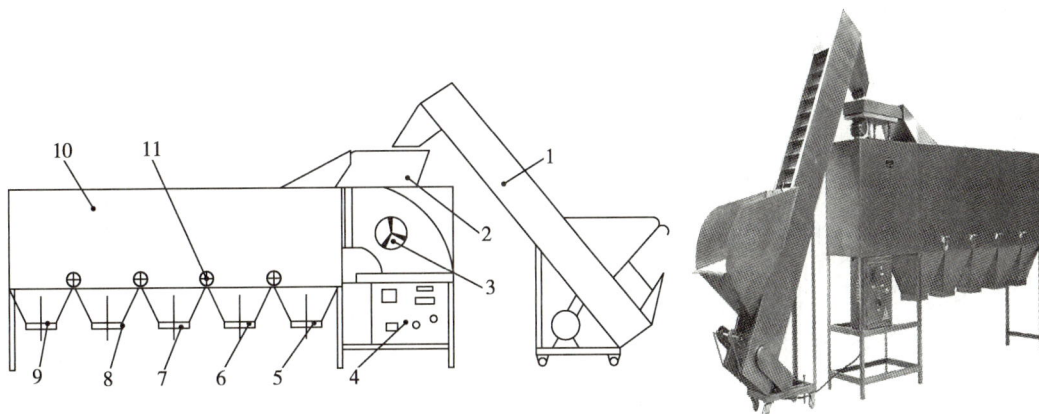

图 10-3 卧式风选机结构示意图及设备图
1.输送机 2.振动送料器 3.变频风机 4.电控箱 5.1 号出料口 6.2 号出料口
7.3 号出料口 8.4 号出料口 9.5 号出料口 10.风选箱 11.挡板调节手柄

卧式风选机由输送机自动送料并控制物料流量,匀料器使物料均匀下落到风选箱进行风选,变频器用于控制与调节风量、风速,吸风罩用于平衡风选箱内的空气压力,避免气流从出料口处排出,而调节挡板偏转角度,可以调整相邻两出料口的出料量。控制物料流量,调节风量与风速,可以适应不同特性物料风选的需要,并实现连续自动化作业。

四、水选

水选是采用水洗或浸漂,除去药材中杂质和非药用部位的一种方法。有些药物常附着泥沙、盐分或其他不洁之物,用筛选、风选等方法难以除去,可采用水洗或浸漂的方法使药物洁净。如:果实类药材乌梅、山楂、山茱萸、大枣等;质地较轻的虫类药如蛇蜕、地鳖虫、蝉蜕等带有泥沙;来源于海洋的药材如海带、昆布、海藻等带有盐分,均可采用水漂洗的方法除去泥沙和盐分。

水选操作时应注意掌握时间,勿使药物在水中浸漂过久,以免水溶性有效成分流失,损失药效;并注意及时干燥,防止发霉和变质。

水选的方法主要有以下几种:

(一)水洗

将药材置于洗药池浸泡一段时间,利用水对表面污物进行渗透、溶解和卷离,其间也需要人工翻动、擦洗或喷冲。根据药材性质，水选可分为洗净、淘洗、浸漂 3 种方法。

1. 洗净　系用清水将药材表面的泥土、灰尘、霉斑或其他不洁之物洗去。即先将洗药池注入清水至七成满，倒入挑拣整理过的药材，搓揉干净，捞起，装入竹筐中，再用清水冲洗一遍，沥干水，干燥，或进一步加工。

2. 淘洗　用大量清水荡洗附在药材表面的泥沙或杂质。即把药材置于盛器内，手持一边倾斜潜入水中，轻轻搅动药材，来回抖动盛器，使杂质与药材分离，除去上浮的皮、壳杂质和下沉在盛器的泥沙，取出药物，干燥。如种子类药材及蝉蜕、蛇蜕等。

3. 浸漂　将药物置于大量清水中浸较长时间，适当翻动，并定时换水；或将药材用竹筐盛好，置清洁的长流水中漂较长的时间，至药材毒性成分、盐分或腥臭异味得以减除为度，取出，干燥或进一步加工。如海藻、昆布。

目前，水洗设备主要有洗药水池、不锈钢洗药水槽、滚筒式洗药机等。滚筒式洗药机结构示意图及设备图见图 10-4。

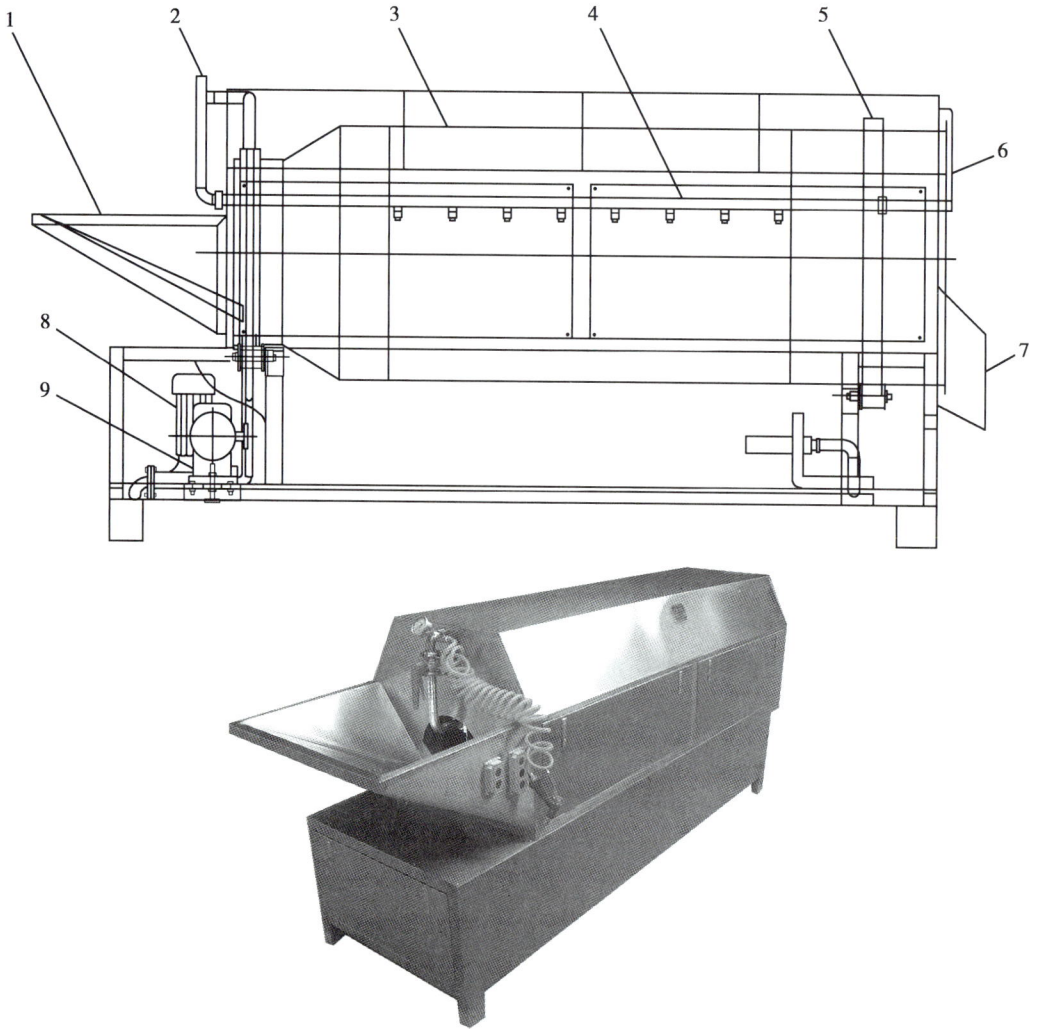

图 10-4　滚筒式洗药机结构示意图及设备图

1. 进料口　2. 进水口　3. 鼓式转筒　4. 喷淋管　5. 支撑圈
6. 喷淋管支架　7. 出料口　8. 循环水泵　9. 电机

洗药机的主体部分是一壁面有许多小孔的鼓式转筒，由电机通过皮带直接驱动转筒旋转。转筒下部是 V 形水箱，V 形水箱的水经过泥沙过滤器由水泵将其增压，通过喷淋管、喷嘴喷向转筒内的药材。由于转筒部分浸入水箱，药材被充分浸泡，再通过喷淋水冲刷、转筒旋转使药材相互摩擦等作用，使附着在药材表面的杂物脱落并残留在水中，达到清洗药材的目的。

用水浸泡、溶解附着在药材表面的杂物是水洗药材的必要条件，靠洗药机喷淋水的冲刷力，增强药材之间及药材与转筒的摩擦作用，加强人工翻动、搅拌药材等，都有利于洗净药材。水浸泡附着在药材表面杂物的同时也浸泡了药材，能导致药效成分流失，增加后续干燥能耗。为避免药材"伤水"，采用提高转筒旋转速度、缩短水洗时间等进行抢水洗药，以缩短药材被水浸泡的时间。洗药机一般适合于形状规则、形态短小、不易缠绕的药材的清洗，生产效率高、清洗均匀、不易伤水。水池、水槽一般适合于形状复杂、形态细长等药材的清洗，生产效率低、劳动强度大、清洗时间长、药材含水率高。

(二) 干洗

干洗是对药材表面进行机械摩擦、挤压，使吸附、黏合、嵌入、夹带在药材表面、缝隙的杂物或药材自身表皮剥落并分离的一种方法。滚筒式干洗机结构示意图及设备图见图 10-5。

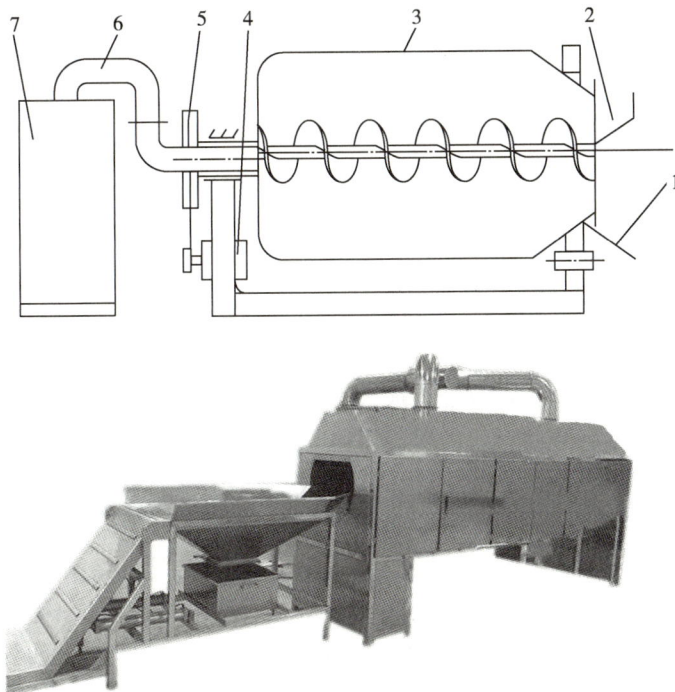

图 10-5　滚筒式干洗机结构示意图及设备图
1.出料口　2.进料口　3.转筒　4.电机　5.传动轮　6.风管　7.除尘器

中药材干洗机的电机通过减速机构带动一个六角或四方形的滚筒，滚筒的外表为钢丝编织的网格，将药材放入滚筒内，以每分钟数十转的转速转动，利用物料自重、翻滚、相互擦碰打击，使附着在表皮或凹槽内的泥沙等杂质除去，并从滚筒周围的编织网格表面筛出；整个滚筒外装除尘罩，由吸风管引入旋风除尘器除尘，较大的泥沙杂质颗粒则下落积存在下面的积尘筐内，可定时清理；物料由人工或输送机装料。这种药材干洗方式，不用水，避免了用水清洗药材导致有效成分的流失，减少饮片厂的污水排放量。根据需要，接触药材的滚筒可用不锈钢或碳钢制造，滚筒形状可制成方形柱（XGF 型）或六棱柱形（XGL 型），有利于滚筒内物料翻滚互相擦碰。物料不宜装得过多,一般装料体积为滚筒容积的30%。

五、磁选

磁选是利用强磁性材料吸附混合在药材中的磁性杂物,将药材与磁性杂质进行分离的一种方法。磁选可除去药材或饮片中的铁屑、部分含有原磁体的砂石等杂物;除去药材中的铁丝等金属杂物,保护切制、粉碎等炮制机械和人身安全。由于砂石中所含有的原磁体较少,需要强磁性材料才能除去。磁性金属杂质相对于药材原料中的其他杂质来说量不多,但危害性大,且用普通的去杂方法难以去除,必须采用专门的磁选机械。目前,磁选机械主要有棒式磁选机和带式磁选机。带式磁选机结构示意图及设备图见图10-6。

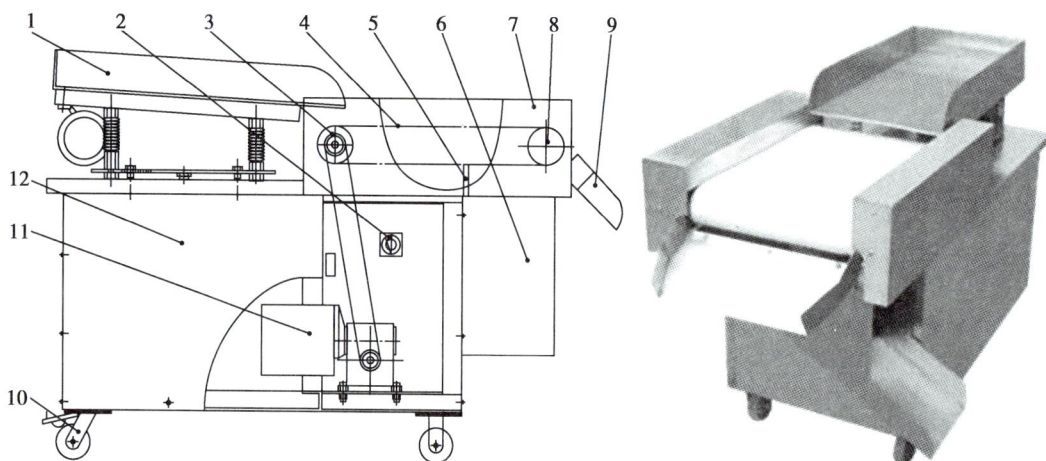

图 10-6 带式磁选机结构示意图及设备图

1. 振动上料装置 2. 电源开关 3. 主动轴 4. 输送带 5. 磁性杂物出料口 6. 磁棒箱
7. 机械化磁选 8. 强磁性轴 9. 出料口 10. 脚轮 11. 驱动电机 12. 机架

磁选机由振动送料和磁选两部分组成。振动送料部分将物料均匀地撒落到输送带或磁选箱,进行磁选。其中,棒式磁选机的磁选箱均匀地安装了磁棒,当物料受重力作用下落、经过磁选箱时,含原磁体杂质受强磁力作用被吸附在磁棒上,物料则通过磁选箱进入料框,使杂质与物料自动分离。被吸附在磁棒上的杂质,由人工定期进行清除。带式磁选机的一只轧辊具有强磁性,当物料在输送带上经过强磁性辊轴时,含原磁体杂质受磁力作用被吸附在输送带上,其他物料在重力作用下经出料口排出,而吸附在输送带上的杂质继续沿着辊轴圆周转动到辊轴的下方,随着辊轴继续旋转,吸附在输送带上的杂质远离磁性与辊轴,当吸引力小于杂物重力时,杂物便脱离输送带,下落在杂物出料口排出,实现金属杂质与物料的自动分离。

此外,根据药材质地与性质,传统净制方法还有摘、揉、擦、砻、刷、剪切、挖、剥等。

1. 摘 是将根、茎、花、叶类药材放在竹匾内,用手或剪刀将其不入药的残基、叶柄、花蒂等摘除,使之纯净。如旋覆花、辛夷等除去梗柄。

2. 揉 是将药材放在大眼筛上,轻轻揉搓后,再通过筛簸,以除去杂质,如桑叶等。

3. 擦 是用两块木块,将药材放在中间反复摩擦,或放入石臼内用木棍轻轻擦动,以除去外皮和硬刺。如蔓荆子、苍耳子等。

4. 砻 是用石磨(垫高磨芯)或竹木制成的砻子,磨去杂质或非药用部分,而不致磨碎内仁。如桃仁、苦杏仁去皮,扁豆去衣,刺蒺藜、苍耳子去刺,香附去毛等。

5. 刷　是用毛刷刷去药材外表面灰尘、泥沙、茸毛或其他附着物。如枇杷叶入药时需用刷子刷去叶片背面的茸毛,方能炮制入药。刷的工具可用丝瓜络,其效果比刷子好。

6. 剪切　是利用剪或刀,剪或切去药材残留的非药用部位,或将药用部位用剪刀剪碎,或分离不同的药用部位。如玄参去芦,细辛剪去叶等。

7. 挖　是采用金属刀或非金属刀(如竹片)挖去果实类药材中的内瓤、毛核,以便于药用。如枳壳挖去内瓤。

8. 剥　是将果实类药材的外壳剥除,但分离时须保持其完整,如白豆蔻、砂仁、白果等剥去壳,临用时打碎。

第二节　分离和清除非药用部位

凡供切制、炮炙或调剂、制剂用的中药饮片,均应清除非药用部位,分离不同的药用部位,使用净药材。

一、分离不同药用部位

有些中药部位不同,其功效也不同,应分别入药。根及根茎类的药材如麻黄,麻黄茎发汗,麻黄根止汗。又如当归,当归头止血,当归身补血,当归尾破血,全当归补血活血。果实种子类的药材如莲子,莲子心(胚芽)能清心热,除烦;莲子肉能补脾涩精。花椒(果皮)温中止痛,杀虫止痒;椒目(种子)行水平喘。连翘(果实)清热解毒,消肿散结;连翘心(种子)清心安神,利小便。白扁豆种子与种皮作用不同,白扁豆长于健脾化湿,扁豆衣偏于祛暑化湿。菌类药茯苓可分成茯苓皮,利水消肿;茯苓块,清利湿热;茯神,宁心安神等。药材不同的药用部位其临床功效不同,需按临床用药的要求进行分离。

二、清除非药用部位

清除非药用部位是依据原药材的不同类别,按照临床的用药需要进行的一类净制方法。按净制要求主要可分为:去根去茎、去皮壳、去毛、去心、去芦、去核、去瓤、去枝梗、去头尾足翅、去残肉等。

通过去除非药用部位,选取需要入药的部位,可以使得临床用药准确,符合剂量要求,提高药物的临床疗效,便于调剂制剂,降低毒副作用。

(一) 去根去茎

去根是指以根茎、茎为入药部位的药材须除去非药用部位的残根(须根、支根)。去茎是指以根为入药部位的药材,须除去根上残留的残茎(非药用部位)。

1. 去残根　以茎或地上部分或以根茎为入药部位的药材须除去非药用部位的残根,一般指除去主根、支根、须根等非药用部位。以茎入药的,如石斛、麻黄等;以地上部分入药的,如荆芥、广藿香、薄荷、马齿苋、马鞭草、泽兰、茵陈、益母草、瞿麦等;以根茎入药的,如黄连、干姜、升麻、芦根、藕节、重楼、香附等。

一般采用剪切、挑选、火燎、撞、砻等法除去残根。

2. 去残茎　以根、根茎为入药部位的药材须除去非药用部位的残茎及地上部分。如当归、白芷、地榆、党参、前胡、百部、木香、黄芩、威灵仙、续断、防风、广豆根、柴胡、银柴胡、麻黄根、射干、细辛等均需除去残茎、地上部分及须根等;以草质茎、地上部分、全草入药的药材,应将其中的木质茎、老茎、粗茎除去,如麻黄、薄荷、茵陈等。

一般采用剪切、搓揉、风选、挑选等法除去残茎。

研究认为:柴胡根具有解热、镇痛、镇静、抗炎等作用,其活性成分为皂苷,柴胡茎、叶的皂苷类成分含量很低。因此,柴胡饮片以根入药具有合理性。细辛茎、叶含微量马兜铃酸,具肾毒性,而根和根茎则不含此类成分。《中华人民共和国药典》2020年版规定其药用部位为根和根茎,在净制时应去除地上部分,与古代文献《雷公炮炙论》所载"凡使(细辛),一一拣去双叶,服之害人"的记载一致。

(二) 去皮壳

去皮壳是指去除皮类药材的栓皮;根、根茎、块茎或鳞茎类药材的外皮;茎木类药材的粗皮;果实、种子类药材的果皮或种皮等非药用部位。

中药净制去皮始于汉代,《金匮玉函经》要求:附子、大黄用时"皆去黑皮"。梁代《本草经集注》指出,皮类药材必须"皆削去上虚软甲错,取里有味者秤之"。清代《修事指南》谓"去皮者免损气"。

现代认为去皮壳的主要作用在于纯净药材,使用量准确,便于切片,利于有效成分煎出等。一般采用刮除、捣、敲、擦、碾、剥、撞等方法去皮壳。根据不同的中药,采取适宜的方法。

1. 树皮类中药 此类中药外表面有粗糙的栓皮,有的还附有苔藓、泥沙及其他不洁之物。栓皮干枯且有效成分含量甚微,若不去除则影响调配剂量。某些有毒的皮类药材,如苦楝皮、雷公藤等红黄色外层栓皮还会引起中毒。杜仲、关黄柏、黄柏、厚朴、肉桂、苦楝皮、桑白皮、椿皮等皮类中药,加工时须刮净栓皮。

研究发现:厚朴的木栓层粗皮占全重15.47%,而有效成分厚朴酚、和厚朴酚含量韧皮部高于木栓层。故厚朴的木栓层粗皮确为非药用部位,除去粗皮具有科学依据。

2. 根、根茎、块茎或鳞茎类中药 一般多在产地趁鲜去皮,如白芍、知母、南沙参、桔梗等;若不趁鲜及时去皮,干后就不易刮除。三棱、大黄、山药、千年健、黄精、川贝母、天南星、天花粉、木香、甘遂、平贝母、白及、白附子、半夏、竹节参、防己、红景天、泽泻、穿山龙、珠子参、粉葛、浙贝母、黄芩等均需刮净或撞去外皮;天冬、北沙参、明党参等置沸水中煮或蒸后,趁热除去外皮。

3. 果实类中药 草果、益智、使君子、鸦胆子、巴豆等,可砸破皮壳,去壳取仁;豆蔻、砂仁等,则采用剥除外壳取仁的方法。

4. 种子类中药 去皮壳的方法因中药的不同而异,如大风子、木鳖子、白果、芡实、核桃仁、娑罗子、郁李仁等,需去壳取仁。薏苡仁、柏子仁等,常用碾、擦法去皮。苦杏仁、桃仁等,可用燀法去皮。

(三) 去毛

毛刺是指生于药材表面或内部的茸毛、鳞片、硬刺、根类药材的须根以及动物类药材的茸毛等,因其影响药材的净度,有的具刺激咽喉等副作用,故须除去。一般采用刷除、砂烫、筛选、挑选、燀、碾、撞、挖等方法去毛刺。根据不同的中药,可分别采取下列方法。

1. 根茎类中药 如狗脊、骨碎补、香附、知母等表面生有鳞叶或茸毛,可先用砂烫法将毛烫焦,再撞净、筛除;也可用火燎法除去毛刺,筛净。马钱子表面密被灰棕或灰绿色绢状茸毛,用砂烫法将毛烫焦,再撞净、筛除焦毛。

2. 动物类药材 如鹿茸,加工时先用火燎去茸毛,注意不能将鹿茸燎焦,再用刀具、瓷片或玻璃片将其表面刮净。刺猬皮表面密生硬刺,并具茸毛,需用滑石粉烫或砂烫方法,将硬刺烫至焦黄色、卷曲易断,茸毛被烫焦,然后过筛除净。

3. 叶类药材 部分叶类药材如枇杷叶下表面密被茸毛,可在产地采摘后趁鲜用棕刷刷去茸毛。

4. 果实、种子类药材 金樱子内部生有淡黄色茸毛,一般在产地趁鲜纵剖二瓣,用刀挖净毛、核。或者将干燥后的金樱子略浸、润透,纵切二瓣,除去毛核,干燥。现代生产可将金樱子用清水淘净,润软,置切药机上切 2mm 厚片,筛去已经脱落的毛核,置清水中淘洗,沉去种核,干燥。或将晒至七八成干的金樱子置碾盘上,碾至花托全破开,瘦果外露时,过 0.5cm 的筛子,除去 95% 的茸毛及瘦果,晒干,再进行筛选。

一些药材其外表面的毛刺可用碾法或撞法除去。如苍耳子全体有钩刺,常用清炒法炒至表面呈焦黄色、刺焦时,碾去刺。

(四) 去心

去心是指去除根皮类药材的木质部或种子的胚根、胚芽及幼叶等非药用部位。实际操作中,包括除去根的木质部和枯朽部分、种子的胚芽等。

需要去心的药材有巴戟天、五加皮、白鲜皮、地骨皮、牡丹皮、香加皮、桑白皮等。巴戟天按蒸法蒸透后,趁热抽去木心。其余根皮类药材,通常在产地趁鲜用木槌敲击,使皮与木质部分离,剥取根皮,去除木心。

远志传统炮制须抽去木心,取根皮入药,称远志筒。主要化学成分研究表明:远志皮部含皂苷 12.1%,远志心仅含皂苷 0.482%,远志皮是木心的 25 倍,而且木心重量占药材全重近 40%,将木心作为非药用部位去除有一定道理。而药理研究发现,带心远志的溶血作用和毒性均小于远志皮,而镇静作用则强于远志皮,祛痰作用无明显减弱;干药材抽取木心较为麻烦,同时造成有效成分的损失。《中华人民共和国药典》2020 年版规定,远志以根入药去心或不去心均可。目前,远志筒主要用于出口。

(五) 去芦

芦又称芦头、芦苗,一般指根类中药的根头及根顶端带有的根茎、残茎、叶基等部位。古代医药学家认为芦为非药用部位,应去除。《证类本草》中人参项下有 "采根用时,去其芦头,不去者吐人,慎之" 的记载。元代吴绶说:"人弱者以参芦可代瓜蒂也。" 将参芦列为涌吐药来使用。《修事指南》谓:"去芦者免吐。"

现代研究发现:人参根和人参芦有效成分相近,人参芦中人参总皂苷含量比人参高 2~3 倍,挥发油是人参根含量的 60 倍,无机元素的含量也比人参根高。在小鼠游泳能力、常压耐缺氧、耐高温、耐低温、自主活动、抗利尿、抗惊厥及急性毒性方面,两者也无明显差异。实验研究和临床实践均表明人参芦无催吐作用,现代可不去芦使用。

桔梗的现代研究表明:主根和芦头中所含化学成分基本一致,芦头中皂苷含量比根多20%~30%。因此,人参、桔梗、党参、前胡、防风、独活等传统要求去芦使用的中药,其芦头和主根均具有相同或相近的有效成分和临床疗效。《中华人民共和国药典》2020 年版已不再规定去芦头。

目前规定需要去芦的中药有川牛膝、牛膝、西洋参、地黄、仙茅、苦参、山药、续断等。

去芦一般采用洗润、切除、剪除、风选、挑选等方法。

(六) 去核

一些果实类药材,常用其果肉或假种皮,其中的核(或种子)属于非药用部分,或者核与果肉(或假种皮)的作用不同,故须除去或分别入药。

去核的目的,主要是去除非药用部位,保证药用剂量准确。《雷公炮炙论》曾记载:"凡欲使山茱萸,须去内核……核能滑精。"《修事指南》概括为 "去核者免滑"。说明去除某些果实类药物的核还可以缓和或降低毒副作用。

一般采用风选、筛选、挑选、浸润、挤压、剥离、切挖等方法去核。山茱萸、金樱子、诃子、龙眼肉等中药,由于有效成分主要分布在果肉(或假种皮)部分,而核中不仅有效成分含量较低,而且在药材中占的比例又很大,故须去核(或种子)取肉(或假种皮)。

山茱萸果核和果肉的成分相似,鞣质和油脂主要分布于核中,具有降低血清转氨酶作用和安定、降温、抗菌消炎作用的熊果酸主要存在于果肉中,果核为果肉的 1/6。因此,《中华人民共和国药典》2020 年版规定山茱萸含果核果梗等杂质不得过 3%。山茱萸多在产地挤压去核;若去核未净者,可洗净润软或蒸后将核剥去,晒干。

诃子为收涩药,其果核占果实总重的 50% 以上,鞣质含量仅为 4.16%,而果肉中鞣质的含量为 26.06%,表明诃子核为非药用部位,去核是必要的。取原药材,洗净略泡,闷润至软,轧开去核取肉干燥。

乌梅,要求用乌梅肉者,若质地柔软者可砸破,剥取果肉去核;若质地坚硬者,可水润使软或蒸软,再取肉去核或用去核机去核(增加)。

龙眼肉,将果实烘干或晒干,除去果皮,剥取假种皮;或将果实投入沸水中煮 10 分钟,捞出摊晾,使水分散失,再烘烤一昼夜,剥取假种皮,晒干。

(七) 去瓤

果实类中药,须去瓤用于临床。去瓤的主要目的在于除去药材中的质次部位以纯净药材,使用量准确,便于贮存,免除胀气等副作用。《本草蒙筌》曰:"去瓤免胀。"

需去瓤的药材有枳壳、化橘红、瓜蒌皮、青皮等,大多采收后趁鲜加工。化橘红,取果实置沸水中略烫后,将果皮割成 5 瓣或 7 瓣,除去果瓤及部分中果皮,压制成形,干燥。瓜蒌皮,将果实剖开,除去果瓤及种子,阴干。青皮,在果皮上纵剖成 4 瓣至基部,除去瓤瓣,晒干,习称四花青皮。

现代研究表明,枳壳的挥发油大多存在于果皮中,瓤占其重量的 20%,去瓤生枳壳片含挥发油 0.91%,连瓤枳壳片含挥发油 0.47%,仅为果皮的 1/2,连瓤枳壳更易霉变和虫蛀,其水煎液极为苦涩,因此枳壳瓤作为非药用部位除去具有科学性和合理性。炮制时,将枳壳洗净润透,切薄片,干燥后筛去碎落的瓤核。

(八) 去枝梗

去枝梗是指除去某些茎、叶、花、果实类药材中夹杂的老茎枝、叶柄、花蒂、果柄等非药用部位,以使药材纯净,饮片用量准确。如桂枝、桑寄生、槲寄生、西河柳、桑枝中常混有老的茎枝;桑叶、侧柏叶、荷叶、辛夷、密蒙花、旋覆花、款冬花、槐花、五味子、花椒、连翘、槐角、夏枯草、女贞子、淫羊藿等中混有叶柄、花柄、果柄等。

钩藤习惯上以钩入药为佳,并认为双钩比单钩好,嫩枝比老枝疗效好。研究认为,钩藤的钩与茎含有的化学成分基本一致,老枝含量极少。嫩枝钩降压作用维持时间长,而老枝、茎降压作用较弱,维持时间短。所以,古人强调钩藤用钩和嫩枝,除去老茎枝有一定的现代科学依据。

去枝梗通常采用挑选、筛选、风选、剪切、摘等方法。

(九) 去头尾足翅

部分动物类或昆虫类中药,需要去头、鳞或去足、翅后使用。其目的是除去非药用部位或有毒部位。如乌梢蛇、蕲蛇等去头及鳞片。蛤蚧除去头、足及鳞片。斑蝥、红娘子、青娘子等去头、足、翅。蜈蚣去头、足等。

去头、鳞,一般采用浸润切除、蒸制剥除等方法。去头、足、翅,一般采用掰除、挑选等方法。

(十) 去残肉

某些动物类药材,需要去残肉、筋膜、骨塞后使用,以纯净药材。如龟甲、鳖甲、珍珠母、牡蛎、蛤壳等,均需除去残肉、筋膜;牛黄,去除外部薄膜;水牛角,除去骨塞等。

传统方法一般采用刀刮、水煮、密闭浸泡后漂洗等方法。现代可用胰脏净制法和酵母菌净制法。

1. 胰脏净制法　取新鲜或冰冻的猪胰脏,除去外层脂肪和结缔组织,称量后绞碎,加水少许搅匀,用纱布过滤,取滤液配制成约 0.5% 的溶液,备用。将龟甲加入该溶液中用 Na_2CO_3 调节 pH 至 8.0~8.4,水浴加热至 40℃,每隔 3 小时搅拌 1 次,经 12~16 小时残皮和残肉能全部脱落,捞起龟甲,洗净晒干,至无臭味即得。

加工原理为:胰蛋白酶在适宜条件下(温度 40℃,pH 8.0~8.4,糜蛋白酶要求 pH 为 8.0,胰蛋白酶要求 pH 为 8.4),可对不同形式的肽链产生水解作用,使蛋白质水解成氨基酸和多肽。而龟甲的残肉、残皮含有丰富的蛋白质,可被胰酶水解而除去。其优点是胰脏易得,设备简单,操作方便,成本低,时间短,产品无残肉,色泽好,但对产品质量有影响。

2. 酵母菌净制法　取龟甲 0.5kg,用冷水浸泡 2 日,弃去浸泡液,加卡氏罐酵母菌 300ml,加水淹过龟甲 1/6~1/3 体积,盖严。2 日后溶液上面起一层白膜,7 日后捞出,用水冲洗 4~6 次,晒干,至无臭味即得。

该法与传统净制法相比,时间可缩短 5~6 倍,设备简单,去腐干净,对胶类有效成分不会造成损失,出胶率高,适合大量生产。

中药饮片的纯净度将会直接关系中医的临床疗效。净制必须符合《中华人民共和国药典》《全国中药炮制规范》和国家中医药管理局《中药饮片质量标准通则(试行)》中的规定要求。药材炮制项下仅规定去杂质的炮制品,除另有规定外,应按照药材标准检验净度。

● (宋乙君)

复习思考题

1. 试述净制的目的和清除杂质常用的方法。
2. 试述中药清除非药用部位包含的内容。

ER-10-2

拓展阅读

扫一扫
测一测

◇◇◇ 第十一章 ◇◇◇

饮 片 切 制

学习目标

　　通过本章内容的学习,掌握饮片切制的类型、规格和适用药物,以及润药的方法和原理;熟悉饮片切制的目的和切片原则;了解润、切、干燥的常用设备,为今后在生产实际中能够熟练运用饮片切制的工艺技术以及开展饮片切制相关创新研究工作奠定基础。

　　将净选后的药材进行软化,切成一定规格的片、丝、段、块等的炮制工艺,称饮片切制。

　　中药材经过净制、切制或炮炙的工艺过程,制备成供中医临床处方配伍的药物及中成药制剂生产的配方原料统称中药饮片,即中药饮片是中药材经净制、切制或炮炙后所得产品的总称。

　　除少部分的果实、种子类、体积较小的块茎类中药经过净制后可直接成为生饮片外,绝大部分中药均需通过饮片切制过程制备成生饮片,才可以入药或进一步"炮炙"。

　　饮片切制历史悠久,最早记载为"㕮咀",是指用牙咬成小碎块。汉代以前的《五十二病方》中,载有"细切""削""剉"等早期饮片切制用语,历经汉、唐发展到南宋时期,制药事业日臻完善。元代周密在回忆南宋的《武林旧事》中,曾记载杭州已有制售"熟药圆散,生药饮片"的作坊,饮片的名称开始出现。至明代中期陶华的《伤寒六书》制药法中,明确提出了饮片一词,曰:"一用川大黄,须锦纹者,佳。锉成饮片,用酒搅均,燥干,以备后用。"

　　饮片切制的目的:

　　1. 便于有效成分煎出　饮片切制按药材的质地不同而采取"质坚宜薄""质松宜厚"的切制原则。饮片与溶媒的接触面增大,可提高药效成分的煎出率,并避免药材细粉在煎煮过程中出现糊化、粘锅等现象,显示出饮片"细而不粉"的特色。

　　2. 有利于炮炙　药材切制成饮片后,大小、厚薄均一,便于在炮炙时控制火候,使饮片受热均匀,也有利于饮片与各种辅料的均匀接触和吸收,提高炮炙效果。

　　3. 有利于调配和制剂　药材切制成饮片后,方便临床处方的调剂;有利于中成药生产中的浸提、粉碎等处理。

　　4. 有利于贮存　药物切制、干燥后,含水量下降,减少了霉变、虫蛀等因素而有利于贮存。

　　5. 便于鉴别　部分断面特征明显的中药,切制成一定的片型后,更易显示断面特征,有利于鉴别。如大黄切片后显露出星点状的异型维管束,何首乌横切后易见云锦状的异型维管束。

知识链接

切制技术标准操作规程（SOP）

1. 炮制技术名称　切制。

2. 生产依据　依照《中华人民共和国药典》有关工艺要求及标准，以及拟定的饮片品种炮制规范执行。

3. 工艺流程　净药材→软化→切制→干燥→包装→入库

软化、切制、干燥岗位标准操作规程

第一节　切制前的软化处理

除了部分药材已在产地趁鲜切制成饮片外，大部分干燥的药材切制成饮片前必须经过软化处理。

药材的软化是指药材遇水后吸收水分，增加柔软性，降低硬度，从而便于切制。动、植物类药材几乎都含有蛋白质、淀粉、纤维素等大量亲水性物质，是药材能够被水软化的必要条件。药材的软化途径包括用一般水处理、加热蒸煮、气相置换等。

一、软化原理

1. 水处理　是指将药材单用水进行处理使得药材软化的方法。水处理方法有多种，如浸泡、喷淋、淘洗、漂洗、浸润、露润等。

水处理软化药材时，药材表面先湿润、吸水，从而在药材表面与中心部位形成湿度差，使水逐渐向中心部位渗透，随着水不断向中心部位渗透，药材表面水分先达到饱和，而药材中心部位最后达到饱和状态，直至药材全部吸取水分而达到软化。

药材全部吸取水分的过程往往十分缓慢，除了与其形状大小及组织结构有关外，还与水温和外部的压力等有关。实际应用中，为了加快药材软化的速度，一些难以用常规水处理方法软化的药材也可用减压浸润法和加压浸润法。

2. 气相置换法　是指将装有药材的密闭箱体抽成真空，使药材内部空隙也成真空状态，形成负压状态下的空穴，当有水蒸气注入时，水蒸气可迅速进入药材内部的空隙，药材便吸水而软化。在软化过程中，水蒸气被吸收后药材内部空隙的压力小于外部水蒸气的压力，外部水蒸气就会不断地补充这些空隙，直至水分饱和。

用液态水浸润药材时，水是沿着植物细胞壁或微小空隙壁面进行缓慢流动、渗透，这种由外向内的流动或渗透，药材体积越大、空隙越多，流程越长、时间越久，而且药材内部的空气还会阻碍水的流动，不仅软化时间长，而且含水量不均匀。形成水蒸气后的气态水能沿着微小空隙进行扩散、漂移，不仅分子运动快速，使流程缩短，软化时间缩短，而且含水量比较均匀。这是水浸润法与气相置换法软化药材的最大区别。另外，气态水的密度远远小于液态水，通过控制吸水时间可以很好地控制药材的含水量。

3. 蒸煮法　为了更好地保留有效成分，有些药材可采用蒸或煮的方法软化药材。该方法是在加热的情况下，水分子运动加快，通过水的快速渗入，达到软化药材的目的。一些药材中含有分解有效成分的酶，如苷类为主要有效成分的药材，通过蒸煮法进行软化，水蒸气或沸水迅速渗透进入药材内部，既能达到软化药材的要求，又能达到杀灭分解有效成分的蛋白酶,保存药效成分的目的。

二、药材软化的要求

药材软化的要求是"软硬适度""药透水尽""避免伤水"。

1. 软硬适度 是指药材软化后的硬度应达到适合切制的要求。药材的硬度与含水率一般是反比关系,即含水率低药材硬度高,含水率高药材硬度低。不同药材切制时所需的硬度需要通过切制试验确定,也可采用传统的经验进行鉴别。

2. 药透水尽 是指药材进行软化处理时,加入一定量的清水或液体辅料,待药材软化到需要的程度时,所加液体全部被药材吸尽。

药透水尽一般适用于浸润法或加液体辅料进行浸润。做到"药透水尽"需要严格根据药材的性能和质地控制用水量,水量不足较难软化药材,水量过多则药材吸收过多水分而出现"伤水"、药效降低等现象。

3. 避免伤水 "伤水"是指药材在水处理时吸收过多水分的一种现象。药材软化时出现"伤水",进一步切制时难以达到要求,同时可使药效降低。

采用水处理法软化药材,在达到药材全部被浸润透前,水分始终从高浓度向低浓度方向渗透,直至药材全部吸取水分(药透)。药材全部吸取水分后若不及时取出,就易导致吸收水分过多,出现"伤水"现象。

伤水的主要原因是在水处理时用水量、浸泡时间、处理方法等方面掌握不当,或在水处理前大小未分档,以致造成粗大者未透而细小者已吸水过多。伤水的药材不仅直接影响药材切制饮片的质量,甚至无法切制,而且还会造成药材内部化学成分的流失,从而影响临床疗效。因此,应尽量避免药材软化时"伤水"。

三、药材的软化方法

(一)常用的水处理方法

1. 淋法(喷淋法) 指以清水喷淋或浇淋药材。操作时,将药材厚薄均匀、整齐地堆放,用清水均匀喷淋,喷淋的次数根据药材质地而异,一般为 2~3 次,每次间隔一定时间,便于水分渗入药材,润软,以适合切制。本法多适用于气味芳香、质地疏松的全草类、叶类、果皮类和有效成分易随水流失的药材,如薄荷、荆芥、佩兰、香薷、枇杷叶、陈皮等。

淋法处理后仍不能软化的部分,可选用其他方法,如润法,进行再处理。

2. 淘洗法 指用清水洗涤或快速洗涤药材的方法。操作时,将药材投入清水中,经淘洗或快速洗涤后,及时取出,稍润,即可切制。由于药材与水接触时间短,故又称"抢水洗"。适用于质地松软、水分易渗入、有效成分易溶于水及芳香药材。如五加皮、瓜蒌皮、白鲜皮、合欢皮、南沙参、石斛、瞿麦、陈皮、防风、龙胆、细辛等。大多数药材洗 1 次即可,但有些药材附着多量泥沙或其他杂质,则需用水洗数遍,以洁净为度。要求每次用水量不宜太多,操作迅速,避免含水量过多影响药材质量,如威灵仙、紫菀、白薇等。淘洗后如不能软化,可再用润法处理。

3. 泡法 指将药材用清水浸泡一定时间,使其吸入适量水分的方法。操作时,先将药材洗净,再注入清水至淹没药材,放置一定时间,视药材的质地、大小、季节和水温等灵活掌握,中间不换水,一般浸泡至一定程度,捞起,润软,再切制。适用于质地坚硬、水分较难渗入的药材,如三棱、山药、山慈菇、川芎、天南星、木香、防己、何首乌、泽泻等。

体积粗大、质地坚实者,泡得时间宜长;体积细小、质轻者,泡得时间宜短。春、冬季节浸泡的时间宜长;夏、秋季节浸泡的时间相对宜短。质轻遇水漂浮的药材,在浸泡时,要压重物,使其泡入水中。按照"少泡多润"的原则,以软硬适度、便于切制为准。

另外,部分动物类药材也可采取泡法,特别是甲壳类、骨骼类,可将药材置缸内,放水淹过药面,加盖浸泡,中间不换水。由于微生物繁殖,造成筋膜腐烂,可除去附着的筋、肉、膜、皮等,而留下需要的骨质或甲壳等,洗净,干燥。如龟甲、鳖甲、鹿角、狗骨等。

4. 漂法 指将药材用多量水,多次漂洗的方法。操作时,将药材放入大量的清水中,每日换水 2~3 次,漂去有毒成分、盐分及腥臭异味。古代常用长流水漂。本法适用于毒性药材、含盐分的药材及具腥臭气味的药材,如川乌、草乌、天南星、半夏、附子、肉苁蓉、昆布、海藻、紫河车、五谷虫、人中白等。

漂的时间根据药材的质地、季节、水温灵活掌握,以去除其刺激性、咸味及腥臭气味为度。

5. 润法 指将药材或经泡、洗、淋过的药材,用适当器具盛装,或堆积于润药台上,以湿物遮盖,或继续喷洒适量清水,保持湿润状态,使药材外部的水分徐徐渗透到药材组织内部,达到内外湿度一致,利于切制。适用于有效成分易溶于水的药材或质地较坚硬的药材。润药是关键,润法得当,既保证质量,又可减少有效成分损耗,有"七分润工,三分切工"之说。润法的优点,一是药效成分损失少,二是饮片颜色鲜艳,三是水分均匀,饮片平坦整齐。很少出现炸心、翘片、掉边、碎片等现象。

润法有浸润、伏润、露润等。

(1)浸润:以定量水或其他溶液浸润药材,经常翻动,使水分缓缓渗入内部,以"药透水尽"为准,如黄连、木香、郁金、枳壳、枳实等。

(2)伏润(闷润):经过水洗、泡或以其他辅料处理的药材,用缸(坛)等在基本密闭条件下闷润,使药材内外软硬一致,利于切制,如郁金、川芎、白术、白芍、山药、三棱、槟榔等。

(3)露润(吸潮回润):将药材摊放于湿润并垫有篾席的土地上,使其自然吸潮回润,如当归、玄参、牛膝等。

润法应注意:①润法时间长短应视药材质地和季节而定,如质地坚硬的需浸润 3~4 天或 10 天以上;质地较软的 1~2 天即可。夏、秋宜短,冬、春宜长。②质地特别坚硬的药材,一次不易润透,需反复闷润才能软化,如大黄、何首乌、泽泻、槟榔等。③夏季润药,由于环境温度高,要防止药材霉变;对含淀粉多的药材,如山药、天花粉等,要防止发黏、变红、发霉、变味现象出现。一经发现,要立即以清水快速洗涤,晾晒后再适当闷润。

(二)其他软化方法

有些不适宜采用常规水处理软化的药材,还可采用蒸润、蒸汽喷雾润、气相置换以及加压或减压等方法。如黄芩要蒸润后切片,使其断面呈现黄色,保证药效;木瓜蒸后呈棕红色,趁热切片;鹿茸刮去茸毛,加酒稍润,置高压锅脐上喷汽趁热切片,边蒸边切,既保证质量又利于切片。

气相置换法药材软化设备主要是水蓄冷真空气相置换式润药,其示意图及设备图见图 11-1。润药箱一般是方形箱体,以利于提高药材装载容积率。润药箱负压达到 -0.095MPa以上,随后注入水蒸气,适当时间后取出药材,完成气相置换法药材软化过程。润药机配套的蓄冷式真空气流除水装置用于除去真空气流中的水分,以确保润药过程所需真空度。

气相置换润药的特点是水蒸气完全占据了药材内部的空隙,药材组织完全暴露在"水分"环境中,水分无须借助于药材组织的渗透,而是通过药材内部空隙的扩散、漂移到达药材组织,因此具有快速与均匀性。由于水蒸气的密度远远小于液态水,通过控制润药时间很容易控制药材含水率。

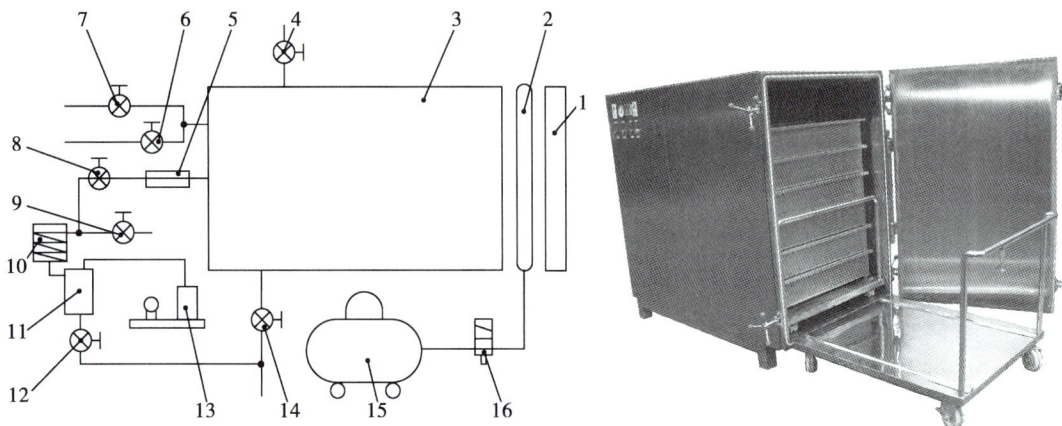

图 11-1　水蓄冷真空气相置换式润药机示意图及设备图

1.箱门　2.密封条　3.真空润药箱　4.安全阀　5.压力指示器　6.进水阀　7.蒸汽阀　8.真空阀　9.放空阀　10.冷凝设备　11.集水箱　12.出水阀　13.真空泵　14.排污阀　15.空气压缩泵　16.充放气电磁阀

该项技术的优点在于避免了药材在浸润时水溶性有效成分的流失,大幅度缩短药材的软化时间,并降低药材软化后的含水量,使后续干燥的时间缩短,同时避免了液态水浸润药材后的废水排放,利于环保和节能,提高生产效率。

气相置换润药使用的水蒸气具有相应的温度,在实际应用中应考虑药材的热稳定性。必须根据药材的性能,按照"软硬适度"的软化要求控制蒸汽用量,可以避免药材升温过高而影响药效。

另外,国内有关单位还研制了"真空加温润药设备"和"减压冷浸润设备",并用于生产,缩短了软化工艺生产周期,提高了饮片质量,收到较好的效果。

四、药材软化程度的检查方法

药材在水处理过程中,要检查其软化程度是否符合切制要求,习惯称"看水性"或"看水头"。常用检查药材软化程度的方法如下:

1. 弯曲法　适用于长条状药材。药材软化后握于手中,拇指向外推,其余四指向内缩,以药材略弯曲,不易折断为合格,如白芍、山药、木通、木香等。

2. 指掐法　适用于团块状药材。以手指甲能掐入软化后药材的表面为宜,如白术、白芷、天花粉、泽泻等。

3. 穿刺法　适用于粗大块状药材。以铁钎能刺穿药材而无硬心感为宜,如大黄、虎杖等。

4. 手捏法　适用于不规则的根与根茎类的药材。软化后以手捏粗的一端,感觉其较柔软为宜,如当归、独活等;有些块根、果实、菌类药材,需润至手握无响声及无坚硬感为宜,如黄芩、槟榔、延胡索、枳实、雷丸等。

5. 刀切或折断法　适用于团块状、长条形及不规则的根与根茎类的药材。用刀直接切断或用手折断,中间应无干心。如大黄、白术、川芎等。

第二节 饮片类型及切制方法

一、饮片的类型

饮片的类型,指根据药材的自然特点(质地、形态),结合各种不同需要(炮制、鉴别)和临床用药要求,将药材切制成不同形状以及大小厚薄规格不一的类别。不同类型、不同质地的药材,切制成饮片类型有不同的规格标准,并作为炮制工艺中的一道程序和规定,如切薄片、切厚片、切成段、切成丝等。

饮片切制分为手工切制和机器切制。手工切片可灵活切制各种规格、形状的饮片,而机器切片多为横片、斜片、段、丝等。

常见的饮片类型和规格有:

(一) 片

片按照厚度可分为极薄片、薄片、厚片。

1. 极薄片　厚度为 0.5mm 以下,如鹿角、苏木、降香。

2. 薄片　厚度为 1~2mm,如槟榔、白芍、三棱。

3. 厚片　厚度为 2~4mm,如山药、泽泻、丹参。

按照片型可分为顶片、斜片、直片。片型在质量标准中没有规定,同一药材可切成不同的片型。

1. 顶片　又称顶头片、顶刀片、横切片,在切制进料时,药材长轴与刀片垂直。圆柱形药材切制成的饮片称 "圆片"。

2. 斜片　在切制进料时,药材与刀片成一定的角度,切制后一般成椭圆形或长圆形,一般适宜于长条形且纤维性强的药材。倾斜度小且形体粗大者切成的饮片称马蹄片(如大黄),倾斜度稍大且形体较粗者切成的饮片称瓜子片(如桂枝、桑枝),倾斜度更大且药材较细者切成的饮片称柳叶片(如甘草、川牛膝)。

3. 直片　又称顺刀片、顺片、骨牌片,在切制进料时,药材长轴与刀片平行。一般采用手工切制,适宜于个体稍细长或不规则的团块状药材,如白术、川乌、川芎等。

(二) 丝

丝分为细丝和宽丝。

1. 细丝　宽为 2~3mm,适宜皮类、叶类和较薄果皮类药材,如黄柏、厚朴、秦皮、陈皮等切细丝。

2. 宽丝　宽为 5~10mm。枇杷叶、淫羊藿、冬瓜皮、瓜蒌皮等切宽丝。

(三) 段

段分为长段和短段,长度为 5~15mm。

1. 长段　长度为 10~15mm,称长段或节。

2. 短段　长度为 5~10mm,称短段或咀。

切段一般适宜全草类和形态细长,内含成分易于煎出的药材,如薄荷、瞿麦、半枝莲、荆芥、香薷、益母草、麻黄、忍冬藤、党参、大蓟、小蓟等。

(四) 块

块又称丁,为边长 8~12mm 的方块,如阿胶丁。

（五）颗粒

颗粒一般为粗粉至 1cm 左右的块片及颗粒。适宜矿物类、贝壳类药材。

（六）粉末

大多粉碎成细粉，用于直接吞服。如川贝母、冬虫夏草、三七等粉碎成细粉。

中药的饮片规格丰富多样，除了上述的常规片型规格以外，全国各地还有各具特色的饮片类型，如骨牌片，饮片形状类似骨牌，如杜仲、黄柏等；肚片，多用于树皮类药材，如厚朴、肉桂等；蝴蝶片，适用于药材形状不规则的块根或菌物类药材，如川芎等；另有马蹄片、腰花片、凤眼片、如意片、剪片等，均来源于不同地区的特色饮片片型，可适用于不同类型的药材。

二、饮片类型的选择原则

1. 根据药材质地　一般质疏宜厚，质密宜薄。质地极其致密坚实的木质类、动物骨和角类药材，宜切极薄片，如羚羊角、鹿角、水牛角、松节、苏木、降香等。质地致密、坚实者，宜切薄片，如乌药、槟榔、当归、白芍、木通等。质地松泡、粉性大者，宜切厚片，如山药、天花粉、茯苓、甘草、黄芪、南沙参等。

2. 根据药材形态　凡药材形态细长，内含成分易于煎出的，可切制成一定长度的段，如木贼、荆芥、薄荷、麻黄、益母草等。皮类药材和宽大的叶类药材，可切制成一定宽度的丝，如陈皮、黄柏、荷叶、枇杷叶等。

3. 为了突出鉴别特征，或为了饮片外形的美观，或为了方便切制操作，视不同情况，选择直片、斜片等，如大黄、何首乌、山药、黄芪、桂枝、桑枝等。

4. 为了方便对药材进行炮炙（如蒸制），切制时可选择一定规格的块或片，如大黄、何首乌等。

饮片的片型厚薄与规格大小会直接影响到药物疗效。《金匮玉函经》指出："欲如大豆，粗则药力不尽。"饮片的厚薄、长短及粒度的大小、粗细与饮片煎煮时的有效成分溶出以及煎煮液性状密切相关。研究饮片的类型、规格，比较饮片的质量，量化、优化加工切制方法，是中药饮片切制发展的必然趋势。

三、饮片的切制方法

饮片切制在不影响药效，便于调配、制剂的前提下，基本上采用机械化生产，并逐步向联动化生产过渡。目前，由于机器切制还不能满足某些饮片类型的切制要求，故在某些环节手工切制仍在使用。

（一）机器切制

目前，全国各地生产的切药机种类较多，功率不等，如往复式切药机、旋转式切药机、多功能中药切药机、多功能斜片切药机等，基本特点是生产能力大，速度快，节约时间，减轻劳动强度，提高生产效率。但更新、改进现有的切药机器，使之能生产多种饮片类型及适用于各种药材，仍是机器切制亟待解决的问题。

切药机一般由动力、推进、切片、厚度调节四部分组成。切药机按药材或刀具的运动轨迹，又可以分为往复式切药机和旋转式切药机两类。旋转式切药机又分为转盘式切药机和旋料式切药机。

1. 往复式切药机（又称剁刀式切药机）　这种切药机通过电机转动金属履带或无毒橡胶材料制成柔性带，把药材输送至切口处；同时通过电机使刀片在切口处做上下往复摆动，把药材切断。往复式切药机适用于长条形的根及根茎类、全草类、茎类、叶类及某些动物类药材，一般不适宜颗粒状药材的切制。往复式切药机示意图及设备图见图 11-2。

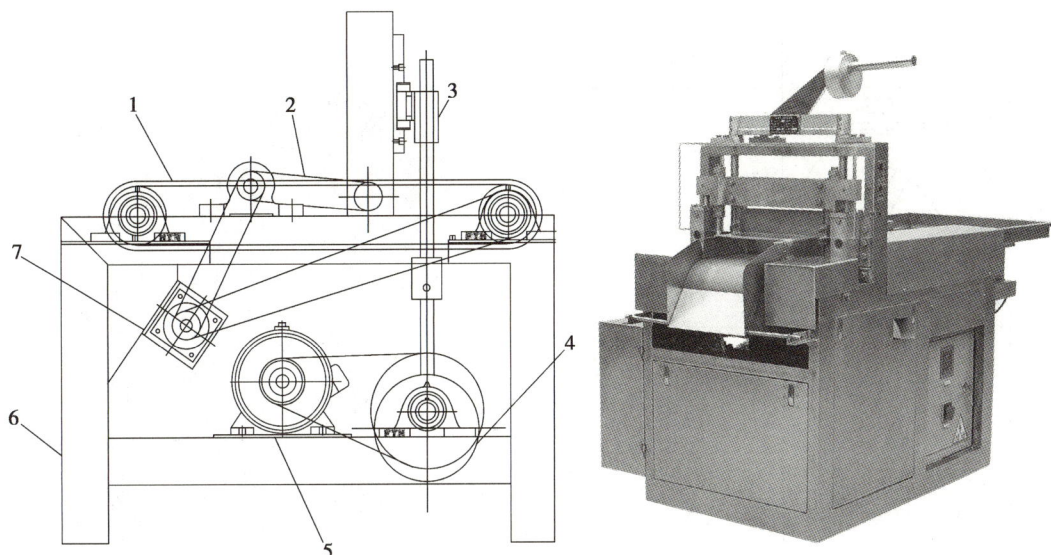

图 11-2 往复式切药机示意图及设备图
1. 主输送带 2. 压料辊 3 刀架梁 4. 偏心机构 5. 电机 6. 机架 7. 伺服电机

2. 旋转式切药机 旋转式切药机根据刀具和药材运动分转盘式切药机和旋料式切药机两类，较适宜类圆形和长圆形的根及根茎类、果实种子类药材。

(1)转盘式切药机：转盘式切药机通过电机转动金属履带，把药材输送至切口处。通过刀盘的旋转，将药材切断。刀盘上一般装有 2~3 把刀具，旋转一周可以切制 2~3 次，故切制速度较快。较适宜类圆形和长圆形的根及根茎类、果实种子类药材，如当归、川贝母、半夏、延胡索等。转盘式切药机示意图及设备图见图 11-3。

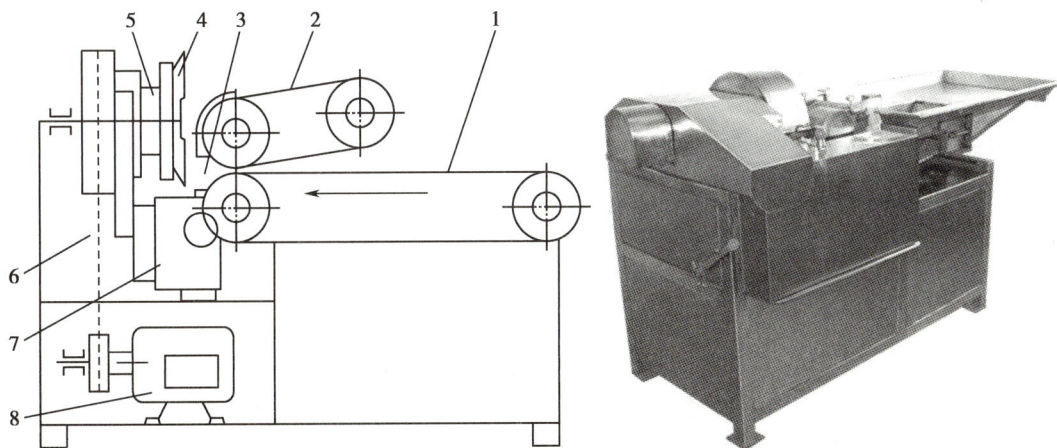

图 11-3 转盘式切药机示意图及设备图
1. 主输送带 2. 副输送带 3. 切口 4. 切刀 5. 刀盘 6. 传动带 7. 减速箱 8. 电机

(2)旋料式切药机：旋料式切药机是将刀片装在固定的刀架上，通过电机驱动转盘，药材直接投入转盘中心，在离心力作用下被抛向转盘外圈内壁，推料块迫使药材沿外圈内壁做圆周运动，当药材转过切刀就被切去一片，继续旋转直至被切完为止。其特点是体积小，重量轻，可以移动，操作维修方便，无输送带，便于清洗。较适宜的药材如川芎、泽泻、半夏、延胡索等。旋料式切药机示意图及设备图见图 11-4。

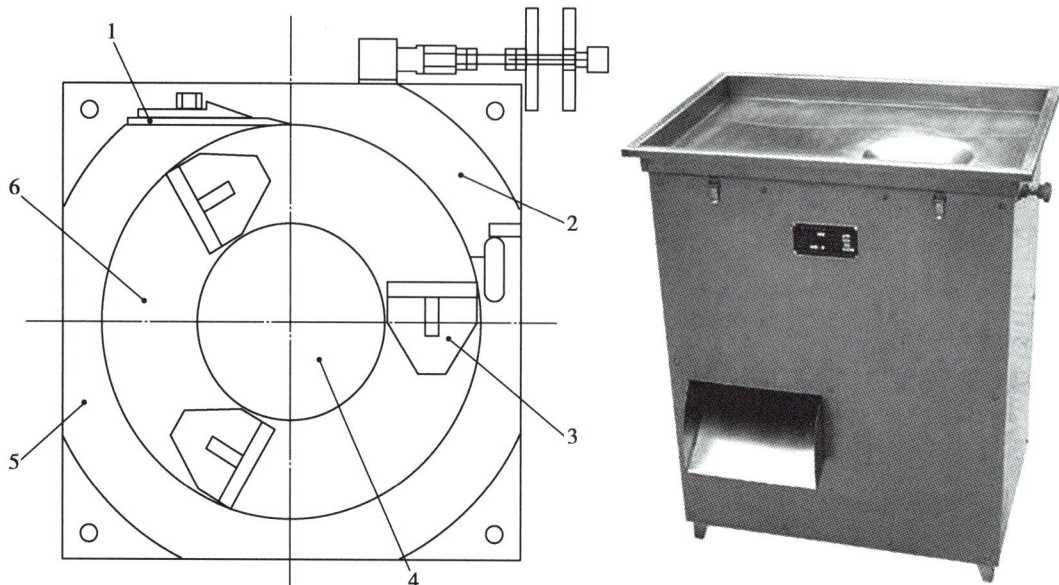

图 11-4　旋料式切药机示意图及设备图
1. 切刀　2. 厚度调节机　3. 推料块　4. 投料口　5. 外圈　6. 转盘

此外,在以上切药机的基础上,进行改进,研发出多功能切药机、斜切机、刨片机及小型的切片机等,可满足不同厚度、片型和数量的中药饮片切制。有的切药机上连接筛选机、提升机等联动设备,以提高切制效率。

(二) 手工切制

手工切制用的切药刀,全国各地不甚相同,但切制方法相似。操作时,将软化好的药物,整理成把(俗称"把活")或单个(俗称"个活")置于刀床上,用手或特别的压板向刀口推进,然后按下刀片,切成饮片。饮片的厚薄长短,以推进距离控制。

有些"个活",如槟榔,可用"蟹爪钳"夹紧向前推进。某些贵重药材,还可采用特殊的工具加以切制,如鹿茸加工壶,就是专门用来加工鹿茸的。

手工切药刀主要有:

1. 切药刀(铡刀)　主要由刀片、刀床(刀桥)、压板、装药斗、控药棍等部件组成。操作时,人坐在刀凳上,左手握住药材向刀口推送,同时右手拿刀柄向下按压,即可切出饮片。较多用于切贵重药材的薄片和特殊要求的片型,如人参、西洋参、鹿茸、天麻、黄芪、甘草、阿胶丁等。

2. 片刀(类似菜刀)　多用于切厚片、直片、斜片等,如浙贝母、白术、地黄、黄精、玉竹等。

手工切制适用于量少、贵重、片型有特殊要求或难以用机器切制的药材。其操作方便、灵活,不受药材形状的限制,切制的饮片均匀、美观,损耗率低,类型和规格齐全,弥补了机器切制的不足。缺点是劳动效率较低。

(三) 其他切制

1. 对于木质和动物骨、角、贝壳及矿物类药材,用上述工具较难切制,可根据不同情况选择适宜设备和工具进行切制。

(1) 镑:镑片所用的工具是镑刀。操作时,将软化的药材用钳子夹住,另一只手持镑刀一端,来回镑成极薄的饮片。此法适用于动物角类药材。如羚羊角、水牛角等。近年来,一些地区已使用镑片机。无论用手工镑片还是机器镑片,均需将药材用水处理后,再进行操作。

（2）刨：木质或角质坚硬类药材，如檀香、松节、苏木、牛角等，适用于本法切制。操作时，将药材固定，用刨刀刨成薄片即可。若利用机械刨刀，药材则需预先进行适当的水处理。

（3）锉：有些药材，习惯用其粉末。但由于药材贵重，用量小，一般不事先准备，而是临方炮制，如水牛角、羚羊角等。调配时，用钢锉将其锉为末，或再加工继续研细即可。

（4）劈：是利用斧类工具将动物骨骼类或木质类药材劈成块或厚片。如降香、松节等。

（5）轧：通过破碎机中的动碰板与静碰板之间产生间歇的挤压、松开动作，将药材挤压而破碎。如贝壳类的牡蛎、石决明、瓦楞子，矿物类的磁石、赭石、紫石英、钟乳石等。

（6）粉碎：用粉碎机将药材或中药饮片粉碎成规定的粉末。如三七、川贝母等粉碎成细粉。

2. 某些植物类药材，提倡产地趁鲜切制成饮片，可省去再次浸润软化干燥的过程，减少有效成分的损失。适合产地趁鲜切制的药材如下。

（1）富含水分的全草类：这类药材在产地经抢水洗后晒成半干直接进行切制，可避免破碎、掉叶。如益母草、墨旱莲等。

（2）质地坚硬的块根、块茎类：这类药材在产地趁鲜切制，可减少炮制工序，节约成本。如直接干燥后再行切制，因质地坚硬，难以软化、费时耗力。如狗脊、乌药等。

（3）果实种子类：这类药材多产于南方，气候湿热多雨，采收后药材易发霉变质，在产地趁鲜切制可避免药材霉变损耗。但含挥发油类药材不宜趁鲜切制，否则可导致挥发油外逸，损耗。如枳实、枳壳。

除上述方法外，还可采用擂、研、捣、打、磨等方法粉碎坚硬的矿物及果实种子类药材，如擂朱砂、捣碎栀子等。常用的工具有铁或铜制的"冲钵"、碾槽、石制的"臼"、瓷制的研钵等。

第三节　饮片的干燥

药材经软化、切制后，含水量极高，为防止变质，便于贮存，必须及时干燥。近年来，全国各地在生产实践中设计并制造各种干燥设备，其干燥能力和效果均有了较大提高，这些干燥设备正在不断推广和完善，适宜大规模生产。

一、干燥方法

由于各种中药所含的成分不同，干燥方法不尽相同。根据使用的能源不同，主要分为以下几种。

（一）自然干燥

包括晒干和阴干。晒干是指把切制好的饮片置日光下，使饮片内部的水分蒸发而干燥。阴干是指把切制好的饮片置阴凉通风处，通过空气的流动，使内部的水分蒸发而干燥。可根据饮片的质地、色泽和所含成分不同选择晒干和阴干。一般色浅，含黏液类、淀粉类饮片宜晒干，如桔梗、浙贝母、玉竹、山药等；易褪色、易挥发和气味易散失及含有不耐高温成分的饮片宜阴干，如荆芥、玫瑰、槟榔、黄柏、大黄、枸杞、玄参等。晒干和阴干是我国中药饮片干燥的主要方法，不需要特殊设备，干燥后的中药饮片无烘焦现象，色泽好。但易受气候的影响，饮片直接置于自然条件下，不太卫生，尤其是糖分含量高的饮片，干燥时易受蚂蚁、苍蝇等昆虫的叮啃和污染。

为改变晒干和阴干不卫生的状况，可将饮片在玻璃房晒干。玻璃房应建造在阳光充足，地面平整、不污染中药饮片的场地上。玻璃房要有通风设施,防止房顶结水珠后洒落在饮片上。在干燥饮片时,要垫上干净、无毒的垫材再启动通风设施。

(二) 人工干燥

人工干燥是利用一定的干燥设备,对饮片进行干燥。其优点是不受气候影响,卫生并能缩短干燥时间,降低劳动强度,提高生产效率。常用干燥设备有直火热风式、蒸汽式、电热式、远红外线式、微波式等。

人工干燥的温度,应视饮片性质而灵活掌握。一般饮片以不超过80℃为宜。含芳香挥发性成分的饮片以不超过50℃为宜。已干燥的饮片需晾凉后再贮存,否则,余热会使饮片回潮,易于发生霉变。干燥后的饮片含水量应控制在7%~13%为宜。

1. 蒸汽干燥 蒸汽用管道输入烘箱内或烘干机,通过散热装置,由鼓风机带动热量在烘箱或烘干机内流动,达到温度均匀,使烘箱内饮片干燥,同时,多余蒸汽和热量从出口排出。蒸汽干燥设备简单,成本低,适合大量生产。

2. 热风干燥 热风干燥采用液化气、天然气、柴油、煤、电等能源,经过燃烧或电热丝等产生热量,用鼓风机将热风输入烘箱或烘干机内,使切制后饮片干燥。此类干燥设备易于安装,适宜大量生产。

3. 远红外线干燥 利用远红外线辐射饮片,使分子运动加剧而内部发热,温度升高;饮片内部水分的热扩散和湿扩散梯度方向一致,都是由内向外,与表面水蒸气共同处在向外扩散的最佳状态,加速了干燥过程,缩短了干燥时间,其特点是干燥速度快,饮片质量好,同时远红外线具有较强的杀菌、杀虫及灭卵作用,并节约能源,造价低,便于自动化生产,减轻劳动强度。近年来,远红外干燥在中药原料、饮片等脱水干燥及消毒中都有广泛应用,还可用于中药粉末及芳香性药物的干燥灭菌,并能较好地保留药中的挥发油成分。

4. 微波干燥 微波干燥是微波能转变为热能而使物料干燥的方法。其原理为:中药及其炮制品的极性水分子和脂肪能不同程度地吸收微波能量,因电场方向和大小随时间作周期性变化,使极性分子发生旋转振动,致使分子间互相摩擦而生热,从而达到干燥的目的。其优点是速度快,时间短,加热均匀,饮片质量好,热效率高;由于微波能迅速透入物料的内部,干燥时间是常规热空气加热的1/100~1/10,所以对饮片中所含的挥发性物质及芳香性成分损失较少。

微波干燥能杀灭微生物及霉菌,具有消毒灭菌作用,可以防止发霉和生虫,适用于原药材、饮片及中成药的干燥灭菌。微波灭菌与被灭菌物的性质及含水量有密切关系,因为水能强烈地吸收微波,所以含水量越多,灭菌效果越好。

5. 太阳能集热干燥 太阳能是一种清洁的低密度可再生能源,通过太阳能集热器,聚集太阳的热量,将药物干燥。其特点是节省能源,减少环境污染,烘干质量好,避免自然干燥后药物出现的杂色和阴面发黑的现象,提高了外观质量。但设备成本较高,易受天气的影响。

二、干燥设备

由于微波、红外线、太阳能集热等干燥设备的造价、使用成本高等原因,还未能广泛应用于中药饮片干燥。当前我国中药饮片工业常用的干燥设备主要有烘房、热风循环烘干箱等,具有易操作、不受气候影响、适合批量生产、适用于多种中药饮片的干燥等特点,但干燥效率低、能耗较高、劳动强度大。翻板式烘干机、网带式烘干机、隧道式烘干机等也有一定的应用,具有温度比较均匀、适合连续生产等优点,存在的主要问题是设备投资大、使用成本高、不易清洗、干燥温度偏高等。敞开式烘干箱、滚筒式烘焙机、转筒式烘干机具有热效率高、干燥成本低、易于清洗、适合低温与连续干燥等优点,是新型饮片干燥设备。

1. 热风循环烘干箱 热风循环烘干箱是厢式干燥器的一种形式,其工作原理与烘房相同。热风循环烘干箱的结构与工作原理示意图见图11-5。其外形是一个方形厢体,厢内支架上逐层可摆放装载药物的带孔(或网)的料盘,料盘之间为蒸汽加热翅片管(或无缝换热钢管)或裸露的电热元件加热器,厢体四壁包有绝热层以减少散热。由吸气口吸入的空气(常在吸气口装空气滤清器)经循环风机出风口鼓至加热器,空气被加热,顺着厢内流通通道吹过各层料盘。料盘的层间距决定了空气流通通道的大小,对空气流速影响很大。适当分配料层间距和控制风向是保证流速的重要因素。最后湿空气汇集到左侧排气道从排气口排出。风机产生的循环流动热风,吹到潮湿物料的表面不断带走药物散发的水分达到干燥的目的。在大多厢式设备中,为降低能耗、充分利用热能,常通过进、排气节气门调控气流,仅排出一部分湿热空气,再补充一部分新鲜空气,其余热空气被反复循环使用。

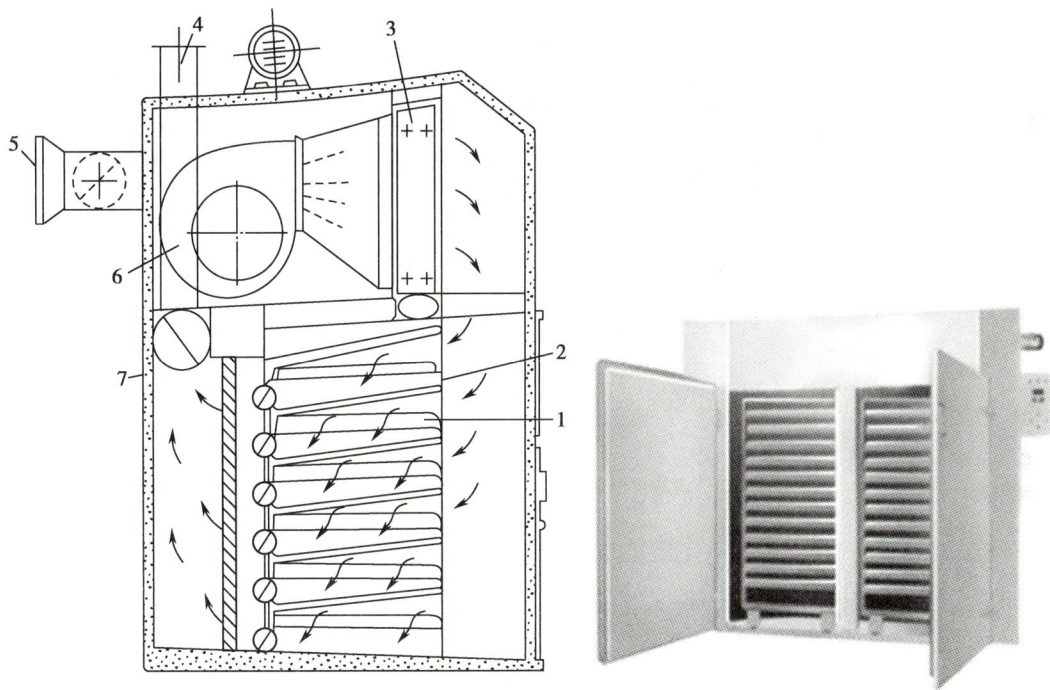

图 11-5 热风循环烘干箱示意图及设备图

1.支架 2.干燥板层 3.加热器 4.排气口 5.吸气口 6.循环风机 7.干燥器主体

这类干燥设备还包括翻板式烘干机、网带式烘干机、隧道式烘干机,干燥原理均是以空气为湿热载体,即同一股空气既是热能传递者,又是水分携带者,如不排出部分湿热空气,空气中的水分将很快饱和,干燥效率为零。如全部排出湿热空气,则能耗增加。因此,通常都需要控制好循环湿热空气的湿度,及时补充新鲜空气,处理好能耗与干燥速率的关系,使热空气的含水率适度。翻板式烘干机示意图及设备图见图11-6。

2. 敞开式烘干箱 图11-7是敞开式烘干箱的结构示意图。烘干箱为方形箱体,网板将箱体分为上下两部分,药物置于网板上,上口敞开,热空气从箱体的下部进入,穿过药物层排入大气。热空气将热能传递给药物的同时,带走药物散发的水蒸气,直至药物干燥。

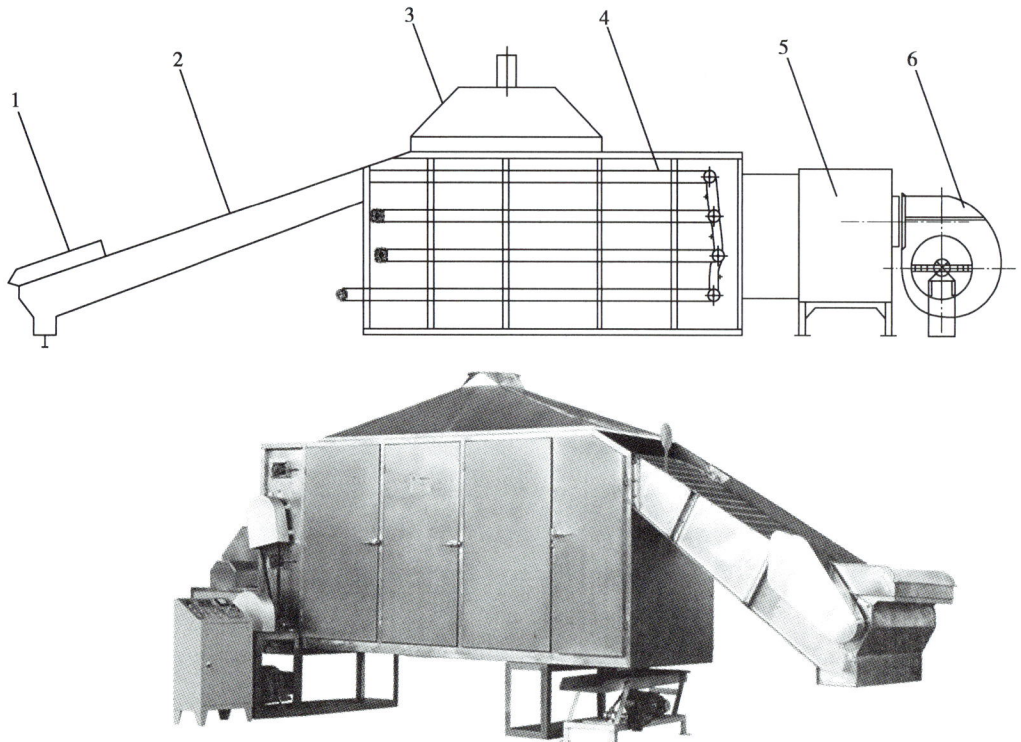

图 11-6 翻板式烘干机示意图及设备图
1.上料 2.输送 3.排湿 4.链板 5.换热器 6.风机

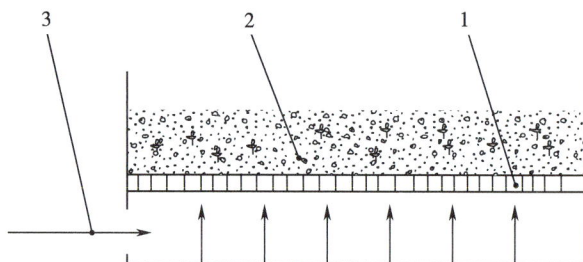

图 11-7 敞开式烘干箱示意图
1.网板 2.物料 3.热空气

　　这种干燥设备的热空气将热能传递给药物并带走水分后不再循环使用。由于药物层具有一定的厚度,在干燥初期,药物吸收热能温度上升,热空气穿过药物层吸收水分几乎达到饱和后排入大气;在干燥中期,药物与热空气温度基本平衡,热空气提供的热能等于药物水分气化所需的潜热,水分蒸发速度加快,进入恒温、快速干燥阶段,热空气穿过药物层后仍然以较高的水分饱和度排入大气;在干燥后期,热空气穿过药物层带走的水分逐渐减少,直至药物被干燥。热空气通过穿过药物层的方式传递热能与带走水分,其工作效率高于其他方式。由此可见,这种干燥设备在初期和中期的热效率非常高,只有在后期有所下降,然而干燥的时间为中期最长、初期次之、后期最短。因此,干燥过程中热空气的平均含水率高于热风循环干燥,干燥能耗相对较低。

（刘先琼）

复习思考题

1. 试述饮片切制的目的。

2. 试述饮片类型及规格,各类型的选择原则。

3. 试述药材软化水处理的方法,适用加工药材及其软化程度检查法。

拓展阅读

扫一扫
测一测

◇◇◇ 第十二章 ◇◇◇

炒 法

📌 学习目标

　　炒法是中药炮制最为常用的一类炮制方法,包括清炒法和加固体辅料炒法。通过学习本章内容,掌握各种炒法的操作要点及代表药物的炮制方法、炮制作用、质量要求,熟悉代表药物的炮制原理研究进展,了解中药饮片炒制生产的概况,为开展炒制药物的基础研究及生产应用升级奠定基础。

　　将净选或切制后的药物,置预热适度的炒制容器内,加辅料或不加辅料,用不同火力连续加热,并不断翻动搅拌或转动,使之达到规定程度的炮制方法,称炒法。

　　炒法是中药炮制中应用历史悠久、操作工艺多样的基本方法。汉代《神农本草经》中即有露蜂房等药"火熬之良"的记载。熬即今之炒法。炒法在唐代以后广泛用于药物的炮制,并根据药物的特性和药物的炮制作用不同分为微炒、炒出汗、炒香、炒黄、炒熟、炒焦、炒黑。加辅料炒法在宋代以后得到广泛应用。

　　根据炒制时加辅料与否,炒法分为清炒法和加辅料炒法。清炒法中依加热程度的不同,分为炒黄、炒焦和炒炭。加辅料炒法根据所加辅料的不同,分为麸炒、米炒、土炒、砂炒、蛤粉炒和滑石粉炒等法。

　　火力的控制和火候的掌握是炒法炮制的关键因素。不同的炒法因炒制程度的要求不同和药物性质的差异,所用的火力和掌握的火候不同。

　　火力是指中药炮制过程中,加热时所用的热源释放出热能大小强弱之程度。历代文献记载的火力有文火、微火、小火、慢火、缓火、中火、武火、急火、猛火、文武火等,现主要分为文火、中火、武火及文武火。文火即小而缓的火力。武火即大而猛的火力。介于文火和武火之间的即为中火,也称文武火。文武火也指先文火后武火,或文火、武火交替使用。炒制过程中所用热源,传统的主要是柴火,如柳木火、桑柴火、炭火等,现已发展应用煤炭、燃油、燃气、电、电磁、微波等。

　　火候是指在一定时间内加热炮制,根据中药饮片受热达到的变化程度,掌控火力大小的程度。其中的"火"是指中药炮制时火的运用,如火力的大小强弱,炒制容器温度的高低,加热时间长短等;"候"是指在炮制过程中,中药的一切内外变化特征(如颜色、形状、气味、烟色、声音等)以及附加判别特征,如滴水、糊纸、辅料变化等。

　　炒制是药物在适当温度与热能强度环境中,吸收热能而发生物理及化学变化的过程。药物在炒制时发生的变化取决于药物本身的性质、温度高低、热能强度大小。对于加固体辅料炒制,可能还伴随着辅料与药物的结合、辅料对药物的热催化作用等。

　　炒制时,一定的温度与热能强度是满足药物吸收热能、进行各种物理与化学变化的基础,所以炒制容器要先预热。药物炒制吸收热能通常以接触式热传导为主,配合炒制过程的翻动、搅拌或转动,以满足药物均匀吸收热能的要求。一定的温度与热能强度条件下药物药性的变化迅速,故炒制完毕药物需要快速脱离炒制容器。在加固体辅料炒制过程中,辅料对增加热传导面积、增强热能传递能力的作用十分显著。

炒法的操作:炒制程序一般为预热、投药、翻炒、出锅、摊晾等步骤。在实际应用中主要有传统的手工炒制和现代化的机械炒制两种。

1. 手工炒制 适用于小量加工,主要用具有燃气灶、铁锅、铁铲、刷子、簸箕等。炒制时铁锅置于火源上一般倾斜30°~45°,以利于搅拌和翻动。先将锅预热,然后投入大小分档的药物不断翻炒至所需程度,立即取出。

2. 机械炒制 适用于中药饮片的规模化生产。炒制机械主要有平锅式炒药机和滚筒式炒药机。平锅式炒药机适用于种子类药物的炒制,目前较少使用;滚筒式炒药机适用于大多数药物的炒制,是目前炒药机的主流机型。

滚筒式炒药机结构示意图及设备图见图12-1。滚筒为一圆柱形金属筒体,一端封闭,另一端敞开,滚筒外则是炉膛。燃烧器燃烧的热能通过空气对流传导传递给滚筒,再由滚筒通过接触传导传递给药物。药物炒制是动态过程,滚筒内温度较高,并含有大量烟尘、灰尘等。滚筒内壁安装有螺旋板,进料与炒制时滚筒做正向旋转,出料时滚筒做反向旋转。炒制过程中要控制好滚筒的转速,一般情况下,在炒制初期,滚筒转速宜低,物料呈泻落状态(图12-2a),随着温度的升高应逐渐提高滚筒转速,使物料在抛落状态下炒制(图12-2b),从而使物料受热均匀。炒制完毕后,滚筒应迅速反转进行快速出料。无论是滚筒正转炒制还是反转出料,都应避免药物在离心状态下旋转(图12-2c)。

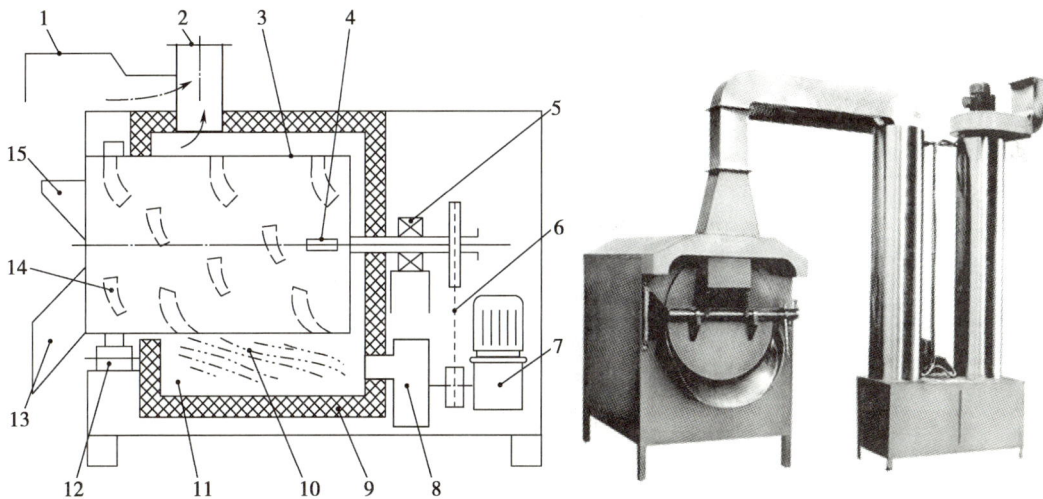

图 12-1 滚筒式炒药机结构示意图及设备图
1. 吸风罩 2. 烟气出口 3. 滚筒 4. 温度计 5. 轴承 6. 传动装置 7. 减速电机
8. 燃烧器 9. 保温层 10. 火焰 11. 炉膛 12. 滚动托轮 13. 出料口 14. 螺旋板 15. 进料口

将炒药机与微机程控技术结合形成的智能化炒药机,具有自动定量投药、程序控制、温度控制等功能,这使炒药机的机械性能和自动化控制水平有了新的提高,可以保证中药饮片炒制时温度可控,受热均匀,炒制程度均一,质量稳定。尤其适用于大生产。智能炒药机结构示意图及设备图见图12-3。

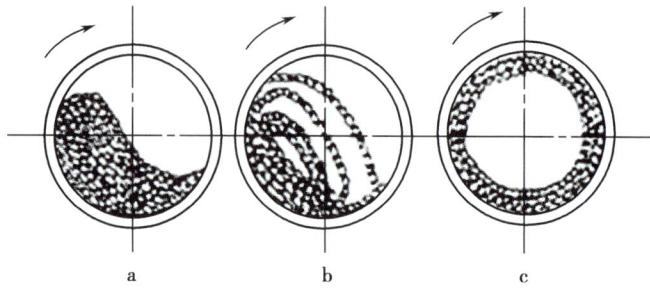

图 12-2　滚筒内药物运动状态图
a.泻落状态　b.抛落状态　c.离心状态

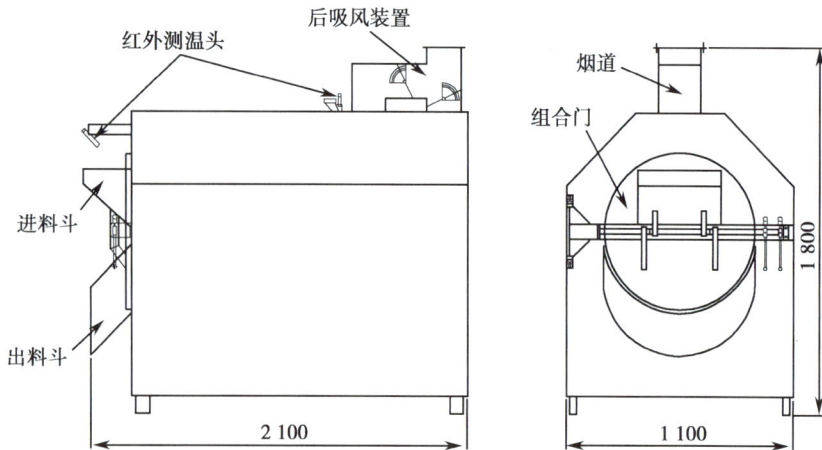

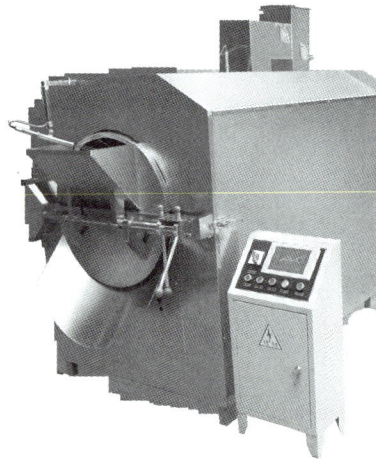

红外测温头
后吸风装置
烟道
组合门
进料斗
出料斗
2 100
1 100
1 800

图 12-3　智能炒药机结构示意图及设备图

知识链接

炒制技术标准操作规程（SOP）

1. 炮制技术名称　炒制。

2. 生产依据　依照《中华人民共和国药典》有关工艺要求及标准,以及拟定的饮片品种炮制规范执行。

3. 工艺流程　生饮片→挑拣→预热→（加辅料）→投药→炒制→筛选→包装

炒法蕴含中药炮制精华

炒法是重要的炮制方法之一,属"火制"的一种。炒药既有炒制程度的变化(炒黄、炒焦、炒炭)又有加入辅料的不同,对药物的影响既有物理变化、化学变化,亦有生物变化(杀菌、杀酶保苷等)。炒药后"药香溢街""炭药止血""焦香醒脾""以热制寒"无不蕴含着中药炮制的精华,是中医药先人聪明智慧的结晶,应传承好,更应揭示其内涵,创新与发扬中药炮制技术。

第一节 清 炒 法

不加辅料的炒法,称清炒法,又称单炒法。根据炒制程度的不同可分为炒黄、炒焦和炒炭。

一、炒黄

将净选或切制后的药物,置预热适度的炒制容器内,用文火或中火连续炒至药物表面呈黄色或色泽加深,或鼓起、爆裂并透出香气的方法,称炒黄。

炒黄多适用于果实种子类药物。传统有"逢子必炒"之说。

知识链接

果实种子类药物常见炒制方法

果实种子类药物传统上常有"逢子必炒""逢子必破""逢子必捣"的说法。"逢子必炒"是指果实种子类药物一般必须炒制后入药。明代《医宗粹言》载:"决明子、萝卜子、芥子、苏子、青葙子,凡药用子者俱要炒过,入煎方得味出。"因为果实种子被有外壳或外皮,不易煎出有效成分,炒后外壳或外皮爆裂,有效成分便于煎出。"逢子必破"和"逢子必捣"是指果实种子类药物一般还须捣碎或研碎后入药,以进一步破坏其外壳或外皮,利于煎出有效成分。

(一) 炒黄的目的

1. 增强疗效 如王不留行、芥子等。
2. 缓和或改变药性 如牛蒡子、葶苈子、莱菔子等。
3. 降低毒性或消除副作用 如牵牛子、苍耳子、火麻仁、白果等。
4. 矫臭矫味 如九香虫。

(二) 炒黄的操作方法

将炒制容器预热至适宜程度,投入净选并大小分档的饮片,均匀翻炒,至药物达规定程度时,取出,晾凉,筛去灰屑,包装后贮藏。

炒黄操作中要根据药物的性状、质地掌握适宜的预热温度,投药量以占炒制容器容量的

1/3~1/2 为宜,翻动拌炒力求均匀。

药物的炒制程度一般是与生品对比,通过炒制药物的形、色、气、味、质、声的变化,从形体鼓起或爆花、种皮爆裂、颜色加深、香气逸出、质地松脆或手捻易碎、有爆裂声等方面,掌握药物的炒制火候和炒制程度,达到要求时迅速取出,晾凉。筛去灰屑,及时包装贮存。

炒黄品一般要求外表呈黄色或颜色加深,形体鼓起或爆裂,质地松脆或手捻易碎,内部基本不变色或略深,具特有香气或药物固有的气味。成品含生片、糊片不得超过 2%,含药屑、杂质不得超过 1%。

(三) 注意事项

1. 炒前要将药物净选、干燥并大小分档,以保证炒制程度的均匀一致。

2. 炒制要掌握好适宜的火力和加热时间,控制好火候。

3. 翻搅要均匀,出锅要及时。

4. 成品充分晾凉后,筛去灰屑,及时包装。

芥 子

【处方用名】芥子、白芥子、黄芥子、炒白芥子、炒芥子。

【来源】本品为十字花科植物白芥 *Sinapis alba* L. 或芥 *Brassica juncea* (L.) Czern.et Coss. 的干燥成熟种子。前者习称“白芥子”,后者习称“黄芥子”。夏末秋初果实成熟时采割植株,晒干,打下种子,除去杂质。

【历史沿革】唐代有蒸熟和微熬的方法;宋代有微炒和“炒熟,勿令焦”的要求;明代沿用炒法,并有“要用止血须炒黑”的记载;清代以炒制及研末用者为主。现行主要有炒黄法。《中华人民共和国药典》2020 年版收载芥子、炒芥子。

【炮制方法】

1. 芥子 取原药材,洗净,干燥。用时捣碎。

2. 炒芥子 取净芥子,置预热的炒制容器内,用文火加热,炒至淡黄色至深黄色(炒白芥子)或深黄色至棕褐色(炒黄芥子),有爆裂声,并散出香辣气时,取出,晾凉。用时捣碎。

【成品性状】

1. 芥子 白芥子呈球形,表面呈灰白色至淡黄色;气微,味辛辣。黄芥子较小,表面呈黄色至棕黄色,少数呈暗红棕色;研碎后加水浸湿,则产生辛烈的特异臭气。

2. 炒芥子 表面淡黄色至深黄色(炒白芥子)或深黄色至棕褐色(炒黄芥子),偶有焦斑。有香辣气。

【质量要求】

1. 芥子 水分不得过 14.0%,总灰分不得过 6.0%;水溶性浸出物不得少于 12.0%;含芥子碱以芥子碱硫氰酸盐计,不得少于 0.50%。

2. 炒芥子 水分不得过 8.0%,总灰分不得过 6.0%;浸出物同芥子;芥子碱以芥子碱硫氰酸盐计,不得少于 0.40%。

【炮制作用】芥子性味辛,温。归肺经。具有温肺豁痰利气、散结通络止痛的功效。

生芥子辛散力强,善于通络止痛。多用于胸闷胁痛,关节疼痛,痈肿疮毒。如治疗痰饮胸闷胁痛的控涎丸(《中华人民共和国药典》);治疗寒痰凝滞,关节疼痛的白芥子散(《妇人大全良方》)。

炒芥子缓和辛散走窜之性,可避免耗气伤阴,并善于顺气豁痰,易于粉碎和煎出药效,并能起到杀酶保苷的作用。多用于痰多咳嗽,如治气实而喘,痰盛懒食的三子养亲汤(《韩氏医通》)。

【炮制研究】

1. 对化学成分的影响　芥子中含硫苷类化合物。此苷本身无刺激作用,遇水经芥子酶作用生成芥子油,其主要成分为异硫氰酸酯类,具特有辛辣味,为强力的皮肤发红剂、催吐剂及调味剂。炒制可杀酶保苷,使苷类在胃肠道中缓慢分解,逐渐释放芥子油而发挥治疗作用。引起胃部温暖感,增加消化液的分泌,发挥健胃、祛痰等作用。芥子外用,宜用生品研末后温水或酒调敷患部,使芥子苷分解为芥子油,通过皮肤和穴位刺激作用而发挥治疗作用。内服则宜用炒品,既减少了芥子油的刺激性,又保证了其疗效。

芥子炒制前后芥子苷含量测定表明,炒芥子含量高于生品;水煎液中芥子苷含量为炒芥子粗粉＞生芥子粗粉＞炒芥子＞生芥子。说明芥子入煎剂,以炒后捣碎为宜。

芥子炒制后其所含芥子碱硫氰酸盐含量降低,随着加热时间延长,炮制程度加重,其含量呈下降趋势(生品＞微炒黄品＞重炒黄品),但3种样品水煎出物中芥子碱硫氰酸盐的含量却恰恰相反,呈上升趋势(生品煎出物＜微炒黄煎出物＜重炒黄煎出物),表明种子类药物炒黄法炮制能提高煎出效果,利于有效成分的溶出。

2. 炮制工艺研究　以芥子苷含量为指标,比较清炒法、恒温烘烤法、远红外烘烤法炮制芥子的异同,结果表明远红外烘烤制得的炒芥子色泽均匀,芥子碱含量高。但该法无搅拌装置,投药量受限,在大生产中应用尚需进一步改进。

【贮藏】 贮干燥容器内,密闭,置通风干燥处。防潮。

葶 苈 子

【处方用名】 葶苈子、炒葶苈子。

【来源】 本品为十字花科植物独行菜 *Lepidium apetalum* Willd. 或播娘蒿 *Descurainia sophia* (L.) Webb.ex Prantl. 的干燥成熟种子。前者习称"北葶苈子"(苦葶苈子),后者习称"南葶苈子"(甜葶苈子)。夏季果实成熟时采割植株,晒干,搓出种子,除去杂质。

【历史沿革】 汉代有熬令黄色,捣末为丸的制法;南北朝时期有与米一同微焙,以米熟为度的方法;唐代有隔纸炒法;宋代以后以炒法为主,并沿用与米同炒,以米色变化指示炮制程度的方法;明代有酒浸法。现行主要有炒黄法。《中华人民共和国药典》2020年版收载葶苈子、炒葶苈子。

【炮制方法】

1. 葶苈子　取原药材,除去杂质,筛去灰屑。

2. 炒葶苈子　取净葶苈子,置预热的炒制容器内,用文火加热,炒至微鼓起,易研碎,有香气时取出,晾凉。

【成品性状】

1. 葶苈子　北葶苈子呈扁卵形,味微辛辣,黏性较强;南葶苈子呈长圆形略扁,表面棕色或红棕色,微有光泽,气微,味微辛、苦,略带黏性。

2. 炒葶苈子　表面棕黄色,微鼓起,具油香气,不带黏性。

【质量要求】

1. 葶苈子　水分不得过9.0%,总灰分不得过8.0%,酸不溶性灰分不得过3.0%;膨胀度:北葶苈子不得低于12,南葶苈子不得低于3;南葶苈子含槲皮素 -3-*O*-β-D- 葡萄糖 -7-*O*-β-D- 龙胆双糖苷不得少于0.075%。

2. 炒葶苈子　水分不得过5.0%,总灰分、酸不溶性灰分限量要求同葶苈子;炒南葶苈子含槲皮素 -3-*O*-β-D- 葡萄糖 -7-*O*-β-D- 龙胆双糖苷不得少于0.080%。

【炮制作用】 葶苈子性味苦、辛,大寒。归肺、膀胱经。具有泻肺平喘、利水消肿的功效。

生葶苈子力峻,降泄肺气作用较强,长于利水消肿,宜于实证。如用于开泄肺气的葶贝胶囊(《中华人民共和国药典》);用于湿热中阻,水肿胀满的葶苈丸(《济生方》)。

炒葶苈子药性缓和,免伤肺气,可用于实中夹虚的患者。多用于咳嗽喘逆,腹水胀满。如治痰饮喘咳胸闷的葶苈大枣泻肺汤(《金匮要略》);用于肺痈咳脓血的葶苈薏苡泻肺汤(《张氏医通》)。同时外壳破裂,酶被破坏,易于煎出药效,有利于苷类成分的保存。

【炮制研究】

1. 对化学成分的影响 葶苈子炒后芥子苷含量较生品明显升高,同时,炒制可杀酶保苷,使芥子苷不被酶解,提高其煎出率。葶苈子中的芥子酶能分解芥子苷生成芥子油,炒后能破坏芥子苷分解酶,以防在体外酶解生成芥子油,而减少刺激性。葶苈子如炒制适中,其所含槲皮素、山柰酚、异鼠李素含量较生品均有不同程度的升高。

炮制对南葶苈子多糖的结构没有影响。南葶苈子生品、炒品多糖含量基本相等,而炒老品多糖含量则明显低于生品和炒品,说明炮制对南葶苈子多糖的含量有影响,炒制程度适中就不会影响多糖含量,原因可能是受热温度过高或受热时间过长,会导致部分多糖被破坏。

2. 对药理作用的影响 镇咳、祛痰试验结果显示,不同剂量南葶苈子生品、炒品、炒老品均有显著的镇咳、祛痰作用。相同剂量生品、炒品的效果要优于炒老品,而生、炒品之间无显著性差异。说明南葶苈子只要炒制得当,不会影响其镇咳、祛痰的疗效,而炒之太过则会使其疗效降低。同一炮制品不同剂量各组之间无显著性差异。

利尿试验结果显示,不同剂量南葶苈子生品、炒品均有显著利尿作用,而炒老品无利尿作用;相同剂量生品利尿作用要强于炒品;同一炮制品的利尿作用随剂量增大而增强。说明南葶苈子炒后可使其利尿作用缓和,而炒之太过则会使其利尿功效丧失。

南葶苈子生品有一定毒副作用。炒制后可使其毒副作用明显降低,进一步提高用药的安全性。

葶苈子种仁极小,炒制时极易"伤火"产生黑粒而散失药效。炒制中尤应注意。

【贮藏】贮干燥容器内,密闭,置通风干燥处。防蛀。

决 明 子

【处方用名】决明子、草决明、炒决明子。

【来源】本品为豆科植物决明 *Cassia obtusifolia* L. 或小决明 *Cassia tora* L. 的干燥成熟种子。秋季采收成熟果实,晒干,打下种子,除去杂质。

【历史沿革】梁代有炙和煮法;唐代有"以苦酒渍,经三日曝干,治眼风虚劳热暗运内起"的记载;宋、元、明代均主用炒法;清代有酒煮法。现行主要有炒黄法。《中华人民共和国药典》2020 年版收载决明子、炒决明子。

【炮制方法】

1. 决明子 取原药材,去净杂质,洗净,干燥。用时捣碎。

2. 炒决明子 取净决明子,置预热的炒制容器内,用中火加热,炒至颜色加深,断面浅黄色,爆裂声减弱并有香气逸出时,取出,晾凉。用时捣碎。

【成品性状】

1. 决明子 略呈菱方形或短圆柱形。表面绿棕色或暗棕色,平滑有光泽。气微,味微苦。小决明子呈短圆柱形,较小。

2. 炒决明子 表面绿褐色或暗棕色,偶见焦斑,微鼓起。微有香气。

【质量要求】

1. 决明子 水分不得过 15.0%,总灰分不得过 5.0%;每 1 000g 含黄曲霉毒素 B_1 不得过 5μg,含黄曲霉毒素 G_2、黄曲霉毒素 G_1、黄曲霉毒素 B_2 和黄曲霉毒素 B_1 的总量不得过 10μg;含大黄酚不得少于 0.20%,橙黄决明素不得少于 0.080%。

决明子、
炒决明子

2. 炒决明子　水分不得过 12.0%,总灰分不得过 6.0%;含大黄酚不得少于 0.12%,橙黄决明素不得少于 0.080%。

【炮制作用】决明子性味甘、苦、咸,微寒。归肝、大肠经。具有清热明目、润肠通便的功效。

生决明子长于清肝热,润肠燥。用于目赤肿痛,大便秘结。如治疗肝火上冲,目赤肿痛,羞明多泪的决明子汤(《圣济总录》);治风热上扰而致目痒、红肿疼痛的清上明目丸(《万病回春》)。治肠燥便秘或热结便秘,可用生决明子大剂量打碎水煎服,或与火麻仁或瓜蒌仁合用。

炒决明子能缓和寒泻之性,有平肝明目的功效。可用于头痛、头晕、青盲内障。如治阴虚阳亢所致头痛眩晕的山菊降压片(《中华人民共和国药典》),用于早、中期老年性白内障证属肝肾不足、阴血亏虚的金花明目丸(《中华人民共和国药典》)。

【炮制研究】决明子主要含游离蒽醌大黄素、大黄酚、大黄素甲醚、钝叶素、决明素、橙黄决明素等及其苷类结合蒽醌,还含萘并吡喃类衍生物及其苷类,如红镰霉素龙胆二糖苷、决明子苷、决明子苷 C、决明内酯等。

1. 对化学成分的影响　炒制对决明子中萘并吡喃酮苷类成分影响较大,整体呈下降趋势;研究发现红镰霉素龙胆二糖苷下降约 21%,决明子苷下降约 60%,决明子苷 C 下降约 87%,与生品比较均具有显著性差异,说明炒制使这些苷类成分发生了降解。决明子炒后游离蒽醌的含量显著增加,总量约为生品的 4 倍,其中以大黄酚的增加幅度最明显,约为生品的 6.5 倍,钝叶素的含量升高 48%,而橙黄决明素和甲基钝叶决明素的含量变化未见显著性差异,说明炒制对各游离蒽醌的影响程度不同。

决明子炒后粉碎入药较生品利于水溶性和蒽醌类成分的煎出。炒后具泻热通便作用的结合性蒽醌类成分被破坏,游离蒽醌含量有所增加,水溶性浸出物亦有增加。这为决明子炒制缓和寒泻作用提供了部分实验依据。

2. 炮制工艺研究　随炒制温度升高,炒制时间延长,保肝成分含量下降,游离大黄酚含量升高。药理实验证明,随着温度的升高,决明子的保肝作用和通便作用都减弱。炒制适度可既保留保肝作用,又减弱通便作用。决明子炒制的最佳工艺为 140℃热锅下药,炒至药温达 140℃,再保持此温度 10 分钟,然后取出,晾凉。此时炒制品及其煎剂中结合大黄酚含量与保肝药效有明显的相关性($P<0.05$)。

【贮藏】贮干燥容器内,密闭,置通风干燥处。

蔓 荆 子

【处方用名】蔓荆子、炒蔓荆子。

【来源】本品为马鞭草科植物单叶蔓荆 *Vitex trifolia* L.var.*simplicifolia* Cham. 或蔓荆 *Vitex trifolia* L. 的干燥成熟果实。秋季果实成熟时采收,除去杂质,晒干。

【历史沿革】南北朝刘宋时期有酒浸蒸、蒸晒干的记载;唐代有酒浸法;宋代增加了炒熟、单蒸、酒煮等炮制方法;元代增加了炒黑;明代除沿用清炒法外,又有酒拌,并论述了酒炒的作用,如"破,以酒炒过入煎,今人往往不研不炒而用之,多不见效";清代则有酒蒸炒用、酒浸蒸熬干等法。现行主要有炒黄、炒炭等。《中华人民共和国药典》2020 年版收载蔓荆子、炒蔓荆子。

【炮制方法】

1. 蔓荆子　取原药材,除去杂质,筛去灰屑。用时捣碎。

2. 炒蔓荆子　取净蔓荆子,置预热的炒制容器内,用中火加热,炒至颜色加深,白膜呈焦黄色,有香气逸出时,取出,摊晾,搓去蒂下白膜(宿萼),筛去灰屑。用时捣碎。

ER-12-4

蔓荆子、
炒蔓荆子

【成品性状】

1. 蔓荆子 呈球形,表面灰黑色或黑褐色,被灰白色粉霜状茸毛,有纵向浅沟 4 条,顶端微凹,基部有灰白色宿萼及短果梗。气芳香,味淡、微辛。

2. 炒蔓荆子 表面黑色或黑褐色,基部有的可见残留宿萼和短果梗。气特异而芳香,味淡、微辛。

【质量要求】

1. 蔓荆子 杂质不得过 2%,水分不得过 14.0%,总灰分不得过 7.0%;醇溶性浸出物不得少于 8.0%;含蔓荆子黄素不得少于 0.030%。

2. 炒蔓荆子 水分不得过 7.0%;总灰分、浸出物、含量测定同蔓荆子。

【炮制作用】蔓荆子性味辛、苦,微寒。归膀胱、肝、胃经。具有疏散风热、清利头目的功效。

生蔓荆子辛散而性偏凉,长于疏散风热,清利头目。常用于风热头痛,鼻塞,头昏,目赤肿痛,如香芷汤(《医醇賸义》);治疗风热犯目、赤肿疼痛的洗肝明目散(《万病回春》)。

炒蔓荆子辛散之性缓和,长于升清阳之气,祛风止痛。用于耳目失聪,风湿痹痛,偏正头痛,如芎菊上清丸(《中华人民共和国药典》)。

【炮制研究】

1. 对化学成分的影响 蔓荆子炒后捣碎入药利于煎出有效成分。水溶性浸出物含量炒碎品＞生碎品＞炒品＞生品,说明捣碎入药是十分必要的。以蔓荆子黄素为代表的黄酮类成分具解热、解痉作用,经清炒炮制后,蔓荆子黄素的含量变化不显著。炒焦、炒炭炮制后,蔓荆子黄素的含量依次下降。蔓荆子炒制后挥发油含量显著下降,缓和了辛散之性。

2. 对药理作用的影响 蔓荆子生、制品均能显著提高热板法镇痛实验小鼠的痛阈,生品明显强于炒制品,醇提物明显强于水提物。另有报道,镇痛作用以酒拌品和生品作用最强。结合古代炮制记述,认为蔓荆子宜加 10% 黄酒拌润后曝干或微炒后捣碎入药。

【贮藏】贮干燥容器内,密闭,置通风干燥处。

牛 蒡 子

【处方用名】牛蒡子、大力子、炒牛蒡子、炒大力子。

【来源】本品为菊科植物牛蒡 *Arctium lappa* L. 的干燥成熟果实。秋季果实成熟时采收果序,晒干,打下果实,除去杂质,再晒干。

【历史沿革】南北朝刘宋为"酒拌蒸,焙干,捣粉";唐代开始炒用;宋代增加了爁制;金元时期有烧存性;明代新增炮制方法较多,有去油、焙黄、水煮晒干炒香、酥炙、蒸制、酒炒等方法;清代基本沿用前代制法。现行主要有炒黄法。《中华人民共和国药典》2020 年版收载牛蒡子、炒牛蒡子。

【炮制方法】

1. 牛蒡子 取原药材,除去杂质,筛去灰屑。用时捣碎。

2. 炒牛蒡子 取净牛蒡子,置预热的炒制容器内,用文火加热,炒至略鼓起,有爆裂声,微有香气逸出时,取出,晾凉。用时捣碎。

【成品性状】

1. 牛蒡子 呈长倒卵形,略扁,微弯曲。表面灰褐色,带紫黑色斑点,有数条纵棱。气微,味苦后微辛而稍麻舌。

2. 炒牛蒡子 表面色泽加深,略鼓起。微有香气。

【质量要求】

1. 牛蒡子 水分不得过 9.0%,总灰分不得过 7.0%;含牛蒡苷不得少于 5.0%。

2. 炒牛蒡子　水分不得过 7.0%；总灰分、牛蒡苷限量要求同牛蒡子。

【炮制作用】牛蒡子性味辛、苦，寒。归肺、胃经。具有疏散风热，宣肺透疹，解毒利咽的功效。

生牛蒡子长于疏散风热，解毒散结。可用于风温初起，痄腮肿痛，痈毒疮疡。如治温病初起的银翘散(《温病条辨》)；治痄腮肿痛的普济消毒饮(《东垣试效方》)；治疗疮疡，乳痈初起，证见寒热的荆芥牛蒡汤(《医宗金鉴》)。

炒牛蒡子缓和寒滑之性，免伤脾胃，气香使宣散作用更强，且利于粉碎和煎出有效成分。长于解毒透疹，利咽散结，化痰止咳。用于麻疹不透，咽喉肿痛，风热咳嗽，如治麻疹透发不畅的宣毒发表汤(《医宗金鉴》)。

【贮藏】贮干燥容器内，密闭，置通风干燥处。防蛀。

茺 蔚 子

【处方用名】茺蔚子、益母草子、炒茺蔚子。

【来源】本品为唇形科植物益母草 *Leonurus japonicus* Houtt. 的干燥成熟果实。秋季果实成熟时采割地上部分，晒干，打下果实，除去杂质。

【历史沿革】宋代有炒焦；明代有微炒香、蒸法等；清代《本经逢原》载"微炒香蒸熟，烈日曝燥，杵去壳用"，另有酒洗等法。现行主要有炒黄法。《中华人民共和国药典》2020 年版收载茺蔚子、炒茺蔚子。

【炮制方法】

1. 茺蔚子　取原药材，去净杂质，洗净，干燥。用时捣碎。

2. 炒茺蔚子　取净茺蔚子，置预热的炒制容器内，用文火加热，炒至有爆裂声，表面颜色加深，有香气逸出时，取出，晾凉。用时捣碎。

【成品性状】

1. 茺蔚子　呈三棱形，表面灰棕色至灰褐色，有深色斑点。气微，味苦。

2. 炒茺蔚子　表面色泽加深，微鼓起，质脆，断面淡黄色或黄色，富油性。气微香，味苦。

【质量要求】茺蔚子：水分不得过 7.0%，总灰分不得过 10.0%；醇溶性浸出物不得少于 17.0%；含盐酸水苏碱不得少于 0.050%。

【炮制作用】茺蔚子性味辛、苦，微寒。归心包、肝经。具有活血调经、清肝明目的功效。

生茺蔚子长于清肝明目，多用于目赤肿痛或目生翳膜，如茺蔚子丸(《圣济总录》)。

炒茺蔚子寒性减弱，质脆，易于煎出药效成分，长于活血调经。可用于月经不调，痛经，产后瘀血腹痛等症，如治产后恶血、腹中疼痛的益母草子散(《太平圣惠方》)。

【贮藏】贮干燥容器内，密闭，置通风干燥处。防蛀。

瓜 蒌 子

【处方用名】瓜蒌子、瓜蒌仁、炒瓜蒌仁、蜜瓜蒌子、瓜蒌子霜。

【来源】本品为葫芦科植物栝楼 *Trichosanthes kirilowii* Maxim. 或双边栝楼 *Trichosanthes rosthornii* Harms 的干燥成熟种子。秋季采摘成熟果实，剖开，取出种子，洗净，晒干。

【历史沿革】宋代载"炒令香熟"；明代有制霜、蛤粉炒等法；清代有焙制、麸炒等制法；现行主要有炒黄、蜜炙、制霜等炮制方法。《中华人民共和国药典》2020 年版收载瓜蒌子、炒瓜蒌子。

【炮制方法】

1. 瓜蒌子　取原药材，除去杂质及干瘪的种子，洗净，干燥。用时捣碎。

2. 炒瓜蒌子　取净瓜蒌子,置预热的炒制容器内,用文火加热,炒至微鼓起,略带焦斑,有香气逸出时,取出,晾凉。用时捣碎。

3. 蜜瓜蒌子　取炼蜜用适量开水稀释,淋入捣碎的瓜蒌子内拌匀,闷润,置预热的炒制容器内,用文火加热,炒至不粘手时,取出,晾凉。

每 100kg 净瓜蒌子,用炼蜜 5kg。

4. 瓜蒌子霜　取净瓜蒌仁子,碾成泥状,加热,用吸油纸或布包裹,压榨去油,如此反复操作,至药物不再黏结成饼,碾细。

【成品性状】

1. 瓜蒌子　表面浅棕色至棕褐色,平滑,沿边缘有一圈沟纹。气微,味淡。双边栝楼种子较大而扁,表面棕褐色。

2. 炒瓜蒌子　表面浅褐色至棕褐色,微鼓起,偶带焦斑,气略焦香,味淡。

3. 蜜瓜蒌子　呈颗粒状,表面黄色,微显光泽,微香。

4. 瓜蒌子霜　黄白色松散粉末,微显油性。

【质量要求】

1. 瓜蒌子　水分不得过 10.0%,总灰分不得过 3.0%;石油醚浸出物不得少于 4.0%;含 3,29-二苯甲酰基栝楼仁三醇不得少于 0.080%。

2. 炒瓜蒌子　水分不得过 10.0%,总灰分不得过 5.0%;含 3,29-二苯甲酰基栝楼仁三醇不得少于 0.060%。

【炮制作用】瓜蒌子性味甘,寒。归肺、胃、大肠经。具有润肺化痰、滑肠通便的功效。

生瓜蒌子寒滑之性明显,长于润肺化痰,滑肠通便。多用于肺热咳嗽,肠燥便秘。如治咳而微喘,气郁不下的润肺降气汤(《医醇賸义》)。

炒瓜蒌子寒滑之性缓和,致呕副作用减弱,长于理肺化痰。多用于痰饮结阻于肺,气失宣降,咳嗽,胸闷等症。如用于燥热蕴肺所致咳嗽、痰黄而黏不易咳出、胸闷气促、久咳不止、声哑喉痛的二母宁嗽丸(《中华人民共和国药典》)。

蜜瓜蒌子缓和寒性和致呕副作用,润肺止咳作用增强。如治咳嗽喘促,痰涎壅盛的润肺止嗽丸(《中华人民共和国药典》)。

瓜蒌子霜功专润肺祛痰,可避免滑肠和恶心呕吐等胃肠道不良反应。多用于肺热咳嗽,咳痰不爽,大便不实者。制霜还便于制备丸散剂。如治热痰咳嗽的清气化痰丸(《中华人民共和国药典》)。

【炮制研究】瓜蒌子含脂肪油约 26%~31%,具致泻作用。制霜后除去脂肪油约 51.29%,可缓和瓜蒌子滑肠致泻的副作用。其泻下作用强弱依次为瓜蒌仁 > 瓜蒌皮 > 瓜蒌霜。以 3,29-二苯甲酰基栝楼仁三醇为指标,用 HPLC 法测定瓜蒌子不同炮制品含量,结果由高到低依次为瓜蒌仁、炒瓜蒌仁、瓜蒌子、炒瓜蒌子、麸炒瓜蒌子、蛤粉炒瓜蒌子、蜜炙瓜蒌子、瓜蒌子霜、瓜蒌子壳。

【贮藏】贮干燥容器内,蜜瓜蒌密闭,置阴凉干燥处。防霉,防蛀。

紫苏子

【处方用名】紫苏子、苏子、炒苏子、蜜苏子、苏子霜。

【来源】本品为唇形科植物紫苏 *Perilla frutescens* (L.) Britt. 的干燥成熟果实。秋季果实成熟时采收,除去杂质,晒干。

【历史沿革】宋代有炒、蜜炙等炮制方法;明代有隔纸焙、酒炒等法;清代增加良姜拌炒、制霜等法;现行主要有炒黄、蜜炙、制霜等炮制方法。《中华人民共和国药典》2020 年版收载紫苏子、炒紫苏子。

【炮制方法】

1. 紫苏子　取原药材,除去杂质,洗净,晒干。

2. 炒紫苏子　取净紫苏子,投预热的炒制容器内,用文火加热,炒至有爆裂声,表面颜色加深,香气逸出时,取出,晾凉。

3. 蜜紫苏子　取炼蜜用适量开水稀释,淋入净紫苏子内拌匀,稍闷,用文火炒至深棕色不粘手时,取出摊凉。

每100kg净紫苏子,用炼蜜10kg。

4. 紫苏子霜　取净紫苏子碾如泥状,加热,用吸油纸或布包裹,压榨去油,如此反复操作,至药物不再黏结成饼为度,研细。

【成品性状】

1. 紫苏子　呈卵圆形或类球形。表面灰棕色或灰褐色,具微隆起的暗紫色网纹。压碎有香气,味微辛。

2. 炒紫苏子　表面灰褐色,有细裂口,有焦香气。

3. 蜜紫苏子　外表深棕色,有细裂口,多黏性,具蜜香气,味微甜。

4. 紫苏子霜　为灰白色的粗粉末,气微香。

【质量要求】

1. 紫苏子　水分不得过8.0%;含迷迭香酸不得少于0.25%。

2. 炒紫苏子　水分不得过2.0%;含迷迭香酸不得少于0.20%。

【炮制作用】紫苏子性味辛,温。归肺经。具有降气化痰、止咳平喘、润肠通便的功效。

生紫苏子润肠力专,多用于肠燥便秘,或气喘而兼便秘者。如益血润肠丸(《活人书》)。

炒紫苏子辛散之性缓和,长于温肺降气,并能提高煎出效果。常用于多种原因引起的气喘咳嗽。如治风寒喘咳的华盖散(《太平惠民和剂局方》)。

蜜苏子药性缓和,免伤正气,长于降气平喘,润肺化痰。用于肺虚喘咳或肾不纳气的喘咳。如用于益气养阴,化痰平喘的保肺汤(《岳美中医案集》)。

苏子霜有降气平喘之功,但无滑肠之虑,多用于脾虚便溏的喘咳患者。

【炮制研究】紫苏子经炒制、蜜制、制霜炮制后迷迭香酸含量均不同程度降低,其中蜜制品下降的幅度最大。炒紫苏子水提物有较强的抗氧化作用。乙醇提取物对衰老小鼠有较强的益智作用,对小鼠细胞免疫功能、体液免疫功能和非特异免疫功能具有增强作用,能刺激白细胞介素-2(IL-2)和γ干扰素(IFN-γ)的产生和释放,并呈明显量效关系。炒紫苏子醇提物在抗过敏、降血脂等方面也具较强的活性。

【贮藏】贮干燥容器内,密闭,置通风干燥处。防蛀。

莱　菔　子

【处方用名】莱菔子、萝卜子、炒莱菔子。

【来源】本品为十字花科植物萝卜 *Raphanus sativus* L. 的干燥成熟种子。夏季果实成熟时采割植株,晒干,搓出种子,除去杂质,再晒干。

【历史沿革】宋代有微炒、炒黄、炒熟、巴豆炒;元代有焙法、蒸法。明代除沿用前代方法外,又增加了生姜炒;清代基本沿用前法,但以炒用为主。现行主要有炒黄法。《中华人民共和国药典》2020年版收载莱菔子、炒莱菔子。

【炮制方法】

1. 莱菔子　取原药材,除去杂质,洗净,干燥。用时捣碎。

2. 炒莱菔子　取净莱菔子,置预热的炒制容器内,用文火加热,炒至微鼓起,有密集爆裂声,富油性,手捻易碎,种仁黄色,有香气逸出时取出,晾凉,用时捣碎。

【成品性状】

1. 莱菔子　呈类卵圆形或椭圆形,稍扁。表面黄棕色、红棕色或灰棕色。气微,味淡,微苦辛。

2. 炒莱菔子　表面微鼓起,色泽加深,质酥脆,气微香。

【质量要求】

1. 莱菔子　水分不得过 8.0%,总灰分不得过 6.0%,酸不溶性灰分不得过 2.0%;醇溶性浸出物不得少于 10.0%;芥子碱以芥子碱硫氰酸盐计,不得少于 0.40%。

2. 炒莱菔子　水分、总灰分、酸不溶性灰分、醇溶性浸出物、芥子碱限量要求同莱菔子。

【炮制作用】莱菔子性味辛、甘、平。归肺、脾、胃经。具有消食除胀,降气化痰的功效。生莱菔子性主升散,长于涌吐风痰。以本品为末,温水调服,可以涌吐风痰(《胜金方》)。

炒莱菔子性主降,长于消食除胀,降气化痰。既缓和了涌吐痰涎的副作用,又利于粉碎和煎出药效成分,且味香易服。多用于食积腹胀,气喘咳嗽。如治食积不化的保和丸(《中华人民共和国药典》);治气喘咳嗽的三子养亲汤(《韩氏医通》)。

【炮制研究】

1. 对化学成分的影响　莱菔子炒后粉碎入药,水溶性浸出物含量明显增高。莱菔子炒制前后气味和挥发油组分的气相色谱 - 质谱(GC-MS)分析表明,炒制可使多个组分发生明显量变和质变。炒制按照规范的工艺进行,严格控制炒制程度,可抑制莱菔子中硫代葡萄糖苷分解酶的活性,防止硫苷类成分中的主成分萝卜苷分解为莱菔子素和进一步的分解。炒莱菔子水提液中萝卜苷的含量是反映其炮制程度的专属性质控指标。炮制得当,炒莱菔子水提液中萝卜苷含量是生品的 8 倍多,如炒制太过,萝卜苷则分解损失殆尽。因此,掌握准确、规范的炮制程度是保证炒莱菔子质量的关键因素。

2. 对药理作用的影响　莱菔子炒后粉碎入药,能增强实验动物胃和小肠的运动功能。与生品比较,炒制品能增强离体家兔回肠节律性收缩,抑制小鼠胃排空,进而有利于食物在小肠内的消化吸收;炒制品亦能拮抗肾上腺素对肠管的抑制作用,增强离体豚鼠胃肌条的节律性收缩和紧张性收缩,提示中医临床用炒莱菔子作消导药是合理的。

莱菔子不同制品均能抑制小鼠胃排空,但生品与炒过品抑制作用过强,加重胃的负担,不利于食物消化,尤其是炒过品可造成小鼠胃扩张,丧失蠕动消化功能,而炒品抑制胃排空作用缓和,可在保持小鼠胃消化功能条件下,适当延长食物在胃中的停留时间。莱菔子炒品能明显增强家兔在体肠蠕动,效果优于生品和炒过品。提示适度抑制胃排空和增强肠蠕动可能为莱菔子消食除胀的机制之一,而这一作用只有炮制适度,才能更好地发挥。

镇咳、祛痰试验结果显示,莱菔子单味应用,只有生品有一定的镇咳作用,而在三子养亲汤中,生、炒品均有较好的镇咳作用,明显优于炒制太过的炮制品,祛痰试验炒品组显著优于生品组。提示把炮制品纳入复方中进行药效学研究,更接近中医用药的实际,更有利于体现出炮制品的作用。

【贮藏】贮干燥容器内,密闭,置通风干燥处。防蛀。

冬 瓜 子

【处方用名】冬瓜子、冬瓜仁、炒冬瓜子、炒冬瓜仁。

【来源】本品为葫芦科植物冬瓜 *Benincasa hispida*(Thunb.)Cogn. 的干燥成熟种子。

【历史沿革】唐代有沸水煮三遍,晒干,醋浸一宿的制法;宋代和清代用清炒法炮制,并有"炒食补中"的记载。现行主要有炒黄法。

【炮制方法】

1. 冬瓜子　取原药材,除去杂质,筛去灰屑。

2. 炒冬瓜子　取净冬瓜子,置预热的炒制容器内,用文火加热,炒至表面略黄色,稍有焦斑时,取出,晾凉。

【成品性状】

1. 冬瓜子　呈扁平长椭圆形或长卵形。外表黄白色,一端钝圆,另端尖,种仁具油性。无臭,味微甜。

2. 炒冬瓜子　外表稍鼓起,黄色,偶见焦斑,微具香气。

【炮制作用】冬瓜子性味甘、寒。具有清肺化痰、消痈排脓的功效。

生用清肺化痰、消痈排脓。多用于肺热痰嗽,肺痈、肠痈初起。如治肺痈的苇茎汤(《备急千金要方》);治肠痈初起的大黄牡丹皮汤(《金匮要略》)。

炒冬瓜子寒性缓和,气香启脾,长于渗湿化浊。多用于湿热带下、白浊,常与黄柏、苍术、萆薢、芡实、椿根皮等合用。

【贮藏】贮干燥容器内,密闭,置通风干燥处。防蛀。

青 葙 子

【处方用名】青葙子、炒青葙子。

【来源】本品为苋科植物青葙 *Celosia argentea* L. 的干燥成熟种子。秋季果实成熟时采割植株或摘取果穗,晒干,收集种子,除去杂质。

【历史沿革】南北朝刘宋时期有"凡用,先烧铁臼杵,单捣用之"的记载;宋代至明清多用炒法炮制并沿用至今。现行主要有炒黄法。《中华人民共和国药典》2020 年版收载青葙子。

【炮制方法】

1. 青葙子　取原药材,除去杂质,筛去灰屑。用时捣碎。

2. 炒青葙子　取净青葙子,置预热的炒制容器内,用文火加热,炒至有爆裂声,香气逸出时,取出,晾凉。

【成品性状】

1. 青葙子　呈扁圆形,少数呈圆肾形。表面黑色或红黑色,光亮。气微,味淡。

2. 炒青葙子　光泽不明显,微鼓起,部分爆成白花,有香气。

【质量要求】青葙子:水分不得过 12.0%,总灰分不得过 13.0%,酸不溶性灰分不得过 9.0%。

【炮制作用】青葙子性味苦、微寒。归肝经。具有清肝泻火、明目退翳的功效。

生青葙子清肝作用强。多用于肝热目赤,肝火眩晕。如治风热上攻、眼目赤肿、头目眩晕的还睛丸(《太平惠民和剂局方》);治疗热毒攻眼,目赤肿痛,或兼面热口苦,烦躁易怒的青葙子丸(《太平圣惠方》)。

炒青葙子寒性缓和,易于煎出有效成分。可用于目生翳障,视物昏暗。如治肝虚积热,两目红肿疼痛,羞明流泪,时发时止,久则目生翳膜,视物昏暗的青葙丸(《医宗金鉴》)。

【贮藏】贮干燥容器内,密闭,置通风干燥处。防蛀。

酸 枣 仁

【处方用名】酸枣仁、炒酸枣仁。

【来源】本品为鼠李科植物酸枣 *Ziziphus jujuba* Mill.var.*spinosa*(Bunge)Hu ex H.F.Chou 的干燥成熟种子。秋末冬初采收成熟果实,除去果肉和核壳,收集种子,晒干。

【历史沿革】酸枣仁从宋代有微炒、炒香熟、酒浸等制法。其后历代都以炒法为主,沿用至今。《中华人民共和国药典》2020 年版收载酸枣仁、炒酸枣仁。

【炮制方法】

1. 酸枣仁　取原药材,去净杂质。用时捣碎。

2. 炒酸枣仁　取净酸枣仁,置预热的炒制容器内,用文火加热,炒至鼓起,颜色加深,有爆裂声,香气逸出时,取出,晾凉。用时捣碎。

【成品性状】

1. 酸枣仁　呈扁圆形或扁椭圆形,表面紫红色或紫褐色,平滑有光泽,有的有裂纹。气微,味淡。

2. 炒酸枣仁　表面微鼓起,微具焦斑。略有焦香气,味淡。

【质量要求】

1. 酸枣仁　杂质(核壳等)不得过 5%;水分不得过 9.0%,总灰分不得过 7.0%;每 1 000g 含黄曲霉毒素 B_1 不得过 5μg,含黄曲霉毒素 G_2、黄曲霉毒素 G_1、黄曲霉毒素 B_2 和黄曲霉毒素 B_1 的总量不得过 10μg;含酸枣仁皂苷 A 不得少于 0.030%,含斯皮诺素不得少于 0.080%。

2. 炒酸枣仁　水分不得过 7.0%,总灰分不得过 4.0%;含量测定要求同酸枣仁。

【炮制作用】酸枣仁性味甘、酸,平。归肝、胆、心经。具有养心补肝,宁心安神,敛汗,生津的功效。

酸枣仁生用养心安神,敛汗;为养心安神药,主用于心肝血虚引起的失眠、惊悸怔忡以及体虚自汗、盗汗等。如治心气虚寒、心悸易惊、失眠多梦的柏子养心丸(《中华人民共和国药典》)。

炒酸枣仁种皮开裂,易于粉碎和煎出药效成分,味香易服,能增强酸枣仁的疗效,故临床多用炒酸枣仁。如治心血虚而致心悸健忘、失眠多梦的养心汤(《妇人大全良方》);治疗劳伤心脾、气血不足的归脾汤(《济生方》);治疗阴亏血少,虚烦少寐的天王补心丸(《中华人民共和国药典》)。

【炮制研究】

1. 对化学成分的影响　生、炒酸枣仁均含有具镇静安眠之效的酸枣仁皂苷 A、B 与黄酮类等成分。炮制得当,粉碎应用,有利于药效成分煎出,增强药效。适度炒制对酸枣仁皂苷 A、B 和黄酮类等有效成分无影响。酸枣仁镇静安眠的有效部位是水溶性成分,实验表明,生、炒品层析行为一致,炒品水溶性浸出物增多,炒品捣碎用是生用的 221.54%。酸枣仁皂苷 A、B 主要存在于子叶中,种皮和胚乳中含量甚微;子叶被种皮和胚乳包裹着,用时捣碎,利于其药效成分的提取和利用。

2. 对药理作用的影响　文献、化学、药理学研究与临床观察,基本上否定了酸枣仁自宋代以来的"生用醒睡,炒熟安眠"之说。文献研究认为,生熟异治可能是酸枣果肉与果核作用的误传。药理、临床均证明,生炒品均有镇静安眠作用,二者无明显差异。但酸枣仁久炒油枯后,镇静安眠作用减弱。

3. 炮制工艺研究　酸枣仁小火微炒或炒黄后,水及乙醚浸出物含量均高于生品,炒焦和炒黑则低于生品,尤以炒黑为甚。乙醇浸出物含量,各炒制品均低于生品,微炒差异较小,炒焦和炒黑差异显著。提示酸枣仁炒制中必须注意火力和时间的控制,炒过则效减。

【贮藏】贮干燥容器内,密闭,置阴凉干燥处。防蛀。

槐　花

【处方用名】槐花、槐米、炒槐花、炒槐米、槐花炭、槐米炭。

【来源】本品为豆科植物槐 *Sophora japonica* L. 的干燥花及花蕾。夏季花开放或花蕾形成时采收,及时干燥,除去枝、梗及杂质。前者称"槐花",后者称"槐米"。

【历史沿革】宋代有微炒、炒黄黑色、炒焦、麸炒、地黄汁炒等法,其中炒法应用较多;明代增加了醋煮、烧灰存性、酒浸炒;清代多沿用炒法。现行主要有炒黄、炒炭等炮制方法。

《中华人民共和国药典》2020年版收载槐花、炒槐花、槐花炭。

【炮制方法】

1. 槐花　取原药材,除去梗叶,筛去灰屑。

2. 炒槐花　取净槐花,置预热的炒制容器内,用文火加热,炒至表面深黄色,取出,晾凉。

3. 槐花炭　取净槐花,置预热的炒制容器内,用中火加热,炒至表面焦褐色。发现火星时,可喷适量清水熄灭,炒干,取出,凉透。

【成品性状】

1. 槐花　皱缩而卷曲,花瓣多散落。完整者花萼钟状,黄绿色。花瓣黄色或黄白色。体轻,气微,味微苦。槐米呈卵形或椭圆形。花萼下部有数条纵纹。萼的上方为黄白色未开放的花瓣。体轻,手捻即碎。气微,味微苦涩。

2. 炒槐花　表面深黄色,具特有香气,味微苦。

3. 槐花炭　表面焦褐色,质轻,味涩。

【质量要求】槐花:水分不得过11.0%,总灰分槐花不得过14.0%、槐米不得过9.0%,酸不溶性灰分槐花不得过8.0%、槐米不得过3.0%;醇溶性浸出物槐花不得少于37.0%、槐米不得少于43.0%;含总黄酮以芦丁计,槐花不得少于8.0%、槐米不得少于20.0%;含芦丁槐花不得少于6.0%、槐米不得少于15.0%。

【炮制作用】槐花性味苦,微寒。归肝、大肠经。具有凉血止血、清肝泻火的功效。

生槐花以清肝泻火、清热凉血见长。多用于血热妄行,肝热目赤,头痛眩晕,疮毒肿痛。如治疗肠胃湿热,胀满下血的槐花散(《丹溪心法》);治杨梅疮、下疳的槐花蕊(《新方八阵》);治肝阳上亢而致眩晕、头痛(如高血压)的清脑降压片(《中华人民共和国药典》)。

炒槐花苦寒之性缓和,有杀酶保苷作用。其清热凉血作用弱于生品。止血作用逊于槐花炭而强于生品,多用于脾胃虚弱的出血患者。如治肠风便血的地榆槐角丸(《中华人民共和国药典》)。

槐花炭清热凉血作用极弱,涩性增加,以止血力胜。多用于咯血、衄血、便血、崩漏下血、痔疮出血等出血证。如治久痢出血不止,无腹痛和里急后重症状的槐花散(《洁古家珍》)。

【炮制研究】

1. 对化学成分的影响　槐花炒黄后其成分无显著变化,仅部分糖类和氨基酸类有所破坏。但通过加热可破坏鼠李糖转化酶,有利于芦丁的保存,并可使药材组织疏松,便于成分的煎出。

槐花炒炭后大部分芦丁、氨基酸、糖和叶绿素受热破坏,具有止血作用的槲皮素含量显著增加,但异鼠李素含量降低。槐花炒炭后的鞣质含量增减与其炮制温度有关,190℃以下,随受热温度的升高和时间延长,鞣质含量相应升高。当温度高于200℃时,鞣质的含量迅速下降。

2. 对药理作用的影响　槐花炒炭鞣质含量增高时,确能增强止血作用,能缩短实验动物的出、凝血时间,与生品比较有非常显著的差异,但若温度过高,鞣质含量下降时,其作用减弱。说明槐花炒炭鞣质含量与其止血作用具有相关性。

槐花中的槲皮素是其止血的有效成分,有增强毛细血管壁弹性、抑制组胺释放等作用;异鼠李素是拮抗槲皮素止血作用的成分。炒炭后止血成分槲皮素含量增加,而抑制止血作用的异鼠李素含量降低,从而增强止血作用。

【备注】中医处方中的槐花,实际是用槐米。

【贮藏】贮干燥容器内,密闭,置通风干燥处。防潮,防蛀。

ER-12-12

槐米、炒槐米、槐米炭

王 不 留 行

【处方用名】王不留、王不留行、炒王不留、炒王不留行。

【来源】本品为石竹科植物麦蓝菜 Vaccaria segetalis (Neck.) Garcke 的干燥成熟种子。夏季果实成熟、果皮尚未开裂时采割植株,晒干,打下种子,除去杂质,再晒干。

【历史沿革】汉代有烧灰存性用的记载;宋代有捣末用;明代有酒蒸,单蒸,炒,水浸焙法等;清代基本沿用明代的方法,并增加有土炒、糯米炒法,浆水浸,焙干用。现行主要有炒黄法。《中华人民共和国药典》2020 年版收载王不留行、炒王不留行。

【炮制方法】

1. 王不留行　取原药材,去净杂质,洗净,干燥。

2. 炒王不留行　取净王不留行,置预热的炒制容器内,用中火加热,炒至大多数爆开白花,取出,晾凉。

【成品性状】

1. 王不留行　呈球形,表面黑色,少数红棕色,略有光泽。气微,味微涩、苦。

2. 炒王不留行　呈类球形爆花状。表面白色,质松脆。

【质量要求】

1. 王不留行　水分不得过 12.0%,总灰分不得过 4.0%;醇溶性浸出物不得少于 6.0%;王不留行黄酮苷不得少于 0.40%。

2. 炒王不留行　水分不得过 10.0%;浸出物同王不留行;王不留行黄酮苷不得少于 0.15%。

【炮制作用】王不留行性味苦,平。归肝、胃经。具有活血通经、下乳消肿、利尿通淋的功效。

生王不留行长于消痈肿。用于乳痈或其他疮痈肿痛。如治肝气郁结所致乳癖的乳宁颗粒(《中华人民共和国药典》)。

炒王不留行质地松泡,利于药效成分煎出,且走散力强。长于活血通经,下乳,通淋。多用于产后乳汁不下,闭经,痛经,石淋,小便不利,如治瘀血凝聚、湿热下注所致淋证的前列欣胶囊(《中华人民共和国药典》)。

【炮制研究】

1. 对化学成分的影响　王不留行黄酮苷在生品中含量较高,而炒制后其含量大幅降低。王不留行中环肽 A、B、E 的含量均较低,炒制后这 3 种成分含量变化不大,可见王不留行环肽类成分比较稳定,加热炒制对其含量影响较小,但炒制可显著提高王不留行环肽 A、B、E 在水煎液中的溶出率。

2. 炮制工艺研究　王不留行目前以炒用为主,多数要求爆花。实验证明,水溶物的增加与爆花程度有关,爆花率越高,水溶性浸出物也越高。根据爆花率与水浸物含量的关系及实际生产中的可行性,认为炒王不留行爆花率达 80% 以上为宜。炒王不留行的爆花率与种子成熟程度和含水量有关;净制中有效去除未成熟的种子,控制适宜的含水量可提高爆花率。

【贮藏】贮干燥容器内,密闭,置通风干燥处。

水 红 花 子

【处方用名】水红花子、炒水红花子。

【来源】本品为蓼科植物红蓼 Polygonum orientale L. 的干燥成熟果实。秋季果实成熟时割取果穗,晒干,打下果实,除去杂质。

【历史沿革】唐代有"熬令香";宋代有"微炒入药";明清两代及近代均沿用炒法。清

《得配本草》载:"炒用,消散之气稍缓。"《中华人民共和国药典》2020 年版收载水红花子。

【炮制方法】

1. 水红花子　取原药材,除去杂质灰屑。用时捣碎。

2. 炒水红花子　取净水红花子,置预热的炒制容器内,用中火加热,迅速拌炒至爆白花,有香气逸出时,取出,晾凉。

【成品性状】

1. 水红花子　呈扁圆球形。表面棕黑色,有的红棕色,有光泽。质硬,气微,味淡。

2. 炒水红花子　表面爆裂成白花,质疏松,具香气。

【质量要求】水红花子:总灰分不得过 5.0%;含花旗松素不得少于 0.15%。

【炮制作用】水红花子性味咸,微寒。归肝、胃经。具有散血消癥、消积止痛、利水消肿的功效。

水红花子生用力峻,长于消瘀破癥、化痰散结。多用于癥瘕痞块、瘿瘤。如治腹部痞块胀痛,用本品煎膏摊贴痞块,并用酒调膏内服(《保寿堂经验方》);亦可治瘿瘤肿痛,用本品生熟各半,研末,酒调服(《本草衍义》)。

炒水红花子药性缓和,利于药效成分煎出,长于消食止痛,健脾利湿。多用于食积腹痛,慢性肝炎、肝硬化腹水。

【贮藏】贮干燥容器内,密闭。置通风干燥处。

黑 芝 麻

【处方用名】黑芝麻、胡麻仁、炒黑芝麻。

【来源】本品为脂麻科植物脂麻 *Sesamum indicum* L. 的干燥成熟种子。秋季果实成熟时采割植株,晒干,打下种子,除去杂质,再晒干。

【历史沿革】唐代有炒令香、九蒸九曝后捣末的记载;宋代增加微炒别捣和炒焦法;清代有酒蒸晒等法。现行主要有炒黄法。《中华人民共和国药典》2020 年版收载黑芝麻、炒黑芝麻。

【炮制方法】

1. 黑芝麻　取原药材,除去杂质,洗净,干燥。用时捣碎。

2. 炒黑芝麻　取净黑芝麻,置预热的炒制容器内,用文火加热,炒至有爆裂声,香气逸出时,取出,晾凉。用时捣碎。

【成品性状】

1. 黑芝麻　呈扁卵圆形,表面黑色,平滑或有网状皱纹,一端尖,有点状棕色种脐,另端圆,种皮薄,种仁白色,富油性。气微,味甘。

2. 炒黑芝麻　表面微鼓起,有的可见爆裂痕,有油香气。

【质量要求】

1. 黑芝麻　杂质不得过 3%,水分不得过 6.0%,总灰分不得过 8.0%。

2. 炒黑芝麻　水分、总灰分限量要求同黑芝麻。

【炮制作用】黑芝麻性味甘,平。归肝、肾、大肠经。具有补肝肾,益精血,润肠燥的功效。

黑芝麻生品现已少用。古代医家认为生用滑痰,凉血解毒。多捣碎外用。如治浸淫恶疮,本品生捣敷之(《普济方》);治小儿头疮,本品生用嚼敷(《本草从新》)。

炒黑芝麻香气浓,易于煎出有效成分,增强填精补血的疗效。长于补益肝肾,填精补血,润肠通便。常用于头昏,头痛,眼花,耳鸣,须发早白或脱发,肠燥便秘,妇人乳少。如治肝肾不足,头昏耳鸣或脱发的桑麻丸(《寿世保元》);治脱发的生发汤(《邹云翔医案选》)。但因其性滑润,故肠滑便溏及精气不固者,非其所宜。

笔记栏

【贮藏】贮干燥容器内,密闭,置通风干燥处。防蛀。

火 麻 仁

【处方用名】火麻仁、大麻仁、麻子仁、麻仁、炒火麻仁、炒麻仁。

【来源】本品为桑科植物大麻 *Cannabis sativa* L. 的干燥成熟果实。秋季果实成熟时采收,除去杂质,晒干。

【历史沿革】唐代有熬令香、蒸后熬令黄、酒制、炒法;宋代增加了发芽法;明、清多沿用唐、宋之法,仍以炒法为主流炮制方法;清《本草求真》提出“性生走熟守(生用破血利小便,捣汁治产难胎衣不下,熟用治崩中不止)”。现行主要有炒黄法。《中华人民共和国药典》2020 年版收载火麻仁、炒火麻仁。

【炮制方法】

1. 火麻仁 取原药材,除去残留果皮及杂质,筛去灰屑。用时捣碎。

2. 炒火麻仁 取净火麻仁,置预热的炒制容器内,用文火加热,炒至微黄色,有香气逸出时,取出,晾凉。

【成品性状】

1. 火麻仁 呈卵圆形,表面灰绿色或灰黄色,有微细的白色或棕色网纹,两边有棱,顶端略尖,基部有 1 圆形果梗痕。气微,味淡。

2. 炒火麻仁 表面微黄色,具香气。

【炮制作用】火麻仁性味甘,平。归脾、胃、大肠经。具有润肠通便的功效。

火麻仁生品、炒品功用一致。炒后可提高煎出效果,且气香,能增强滋脾阴、润肠燥的作用。如治疗肠燥便秘的麻子仁丸(《伤寒论》),原方中麻子仁生用,临床入汤剂时常炒用。也用于阴虚内热,大便秘结,习惯性便秘。

【贮藏】贮干燥容器内,密闭,置阴凉干燥处。防热,防蛀。

桑 枝

【处方用名】桑枝、嫩桑枝、酒桑枝、炒桑枝。

【来源】本品为桑科植物桑 *Morus alba* L. 的干燥嫩枝。春末夏初采收,去叶,晒干,或趁鲜切片,晒干。

【历史沿革】唐代有醋淬、制炭的方法;宋代增加了醋炙、醋炒黑存性为末、细切炒香等法;清代又增加了酒蒸、蜜炙等法。现行主要有炒黄、酒炙等炮制方法。《中华人民共和国药典》2020 年版收载桑枝、炒桑枝。

【炮制方法】

1. 桑枝 未切片者,洗净,润透,切厚片,干燥。

2. 炒桑枝 取桑枝片,置预热的炒制容器内,用文火加热,炒至微黄色,取出,晾凉。

3. 酒桑枝 取桑枝片,加入定量黄酒拌匀,待酒被吸尽后,置预热的炒制容器内,用文火加热,炒至黄色,取出,晾凉。

每 100kg 桑枝片,用黄酒 10kg。

【成品性状】

1. 桑枝 呈类圆形或椭圆形厚片。外表皮灰黄色或黄褐色,有点状皮孔。切面皮部较薄,木部黄白色,射线放射状,髓部白色或黄白色。气微,味淡。

2. 炒桑枝 切面深黄色。微有香气。

3. 酒桑枝 表面黄色,略带焦斑,稍有酒气。

【质量要求】

1. 桑枝 水分不得过 10.0%,总灰分不得过 4.0%;醇溶性浸出物不得少于 3.0%。

2. 炒桑枝 水分、总灰分、醇溶性浸出物要求同桑枝。

【炮制作用】桑枝性味微苦,平。归肝经。具有祛风湿,利关节的功效。

生桑枝以祛血中风热为主,可用于风热入营血所致遍体风痒,肌肤干燥,紫白癜风。多煎汤外洗或炼膏涂抹,也可内服。如治内外障及翳膜,赤脉,昏涩的桑条煎(《古今医统大全》);治紫癜风的桑枝煎(《太平圣惠方》)。

炒桑枝善达四肢经络,通利关节,用于肩臂关节酸痛麻木,水肿脚气等。如治风湿热痹,尤宜上肢臂痛,单用本品炒香煎服(《普济本事方》);治水气、脚气亦可以桑条炒香水煎(《圣济总录》)。

酒桑枝祛风除湿,通络止痛作用增强。如治风寒湿痹,关节疼痛,四肢拘挛的桑尖汤(《中药临床应用》)。

【贮藏】贮干燥容器内,密闭,置通风干燥处。防霉。

使 君 子

【处方用名】使君子、使君子仁、炒使君子仁。

【来源】本品为使君子科植物使君子 *Quisqualis indica* L. 的干燥成熟果实。秋季果皮变紫黑色时采收,除去杂质,干燥。

【历史沿革】宋代有去壳,为末,去壳,炒、烧存性、面裹煨、蒸制等炮制方法;明代有炒熟、煮制去油等法;清代主要沿用前代方法。现行主要有炒黄法。《中华人民共和国药典》2020 年版收载使君子、使君子仁、炒使君子仁。

【炮制方法】

1. 使君子 取原药材,除去残留果柄及杂质。用时捣碎。

2. 使君子仁 取净使君子,除去硬壳及霉败的种仁。用时捣碎。

3. 炒使君子仁 取净使君子仁,置预热的炒制容器内,用文火加热,炒至表面黄色微有焦斑,有香气逸出时,取出,晾凉。用时捣碎。

【成品性状】

1. 使君子 呈椭圆形或卵圆形,具 5 条纵棱。表面黑褐色至紫黑色,平滑,微有光泽。气微香,味微甜。

2. 使君子仁 呈长椭圆形或纺锤形,表面棕褐色或黑褐色,有多数纵皱纹。气微香,味微甜。

3. 炒使君子仁 表面黄白色,有多数纵皱纹;有时可残留棕褐色种皮。气香,味微甜。

【质量要求】

1. 使君子 水分不得过 13.0%;每 1 000g 含黄曲霉毒素 B_1 不得过 5μg,黄曲霉毒素 G_2、黄曲霉毒素 G_1、黄曲霉毒素 B_2 和黄曲霉毒素 B_1 总量不得过 10μg;使君子仁含胡芦巴碱不得少于 0.20%。

2. 使君子仁 水分、含量测定要求同使君子。

3. 炒使君子仁 含量测定要求同使君子。

【炮制作用】使君子性味甘,温。归脾、胃经。具有杀虫消积的功效。

使君子仁与带壳使君子功用相同,入煎剂可直接用使君子捣碎入药;使君子仁多入丸、散剂或嚼食。生品以杀虫力强,常用于蛔虫病、蛲虫病。

炒使君子仁味香易服,可直接嚼食,并能缓和膈肌痉挛的副作用,长于健脾消积,亦能杀虫。多用于小儿疳疾及蛔虫腹痛。

【炮制研究】

1. 对化学成分的影响 使君子驱虫的有效部位为水溶性部位,其中使君子酸钾为驱虫的有效成分之一,脂肪油也有驱虫作用。水浸出物中使君子酸钾的含量,种仁是果壳的7.07倍,是果实的1.59倍。种仁炒后香气宜人,单味嚼食或入丸散剂以炒使君子仁为宜。

炮制品随温度升高,水浸出物与使君子酸钾含量均有所降低。在果实的炮制品中以微波制品含量最高,其他炮制品均降低。水煎液中使君子酸钾炒果壳比生果壳溶出量增高47.3%;炒种仁与生种仁的溶出量无明显变化。由于果壳占整个果实重量的63.7%,故使君子仁炒后捣碎入煎剂,对使君子酸钾的溶出影响不大。

2. 炮制工艺研究 使君子不易均匀炒透,小量可用砂烫法代替,砂温不超过110℃为宜,大量可采用100℃左右温度烘制,以烘至种仁变软、香气逸出为经验指标。

临床观察发现,成人服使君子果壳(与泻药合用)排虫率为75%,全果为80%,驱虫效果差别不大。认为煎剂统一以果实入药,经低温均匀加热炮制后应用为宜。

【贮藏】贮干燥容器内,密闭,置通风干燥处。

蒺 藜

【处方用名】刺蒺藜、白蒺藜、蒺藜、炒蒺藜、盐蒺藜。

【来源】本品为蒺藜科植物蒺藜 *Tribulus terrestris* L. 的干燥成熟果实。秋季果实成熟时采割植株,晒干,打下果实,除去杂质。

【历史沿革】唐代有熬(炒)、烧作灰的炮制方法;宋代有酒炒、和酒拌蒸、微炒去刺、去尖炮等法;清代有醋炒。炒后去刺为历代主流方法。现行主要有炒黄、盐炙等炮制方法。《中华人民共和国药典》2020年版收载蒺藜、炒蒺藜。

【炮制方法】

1. 蒺藜 取原药材,除去杂质,碾去刺。用时捣碎。

2. 炒蒺藜 取净蒺藜,置预热的炒制容器内,用文火加热,炒至微黄色,取出,筛尽刺屑。用时捣碎。

3. 盐蒺藜 取净蒺藜,用盐水拌匀,闷透,置预热的炒制容器内,用文火加热,炒至表面黄色,取出,晾凉。

每100kg净蒺藜,用食盐2kg。

【成品性状】

1. 蒺藜 多为单一的分果瓣,且分果瓣呈斧状,背部黄绿色,隆起,有纵棱,两侧面粗糙,有网纹,灰白色。质坚硬。气微,味苦、辛。

2. 炒蒺藜 形如蒺藜,分果瓣背部棕黄色。气微香,味苦、辛。

3. 盐蒺藜 形如蒺藜,分果瓣背部黄色。气微香,味微咸。

【质量要求】

1. 蒺藜 水分不得过9.0%,总灰分不得过12.0%;含蒺藜总皂苷以蒺藜苷元计,不得少于1.0%。

2. 炒蒺藜 检查同蒺藜。

【炮制作用】蒺藜性味苦、辛,微温;有小毒。归肝经。具有平肝解郁、活血祛风、明目、止痒的功效。

生蒺藜味辛,性升而散,长于疏肝经风邪。常用于风热目赤,风疹瘙痒,白癜风等。如治疗风热目赤多泪的白蒺藜散(《张氏医通》),治疗白癜风的白蚀丸(《中华人民共和国药典》)。

炒蒺藜辛散之性减弱,长于平肝潜阳,疏肝解郁。常用于肝阳头痛,眩晕,乳汁不通。如治疗肝肾阴虚所致头晕目眩,头痛的天麻首乌片(《中华人民共和国药典》)。

盐蒺藜引药入肾,功偏下焦。如治疗肝肾两亏,视物昏花的石斛夜光丸(《中华人民共

笔记栏

和国药典》)。

【贮藏】贮干燥容器内,密闭,置通风干燥处。防霉。

苍 耳 子

【处方用名】苍耳、苍耳子、炒苍耳子。

【来源】本品为菊科植物苍耳 *Xanthium sibiricum* Patr. 的干燥成熟带总苞的果实。秋季果实成熟时采收,干燥,除去梗、叶等杂质。

【历史沿革】南北朝刘宋时期有黄精同蒸法;唐代有烧灰的方法;宋代有烧灰、微炒、炒香去刺、焙制等法;明代炒法和蒸法较常用,还有酥制、微炒存性、黄精汁蒸、单蒸、炒熟去刺及酒拌蒸等炮制方法;清代基本沿用前法。现行主要有炒黄法。《中华人民共和国药典》2020 年版收载苍耳子、炒苍耳子。

【炮制方法】

1. 苍耳子 取原药材,除去杂质。用时捣碎。

2. 炒苍耳子 取净苍耳子,置预热的炒制容器内,用中火加热,炒至表面黄褐色,刺焦时取出,碾去刺,筛净。用时捣碎。

【成品性状】

1. 苍耳子 呈纺锤形或卵圆形。表面黄棕色或黄绿色,全体有钩刺。气微,味微苦。

2. 炒苍耳子 表面黄褐色,有刺痕。微有香气。

【质量要求】

1. 苍耳子 水分不得过 12.0%,总灰分不得过 5.0%;绿原酸不得少于 0.25%。

2. 炒苍耳子 水分不得过 10.0%,总灰分不得过 5.0%;含量测定同苍耳子。

【炮制作用】苍耳子性味辛、苦,温。有毒。归肺经。具有散风寒、通鼻窍、祛风湿的功效。

生苍耳子消风止痒力强,多用于皮肤痒疹、疥癣等皮肤病。如治疗疔疮初起的七星剑(《外科正宗》);治白癜风和麻风,可用苍耳子煎汤内服(《医宗金鉴》)。

炒苍耳子毒性降低,偏于通鼻窍,祛风湿,止痛。常用于鼻渊头痛,风湿痹痛。如治鼻渊头痛的通窍鼻炎片(《中华人民共和国药典》);治风湿痹痛、关节不利、挛急麻木,苍耳子煎服(《食医心鉴》)。

【炮制研究】

1. 对化学成分的影响 研究表明,苍耳子的活性成分有绿原酸和 1,5- 二咖啡酰喹宁酸等酚酸类,毒性成分有羧基苍术苷、苍术苷及其衍生物等贝壳杉烯苷类,这些水溶性苷类的毒性机制是对线粒体膜外氧化磷酸化有抑制作用。

将炒制时间设定为 9 分钟,羧基苍术苷随炒制温度升高而显著降低,苍术苷的含量在 260℃之前随温度升高而升高,260℃后随温度升高而降低。羧基苍术苷较苍术苷在 C₄ 位多 1 个羧基,苍耳子炒制后苍术苷含量增加,可能与羧基苍术苷 C₄ 位失去 1 个羧基向苍术苷转化有关,但温度超过 260℃苍术苷可被破坏,当炒制温度达 320℃时,羧基苍术苷及苍术苷均可被完全破坏。绿原酸和 1,5- 二咖啡酰喹宁酸随炒制温度升高而显著降低,当炒制温度达 320℃时,这两种成分已损失殆尽。

2. 对药理作用的影响 以实验小鼠分别腹腔注射苍耳子生、炒品贝壳杉烯苷类成分提取物,考察苍耳子炒制前后贝壳杉烯苷类成分对小鼠肝指数、血清氨基转移酶及肝组织中丙二醛含量的影响,发现苍耳子生、炒品均可使所测肝指数及谷草转氨酶、谷丙转氨酶、丙二醛的含量升高并对肝有脂质过氧化损伤,但苍耳子炒品较生品对肝的损伤轻,说明炒制可降低其肝毒性。生、炒品脂肪油乳浊液和水煎液体外抑菌试验证明,抑菌作用炒制品

拓展阅读(蒺藜)

苍耳子、炒苍耳子

优于生品。苍耳子的毒性,多数学者认为与其所含的毒性蛋白质有关,部分学者认为毒性物质为贝壳杉烯苷类。毒蛋白是一种细胞原浆毒,常损害肝、心、肾等内脏实质细胞,导致黄疸、心律不齐和蛋白尿,尤以损害肝为甚。加热炮制,使其毒蛋白变性,有利于降低其毒性。

3. 炮制工艺研究 不同产地苍耳子和苍耳子刺中毒性成分羧基苍术苷和苍术苷的含量均低于去刺苍耳子中的含量,说明苍耳子去刺并不能达到降毒的作用,而是便于应用。苍耳子用调整后的粉碎机去刺后炒制,可使苍耳子外皮受热温度高而均匀,翻动容易,成品色泽均匀美观,省工省时。也可将净苍耳子用 180~200℃ 热砂炒至深黄色,筛去砂,稍冷后,用碾米机去刺,筛净得炒苍耳子。该法可使药物受热快而均匀,冷却后刺脆易脱落,效率高。

【贮藏】贮干燥容器内,密闭,置通风干燥处。

白　果

【处方用名】白果、白果仁、炒白果、炒白果仁。

【来源】本品为银杏科植物银杏 Ginkgo biloba L. 的干燥成熟种子。秋季种子成熟时采收,除去肉质外种皮,洗净,稍蒸或略煮后,烘干。

【历史沿革】明代有去壳切碎、炒制、同糯米蒸、火煨去壳用、炒法等;清代增加了煮制和油制法。现行主要有炒黄法。《中华人民共和国药典》2020 年版收载白果仁、炒白果仁。

【炮制方法】

1. 白果仁 取原药材,除去杂质,去壳取仁。用时捣碎。

2. 炒白果仁 取净白果仁,置预热温度适宜的预热的炒制容器中内,用文火加热,炒至深黄色,有香气,取出,晾凉,用时捣碎。

【成品性状】

1. 白果仁 呈宽卵球形或椭圆形,一端淡棕色,另一端金黄色,断面外层黄色,胶质样,内层淡黄色或淡绿色,粉性,中间有空隙。气微,味甘、微苦。

2. 炒白果仁 形如白果仁,色泽加深,略有焦斑,横断面胶质样,外层黄色,内层淡黄色,粉性,中间有空隙。有香气,味甘、微苦。

【质量要求】

1. 白果仁 水分不得过 10.0%;醇溶性浸出物不得少于 13.0%。

2. 炒白果仁 水分、浸出物检查同白果仁。

【炮制作用】白果性味甘、苦、涩、平;有毒。归肺、肾经。具有敛肺定喘,止带缩尿的功效。

白果仁有毒,内服用量宜小。能降浊痰,消毒杀虫。常用于疥癣,酒皶,阴虱。如治疗面鼻酒皶,用生白果,捣烂,夜涂旦洗(《医林集要》)。用生白果切断,频搽,治头面癣疮(《秘传经验方》)。

炒白果仁降低毒性,增强收敛作用,具有平喘、缩尿、止带等功效。常用于气逆喘咳或久嗽,带下,白浊,肾虚尿频,小儿腹泻。如治痰热内蕴所致哮喘咳嗽的定喘汤(《摄生众妙方》)。亦可用于治疗妇科带下证。

【贮藏】贮干燥容器内,密闭,置通风干燥处。

花　椒

【处方用称】花椒、川椒、炒花椒、炒川椒。

【来源】本品为芸香科植物青椒 Zanthoxylum schinifolium Sieb.et Zucc. 或花椒 Zanthoxylum bungeanum Maxim. 的干燥成熟果皮。秋季采收成熟果实,晒干,除去种子和杂质。

【历史沿革】汉代有"除目及闭口者、炒去汗";晋代有"熬令黄末之";南北朝刘宋时期有去子后酒拌蒸法;唐代有"微熬令汗出,则有势力"的记载;宋代有醋浸后加热法;金代有炒黑色;明代有酒、醋、童便、米泔制、去油、酒闷等;清代有面炒制、酒蒸、盐炙等。现行主要有炒黄法。《中华人民共和国药典》2020年版收载花椒、炒花椒。

【炮制方法】

1. 花椒　取原药材,除去椒目(另作药用)、果梗,筛去灰屑杂质。

2. 炒花椒　取净花椒,置预热的炒制容器内,用文火加热,炒至色泽加深,显油亮光泽,并有香气逸出时,取出,晾凉。

【成品性状】

1. 花椒　青椒外表面灰绿色或暗绿色,散有多数油点和细密的网状隆起皱纹;内表面类白色,光滑;内果皮常由基部与外果皮分离;气香,味微甜而辛。花椒外表面紫红色或棕红色,散有多数疣状突起的油点,对光观察半透明,内表面淡黄色。香气浓,味麻辣而持久。

2. 炒花椒　本品形如药材,可见或偶见焦斑。

【炮制作用】花椒性味辛,温。归脾、胃、肾经。具有温中止痛、杀虫止痒的功效。

生花椒辛热之性强,多外用杀虫止痒。常用于治疗疥疮、湿疹、阴痒或皮肤瘙痒等症。如治女阴溃疡、漆疮、过敏性皮炎、疥虫感染的一扫光(《串雅内编》);治疗妇人阴痒不可忍的椒茱汤(《医级》)。

炒花椒毒性降低,辛散作用稍缓,长于温中散寒,驱虫止痛。用于脘腹寒痛,寒湿泄泻,虫积腹痛或吐蛔。如治胸中大寒痛、呕吐不能食的大建中汤(《金匮要略》);治胸中气满,心痛引背的蜀椒丸(《外台秘要》);治蛔厥证的乌梅丸(《伤寒论》)等。

【贮藏】贮干燥容器内,密闭,置通风干燥处。

牵 牛 子

【处方用名】牵牛子、黑丑、白丑、二丑、炒牵牛子、炒二丑。

【来源】本品为旋花科植物裂叶牵牛 *Pharbitis nil*(L.)Choisy 或圆叶牵牛 *Pharbitis purpurea*(L.)Voigt 的干燥成熟种子。秋末果实成熟、果壳未开裂时采割植株,晒干,打下种子,除去杂质。

【历史沿革】南北朝刘宋时期有酒蒸法;唐代有熬、炒熟、石灰炒;宋代有炒、生姜汁酒制、麸炒、童便制、盐制、米炒、蒸制、吴茱萸制等法;明清基本沿用前法,并有醋煮、水煮、牙皂汁浸等法。现行主要有炒黄法。《中华人民共和国药典》2020年版收载牵牛子、炒牵牛子。

【炮制方法】

1. 牵牛子　取原药材,去净杂质,用时捣碎。

2. 炒牵牛子　取净牵牛子,置预热的炒制容器内,用文火加热,炒至稍鼓起,有爆裂声,颜色加深,并有香气逸出时,取出,晾凉。用时捣碎。

【成品性状】

1. 牵牛子　似橘瓣状,表面灰黑或淡黄白色。质硬。气微,味辛、苦,有麻感。

2. 炒牵牛子　表面黑褐色或黄棕色,稍鼓起。微具香气。

【质量要求】

1. 牵牛子　水分不得过10.0%,总灰分不得过5.0%;醇溶性浸出物(冷浸)不得少于15.0%。

2. 炒牵牛子　水分不得过8.0%,总灰分不得过5.0%;醇溶性浸出物(冷浸)不得少于12.0%。

【炮制作用】牵牛子性味苦,寒;有毒。归肺、肾、大肠经。具有泻水通便,消痰涤饮,杀虫攻积的功效。

生牵牛子偏于逐水消肿,杀虫。用于水肿胀满,二便不通,虫积腹痛。如治水肿胀满的舟车丸(《景岳全书》);治虫积腹痛的牵牛散(《沈氏尊生书》)。

炒牵牛子降低毒性,缓和药性,免伤正气,易于粉碎和煎出,以消食导滞见长。多用于食积不化,气逆痰壅。如治小儿停乳停食,腹胀便秘,痰盛喘咳的一捻金(《中华人民共和国药典》)。

【注意】孕妇禁用;不宜与巴豆、巴豆霜同用。

【贮藏】贮干燥容器内,密闭,置通风干燥处。

蓖 麻 子

【处方用名】蓖麻子、蓖麻仁、炒蓖麻子、炒蓖麻仁、蓖麻子霜。

【来源】本品为大戟科植物蓖麻 *Ricinus communis* L. 的干燥成熟种子。秋季采摘成熟果实,晒干,除去果壳,收集种子。

【历史沿革】南北朝刘宋用盐汤煮去皮;宋代有炒熟、去油用;明代新增烧制、油制、取油等法;清代有黄连水浸法。现行有炒黄、制霜法。《中华人民共和国药典》2020年版收载蓖麻子。

【炮制方法】

1. 蓖麻子 取原药材,除去杂质,用时去壳,捣碎。

2. 炒蓖麻子 取净蓖麻子,去壳取仁,置预热的炒制容器内,用文火加热,炒至黄色,取出,晾凉。用时捣碎。

3. 蓖麻子霜 取净蓖麻子,去壳取仁,炒热后研成细末,将细末包上3~4层草纸,外加麻布包紧,压榨去油,反复操作,至草纸上无油渍出现时为度,研细。

【成品性状】

1. 蓖麻子 呈椭圆形或卵形,稍扁。表面光滑,有灰白色与黑褐色或黄棕色与红棕色相间的花斑纹。一面较平,一面较隆起,较平的一面有1条隆起的种脊;一端有灰白色或浅棕色突起的种阜。种皮薄而脆。气微,味微苦辛。

2. 炒蓖麻子 无种皮,表面黄色。

3. 蓖麻子霜 灰白色的粗粉末。

【炮制作用】蓖麻子甘、辛、平;有毒。归大肠、肺经。具有泻下通滞,消肿拔毒的功效。

生蓖麻子以外用为主,用于一切疮痈肿毒,瘰疬,口眼歪斜,子宫脱垂,胞衣不下,脱肛,麻风,喉痹或咽中疮肿,水肿胀满等。如治疮疡肿毒的千捶膏(《全国中药成药处方集》),治脱肛的蓖麻膏(《活幼心书》)。

蓖麻子炒后可降低毒性,供内服,治气喘咳嗽、瘰疬。

蓖麻子制霜后可降低毒性,配丸、散内服,且无泻下作用。

【贮藏】贮干燥容器内,密闭,置阴凉干燥处。

常 山

【处方用名】常山、黄常山、炒常山、酒常山。

【来源】本品为虎耳草科植物常山 *Dichroa febrifuga* Lour. 的干燥根。秋季采挖,除去须根,洗净,晒干。

【历史沿革】晋代有酒渍、酒煮法;刘宋时代有酒熬;宋代有酒蒸法;明清增加了酒浸炒透、醋制炒、醋焙、水煮制、醋煮、清炒等法,并增加用甘草、瓜蒌汁等作炮制辅料。现行主要有炒黄、酒炙等炮制方法。《中华人民共和国药典》2020年版收载常山、炒常山。

【炮制方法】

1. 常山 取原药材,除去杂质及残茎,大小分档浸泡至三四成透时,取出润透,切薄片,干燥。

2. 炒常山 取净常山片,置预热的炒制容器内,用文火加热,炒至色变深,取出,晾凉。

3. 酒常山 取净常山片,加定量黄酒拌匀,稍闷润,待酒被吸尽后,置预热的炒制容器内,用文火加热,炒干,取出,晾凉。

每 100kg 常山片,用黄酒 10kg。

【成品性状】

1. 常山 为不规则的薄片。外表皮淡黄色,无外皮。切面黄白色,有放射状纹理。质硬。气微,味苦。

2. 炒常山 表面黄色,微有焦斑。

3. 酒常山 呈深黄色,略有酒气。

【质量要求】

1. 常山 水分不得过 10.0%,总灰分不得过 4.0%。

2. 炒常山 水分、总灰分要求同常山。

【炮制作用】常山性味苦、辛,寒;有毒。归肺、肝、心经。具有涌吐痰涎,截疟的功效。

常山生用上行,有较强的涌吐痰饮作用,多用于胸膈痰饮积聚。如治胸中多痰,头痛不欲食,以本品配甘草煎汤和蜜服,可涌吐痰饮而起效(《肘后备急方》);治痰厥头痛,往来寒热,以本品配云母粉为散,盐汤送服得吐为效(《太平圣惠方》)。

常山炒黄或酒炙后可减轻恶心呕吐的副作用,毒性降低,既可单用浸酒或酒煎服以治疟疾;也可配伍以祛痰截疟。如治一切疟病,寒热往来,发作有时的胜金丸(《太平惠民和剂局方》)。

【炮制研究】

1. 对化学成分的影响 常山经过浸泡、炒制、酒炒等处理,生物碱含量有所降低,生品与炮制品之间相差 1.4~1.9 倍。测定全国部分地区常山饮片的常山碱含量,结果最高含量与最低含量相差 5.5 倍。贮存 4 年,常山碱含量有较大幅度降低。

2. 对药理作用的影响 对不同炮制品进行抗疟试验研究,抗疟效价为生常山 > 浸常山 > 酒常山 > 炒常山。毒性试验结果为生常山 > 酒常山 > 浸常山 > 炒常山。常山炮制后毒性降低的同时疗效和有效成分含量亦降低,LD_{50} 的 1/2 用量,对鼠疟的抑制率试验以生常山为好。常山生品的毒性较炮制品大 5~7 倍,但当使用生品为炮制品的 1/7~1/5 剂量时,疗效却显著高于炮制品,由此认为常山用于治疗疟疾时,以常山药材直接切片或打成粗末生用为宜。

常山在临床治疗心律失常等疾病时,用炒常山配伍他药,取得较好效果。

【贮藏】贮干燥容器内,酒常山密闭,置阴凉干燥处。

九 香 虫

【处方用名】九香虫、炒九香虫。

【来源】本品为蝽科昆虫九香虫 *Aspongopus chinensis* Dallas 的干燥体。11 月至次年 3 月前捕捉,置适宜容器内,用酒少许将其闷死,取出阴干;或置沸水中烫死,取出,干燥。

【历史沿革】九香虫始载于《本草纲目》,其炮制方法很少见。现行主要有炒黄法。《中华人民共和国药典》2020 年版收载九香虫、炒九香虫。

【炮制方法】

1. 九香虫 取原药材,除去杂质,筛去灰屑。

2. 炒九香虫 取净九香虫,置预热的炒制容器内,用文火加热,炒至有香气逸出,颜色加深时,取出,晾凉。

【成品性状】

1. 九香虫 略呈六角状扁椭圆形。表面棕褐色或棕黑色,略有光泽;腹部棕红色至棕黑色。质脆,折断后腹内有浅棕色内含物。气特异,味微咸。

2. 炒九香虫 形如九香虫,表面棕黑色至黑色,显油润光泽。气微腥,略带焦香气,味微咸。

【质量要求】

1. 九香虫 水分不得过 9.0%,总灰分不得过 6.0%;每 1 000g 含黄曲霉毒素 B_1 不得过 5μg,黄曲霉毒素 G_2、黄曲霉毒素 G_1、黄曲霉毒素 B_2 和黄曲霉毒素 B_1 总量不得过 10μg;稀乙醇浸出物(热浸)不得少于 10.0%。

2. 炒九香虫 水分不得过 7.0%。

【炮制作用】九香虫性味咸,温。归肝、脾、肾经。具有理气止痛、温中助阳的功效。

九香虫生品具有特异的臭气,不便服用。临床上多炒后应用,以去其腥臭气味,并增强其行气温阳作用。

【贮藏】置木箱内衬以油纸,防潮,防蛀。

海 螵 蛸

【处方用名】海螵蛸、乌贼骨、炒海螵蛸、炒乌贼骨。

【来源】本品为乌贼科动物无针乌贼 *Sepiella maindroni* de Rochebrune 或金乌贼 *Sepia esculenta* Hoyle 的干燥内壳。收集乌贼鱼的骨状内壳,洗净,干燥。

【历史沿革】唐代有烧成屑、炙令黄等法;宋代有炒法;明代炮制方法增多,有蜜炙、纸裹煨、三黄汤制、槐花汁制等;清代增加了骨鱼卤制、童便制、醋炙等。现行有炒黄法。《中华人民共和国药典》2020 年版收载海螵蛸。

【炮制方法】

1. 海螵蛸 取原药材,除去杂质,洗净,干燥,砸成小块。

2. 炒海螵蛸 取净海螵蛸,置预热的炒制容器内,用文火加热,炒至表面微黄色,取出,晾凉。

【成品性状】

1. 海螵蛸 呈不规则形或类方形小块,类白色或微黄色。气微腥,味微咸。

2. 炒海螵蛸 表面微黄色或黄色,略有焦斑。

【质量要求】海螵蛸:含铅不得过 5mg/kg,镉不得过 5mg/kg,砷不得过 10mg/kg,汞不得过 0.2mg/kg,铜不得过 20mg/kg;含碳酸钙不得少于 86.0%。

【炮制作用】海螵蛸性味咸、涩,温。归脾、肾经。具有收敛止血,涩精止带,制酸止痛,收湿敛疮的功效。

临床多用生海螵蛸,常用于崩漏出血,梦遗滑精,赤白带下,胃痛吐酸。如治妇科血崩的固冲汤(《医学衷中参西录》)、赤白带下的清带汤(《医学衷中参西录》);治胃痛泛酸的乌贝散(《中华人民共和国药典》)。

炒海螵蛸温涩之性略胜,增强敛湿作用。多用于疮疡湿疹,创伤出血。如治阴囊湿疹,可与蒲黄共研末外扑(《医宗金鉴》);治下肢溃疡,同制炉甘石、赤石脂、煅石膏共研细末外用;外伤出血,也可单用研末外敷(《仁斋直指方》)。若生品所治之病证需温涩者,亦可用炒品。

【贮藏】贮干燥容器内,密闭,置通风干燥处。

二、炒焦

炒焦是将净选或切制后的药物,置预热适度的炒制容器内,用中火或武火加热,炒至药

162

物表面呈焦黄色或焦褐色,内部颜色加深,并具有焦香气味的方法。

(一) 炒焦的目的

1. 增强药物消食健脾止泻的作用　如山楂、麦芽、六神曲。
2. 缓和药性,减少药物的刺激性　如栀子、槟榔、川楝子。

(二) 炒焦的操作方法

取净选或切制后的药物,大小分档,置预热的炒制容器内,用中火加热,炒至药物表面呈焦黄色或焦褐色,内部颜色加深,并具有焦香气味时,取出,摊开晾凉。

(三) 注意事项

1. 炒制前药物应大小分档,避免炒制程度不一致。
2. 炒焦一般用中火,火力应均匀。炒焦时易燃者,可喷淋清水少许,再炒干。

山　楂

【处方用名】山楂、炒山楂、焦山楂、焦楂、山楂炭。

【来源】本品为蔷薇科植物山里红 *Crataegus pinnatifida* Bge.var.*major* N.E.Br. 或山楂 *Crataegus pinnatifida* Bge. 的干燥成熟果实。秋季果实成熟时采收,切片,干燥。

【历史沿革】元代有炒法、蒸法;明代沿用上述方法;清代有炒黑、姜汁拌炒黑、姜汁炒、童便浸等炮制方法。《中华人民共和国药典》2020 年版收载山楂、炒山楂、焦山楂。

【炮制方法】

1. 山楂　取原药材,除去杂质及脱落的核。
2. 炒山楂　取净山楂,置预热的炒制容器内,用中火加热,炒至颜色加深,取出,晾凉。
3. 焦山楂　取净山楂,置预热的炒制容器内,用中火加热,炒至表面焦褐色,内部黄褐色,取出,晾凉。
4. 山楂炭　取净山楂,置预热的炒制容器内,用武火加热,炒至表面焦黑色,内部焦褐色,取出,晾凉。

【成品性状】

1. 山楂　为圆片状,皱缩不平。外皮红色,气微清香,味酸、微甜。
2. 炒山楂　形如山楂片,果肉黄褐色,偶见焦斑。气清香,味酸、微甜。
3. 焦山楂　形如山楂片,表面焦褐色,内部黄褐色,有焦香气。
4. 山楂炭　表面焦黑色,内部焦褐色,味涩。

【质量要求】

1. 山楂　水分不得过 12.0%,总灰分不得过 3.0%;醇溶性浸出物不得少于 21.0%;含有机酸以枸橼酸计不得少于 5.0%。
2. 炒山楂　水分同山楂;含有机酸以枸橼酸计不得少于 4.0%。
3. 焦山楂　含量测定同炒山楂。

【炮制作用】山楂味酸、甘,性微温。归脾、胃、肝经。具有消食健胃,行气散瘀的功效。

生山楂长于活血化瘀。常用于血瘀经闭,产后瘀阻,心腹刺痛,疝气疼痛,以及高脂血症、高血压,冠心病。如治妇女气滞血瘀的通瘀煎(《景岳全书》)。

炒山楂酸味减弱,可缓和对胃的刺激性,善于消食化积。用于脾虚食滞,食欲不振,神倦乏力。如治脾虚食滞的小儿健脾丸(《北京市中药成方选集》)。

焦山楂不仅酸味减弱,且增加苦味,长于消食止泻。消食导滞作用增强,用于肉食积滞,泻痢不爽。如治疗饮食积滞的保和丸(《中华人民共和国药典》)。

山楂炭性收涩,偏于止血、止泻。用于胃肠出血或脾虚腹泻兼食滞者。如用酸枣并山楂肉核烧灰,米饮调下,治肠风下血(《百一选方》)。

【炮制研究】

1. 对化学成分的影响 山楂中总黄酮和总有机酸基本集中在果肉中,核中含量甚微,且山楂核占整个药材重量的 40%,故去核的要求是合理的。

山楂不同炮制品中,总黄酮和有机酸含量差异很大,加热时间越长,温度越高,两类成分被破坏越多;炒山楂对黄酮类成分无明显影响,有机酸稍有减量;焦山楂和山楂炭中黄酮类成分分别保留 41.9% 与 25.8%,有机酸仅保留了 10.7% 与 2.8%;对于熊果酸和齐墩果酸含量,生山楂和焦山楂无显著性差异。

2. 对药理作用的影响 生山楂及炒山楂、焦山楂、山楂炭对离体胃肠平滑肌的舒缩活动均有明显促进作用,炮制品作用均优于生品。生山楂、炒山楂、焦山楂均能促进小鼠胃排空,其中尤以焦山楂效果为优,山楂炭效果降低;各组对大鼠胃酸分泌都有促进作用,以焦山楂效果为佳。

3. 炮制工艺研究 采用正交试验,以炮制后减重率和对小鼠 CT、BT 的影响作为检测指标,以炒制时间、炒制温度、翻转次数、外观性状和总有机酸、枸橼酸、总黄酮的含量变化为考察因素,优选出山楂炭的最佳炮制工艺为炒制温度 270℃,炒制时间 15 分钟,翻转次数 8r/min。

【贮藏】贮干燥容器内,密闭,置通风干燥处。防蛀。

槟 榔

【处方用名】槟榔、炒槟榔、焦槟榔。

【来源】本品为棕榈科植物槟榔 Areca catechu L. 的干燥成熟种子。春末至秋初采收成熟果实,用水煮后,干燥,除去果皮,取出种子,干燥。

【历史沿革】南北朝刘宋时代有细切法;唐代有捣末法及煮熟法;宋代有炒、火炮、烧灰存性、面裹煨、吴茱萸炒、火煅等法;元代有纸裹煨;明代增加了麸炒法;清代有醋制、童便洗晒、酒浸等法。《中华人民共和国药典》2020 年版收载槟榔、炒槟榔、焦槟榔。

【炮制方法】

1. 槟榔 取原药材,除去杂质,浸泡,润透,切薄片,阴干。

2. 炒槟榔 取槟榔片,置预热的炒制容器内,用文火加热,炒至微黄色,取出,晾凉。

3. 焦槟榔 取槟榔片,置预热的炒制容器内,用中火加热,炒至焦黄色,取出,晾凉。

【成品性状】

1. 槟榔 呈类圆形薄片,切面可见棕色种皮与白色胚乳相间的大理石样花纹。气微,味涩、微苦。

2. 炒槟榔 形如槟榔片,表面微黄色,可见大理石样花纹。

3. 焦槟榔 形如槟榔片,表面焦黄色。质脆,易碎。气微,味涩、微苦。

【质量要求】

1. 槟榔 水分不得过 10.0%,每 1 000g 含黄曲霉毒素 B_1 不得过 5μg,含黄曲霉毒素 G_2、黄曲霉毒素 G_1、黄曲霉毒素 B_2 和黄曲霉毒素 B_1 总量不得过 10μg;槟榔碱不得少于 0.20%。

2. 炒槟榔 检查、含量测定同槟榔片。

3. 焦槟榔 水分不得过 9.0%,总灰分不得过 2.5%;槟榔碱不得少于 0.10%。

【炮制作用】槟榔味苦、辛,性温。归胃、大肠经。具有杀虫,消积,降气,行水,截疟的功效。

生槟榔力峻,杀虫破积、降气行水、截疟力胜。用于绦虫病、姜片虫病、蛔虫病,以及水肿、脚气、疟疾。如治虫积腹痛,大便秘结的万应丸(《医学正传》)。

炒槟榔可缓和药性,以免克伐太过而耗伤正气,并能减少服后恶心、腹泻、腹痛的副作用,长于消食导滞。用于食积不消,泻痢后重。如治饮食停滞、腹中胀痛的开胸顺气丸

（《中药制剂手册》）。

焦槟榔和炒槟榔作用相似。但炒槟榔较焦槟榔作用稍强,而克伐正气的作用也略强于焦槟榔,一般身体素质稍强者可选用炒槟榔,身体素质较差者可选用焦槟榔。如治饮食停滞、腹中胀痛的开胸顺气丸(《中药制剂手册》)。

【炮制研究】

1. 对化学成分的影响　槟榔用冷水浸泡 21 天后切片,槟榔碱损失 30.09%;浸泡后切片,醚溶性生物碱损失了 24.7%;采用减压冷浸、湿砂浸润、减压蒸汽闷润可有效减少槟榔碱的损失。切片后曝干,其生物碱损失量比阴干大,晒干也比阴干的含量低,而烘干则与阴干含量差不多,故切片后以阴干或烘干为宜。

随着加热时间的增加,槟榔碱有不同程度降低,炒黄品低于生品,炒焦品含量很低,炒炭品含量甚微。但随着加热时间的增加,其油性则有所增加,槟榔炭油性最大。微量元素随炮制程度加重而逐渐增加。

2. 对药理作用的影响　生槟榔对正常小鼠胃排空有轻微抑制作用,炒槟榔、焦槟榔、槟榔炭能促进胃排空;炒制程度较深的焦槟榔有明显促肠推进作用;槟榔炭、炒槟榔、焦槟榔对肠推进迟缓均有改善作用;各槟榔组胃液量均增加,其中焦槟榔组最明显;除槟榔炭组外,各槟榔组胃液 pH 均降低,其中焦槟榔组胃液 pH 最低。此外,生槟榔对离体胃肠平滑肌可产生强直收缩作用,炮制后强直收缩作用减弱。促进胃底平滑肌收缩作用以焦槟榔为佳。

3. 炮制工艺研究　采用星点设计 - 效应面法,以炮制温度、炮制时间、炒药机转速为自变量,以色差值、pH、槟榔次碱含量、去甲槟榔次碱含量、槟榔碱含量、去甲槟榔碱含量的总评"归一值"为评价指标,优选出焦槟榔的最佳炮制工艺为炮制温度 206℃,炮制时间 6 分钟,炒药机转速 45r/min。

【贮藏】 贮干燥容器内,密闭,置通风干燥处。

栀　子

【处方用名】 栀子、山栀、黄栀子、炒栀子、焦栀子、栀子炭、姜栀子。

【来源】 本品为茜草科植物栀子 *Gardenia jasminoides* Ellis 的干燥成熟果实。

9—11 月果实成熟呈红黄色时采收,除去果梗和杂质,蒸至上气或置沸水中略烫,取出,干燥。

【历史沿革】 汉代有擘破法;晋代有炒炭、烧末的方法;南北朝有甘草水制;唐代有炙法;宋代增加了炙酥拌微炒、姜汁炒焦黄等法;明代有微炒、煮制、纸裹煨、酒浸、童便炒、蜜制、盐水炒黑、炒焦、酒洗等法;清代有酒炒、姜汁炒黑、乌药拌炒、蒲黄炒等法。《中华人民共和国药典》2020 年版收载栀子、炒栀子、焦栀子。

【炮制方法】

1. 栀子　取原药材,除去杂质,碾碎。

2. 炒栀子　取栀子碎块,置预热的炒制容器内,用文火加热,炒至黄褐色,取出,晾凉。

3. 焦栀子　取栀子碎块,置预热的炒制容器内,用中火加热,炒至焦黄色,取出,晾凉。

4. 栀子炭　取栀子碎块,置预热的炒制容器内,用武火加热,炒至黑褐色或焦黑色,喷淋少许清水熄灭火星,取出,晾干。

5. 姜栀子　取栀子碎块,加姜汁拌匀,润透,置炒制容器内,用文火加热炒干,取出,晾凉。

每 100kg 净栀子,用生姜 10kg,绞汁或煎汁。

【成品性状】

1. 栀子　呈不规则碎块状,果皮表面红黄色或棕红色,有的可见翅状纵棱。气微,味微

笔记栏

酸而苦。

2. 炒栀子　形如栀子碎块,表面黄褐色。

3. 焦栀子　形如栀子或为不规则的碎块,表面焦褐色或焦黑色。果皮内表面棕色,种子表面为黄棕色或棕褐色。气微,味微酸而苦。

4. 栀子炭　表面黑褐色或焦黑色。

5. 姜栀子　表面颜色加深,具姜辛辣味。

【质量要求】

1. 栀子　水分不得过 8.5%,总灰分不得过 6.0%;栀子苷含量不得少于 1.8%。

2. 炒栀子　水分、总灰分同栀子;栀子苷含量不得少于 1.5%。

3. 焦栀子　水分、总灰分同栀子;栀子苷含量不得少于 1.0%。

【炮制作用】栀子味苦,性寒。归心、肺、三焦经。具有泻火除烦,清热利尿,凉血解毒的功效。

生栀子长于泻火利湿,凉血解毒。常用于温病高热,湿热黄疸,湿热淋证,疮疡肿毒;外治扭伤跌损。如治温病高热烦躁,神昏谵语的栀子仁汤(《不居集》)。

炒栀子苦寒之性缓和,以免伤中,对胃的刺激性减弱,适用于脾胃较虚弱者。

焦栀子与炒栀子功用相似,焦栀子比炒栀子苦寒之性略弱,一般热较甚者可用炒栀子,脾胃较虚弱者可用焦栀子。二者均有清热除烦的功用。常用于热郁心烦,肝热目赤。焦栀子凉血止血,亦用于血热吐血、衄血、尿血、崩漏。如治急怒肝旺,肺热火盛,吐血衄血,痰中带血的八宝治红丹(《北京市中药成方选集》)。

栀子炭善于凉血止血,多用于吐血、咯血、咳血、衄血、尿血、崩漏下血等。如十灰散(《十药神书》)。

姜栀子寒性缓和,止呕除烦的作用增强。用于烦热呕吐或胃热疼痛呕吐。如治胆咳,咳呕苦水如胆汁的西清汤(《医醇媵义》)。

【炮制研究】

1. 对化学成分的影响　栀子中京尼平苷和京尼平龙胆二糖苷主要集中在栀子仁中,壳中含量相当低。炒栀子和焦栀子中京尼平苷含量均有所下降,焦栀子比炒栀子更明显。栀子不同炮制品中京尼平龙胆二糖苷随着炒制程度的加重,含量呈现下降趋势,炒炭品含量下降最为明显,约为 60%。炒制温度和时间对栀子苷、绿原酸和鞣质含量影响较大,在 180~240℃,随着炒制温度升高,时间延长,栀子苷、绿原酸含量逐渐下降,鞣质含量呈先升后降趋势;姜制、酒制后栀子苷含量变化不大。熊果酸随着火候的增加,含量呈下降趋势。

栀子炒黄、炒半焦、炒全焦后,藏红花素的含量较生品明显降低,且随着炮制程度的加重而递减;而半焦栀子和全焦栀子中藏红花酸的含量较生品略有增加。

2. 对药理作用的影响　山栀子对家兔结扎总输胆管后血中胆色素出现量有轻度的抑制作用,生栀子与焦栀子之间未见显著性差异。

生山栀与焦山栀对金黄色葡萄球菌、链球菌、白喉杆菌的抑菌作用相似;对溶血性链球菌、伤寒杆菌、副伤寒杆菌的抑制作用以生山栀为佳;焦山栀相对痢疾杆菌的作用则较生栀子略强,这一点和中医对大便溏薄者用焦山栀一致。

栀子生、炒、焦品均有较好的解热作用,但以生品解热作用最强,炒炭、姜炙品解热作用较弱;生品抗炎作用最强,经炮制后抗炎作用减弱,温度超过 175℃后抗炎作用消失。此外,栀子生品能明显对抗 CCl_4 所致肝急性中毒作用,但不同方法炮制后栀子的护肝作用降低,且随着炮制温度的升高,作用逐渐降低,当炮制温度超过 200℃时,护肝作用消失。

3. 炮制工艺研究　采用正交试验,以栀子苷含量为检测指标,炒制温度、炮制时间、饮片规格为考察因素,优选出炒栀子、焦栀子及栀子炭的最佳炮制工艺分别为 150℃炒制 8 分钟、180℃炒制 10 分钟及 210℃炒制 15 分钟。

【贮藏】贮干燥容器内,密闭,置通风干燥处。

川 楝 子

【处方用名】川楝子、金铃子、炒川楝子、盐川楝子。

【来源】本品为楝科植物川楝 *Melia toosendan* Sieb.et Zucc. 的干燥成熟果实。冬季果实成熟时采收,除去杂质,干燥。

【历史沿革】南北朝有酒拌润、蒸后去核的方法;唐代有炒去核;宋代有火炮、酒浸、童便浸煮、面裹煨、醋煮等法;元代除沿用炒法外,又有盐炒、酥制、酒煮等法;明代有酥炙、麸炒等法;清代有酒蒸、面裹煨、火煅、火烧存性、盐水泡等法。《中华人民共和国药典》2020 年版收载川楝子、炒川楝子。

【炮制方法】

1. 川楝子　取原药材,除去杂质。用时捣碎。

2. 炒川楝子　取净川楝子,切厚片或碾碎,置预热的炒制容器内,用中火加热,炒至表面焦黄色或焦褐色,取出,晾凉,筛出灰屑。

3. 盐川楝子　取净川楝子碎块,用盐水拌匀,稍闷,待盐水被吸尽后,置预热的炒制容器内,用文火加热,炒至深黄色,取出,晾凉。

每 100kg 川楝子碎块,用食盐 2kg。

【成品性状】

1. 川楝子　呈类球形,表面金黄色至棕黄色,微有光泽,具深棕色小点。气特异,味酸、苦。

2. 炒川楝子　呈半球状、厚片或不规则的碎块,表面焦黄色,偶见焦斑。气焦香,味酸、苦。

3. 盐川楝子　呈厚片或不规则碎块,表面深黄色,味微咸。

【质量要求】

1. 川楝子　水分不得过 12.0%,总灰分不得过 5.0%;水溶性浸出物不得少于 32.0%;川楝素含量应为 0.060%~0.20%。

2. 炒川楝子　水分不得过 10.0%,总灰分不得过 4.0%;水溶性浸出物不得少于 32.0%;川楝素含量应为 0.040%~0.20%。

【炮制作用】川楝子性味苦,寒;有小毒。归肝、小肠、膀胱经。具有疏肝行气止痛,驱虫的功效。

川楝子生品有小毒,长于杀虫、疗癣,兼能止痛。用于虫积腹痛,头癣。如治小儿虫积的安虫散(《小儿药证直诀》)。

炒川楝子苦寒之性缓和,毒性降低,并减少滑肠之弊,以疏肝理气止痛力胜。用于胁肋疼痛及胃脘疼痛。如治肝经郁火,胁肋胀痛,脘腹疼痛等的金铃子散(《素问病机气宜保命集》)。

盐川楝子能引药下行,功偏下焦,长于疗疝止痛。用于疝气疼痛,睾丸坠痛。如治疝气疼痛的导气汤(《医方集解》)。

【炮制研究】

1. 对化学成分的影响　川楝子炒制品、醋制品、盐制品、酒制品中川楝素的含量均较生品有所降低。

2. 对药理作用的影响　川楝子、炒川楝子、盐川楝子均有显著镇痛作用,各制品均具抗炎作用,其中以盐制品镇痛抗炎作用最强。

3. 炮制工艺研究　采用正交试验,以总萜、川楝素含量为检测指标,优选了川楝子各种炮制方法、炮制工艺。

【贮藏】贮干燥容器内,盐川楝子密闭,置通风干燥处,防霉,防蛀。

三、炒炭

炒炭是将净选或切制后的药物,置预热适度炒制容器内,用武火或中火加热,炒至药物表面焦黑色,内部焦黄色或焦褐色的方法。

(一) 炒炭的目的

炒炭后使药物增强或产生止血作用,如地榆、茜草等;部分药物涩肠止泻作用增强,如山楂、乌梅、石榴皮。

(二) 炒炭的操作方法

取净选或切制后的药物,大小分档,置预热的炒制容器内,用武火或中火加热,炒至药物表面呈焦黑色,内部呈焦黄色或至规定程度时,喷淋清水少许,熄灭火星,取出,晾干。

(三) 注意事项

1. 炒炭时宜大小分档,分别炒制。

2. 操作时要掌握好火候,要求"炒炭存性"。"炒炭存性"是指药物在炒炭时只能部分炭化,未炭化部分仍应保存药物的固有气味;花、叶、草等类药物炒炭后仍可清晰辨别药物原形。

3. 炒炭一般用武火,但应视具体药物灵活掌握,对质地疏松的花、花粉、叶、全草类药物可用中火。

4. 在炒炭过程中,药物炒至一定程度时,因温度很高,易出现火星,特别是质地疏松的药物,须喷淋适量清水熄灭,以免引起燃烧。

5. 炒至火候应立即取出,摊开晾凉,经检查确无余热后再收贮,避免复燃。

大 蓟

【处方用名】大蓟、大蓟炭。

【来源】本品为菊科植物蓟 *Cirsium japonicum* Fisch.ex DC. 的干燥地上部分。夏、秋二季花开时采割地上部分,除去杂质,晒干。

【历史沿革】唐代有切制、捣汁、酒渍的制法;宋代有焙法;元代有烧灰存性;明代有童便浸后曝干法;清代有酒洗后童便拌炒、捣汁入童便和酒饮等法。现行有炒焦、炒炭、醋炙等炮制方法。《中华人民共和国药典》2020 年版收载大蓟、大蓟炭。

【炮制方法】

1. 大蓟 除去杂质,抢水洗或润软后,切段,干燥。

2. 大蓟炭 取大蓟段,置预热的炒制容器内,用武火加热,炒至表面焦黑色,喷淋少许清水,熄灭火星,取出,晾干。

【成品性状】

1. 大蓟 呈不规则的段,茎短圆柱形,表面绿褐色,有数条纵棱,被丝状毛;切面灰白色,髓部疏松或中空;叶皱缩,多破碎,边缘具不等长的针刺;两面均具灰白色丝状毛;头状花序多破碎;气微,味淡。

2. 大蓟炭 形如大蓟,表面黑褐色,质地疏脆,断面棕黑色,气焦香。

【质量要求】

1. 大蓟 杂质不得过 2%,水分不得过 13.0%,酸不溶性灰分不得过 3.0%;醇溶性浸出物不得少于 15.0%;柳穿鱼叶苷含量不得少于 0.20%。

2. 大蓟炭 醇溶性浸出物不得少于 13.0%。

【炮制作用】大蓟味甘、苦,性凉。归肝、心经。具有凉血止血,祛瘀消肿的功效。

生大蓟以凉血消肿力胜,常用于热淋,痈肿疮毒及热邪偏盛的出血证。如用鲜大蓟根洗净捣碎,酌冲开水炖 1 小时,饭前服(《福建民间草药》)。

大蓟炭凉性减弱,味苦、涩,收敛止血作用增强。用于吐血、呕血、咯血、嗽血等出血较急剧者。如十灰散(《十药神书》)。

【炮制研究】

1. 对化学成分的影响 通过对大蓟炮制前后 TCL 及 HPLC 的研究,发现大蓟炒炭前后发生了化学成分的变化。其中,大蓟炭 HPLC 与大蓟 HPLC 图谱比较,产生了两个新的主峰。炒炭后,鞣质含量有所降低。

2. 对药理作用的影响 大蓟炒炭后能缩短实验动物的出血和凝血时间,但其止血作用与鞣质含量之间无明显规律。

3. 炮制工艺研究 采用响应面分析法,以大蓟黄酮的主要成分变化为响应面和等高线,优选出大蓟炒炭的最佳工艺为炮制时间 13 分钟、炮制温度(310 ± 10)℃、投药量 100g。

【贮藏】贮干燥容器内,大蓟炭密闭,置通风干燥处。

小 蓟

【处方用名】小蓟、小蓟炭。

【来源】本品为菊科植物刺儿菜 *Cirsium setosum*(Willd.)MB. 的干燥地上部分。夏、秋二季花开时采割,除去杂质,晒干。

【历史沿革】唐代有捣汁、酒渍、细切的方法;元代有烧灰存性;清代有童便拌微焙、童便拌微炒、酒洗等方法。现行有炒炭等炮制方法。《中华人民共和国药典》2020 年版收载小蓟、小蓟炭。

【炮制方法】

1. 小蓟 取原药材,除去杂质,洗净,稍润,切段,干燥。

2. 小蓟炭 取小蓟段,置预热的炒制容器内,用武火加热,炒至表面黑褐色,喷淋少许清水,熄灭火星,取出,晾干。

【成品性状】

1. 小蓟 呈不规则的段,茎呈圆柱形,表面灰绿色或带紫色,具纵棱和白色柔毛;切面中空。叶多皱缩或破碎,叶齿尖具针刺;两面均具白色柔毛,头状花序,总苞钟状,花紫红色。气微,味苦。

2. 小蓟炭 形如小蓟段,表面黑褐色,内部焦褐色。

【质量要求】小蓟:杂质不得过 2%,水分不得过 12.0%,酸不溶性灰分不得过 5.0%;醇溶性浸出物不得少于 14.0%;蒙花苷含量不得少于 0.70%。

【炮制作用】小蓟味甘、苦,性凉。归心、肝经。具有凉血止血,祛瘀消肿的功效。

小蓟生品性凉,长于凉血止血、解毒消痈,多用于血热出血、痈肿疮毒、热淋等。

小蓟炭凉性减弱,收敛止血作用增强,常与大蓟配伍使用。如十灰散(《十药神书》)。

【炮制研究】

1. 对化学成分的影响 小蓟炒炭后总黄酮含量降低。蒙花苷和芦丁为小蓟的主要黄酮类成分,炒炭后蒙花苷含量明显降低,为小蓟药材蒙花苷含量的几十分之一至十分之一。

小蓟炭样品中微量元素 Zn、Ca、Pb、Co、Mn、Cr、Cu、P、Fe、K 的含量较生品明显增加。鞣质的含量随着炮制温度的升高及加热时间的延长而降低。

2. 对药理作用的影响 生小蓟及 210℃炮制的小蓟炭样品均具有显著的缩短小鼠凝血

时间的作用,但小蓟炭作用更强。

3. 炮制工艺研究 采用正交试验,以小蓟炭的止血作用为检测指标,炒制温度、时间及加热方式为考察因素,优选出小蓟炭的最佳炮制工艺为 210℃炒制 5 分钟。

【贮藏】贮干燥容器内,小蓟炭密闭,置通风干燥处。

白 茅 根

【处方用名】白茅根、茅根、茅根炭。

【来源】本品为禾本科植物白茅 *Imperata cylindrica* Beauv.var.*major*(Nees)C.E.Hubb. 的干燥根茎。春、秋二季采挖,洗净,晒干,除去须根和膜质叶鞘,捆成小把。

【历史沿革】元代有蜜炒、烧灰存性的方法;明代有炒黄、枣制、蜜炙炒、捣汁等法;清代有炒黑的方法。现行有炒焦、炒炭等炮制方法。《中华人民共和国药典》2020 年版收载白茅根、茅根炭。

【炮制方法】

1. 白茅根 取原药材,洗净,微润,切段,干燥。

2. 茅根炭 取茅根段,置预热的炒制容器内,用中火加热,炒至表面焦褐色,喷淋少许清水,熄灭火星,取出,晾干。

【成品性状】

1. 白茅根 呈圆柱形的段。外表皮黄白色或淡黄色,微有光泽,具纵皱纹,有的可见稍隆起的节。切面皮部白色,多有裂隙,放射状排列,中柱淡黄色或中空,易与皮部剥离。气微,味微甜。

2. 茅根炭 形如白茅根,表面黑褐色至黑色,具纵皱纹,有的可见淡棕色稍隆起的节。略具焦香气,味苦。

【质量要求】

1. 白茅根 水分不得过 12.0%,总灰分不得过 5.0%;水溶性浸出物不得少于 28.0%。

2. 茅根炭 水溶性浸出物不得少于 7.0%。

【炮制作用】白茅根性味甘,寒。归肺、胃、膀胱经。具有凉血止血,清热利尿的功效。

白茅根生品长于凉血、清热利尿。常用于血热妄行的多种出血证,热淋,小便不利,水肿,湿热黄疸,热盛烦渴,胃热呕哕及肺热咳嗽。治血热偏盛的出血证可单用大剂量煎服,尤其对尿血可起到利尿与止血二者兼顾的作用。如治气虚血热、小便出血的茅根饮子(《外台秘要》)。

茅根炭味涩,寒性减弱,清热凉血作用轻微,止血作用增强,专用于出血证,并偏于收敛止血,常用于出血证较急者,如十灰散(《十药神书》)。

【炮制研究】

1. 对化学成分的影响 白茅根经炒炭后,5- 羟甲基糠醛含量显著提高,较生品增大 32 倍。炭品的鞣质含量最高增幅高达 155.50%,吸附力是生品吸附力的 102.10%。此外,绿原酸、咖啡酰奎尼内酯是白茅根炮制过程中变化较大的成分。

2. 对药理作用的影响 白茅根生品和炭品均能明显缩短小鼠出血时间、凝血时间和血浆复钙时间,炭品与生品比较有显著性差异。炭品水煎液对大鼠血小板的聚集作用明显优于生品水煎液,提示茅根炭主要通过影响大鼠凝血系统和血小板聚集而增强止血作用。白茅根炭的乙酸乙酯部位及其鞣质部位为茅根炭的止血活性部位。

3. 炮制工艺研究 以 4,7- 二甲氧基 -5- 甲基香豆素、鞣质、吸附力等为指标,确定了茅根炭炮制的最佳工艺为炒制温度 310℃,炒制时间 4 分钟。

【贮藏】贮干燥容器内,茅根炭密闭,置通风干燥处。

地 榆

【处方用名】地榆、地榆炭。

【来源】本品为蔷薇科植物地榆 *Sanguisorba officinalis* L. 或长叶地榆 *Sanguisorba officinalis* L.var.*longifolia*（Bert.）Yü et Li 的干燥根。后者习称"绵地榆"。春季将发芽时或秋季植株枯萎后采挖，除去须根，洗净，干燥，或趁鲜切片，干燥。

【历史沿革】唐代有炙法；宋代有醋炒和炒法；明代有煨制、酒洗；清代有炒黑、酒拌炒黑、酒炒等法。现行有炒炭、醋炒、酒炒、盐水炒等炮制方法。《中华人民共和国药典》2020年版收载地榆、地榆炭。

【炮制方法】

1. 地榆　取原药材，除去杂质；洗净，除去残茎，润透，切厚片，干燥。

2. 地榆炭　取地榆片，置预热的炒制容器内，用武火加热，炒至表面焦黑色，内部棕褐色，喷淋少许清水，熄灭火星，取出，晾干。

【成品性状】

1. 地榆　呈不规则的类圆形片或斜切片。外表皮灰褐色至深褐色。切面较平坦，粉红色、淡黄色或黄棕色，木部略呈放射状排列；或皮部有多数黄棕色绵状纤维。气微，味微苦涩。

2. 地榆炭　形如地榆片，表面焦黑色，内部棕褐色。具焦香气，味微苦涩。

【质量要求】

1. 地榆　水分不得过 12.0%，总灰分不得过 10.0%，酸不溶性灰分不得过 2.0%，醇溶性浸出物不得少于 23.0%；鞣质不得少于 8.0%，没食子酸不得少于 1.0%。

2. 地榆炭　醇溶性浸出物不得少于 20.0%；鞣质不得少于 2.0%，没食子酸不得少于 0.60%。

【炮制作用】地榆性味苦、酸、涩，微寒。归肝、大肠经。具有凉血止血，解毒敛疮的功效。

地榆生品以凉血解毒为主，用于血痢经久不愈，烫伤，皮肤溃烂，湿疹等。如治血痢经久不愈的地榆丸（《普济方》）。

地榆炭长于收敛止血，用于便血、崩漏下血等各种出血证。如治痔漏肿痛出血的槐角地榆丸（《外科大成》）。

【炮制研究】

1. 对化学成分的影响　地榆在制炭过程中产生地榆皂苷元 Z，在生品以及炒炭不到或炒炭太过的饮片中无法检出，只有在炒炭程度适当的饮片中能够检出，当地榆炒炭至外观达到最佳（炒制 11 分钟时），地榆皂苷元 Z 的成分含量最高，此方法与传统要求相符，因此，该成分可以作为地榆炭炮制程度的指标成分。

2. 对药理作用的影响　地榆和地榆炭均能显著缩短小鼠的出血时间和凝血时间，且地榆炭的作用显著强于同等剂量的生地榆；生地榆和地榆炭均能缩短凝血酶原时间、活化部分凝血酶时间，升高纤维蛋白原水平，且地榆炭的作用显著强于同等剂量的生地榆。这说明地榆具有促进凝血作用，炒炭后凝血作用增强。同时，地榆还有较好的镇痛和抗炎效果。

3. 炮制工艺研究　对地榆炭炮制工艺进行研究，250℃炒 7.5 分钟时所得地榆炭外黑内棕，鞣质含量明显提升，止血与抑菌效果明显。

【贮藏】置通风干燥处，防蛀。

侧 柏 叶

【处方用名】侧柏叶、侧柏、侧柏炭。

【来源】本品为柏科植物侧柏 *Platycladus orientalis*（L.）Franco 的干燥枝梢和叶。多在夏、秋二季采收,阴干。

【历史沿革】宋代有炙法、九蒸九曝、米泔浸、炒黄、烧灰存性等制法;金元时代有煮制、酒浸等法;明代有酒蒸、焙、炒、盐水炒等方法。清代有酒浸焙、炒黑等法。现行有炒黄、炒焦、炒炭、醋炙等炮制方法。《中华人民共和国药典》2020 年版收载侧柏叶、侧柏炭。

【炮制方法】

1. 侧柏叶　取原药材,除去硬梗及杂质。

2. 侧柏炭　取净侧柏叶,置预热的炒制容器内,用武火加热,炒至表面黑褐色,内部焦黄色,喷淋少许清水,熄灭火星,取出,晾干。

【成品性状】

1. 侧柏叶　多分枝,小枝扁平;叶细小鳞片状,交互对生,贴伏于枝上,深绿色或黄绿色;质脆,易折断;气清香,味苦涩、微辛。

2. 侧柏炭　形如侧柏叶,表面黑褐色,质脆,易折断,断面焦黄色。气香,味微苦涩。

【质量要求】

1. 侧柏叶　杂质不得过 6%,水分不得过 11.0%,总灰分不得过 10.0%,酸不溶性灰分不得过 3.0%;醇溶性浸出物不得少于 15.0%;槲皮苷含量不得少于 0.10%。

2. 侧柏炭　醇溶性浸出物不得少于 15.0%。

【炮制作用】侧柏叶味苦、涩,性寒。归肺、肝、脾经。具有凉血止血,生发乌发的功效。

生侧柏叶以清热凉血、止咳祛痰力胜。用于血热妄行的各种出血,咳嗽气喘,湿热带下及脱发。如治血热妄行所致吐血、衄血、咯血的四生丸(《妇人大全良方》)。

侧柏炭寒凉之性趋于平和,偏于收敛止血,用于各种出血。如十灰散(《十药神书》)。

【炮制研究】

1. 对化学成分的影响　侧柏叶炒炭后总黄酮含量降低。炮制对侧柏叶中主要成分槲皮苷和新产生成分槲皮素含量有明显影响,加热温度低或时间短时,槲皮苷降低量小,槲皮素增长率亦小;当加热时间和加热温度使炮制品的外观性状符合传统标准时,槲皮苷下降约90%,槲皮素增长率最高;随着加热时间的延长或加热温度的增加,炮制品炭化程度的加重,槲皮苷、槲皮素均呈下降趋势,直至损失殆尽。

侧柏叶炮制品的鞣质含量为生品＞烘品＞炭品,钙的含量为炭品＞生品＞烘品;炒炭后挥发油含量大幅降低。

2. 对药理作用的影响　侧柏叶生品和炭品均有一定的止血作用,可不同程度地改善血热复合出血模型大鼠的血液流变学及血小板相关参数,改善肺出血等病理性损伤,且炒炭后止血作用增强。侧柏炭乙酸乙酯部位为侧柏炭止血有效部位。且侧柏炭乙酸乙酯提取物可显著拮抗脂多糖对人脐静脉内皮细胞的损伤,为侧柏炭保护血管内皮细胞的最有效提取物。

3. 炮制工艺研究　采用正交试验,以槲皮素、槲皮苷含量变化为检测指标,炒炭温度、炒炭时间、炒炭药材量为考察因素,优选出侧柏炭的最佳炮制工艺为炒炭温度 450℃、炒炭时间 20 分钟。

【贮藏】置通风干燥处。侧柏炭贮于缸内、坛内。

藕 节

【处方用名】藕节、藕节炭。

【来源】本品为睡莲科植物莲 *Nelumbo nucifera* Gaertn. 的干燥根茎节部。秋、冬二季采挖根茎(藕),切取节部,洗净,晒干,除去须根。

【历史沿革】宋代有烧灰存性;明、清两代均沿用此法。现行有炒炭等。《中华人民共和国药典》2020年版收载藕节、藕节炭。

【炮制方法】

1. 藕节 取原药材,除去杂质,洗净,干燥。

2. 藕节炭 取净藕节,置预热的炒制容器内,用武火加热,炒至表面黑褐色或焦黑色,内部黄褐色或棕褐色,喷淋少许清水,熄灭火星,取出,晾干。

【成品性状】

1. 藕节 呈短圆柱形,中部稍膨大,表面灰黄色至灰棕色,有须根痕。质硬,断面有多数类圆形的孔。气微,味微甘、涩。

2. 藕节炭 形如藕节,表面黑褐色或焦黑色,内部黄褐色或棕褐色。断面可见多数类圆形的孔。气微,味微甘、涩。

【质量要求】

1. 藕节 水分不得过15.0%,总灰分不得过8.0%,酸不溶性灰分不得过3.0%;水溶性浸出物不得少于15.0%。

2. 藕节炭 水分不得过10.0%,酸不溶性灰分不得过3.0%;水溶性浸出物不得少于20.0%。

【炮制作用】 藕节性味甘、涩,平。归肝、肺、胃经。具有止血,消瘀的功效。

藕节生品性平偏凉,长于凉血止血化瘀,具有止血而不留瘀的特点,用于吐血、咯血等出血证,尤适用于猝暴出血。如治猝暴吐血的双荷散(《袖珍》卷三引《圣惠》)。

藕节炭涩性增强,收涩止血,多用于虚寒的慢性出血,反复不止。如治崩中下血的十灰丸(《济生方》)。

【炮制研究】

1. 对化学成分的影响 不同炮制方法制成的藕节炭(轻炭、中炭、重炭、焖煅炭)中鞣质及钙含量相对增加。炒制成标准炭(表面焦黑色,内部黄褐色)时鞣质含量最高,生品及其余程度炭品鞣质含量均低于标准炭。

2. 对药理作用的影响 研究表明,乙酸乙酯与水提取部位为藕节炭止血作用的主要活性部位,3-表白桦脂酸为藕节炭止血作用的有效成分之一。藕节炭凝血作用靶点涉及凝血、抗凝及其血栓形成的整个过程,并由此导致血流动力学的改变,起到凝血作用。

【贮藏】 装箱内加盖。防潮,防蛀。

茜 草

【处方用名】 茜草、茜草根、茜草炭、茜根炭。

【来源】 本品为茜草科植物茜草 *Rubia cordifolia* L. 的干燥根和根茎。春、秋二季采挖,除去泥沙,干燥。

【历史沿革】 南北朝刘宋时期有锉;宋代有炒、焙等方法;元代有烧灰存性;明代有酒洗法;清代有酒炒、童便炒等法。现行有炒黄、炒炭、酒炙等炮制方法。《中华人民共和国药典》2020年版收载茜草、茜草炭。

【炮制方法】

1. 茜草 取原药材,除去杂质,洗净,润透,切厚片或段,干燥。

2. 茜草炭 取茜草片或段,置预热的炒制容器内,用武火加热,炒至表面焦黑色,内部棕褐色,喷淋少许清水,熄灭火星,取出,晾干。

【成品性状】

1. 茜草 呈不规则的厚片或段。根呈圆柱形,外表皮红棕色或暗棕色,具细纵纹;皮部脱落处呈黄红色。切面皮部狭,紫红色,木部宽广,浅黄红色,导管孔多数。气微,味微苦,久嚼刺舌。

2. 茜草炭 形如茜草片或段,表面黑褐色,内部棕褐色。气微,味苦、涩。

【质量要求】

1. 茜草 水分不得过 12.0%,总灰分不得过 15.0%,酸不溶性灰分不得过 5.0%;醇溶性浸出物不得少于 9.0%;大叶茜草素不得少于 0.40%,羟基茜草素不得少于 0.10%。

2. 茜草炭 水分不得过 8.0%;醇溶性浸出物不得少于 10.0%。

【炮制作用】茜草性味苦,寒。归肝经。具有凉血,止血,祛瘀,通经的功效。

茜草生品偏于活血化瘀、凉血、止血。用于气滞血瘀,月经闭塞,产后恶露不尽,跌仆损伤,红肿瘀痛,风湿痹痛及血热所致的各种出血证。如治鼻衄不止,心神烦闷的茜根散(《景岳全书》)。

茜草炭寒性减弱,性变收涩,止血作用增强,用于各种出血证。如治多种出血的十灰散(《十药神书》)。

【炮制研究】

1. 对化学成分的影响 茜草炒炭后总蒽醌、大叶茜草素含量降低。1,3-二羟基蒽醌含量明显增加,且与其止血作用增强密切相关,被认为是茜草炒炭后止血作用增强的有效成分。

2. 对药理作用的影响 茜草制炭后,抗炎、镇痛、活血化瘀等作用减弱,止血作用增强。茜草能够显著改善不同切变率下血瘀模型大鼠的全血黏度及血浆黏度,在止血方面体现了一定的双向调节,对由二磷酸腺苷诱导的血小板聚集率表现出一定的影响,但弱于茜草炭。茜草炭主要通过影响内、外源性凝血酶以及纤维蛋白原来达到促凝效果,能明显提高血瘀模型大鼠血小板聚集率。茜草既能化瘀又能止血,茜草炭主要发挥止血作用,进一步论证了茜草、茜草炭"生行熟止"的传统炮制理论。

【贮藏】置通风干燥处,茜草炭贮于缸内、坛内。

蒲 黄

【处方用名】蒲黄、生蒲黄、炒蒲黄、蒲黄炭。

【来源】本品为香蒲科植物水烛香蒲 *Typha angustifolia* L.、东方香蒲 *Typha orientalis* Presl 或同属植物的干燥花粉。夏季采收蒲棒上部的黄色雄花序,晒干后辗轧,筛取花粉。

【历史沿革】南北朝有蒸、焙法;唐代有炒黄法;宋代有微炒、纸包炒等法;明代有炒黑的方法;清代增加了蒸等方法。现行有炒炭、酒炙、醋炙等炮制方法。《中华人民共和国药典》2020 年版收载蒲黄、蒲黄炭。

【炮制方法】

1. 蒲黄 取原药材,揉碎结块,过筛。

2. 蒲黄炭 取净蒲黄,置预热的炒制容器内,用中火加热,炒至棕褐色,喷淋少许清水,熄灭火星,取出,晾干。

【成品性状】

1. 蒲黄 呈黄色粉末;体轻,放水中则漂浮水面;手捻有滑腻感,易附着手指上;气微,味淡。

2. 蒲黄炭 形如蒲黄,表面棕褐色或黑褐色;具焦香气,味微苦、涩。

【质量要求】

1. 蒲黄 杂质不得过 10.0%,水分不得过 13.0%,总灰分不得过 10.0%,酸不溶性灰分不得过 4.0%;醇溶性浸出物不得少于 15.0%;异鼠李素 -3-O- 新橙皮苷和香蒲新苷的总量不得少于 0.50%。

2. 蒲黄炭 醇溶性浸出物不得少于 11.0%。

视频
(蒲黄炭)

【炮制作用】蒲黄味甘,性平。归肝、心包经。具有止血、化瘀、通淋的功效。

生蒲黄性滑,以行血化瘀、利尿通淋力胜,用于瘀血阻滞的心腹疼痛、痛经、产后瘀痛、跌打损伤、血淋涩痛。如治心腹疼痛、产后恶露不行或月经不调、少腹急痛的失笑散(《太平惠民和剂局方》)。

蒲黄炭性涩,止血作用增强,用于咯血、吐血、衄血、尿血、便血、崩漏及外伤出血。如治崩中漏下的蒲黄丸(《圣济总录》)。

【炮制研究】

1. 对化学成分的影响 炒蒲黄和蒲黄炭的总黄酮部位可明显缩短小鼠凝血时间,故初步认为总黄酮为炒蒲黄、蒲黄炭止血作用的主要活性部位。蒲黄及各炮制品中总黄酮含量由高到低依次为生蒲黄、酒炒蒲黄、醋炒蒲黄、140℃烘蒲黄、炒蒲黄、180℃烘蒲黄、焦蒲黄、220℃烘蒲黄、蒲黄炭,除酒炒蒲黄外,各炮制品中总黄酮含量与生蒲黄相比有极显著性差异。

2. 对药理作用的影响 蒲黄炒黄或炒炭后鞣质含量明显降低,但止血作用未见明显减弱。蒲黄生品、炒黄品、炒炭品均有较好的止血作用。

蒲黄炭对实验动物凝血系统有显著影响,可以通过影响凝血系统的多个环节发挥其止血作用。蒲黄生品及蒲黄炭均能改善血瘀大鼠异常的血液流变学指标,缩短凝血时间,降低纤维蛋白原(FIB)含量,表现出一定的化瘀止血功效;蒲黄炭还可改善舌象血瘀体征。蒲黄炭的凝血途径多于生品,生品在降低 FIB 方面强于炭品。

3. 炮制工艺研究 采用正交试验,以鞣质含量、凝血时间为检测指标,烘制温度、烘制时间和药材厚度为考察因素,结果表明烘制温度和药材厚度是制备蒲黄炭的关键因素。优选出蒲黄炭的最佳炮制工艺为:取净蒲黄平铺于搪瓷盘中,厚度为 6cm,置烘箱中,于 150℃烘制 5 分钟。

【贮藏】贮干燥容器内,密闭,置通风干燥处。防蛀。

干 姜

【处方用名】干姜、炮姜、姜炭。

【来源】本品为姜科植物姜 *Zingiber officinale* Rosc. 的干燥根茎。冬季采挖,除去须根和泥沙,晒干或低温干燥。趁鲜切片晒干或低温干燥者称"干姜片"。

【历史沿革】汉代有火炮法;宋代有烧存性、甘草水制、炒令黑、盐炒、煅存性、爁制、巴豆制、黄泥裹煨、土炒等法;明代有硇砂炒、童便炒黑、炒黄、炒焦、水浸火煨、慢火煨至极黑等法;清代有姜炭、炮姜炭、酒蒸炮姜等方法。现行有砂烫、炒炭、煅炭等炮制方法。《中华人民共和国药典》2020 年版收载干姜、姜炭和炮姜。

【炮制方法】

1. 干姜 取原药材,除去杂质,略泡,洗净,润透,切厚片或块,干燥。

2. 姜炭 取干姜块,置预热的炒制容器内,用武火加热,炒至表面黑色,内部棕褐色,喷淋少许清水,熄灭火星,取出,晾干。

3. 炮姜 先将净河砂置预热的炒制容器内,用武火炒热,投入干姜片或块,不断翻动,炒至鼓起,表面棕褐色,取出,筛去砂,晾凉。

【成品性状】

1. 干姜 呈不规则片块状,厚 0.2~0.4cm。外皮灰黄色或浅黄棕色,粗糙,具纵皱纹及明显的环节。切面灰黄色或灰白色,略显粉性,可见较多的纵向纤维,有的呈毛状。质坚实,断面纤维性。气香、特异,味辛辣。

2. 姜炭 形如干姜片块,表面焦黑色,内部棕褐色,体轻,质松脆。味微苦,微辣。

3. 炮姜 呈不规则膨胀的块状,具指状分枝。表面棕黑色或棕褐色。质轻泡,断面边缘处显棕黑色,中心棕黄色,细颗粒性,维管束散在。气香、特异,味微辛、辣。

【质量要求】

1. 干姜 水分不得过 19.0%,总灰分不得过 6.0%;水溶性浸出物不得少于 22.0%;含挥发油不得少于 0.8%(ml/g);含 6- 姜辣素不得少于 0.60%。

2. 姜炭 水溶性浸出物不得少于 26.0%;含 6- 姜辣素不得少于 0.050%。

3. 炮姜 水分不得过 12.0%,总灰分不得过 7.0%;水溶性浸出物不得少于 26.0%;含 6- 姜辣素不得少于 0.30%。

【炮制作用】干姜性味辛,热。归脾、胃、肾、心、肺经。具有温中散寒,回阳通脉,燥湿消痰的功效。

干姜性热偏燥,能守能走,故对中焦寒邪偏盛而兼湿者以及寒饮伏肺的喘咳尤为适宜。又因本品力速而作用较强,故用于回阳救逆,其效甚佳。常用于脘腹冷痛,呕吐,泄泻,肢冷脉微,痰饮喘咳。如治中焦虚寒,脾胃阳虚,呕吐泄泻,四肢不温的理中丸(《伤寒论》)。

姜炭性味苦、涩,温。归脾、肝经。其辛味消失,守而不走,长于止血温经。其温经作用弱于炮姜,固涩止血作用强于炮姜,可用于各种虚寒性出血,且出血较急、出血量较多者。如治经血不止的如圣散(《圣济总录》)。

炮姜温经止血,温中止痛,其辛燥之性较干姜弱,温里之力不如干姜迅猛,但作用缓和持久,且长于温中止痛、止泻和温经止血。用于阳虚失血,吐衄崩漏,脾胃虚寒,腹痛吐泻。可用于产后腹痛,如治产后恶露不尽,瘀血内阻,小腹疼痛的生化汤(《景岳全书》)。

【炮制研究】

1. 对化学成分的影响 从生姜、干姜、炮姜、姜炭中提取精油并测定其含量:生姜 0.50%、干姜 0.89%、炮姜 0.83%、姜炭 0.38%。对姜的不同炮制品的醚提取液进行气相 - 质谱分析,结果表明生姜、干姜、炮姜、姜炭中各检出 25 种、22 种、23 种、23 种组分,各组分含量均发生了变化,有些成分还产生了质变。对挥发油和醚提取物的研究表明,生姜与干姜的挥发油和醚提取物层析图谱大致相同,炮姜与姜炭亦无明显差别,但前二者与后二者相比,有较大变化。干姜经加热炮制后,部分斑点消失,同时出现了一些新斑点,相同 R_f 值之间相对含量也有明显差异。

干姜、姜皮、炮姜中的姜酚含量依次降低;姜酮含量以炮姜最高,姜皮最低。

2. 对药理作用的影响 生姜、干姜水煎液及醚提取物无缩短小鼠凝血时间作用,炮姜、姜炭水煎液及醚提取物及混悬液均呈现较好的止血作用。此外,炮姜除吲哚美辛模型外,对应激性胃溃疡、乙酸诱发胃溃疡、幽门结扎型胃溃疡均呈明显抑制倾向,干姜无此作用。

3. 炮制工艺研究 对干姜、炮姜、姜炭的炮制工艺进行研究,干姜可通过将不去皮的完整块姜在 55℃ 低温下烘干而得;炮姜采用砂烫法,190℃、7 分钟为最佳炮制条件;姜炭最佳炮制温度为 210℃。

【贮藏】贮干燥容器内,密闭,置通风干燥处。

乌 梅

【处方用名】乌梅、乌梅肉、乌梅炭、醋乌梅。

【来源】本品为蔷薇科植物梅 *Prunus mume*(Sieb.)Sieb.et Zucc. 的干燥近成熟果实。夏季果实近成熟时采收,低温烘干后闷至色变黑。

【历史沿革】汉代有醋浸后去核再蒸熟的方法;晋代有炙制、熬制法;唐代有蜜醋渍蒸、单蒸等法;宋代有制炭、炒焦、焙等法;元代有煮法;明代有醋煮、酒浸、蜜拌蒸等法;清代有麸炒、盐水浸的方法。现行有炒炭、醋蒸等炮制方法。《中华人民共和国药典》2020 年版收载乌梅、乌梅肉、乌梅炭。

【炮制方法】

1. 乌梅 取原药材,除去杂质,洗净,干燥。

2. 乌梅肉 取净乌梅,水润使软或蒸软,去核。

3. 乌梅炭 取净乌梅,置预热的炒制容器内,用武火加热,炒至皮肉鼓起,表面呈焦黑色,取出,晾凉。

4. 醋乌梅 取净乌梅或乌梅肉,用醋拌匀,闷润至醋被吸尽,置适宜容器内,隔水加热2~4小时,取出,干燥。

每100kg净乌梅或乌梅肉,用醋10kg。

【成品性状】

1. 乌梅 呈类球形或扁球形,表面乌黑色或棕黑色,皱缩不平。气微,味极酸。

2. 乌梅肉 去核果肉,呈乌黑色或棕黑色,气特异,味极酸。

水溶性浸出物不得少于18.0%;含枸橼酸不得少于6.0%。

3. 乌梅炭 本品形如乌梅,皮肉鼓起,表面焦黑色,味酸略有苦味。

4. 醋乌梅 形如乌梅或乌梅肉,质较柔润,略有醋气。

【质量要求】

1. 乌梅 水分不得过16.0%,总灰分不得过5.0%;水溶性浸出物不得少于24.0%;含枸橼酸不得少于12.0%。

2. 乌梅肉 水溶性浸出物不得少于18.0%;含枸橼酸不得少于6.0%。

3. 乌梅炭 浸出物、含量测定同乌梅肉。

【炮制作用】乌梅性味酸、涩,平。归肝、脾、肺、大肠经。具有敛肺,涩肠,生津,安蛔的功效。

乌梅生品长于生津止渴,敛肺止咳,安蛔。多用于虚热消渴,肺虚久咳,蛔厥腹痛。如治消渴证烦渴多饮的玉泉丸(《丹溪心法》)。

乌梅肉的功效和适用范围与乌梅同,因去核用肉,故作用更强。

乌梅炭长于涩肠止泻,止血,用于久泻、久痢及便血、崩漏下血等。如治久泻、久痢的固肠丸(《证治准绳》)。

醋乌梅的功用与生乌梅相似,但收敛固涩作用更强,尤其适用于肺气耗散之久咳不止和蛔厥腹痛。如治蛔厥腹痛的乌梅丸(《伤寒论》)。

【炮制研究】

1. 对化学成分的影响 随着乌梅炒制时间的增加,炭品的有机酸含量呈明显递减趋势,净乌梅中熊果酸和齐墩果酸含量分别为0.613 2%和0.218 2%,乌梅炭中熊果酸和齐墩果酸含量分别为0.362 0%和0.111 3%;柠檬酸和苹果酸在炒制过程中含量急剧下降,熊果酸和齐墩果酸含量下降相对缓慢;乌梅炭的有机酸含量为生品的34%~37%。随着制炭温度的升高,鞣质含量也逐渐降低,温度越高,降低率越大,炒炭和烘制炭法都可使乌梅中的部分成分破坏。

2. 对药理作用的影响 乌梅、乌梅炭、乌梅肉、苹果酸均能明显提高小鼠小肠炭末推进百分率;乌梅炭、乌梅肉、苹果酸、枸橼酸可使正常小鼠血糖降低;乌梅、乌梅炭、乌梅肉、苹果酸、枸橼酸对金黄色葡萄球菌、大肠杆菌、铜绿假单胞菌、白念珠菌有不同程度的抑制作用。乌梅生品无凝血作用,乌梅重炭凝血效果不佳,乌梅标准炭凝血效果最好。乌梅中鞣质与有机酸的含量高低与其凝血作用的强弱不成平行关系。

3. 炮制工艺研究 以乌梅制炭后的成品性状、得率及小鼠出血、凝血时间为指标,综合考虑制炭得率进行分析,优选出烘制乌梅炭的最佳炮制工艺为230℃烘制10分钟。以实验小鼠凝血时间、止血时间、水溶性浸出物、醇溶性浸出物为指标,结合成品性状、收得率及直径大小,优选炒制乌梅炭炮制工艺为235℃,翻炒频率80次/min,炒制7.5分钟,成品外观符合"表面焦黑色,内部焦黄色"的炒炭存性要求。

【贮藏】贮干燥容器内,密闭,置通风干燥处。

牡 丹 皮

【处方用名】牡丹皮、丹皮、牡丹皮炭、丹皮炭。

【来源】本品为毛茛科植物牡丹 *Paeonia suffruticosa* Andr. 的干燥根皮。秋季采挖根部,除去细根和泥沙,剥取根皮,晒干;或刮去粗皮,除去木心,晒干。前者习称"连丹皮",后者习称"刮丹皮"。

【历史沿革】汉代有去心;南北朝有酒拌蒸;宋代有酒浸、焙、炒、煮等法;元代有烧灰存性;明代有醋制、酒洗、童便浸炒等法;清代有面裹煨、炒焦等方法。现行有炒炭、炒黄、炒焦、酒炙等炮制方法。《中华人民共和国药典》2020年版收载牡丹皮。

【炮制方法】

1. 牡丹皮　取原药材,除去杂质,迅速洗净,润后切薄片,晒干。

2. 牡丹皮炭　取净牡丹皮片,置预热的炒制容器内,用中火加热,炒至表面黑褐色,内部黄褐色,喷淋少许清水,熄灭火星,取出,晾干。

【成品性状】

1. 牡丹皮　为圆形或卷曲形的薄片;外表面灰褐色或黄褐色,栓皮脱落处呈粉红色;内表面淡灰黄色或浅棕色,有时可见发亮的结晶;切面淡粉红色,粉性;气芳香,味微苦而涩。

2. 牡丹皮炭　呈黑褐色,气香,味微苦而涩。

【质量要求】

1. 牡丹皮　水分不得过13.0%,总灰分不得过5.0%;醇溶性浸出物不得少于15.0%;丹皮酚不得少于1.2%。

2. 牡丹皮炭　同牡丹皮。

【炮制作用】牡丹皮性味苦、辛,微寒。归心、肝、肾经。具有清热凉血,活血化瘀的功效。

生品长于清热凉血、活血散瘀,用于瘟毒发斑或发疹,阴虚发热,无汗骨蒸,肠痈,痈肿疮毒,肝火头痛,经闭,痛经,跌仆损伤。如治阴虚发热的青蒿鳖甲汤(《温病条辨》)。

牡丹皮炭清热凉血作用较弱,具有凉血止血作用,常用于血热出血。如治吐血、衄血等的十灰散(《十药神书》)。

【炮制研究】

1. 对化学成分的影响　牡丹皮用水浸泡时间越长,丹皮酚损失越大,故应抢水洗净,不宜浸泡;干燥温度对丹皮酚含量影响较大,切制后的牡丹皮宜低温干燥,以日晒法或50℃以下烘干为宜。炮制后,丹皮酚含量降低,其含量顺序为生丹皮>炒丹皮>丹皮炭。

各炮制品丹皮苷含量比生品高约4~12倍,其顺序是酒炒品>炒丹皮>酒蒸品>炒焦品>炒炭品>生品。此外,5-羟甲基糠醛为牡丹皮炒炭后产生,320℃以前其含量随炒制时间和炒制温度的增加而升高,但温度达到320℃时,随炒制时间增加,其含量开始降低。槲皮素、山奈素、异鼠李素含量则随炒制温度与炒制时间的增加而降低。

2. 对药理作用的影响　初步确定牡丹皮炭止血作用的主要活性部位为丹皮炭鞣质部位以及乙酸乙酯部位,但丹皮炭作为一个整体比其鞣质部位、乙酸乙酯部位具有更强的止血能力。牡丹皮炭及其活性部位可能是通过调节血栓素 B_2、6-酮-前列腺素 $F_{1\alpha}$ 含量来增强血小板的聚集功能,发挥止血、凝血作用。

3. 炮制工艺研究　有研究表明,牡丹皮炭最佳炮制工艺为炮制时间 9 分钟,炮制温度 180℃,投料比 25.5 倍。

【贮藏】贮干燥容器内,丹皮炭密闭,置阴凉干燥处。

卷　柏

【处方用名】卷柏、卷柏炭

【来源】本品为卷柏科植物卷柏 *Selaginella tamariscina*(Beauv.)Spring 或垫状卷柏 *Selaginella pulvinata*(Hook.et Grev.)Maxim. 的干燥全草。全年均可采收,除去须根和泥沙,晒干。

【历史沿革】宋代有醋炙法;元代有盐水煮、酒炙等法;清代有烧存性、炒黑等法。现行有炒炭、炒黄等炮制方法。《中华人民共和国药典》2020 年版收载卷柏、卷柏炭。

【炮制方法】

1. 卷柏　取原药材,除去残留须根及杂质,洗净,切段,干燥。

2. 卷柏炭　取净卷柏,置预热的炒制容器内,用武火加热,炒至表面显焦黑色,喷淋少许清水,熄灭火星,取出,晾干。

【成品性状】

1. 卷柏　本品呈卷缩的段状,枝扁而有分枝,绿色或棕黄色,向内卷曲,枝上密生鳞片状小叶。叶先端具长芒。中叶(腹叶)两行,卵状矩圆形或卵状披针形,斜向或直向上排列,叶缘膜质,有不整齐的细锯齿或全缘;背叶(侧叶)背面的膜质边缘常呈棕黑色。气微,味淡。

2. 卷柏炭　本品形如卷柏,呈卷缩段状。表面焦黑色,微具光泽。质脆,具焦香气,味微苦。

【质量要求】

1. 卷柏　水分不得过 10.0%;含穗花杉双黄酮($C_{30}H_{18}O_{10}$)不得少于 0.30%。

2. 卷柏炭　同卷柏。

【炮制作用】卷柏性味辛,平。归肝、心经。具有活血通经的功效。

卷柏生用活血通经,用于经闭痛经,癥瘕痞块,跌仆损伤。如治肌衄,皮下散在紫癜、出血点等血热证的江南卷柏片(《中国药物大全·中药卷》)。

卷柏炭化瘀止血,但以止血见长,用于吐血、崩漏、便血等。

【炮制研究】

1. 对化学成分的影响　卷柏生品、焦品、炭品的薄层色谱定性结果表明,生品有 5 个斑点,焦品有 4 个斑点,R_f 值相同位置,炭品没有显示斑点。鞣质含量测定结果为生品＞焦品＞炭品。卷柏炒炭炮制后卷柏中总黄酮含量降低。卷柏生品中穗花杉双黄酮的含量为 0.84%,焦卷柏为 1.07%,卷柏炭为 0.53%。卷柏炒焦后穗花杉双黄酮的含量升高,炭化后含量降低,不同的炮制方法对穗花杉双黄酮的含量产生不同的影响。鞣质含量测定结果为生品＞焦品＞炭品。

2. 对药理作用的影响　生卷柏无缩短凝血时间的作用,对凝血因子的影响不大;卷柏炭具有缩短凝血时间的作用,能使凝血酶原时间(PT)和活化部分凝血活酶时间(APTT)缩短,使纤维蛋白原(FIB)含量减少,具有凝血作用,且随着浓度的增加,效果更显著。炭化卷柏对消化性溃疡模型有良好的治疗作用。

3. 炮制工艺研究　除炒法外,还可采用隔砂焖煅法炮制卷柏炭。

【贮藏】置干燥处。

绵马贯众

【处方用名】绵马贯众、绵马贯众炭。

【来源】本品为鳞毛蕨科植物粗茎鳞毛蕨 *Dryopteris crassirhizoma* Nakai 的干燥根茎和叶柄残基。秋季采挖,削去叶柄、须根,除去泥沙,晒干。

【历史沿革】唐代有切熬法;宋代有烧灰、焙法;明代有酒制、醋制、炒等法;清代有烧存性、煅炭等法。《中华人民共和国药典》2020 年版收载绵马贯众、绵马贯众炭。

【炮制方法】

1. 绵马贯众　取原药材,除去杂质,喷淋清水,洗净,润透,切薄片,干燥。

2. 绵马贯众炭　取净绵马贯众片,置预热的炒制容器内,用武火加热,炒至表面焦黑色,内部焦褐色,喷淋少许清水,熄灭火星,取出,晾干。

【成品性状】

1. 绵马贯众　呈不规则的厚片或碎块,根茎外表皮黄棕色至黑褐色,多被有叶柄残基,有的可见棕色鳞片,切面淡棕色至红棕色,有黄白色维管束小点,环状排列。气特异,味初淡而微涩,后渐苦、辛。

2. 绵马贯众炭　呈不规则的厚片或碎片。表面焦黑色,内部焦褐色。味涩。

【质量要求】

1. 绵马贯众　水分不得过 12.0%,总灰分不得过 5.0%;醇溶性浸出物不得少于 25.0%。

2. 绵马贯众炭　醇溶性浸出物不得少于 16.0%。

【炮制作用】绵马贯众性味苦,微寒;有小毒。归肝、胃经。具有清热解毒,止血,杀虫的功效。

绵马贯众生品长于清热解毒,杀虫。用于虫积腹痛,时疫感冒,风热头痛,瘟毒发斑,疮疡肿毒,如治蛔虫攻心,痛不能止的贯众散(《太平圣惠方》);治肝胆热毒内蕴的乙肝解毒胶囊(《中国药物大全·中药卷》);单味水煎亦可预防流行性感冒。

炒炭后寒性减弱,涩味增强,突出收涩止血的功效,用于衄血、吐血、便血、崩漏下血。如治血痢、便血的经效散(《普济方》)。

【炮制研究】对绵马贯众不同切制方法生品和炭品的成分比较,生品出膏率打碎品最高,纵切品其次;炭品总酚类、水浸出物、醇浸出物含量均以切碎品最高,纵切品其次。且炭品总酚类含量横切、纵切、切碎均比生品要高。

【贮藏】置通风干燥处。

荆芥(附:荆芥穗)

【处方用名】荆芥、荆芥炭。

【来源】本品为唇形科植物荆芥 *Schizonepeta tenuifolia* Briq. 的干燥地上部分。夏、秋二季花开到顶、穗绿时采割,除去杂质,晒干。

【历史沿革】宋代有焙、烧灰法;明代有炒、炒黑等法;清代有童便制、醋炒黑等法。现行有炒炭、炒黄等炮制方法。《中华人民共和国药典》2020 年版收载荆芥、荆芥炭。

【炮制方法】

1. 荆芥　取原药材,除去杂质,喷淋清水,洗净,润透,于 50℃烘 1 小时,切段,干燥。

2. 荆芥炭　取荆芥段,置预热的炒制容器内,用武火加热,炒至表面焦黑色,内部焦黄色,喷淋少许清水,熄灭火星,取出,晾干。

【成品性状】

1. 荆芥　本品呈不规则的段,茎呈方柱形,表面淡黄绿色或淡紫红色,被短柔毛;切面类白色;叶多已脱落。穗状轮伞花序。气芳香,味微涩而辛凉。

2. 荆芥炭　本品呈不规则段,长 5mm。全体黑褐色。茎方柱形,体轻,质脆,断面焦褐色。叶对生,多已脱落。花冠多脱落,宿萼钟状。略具焦香气,味苦而辛。

【质量要求】

1. 荆芥　水分不得过 12.0%,总灰分不得过 10.0%,酸不溶性灰分不得过 3.0%;含挥发油不得少于 0.60%(ml/g),含胡薄荷酮($C_{10}H_{16}O$)不得少于 0.020%。

2. 荆芥炭　同荆芥。

【炮制作用】荆芥性味辛,微温。归肺、肝经。具有解表散风,透疹的功效。

荆芥辛,微温,长于疏散风热,用于感冒。头痛。麻疹。风疹。咽喉不利。疮疡初起等。如治风寒感冒或疮疡初起的荆防败毒散(《摄生众妙方》)。

荆芥炭辛、涩,微温,辛散作用极弱,具有收敛止血的功效,用于便血。崩漏。产后血晕。如治经漏不止的荆芥四物汤(《医略六书》)。

【炮制研究】

1. 对化学成分的影响　荆芥各部位挥发油含量以荆芥穗最高。荆芥炒炭后,挥发油含量显著降低,而且挥发油中所含成分也产生了质变。荆芥炭中有 8 种成分未检出,但另检出了 9 种新成分。荆芥炒炭后挥发油折光率增大,似与炒炭程度有关。

浸出物和挥发油含量与炒制程度有关。样品内部颜色较浅者,一般浸出物和挥发油含量均高;炭化严重者,其水浸出物、醇浸出物和挥发油含量均低。

总黄酮含量炮制后明显增加。齐墩果酸和熊果酸含量以荆芥穗中最高,荆芥和荆芥穗炭次之,荆芥炭最低。鞣质含量从高到低顺序为荆芥穗炭 > 荆芥穗~荆芥 > 荆芥炭。

2. 对药理作用的影响　荆芥炭混悬液和荆芥炭挥发油乳剂均有明显的止血作用,并与剂量有一定关系;生荆芥挥发油无止血作用。吸附力的变化可能是荆芥及荆芥穗炭制品止血的比较重要的机制之一,各饮片吸附力的大小依次为荆芥炭 > 荆芥;荆芥穗炭 > 荆芥穗。荆芥穗炭品及其鞣质部位通过影响实验动物的内、外源性凝血途径共同发挥止血作用,荆芥穗炭的乙酸乙酯提取物通过影响内源性凝血系统发挥止血作用。

3. 炮制工艺研究　采用正交优选法,考察干燥温度、干燥时间 2 个因素,以胡薄荷酮、挥发油、水分含量为指标优选出荆芥饮片的最佳炮制工艺为 50℃烘 1 小时。采用分光光度法,测定不同工艺炮制的荆芥炭中总黄酮的含量,优选出荆芥炭炮制的最佳条件是 210℃、加热 10 分钟。

附:荆芥穗

【处方用名】荆芥穗、荆芥穗炭、芥穗、黑芥穗。

【来源】本品为唇形科植物荆芥 *Schizonepeta tenuifolia* Briq. 的干燥花穗。夏、秋二季花开到顶,穗绿时采割,除去杂质,晒干。

【历史沿革】宋代有炒法;明代有烧灰存性;清代有炒黑等法。现行有炒炭等炮制方法。《中华人民共和国药典》2020 年版收载荆芥穗、荆芥穗炭。

【炮制方法】

1. 荆芥穗　取原药材,除去杂质及残梗。

2. 荆芥穗炭　取荆芥穗段,置预热的炒制容器内,用武火加热,炒至表面黑褐色,内部焦黄色,喷淋少许清水,熄灭火星,取出,晾干。

【成品性状】

1. 荆芥穗　本品为穗状轮伞花序呈圆柱形,长约 2~15cm,直径约 7mm。花冠多脱落,宿萼黄绿色或淡棕色,钟形,萼齿 5,质脆易碎,内有棕黑色小坚果。气芳香,味微涩而辛凉。

2. 荆芥穗炭　本品为不规则的段,长约 15mm。表面黑褐色。花冠多脱落,宿萼钟状,先端 5 齿裂,黑褐色。小坚果棕黑色。具焦香气,味苦而辛。

【质量要求】

1. 荆芥穗　水分不得过 12.0%,总灰分不得过 12.0%,酸不溶性灰分不得过 3.0%;含挥发油不得少于 0.40%(ml/g),含胡薄荷酮($C_{10}H_{16}O$)不得少于 0.080%。

2. 荆芥穗炭　醇溶性浸出物不得少于 13.0%。

【炮制作用】荆芥穗功效同荆芥,发汗力较强,偏于散头部之风邪;如用于风热上攻,头目眩晕,偏正头痛,鼻塞的清眩丸(《中药制剂手册》)。

荆芥穗炭的功用同荆芥炭,但治产后血晕较荆芥炭为佳。

【贮藏】贮干燥容器内,密闭,置通风干燥处。

<h2 style="text-align:center">鸡 冠 花</h2>

【处方用名】鸡冠花、鸡冠花炭。

【来源】本品为苋科植物鸡冠花 *Celosia cristata* L. 的干燥花序。秋季花盛开时采收,晒干。

【历史沿革】宋代有微炒、焙法;明代有炒法;清代有烧灰或烧灰存性等制法。《中华人民共和国药典》2020 年版收载鸡冠花、鸡冠花炭。

【炮制方法】

1. 鸡冠花　取原药材,除去杂质和残茎,切段。

2. 鸡冠花炭　取净鸡冠花段,置预热的炒制容器内,用中火加热,炒至表面焦黑色,喷淋少许清水,熄灭火星,取出,晾干。

【成品性状】

1. 鸡冠花　呈不规则的块段。扁平,有的呈鸡冠状。表面红色、紫红色或黄白色。可见黑色扁圆肾形的种子。气微,味淡。

2. 鸡冠花炭　形如鸡冠花。表面黑褐色,内部焦褐色。可见黑色种子。具焦香气,味苦。

【质量要求】

1. 鸡冠花　水分不得过 13.0%,总灰分不得过 13.0%,酸不溶性灰分不得过 3.0%;水溶性浸出物不得少于 16.0%。

2. 鸡冠花炭　同鸡冠花。

【炮制作用】鸡冠花性味甘、涩,凉。归肝、大肠经。具有收敛止血,止带,止痢的功效。

鸡冠花生品性凉,收涩之中兼有清热作用,多用于湿热带下、湿热痢疾、湿热便血和痔血等证。如治五痔肛边肿痛的淋渫鸡冠散(《卫生宝鉴》)。

鸡冠花炭凉性减弱,收涩作用增强。用于吐血、便血、崩漏反复不愈及带下,久痢不止。如炒白鸡冠花、棕榈炭、羌活为末服用,治下血脱肛(《永类钤方》)。

【炮制研究】

1. 对化学成分的影响　鸡冠花炒炭后,黄酮类成分有一定程度的增加。生品中未检出糠酸,经炮制后糠酸的量增加。

鸡冠花炒炭前后无机元素的种类基本不变,炒炭后除 Ca 元素含量明显升高,Na 元素含量明显降低之外,其余各无机元素含量变化不明显。

2. 对药理作用的影响　鸡冠花生品及乙酸乙酯和正丁醇部位具有凉血止血功效,鸡冠花炭品具有止血功效,鸡冠花和鸡冠花炭通过不同环节而发挥止血作用。鸡冠花生品组、乙酸乙酯和正丁醇部位组均能明显降低干酵母所致大鼠体温升高;鸡冠花炭品、鸡冠花乙酸乙酯及正丁醇部位能不同程度缩短模型大鼠凝血酶时间、凝血酶原时间、活化部分凝血酶时间；鸡冠花生品及乙酸乙酯部位组和炭品组均能明显升高大鼠血浆纤维蛋白原含量。鸡冠花生品组和炭品组均能降低模型大鼠低切变率下全血黏度，鸡冠花正丁醇部位能降低模型大鼠全血的高、中及低切黏度。

3. 炮制工艺研究 对鸡冠花炭炮制工艺进行研究，220℃、加热 5 分钟（烘法）时炭品外焦黑色、内焦褐色，外观质量和凝血作用最好。

【贮藏】贮干燥容器内。鸡冠花炭密闭，置通风干燥处。

石 榴 皮

【处方用名】石榴皮、石榴皮炭。

【来源】本品为石榴科植物石榴 *Punica granatum* L. 的干燥果皮。秋季果实成熟后收集果皮，晒干。

【历史沿革】南北朝有浆水浸制的方法；唐代有烧灰、炙黄等法；宋代有微炒、炒焦、蒸制、酒制、涂蜜炙焦、醋制等法；明代有醋炒、醋焙、醋浸炙黄和醋煮焙干等法；清代有煅末、烧灰存性、焙制等法。现行有炒炭、炒黄、炒焦等炮制方法。《中华人民共和国药典》2020 年版收载石榴皮、石榴皮炭。

【炮制方法】

1. 石榴皮 取原药材，除去杂质，洗净，切块，干燥。

2. 石榴皮炭 取净石榴皮块，置预热的炒制容器内，用武火加热，炒至表面黑黄色，内部棕褐色，喷淋少许清水，熄灭火星，取出，晾干。

【成品性状】

1. 石榴皮 本品呈不规则的长条状或不规则的块状。外表面红棕色、棕黄色或暗棕色，略有光泽，有多数疣状突起，有时可见筒状宿萼及果梗痕。内表面黄色或红棕色，有种子脱落后的小凹坑及隔瓤残迹。切面黄色或鲜黄色，略显颗粒状。气微，味苦涩。

2. 石榴皮炭 本品形如石榴皮丝或块，表面黑黄色，内部棕褐色。

【质量要求】

1. 石榴皮 杂质不得过 6%，水分不得过 17.0%，总灰分不得过 7.0%；醇溶性浸出物不得少于 15.0%；含鞣质不得少于 10.0%，含鞣花酸（$C_{14}H_6O_8$）不得少于 0.30%。

2. 石榴皮炭 水分、总灰分同石榴皮。

【炮制作用】石榴皮性味酸、涩、温。归大肠经。具有涩肠止泻，止血，驱虫的功效。

石榴皮生品长于驱虫，涩精，止带。多用于虫积腹痛，滑精，白带，脱肛，疥癣。如驱虫的石榴皮散（《太平圣惠方》）。

石榴皮炭收涩力增强，多用于久泻、久痢、崩漏。如治久漏不瘥的神授散（《普济方》）。

【炮制研究】

1. 对化学成分的影响 生石榴皮饮片和不同炮制时间石榴皮炭饮片没食子酸和鞣花酸在加热炮制的过程中，均呈现先增高后降低的含量变化趋势，在加热炮制 20 分钟时含量达到最高，而此时，石榴皮炭的外观与传统要求相符。炒炭后，没食子酸、鞣花酸含量显著增加，而鞣质含量显著降低。石榴皮总多酚含量是生品＞炒黄品＞炒炭品，总黄酮含量是生品＞炒炭品＞炒黄品，总鞣质含量是炒黄品＞生品＞炒炭品。温度对于石榴皮中鞣质含量有一定影响，炒黄可使其含量升高，炒焦则会破坏其鞣质类成分。

2. 对药理作用的影响 临床中可用石榴皮炒炭、碾末，紫草油调和为擦剂，治疗全身性银屑病。

3. 炮制工艺研究 以炒制时间和温度作为考察因素，以没食子酸和鞣花酸含量为综合评价指标，优选出的最佳炮制工艺是在炒制温度 300℃时炒制 15 分钟。炒制温度对石榴皮炭品质量有显著性影响。以用料量、炒制时间、炒制温度作为考察因素,以鞣花酸、没食子酸含量、外观性状作为综合评价指标,优选出的石榴皮炭的最佳炮制工艺是用料量为 200g,炒制温度 400℃,炒制 20 分钟。

【贮藏】贮干燥容器内。石榴皮炭密闭,置通风干燥处。防潮。

莲 房

【处方用名】莲房、莲房炭。

【来源】本品为睡莲科植物莲 Nelumbo nucifera Gaertn. 的干燥花托。秋季果实成熟时采收,除去果实,晒干。

【历史沿革】宋代有煅灰法;明代有烧灰存性、炒法;清代沿用前代方法。现行有煅炭、炒炭等炮制方法。《中华人民共和国药典》2020 年版收载莲房炭。

【炮制方法】

1. 莲房　取原药材,除去杂质,切成小方块。

2. 莲房炭　取净莲房,切碎,置煅锅内,上面扣一较小口径的锅,两锅结合处用盐泥封固,盖锅上贴一白纸条或放数粒大米,并压重物,煅至白纸或大米呈焦黄色为度,停火,待凉后取出。

【成品性状】

1. 莲房　本品呈倒圆锥状或漏斗状,多撕裂,直径 5~8cm,高 4.5~6cm。表面灰棕色至紫棕色,具细纵纹及皱纹,顶面有多数圆形孔穴,基部有花梗残基。质疏松,破碎面海绵样,棕色。气微,味微涩。

2. 莲房炭　形如莲房,表面焦黑色,内部焦褐色。

【质量要求】莲房:水分不得过 14.0%,总灰分不得过 7.0%。

【炮制作用】莲房性味苦、涩,温。归肝经。具有化瘀止血的功效。

莲房生品化瘀力偏胜,止血力较弱。多用于胎衣不下,痔疮及产后恶露不绝。如治痔疮的莲房枳壳汤(《疡科选粹》)。

临床多用莲房炭。制炭后收涩止血力增强,化瘀力较弱。用于崩漏、尿血、痔血等出血证。如治血崩的莲壳散(《儒门事亲》)。

【贮藏】贮干燥容器内,莲房炭密闭,置通风干燥处。

第二节　加辅料炒法

将净制或切制后的药物与固体辅料共同加热,并翻炒至一定程度的方法,称加辅料炒法。

常用的加辅料炒法根据所加辅料的不同又分为麸炒、米炒、土炒、砂炒、蛤粉炒、滑石粉炒等。

加辅料炒制的目的主要是降低毒性,缓和药性,增强疗效和矫臭矫味等。加辅料炒法的辅料多为固体,加热炒制时具有中间传热介质的作用,使炒制的药物受热均匀,炒制后色泽均一,外观质量较好。

一、麸炒

将净制或切制过的药物,与均匀撒布在预热的炒制容器中已起烟的麦麸共同加热翻炒至一定程度的方法,称麸炒。

麸炒法多直接使用干燥的净麦麸,此种麸炒称"清麸炒"。麦麸经蜂蜜或红糖制过者称蜜麸或糖麸,用其炒制药物则分别称"蜜麸炒"或"糖麸炒"。

麦麸,味甘性平,具有和中补脾功效。"麦麸皮制抑酷性勿伤上膈",麸炒法常用于炮制补脾胃或作用燥烈及有腥味的药物。

(一) 麸炒的目的

1. 增强疗效 如山药、白术等。

2. 缓和药性 如枳实、苍术等。

3. 矫臭矫味 如僵蚕。

4. 增味赋色 如山药、僵蚕等。

(二) 麸炒的操作方法

先用中火或武火将炒制容器加热至撒入麦麸即刻烟起时,均匀撒入定量麦麸,随之投入净制或切制后的药物,迅速均匀翻动,炒至饮片表面呈亮黄色或深黄色,麦麸呈黑色时,立即取出,筛去麦麸,晾凉。

每 100kg 药物,用麦麸 10~15kg。

(三) 注意事项

1. 辅料用量适当 麦麸量少则烟气不足,达不到熏黄赋色效果;麦麸量多,炒制时饮片受热时间延长,也会影响炒制质量且造成浪费。

2. 注意炒制火力适当 麸炒一般用中火或武火,并要求火力均匀。炒制容器需事先预热;可取少量麦麸投入预试,以"麸下烟起"为度。如火力太小或炒制容器未能达到预热的温度,则达不到熏炒要求,成品色泽不够鲜亮。如火力过大则易使饮片焦糊。

3. 注意操作方法 麦麸撒布要均匀,翻炒要快速,达到炒制要求时要迅速出锅,以免造成炮制品发黑。

4. 麸炒的药物要求筛去麸并及时干燥,以免麦麸过多黏附在炮制的药物表面。

苍 术

【处方用名】苍术、茅苍术、炒苍术、焦苍术、米泔水制苍术。

【来源】本品为菊科植物茅苍术 *Atractylodes lancea*(Thunb.)DC. 或北苍术 *Atractylodes chinensis*(DC.)Koidz 的干燥根茎。春、秋二季采挖,除去泥沙,晒干,撞去须根。

【历史沿革】唐代有米汁浸炒、醋煮的方法;宋代有炒黄、米泔浸后麸炒、米泔浸后醋炒、皂角煮后盐水炒、米泔水浸后葱白罨再炒黄、米泔浸后盐炒、土炒等炮制方法;金、元时代增加了用多种辅料制法;明代有了制炭、蒸法、茱萸制、土米泔并制、姜汁炒、桑椹取汁制、米泔浸后牡蛎粉炒、米泔浸后黑豆蜜酒人乳并制、米泔浸后再用土、水浸,并与脂麻粳米糠拌炒等方法;清代增加了九蒸九晒法、炒焦法、土炒炭法和烘制等方法。现行有炒焦、麸炒等炮制方法。《中华人民共和国药典》2020 年版收载苍术、麸炒苍术。

【炮制方法】

1. 苍术 取原药材,除去杂质,用水浸泡,洗净,润透,切厚片,干燥。

2. 麸炒苍术 先将炒制容器用中火加热至撒入麦麸即刻烟起,均匀撒入麦麸,投入净苍术片,炒至苍术表面深黄色时,取出,筛去麦麸,晾凉。

每 100kg 苍术片,用麦麸 10kg。

3. 焦苍术 取苍术片置炒制容器内,用中火加热,炒至焦褐色时,喷淋少许清水,再用文火炒干,取出,晾凉。

4. 米泔水制苍术 取苍术片用米泔水喷洒湿润,置炒制容器内用文火炒至微黄色,取出,晾凉。

【成品性状】

1. 苍术 呈不规则类圆形或条形厚片。外表皮灰棕色至黄棕色,有皱纹,有时可见根痕。切面黄白色或灰白色,散有多数橙黄色或棕红色油室,有的可析出白色细针状结晶。气香特异,味微甘、辛、苦。

2. 麸炒苍术 表面深黄色,散有多数棕褐色油室。有焦香气。

3. 焦苍术 表面焦褐色,有焦香气。

4. 米泔水制苍术 表面黄色或土黄色。

【质量要求】

1. 苍术 水分不得过 11.0%,总灰分不得过 5.0%;含苍术素不得少于 0.30%。

2. 麸炒苍术 水分不得过 10.0%,总灰分同苍术;苍术素不得少于 0.20%。

【炮制作用】苍术性味辛、苦,温。归脾、胃、肝经。具有燥湿健脾,祛风散寒,明目的功效。

生苍术温燥而辛烈,燥湿,祛风,散寒力强。用于风湿痹痛,肌肤麻木不仁,脚膝疼痛,风寒感冒,肢体疼痛,湿温发热,肢节酸痛。如用于脾肾阳虚、水湿内停所致水肿的肾炎舒片(《中华人民共和国药典》);治外感风寒、内伤湿滞或夏伤暑湿所致感冒的藿香正气水(《中华人民共和国药典》)。

苍术麸炒与米泔水浸炒后辛味减弱,燥性缓和,气变芳香,增强了健脾和胃的作用,用于脾胃不和,痰饮停滞,脘腹痞满,青盲,雀目。如治湿浊阻滞气机、胸膈痞闷、脘腹胀痛的木香顺气丸(《中华人民共和国药典》);治中暑受热,气津两伤的清暑益气丸(《中华人民共和国药典》)。

焦苍术辛燥之性大减,以固肠止泻为主。用于脾虚泄泻,久痢,或妇女的淋带白浊。如治脾虚泄泻的椒术丸(《素问病机气宜保命集》)。

【炮制研究】

1. 对化学成分的影响 苍术经麸炒后总挥发油含量降低,尤其是 β-桉叶醇、茅术醇含量降低,挥发油组分无明显改变。

2. 对药理作用的影响 在胃黏膜的保护实验中,采用乙酸致胃溃疡的大鼠模型和给药方法,结果发现苍术生品和麸炒品各剂量组均不同程度减轻乙酸对胃黏膜的损伤,即减轻胃组织炎性细胞浸润、胃黏膜充血水肿等病理学的改变。除抗炎作用外,生苍术还能上调胃组织中表皮生长因子和三叶因子-2 的基因和蛋白表达,提高胃和血清低下的表皮生长因子、三叶因子-2、促胃液素、胃动素水平。苍术麸炒品的胃黏膜保护作用较生品更强。

在水液代谢实验中,以大鼠湿阻中焦证为模型,发现苍术麸炒品正丁醇部位对大鼠小肠推进率、GAS 水平有显著影响;苍术生品正丁醇部位高剂量组能增加模型大鼠尿量、降低尿液水通道蛋白 2(AQP2)的量,较模型组有差异,说明麸炒苍术的正丁醇部位健脾和胃作用增强,且燥性得以缓和。

【贮藏】置阴凉干燥处。

枳 壳

【处方用名】枳壳、炒枳壳。

【来源】本品为芸香科植物酸橙 *Citrus aurantium* L. 及其栽培变种的干燥未成熟果实。7 月果皮尚绿时采收,自中部横切为两半,晒干或低温干燥。

【历史沿革】南北朝刘宋时代有麸炒法;唐代有炒焦炙、麸炒等炮制方法;宋代有麸炒醋熬、米泔浸后麸炒、制炭和面炒等法;金元时代有炒制、麸炒、火炮、煨等法;明代增加了米炒、萝卜制、米泔水浸等;清代有麸炒、酒炒、醋炒、蜜水炒等法。《中华人民共和国药典》

2020 年版收载枳壳、麸炒枳壳。

【炮制方法】

1. 枳壳 取原药材,除去杂质,洗净,捞出润透,去瓤,切薄片,干燥,筛去碎落的瓤核。

2. 麸炒枳壳 先将炒制容器用中火加热至撒入麦麸即刻烟起,均匀撒入麦麸,投入净枳壳片,炒至枳壳表面淡黄色时,取出,筛去麦麸,晾凉。

每 100kg 枳壳片,用麦麸 10kg。

【成品性状】

1. 枳壳 呈不规则弧状条形薄片。切面外果皮棕褐色至褐色,中果皮黄白色至黄棕色,近外缘有 1~2 列点状油室,内侧有的有少量紫褐色瓤囊。

2. 麸炒枳壳 表面色较深,偶有焦斑。

【质量要求】

1. 枳壳 水分不得过 12.0%;总灰分不得过 7.0%;含柚皮苷不得少于 4.0%,新橙皮苷不得少于 3.0%。

2. 麸炒枳壳 水分、总灰分、柚皮苷与新橙皮苷含量要求同枳壳。

【炮制作用】 枳壳性味苦、辛、酸,微寒。归脾、胃经。具有理气宽中、行滞消胀的功效。

枳壳生用辛燥,作用较强,偏于行气宽中除胀。用于气实壅满所致脘腹胀痛,或胁肋胀痛,瘀滞疼痛;子宫下垂,脱肛,胃下垂。如治肝郁脾虚型慢性肝炎的乙肝益气解郁颗粒(《中华人民共和国药典》)。

麸炒枳壳可缓和其峻烈之性,偏于理气健胃消食。用于宿食停滞,呕逆嗳气,风疹瘙痒。如治老年性便秘及虚性便秘的胃肠复元膏(《中华人民共和国药典》);麸炒枳壳因作用缓和,适宜于年老体弱而气滞者。

【炮制研究】

1. 对化学成分的影响 枳壳及其果瓤和中心柱部位均含挥发油、柚皮苷及具有升压作用的辛弗林和 N-甲基酪胺。但果瓤和中心柱中前两种成分含量甚少。枳壳瓤约占整个药材重量的 20%,并极易发霉变质和虫蛀,水煎液味极苦酸涩,不堪入口,因此传统炮制中将枳壳瓤作为质次部分和非药用部位除去具有科学依据。

枳壳经麸炒后,挥发油含量有所降低,比重、折光率、颜色及成分组成也发生了变化。麸炒前后的枳壳薄层色谱行为基本一致,但麸炒枳壳中新橙皮苷和柚皮苷含量减少,说明麸炒对枳壳中黄酮苷含量有一定影响。

2. 对药理作用的影响 枳壳和麸炒枳壳水煎液对兔离体肠管、兔离体子宫及小白鼠胃肠运动均有影响,但麸炒品水煎液作用较生品缓和,从而减缓了枳壳对肠道平滑肌的刺激,符合古人"麸皮制其燥性而和胃"及有关文献中"枳壳生用峻烈,麸炒略缓"的记载。

3. 炮制工艺研究 以水合橙皮内酯(meranzin hydrate)、马尔敏、川陈皮素、红橘素和葡萄内酯的总含量、醇溶性浸出物含量、挥发油含量、饮片性状和药效为指标,选择炒制温度、辅料量、炒制时间三因素进行枳壳麸炒工艺优化研究,结果显示最佳工艺为在温度 190℃下,加麸量 10%,炒制 9 分钟。

【贮藏】 贮干燥容器内,密闭,置阴凉干燥处。防蛀。

枳 实

【处方用名】 枳实、炒枳实。

【来源】 本品为芸香科植物酸橙 *Citrus aurantium* L. 及其栽培变种或甜橙 *Citrus sinensis* Osbeck 的干燥幼果。5—6 月收集自落的果实,除去杂质,自中部横切为两半,晒干或低温干燥,较小者直接晒干或低温干燥。

【历史沿革】汉代有去瓤炒、制炭、炙等制法；唐代有熬制、炒黄、炒令黑等法。宋代有麸炒、面炒、醋炒等方法；元代有炙用等法；明代增加了米泔浸后麸炒、蜜炙、面炒、姜汁炒、饭上蒸等炮制方法；清代有酒炒、麸炒、土炒等方法。《中华人民共和国药典》2020年版收载枳实、麸炒枳实。

【炮制方法】

1. 枳实 取原药材，除去杂质，洗净，润透，切薄片，干燥，筛去碎屑。

2. 麸炒枳实 先将炒制容器用中火加热至撒入麦麸即刻烟起，均匀撒入麦麸，投入净枳实片，炒至枳实表面淡黄色时，取出，筛去麦麸，晾凉。

每100kg枳实片，用麦麸10kg。

【成品性状】

1. 枳实 为不规则弧状条形或圆形薄片。切面外果皮黑绿色或棕褐色，中果皮部分黄白色至黄棕色，近外缘有1~2列点状油室，条片内侧或圆片中央具棕褐色瓤囊。气清香，味苦，微酸。

2. 麸炒枳实 颜色较深，有的有焦斑。气焦香，味微苦，微酸。

【质量要求】

1. 枳实 水分不得过15.0%，总灰分均不得过7.0%；醇溶性浸出物不得少于12.0%；含辛弗林不得少于0.30%。

2. 麸炒枳实 水分不得过10.0%，总灰分与含量测定同枳实。

【炮制作用】枳实性味苦、辛、酸，微寒。归脾、胃经。具有破气消积、化痰散痞的功效。

枳实生用性较峻烈，以破气化痰为主，因破气作用强烈，有损伤正气之虑，适宜气壮邪实者。用于胸痹、痰饮；近年亦用于胃下垂。如治痰热阻肺所致咳嗽痰多、胸腹满闷的清气化痰丸（《中华人民共和国药典》）。

枳实经麦麸炒制后缓和峻烈之性，免伤正气，能更好地发挥散积消痞作用。用于食积胃脘痞满，积滞便秘，湿热泻痢。如治脾虚气滞、脘腹痞闷的香砂枳术丸（《中华人民共和国药典》）。

【炮制研究】

1. 对化学成分的影响 麸炒枳实4年贮存期与0年贮存期样品比较：辛弗林、挥发油含量明显降低，水溶性浸出物、醇溶性浸出物也均有降低。相同贮存期的麸炒枳实，辛弗林含量亦有差异。说明贮存期和炮制过程对麸炒枳实质量有影响。

2. 对药理作用的影响 从麸炒枳实中分离得到的单体化合物对肠平滑肌条收缩幅度有明显抑制作用，能够在钙离子依赖性磷酸化条件下抑制肌球蛋白轻链磷酸化程度和肌球蛋白 Mg^{2+}-ATP 酶活性，并且能够直接抑制肌球蛋白轻链激酶的表达，从而起到抑制平滑肌收缩的作用。

3. 炮制工艺研究 以出膏率、辛弗林的含量及柚皮苷和橙皮苷的总含量为指标，采用正交设计优选枳实麸炒工艺，优选出的枳实炮制工艺为：取直径1.5~2.5cm的枳实，投麸量100∶10，于180℃，炒制1分钟。

【贮藏】贮干燥容器内，密闭，置阴凉干燥处。防蛀。

芡 实

【处方用名】芡实、炒芡实、麸炒芡实。

【来源】本品为睡莲科植物芡 *Euryale ferox* Salisb. 的干燥成熟种仁。秋末冬初采收成熟果实，除去果皮，取出种子，洗净，再除去硬壳（外种皮），晒干。

【历史沿革】唐代有蒸后晒干，去皮取仁的记载；明代增加炒黄、防风汤浸等法；清代有去壳炒等法。现行有炒黄、麸炒等炮制方法。《中华人民共和国药典》2020年版收载芡实、麸炒芡实。

【炮制方法】

1. 芡实　取原药材,除去硬壳及杂质。用时捣碎。

2. 麸炒芡实　先将炒制容器用中火加热至撒入麦麸即刻烟起,均匀撒入定量麦麸,投入净芡实,炒至芡实表面亮黄色时,取出,筛去麦麸,晾凉。

每100kg净芡实,用麦麸10kg。

3. 炒芡实　取净芡实,置预热的炒制容器内,用文火加热,炒至表面微黄色,取出,晾凉。用时捣碎。

【成品性状】

1. 芡实　呈类球形,多为破粒。表面有棕红色或红褐色内种皮,有凹点状的种脐痕,除去内种皮显白色。质较硬,断面白色,粉性。气微,味淡。

2. 麸炒芡实　表面黄色或微黄色,味淡,微酸。

【质量要求】

1. 芡实　水分不得过14.0%,总灰分不得过1.0%。

2. 麸炒芡实　水分不得过10.0%,总灰分同芡实。

3. 炒芡实　表面淡黄色至黄色,偶有焦斑。

【炮制作用】芡实性味甘、涩,平。归脾、肾经。具有益肾固精,补脾止泻,除湿止带的功效。

生芡实涩而不滞,补脾肾兼能祛湿。用于遗精,带下,白浊,小便不禁,兼有湿浊者尤宜。如治疗遗精、带下的水陆二味丸(《部颁药品标准》)。

麸炒芡实和炒芡实性偏温,涩性增强,产生香气,芳香健脾、固涩止泻的作用增强。适用于脾虚证和虚多实少者。如治肾虚精关不固的锁阳固精丸(《中华人民共和国药典》)。

【贮藏】贮干燥容器内,密闭,置通风干燥处。防蛀。

椿 皮

【处方用名】椿皮、麸椿皮、麸炒椿皮。

【来源】本品为苦木科植物臭椿 *Ailanthus altissima*(Mill.)Swingle 的干燥根皮或干皮。全年均可剥取,晒干,或刮去粗皮晒干。

【历史沿革】唐代有剥去白皮的记载;宋代有细切、炙微黄、蜜炙等法;明代增加了炒、焙、醋炙、酒炒等法;清代又增加了炒黑等炮制方法。现行有麸炒等炮制方法。《中华人民共和国药典》2020年版收载椿皮、麸炒椿皮。

【炮制方法】

1. 椿皮　除去杂质,洗净,润透,切丝或段,干燥。

2. 麸炒椿皮　先将炒制容器用中火加热至撒入麦麸即刻烟起,均匀撒入麦麸,投入净椿皮,炒至椿皮表面深黄色时,取出,筛去麦麸,晾凉。

每100kg净椿皮,用麦麸10kg。

【成品性状】

1. 椿皮　呈不规则的丝条状或段状。外表面灰黄色或黄褐色,粗糙,有多数纵向皮孔样突起和不规则纵、横裂纹,除去粗皮者显黄白色。内表面淡黄色,较平坦,密布梭形小孔或小点。气微,味苦。

2. 麸炒椿皮　表面黄色或褐色,微有香气。

【质量要求】

1. 椿皮　水分不得过10.0%,总灰分不得过11.0%,酸不溶性灰分不得过2.0%;醇溶性浸出物均不得少于 6.0%。

2. 麸炒椿皮　水分、总灰分、酸不溶性灰分、醇浸出物限量要求同椿皮。

【炮制作用】椿皮性味苦、涩,寒。归大肠、胃、肝经。具有清热燥湿,收涩止带,止泻,止血的功效。

生椿皮性味苦寒,有难闻之气。可清热燥湿,收敛止带,用于慢性子宫颈炎、子宫内膜炎、阴道炎所致湿热型带下病(《中华人民共和国药典》)。

麸炒椿皮可缓和苦寒之性,并能矫臭。用于赤白带下,湿热泻痢,久泻久痢,痔漏下血,崩漏等。治血热崩漏的固经丸(《中华人民共和国药典》)。

【贮藏】置通风干燥处。防蛀。

薏 苡 仁

【处方用名】薏苡仁、炒薏苡仁、麸炒薏苡仁。

【来源】本品为禾本科植物薏苡 *Coix lacryma-jobi* L.var.*ma-yuen*(Roman.)Stapf 的干燥成熟种仁。秋季果实成熟时采割植株,晒干,打下果实,再晒干,除去外壳、黄褐色种皮和杂质,收集种仁。

【历史沿革】南北朝有糯米炒盐汤煮的方法;宋代有微炒黄等法;明代有盐炒等法;清代有土炒、姜汁拌炒、拌水蒸透等炮制方法。现行有炒黄、麸炒等炮制方法。《中华人民共和国药典》2020 年版收载薏苡仁、麸炒薏苡仁。

【炮制方法】

1. 薏苡仁　除去杂质,筛去灰屑。

2. 麸炒薏苡仁　先将炒制容器用中火加热至撒入麦麸即刻烟起,均匀撒入麦麸,投入净薏苡仁,炒至薏苡仁表面淡黄色,略鼓起时,取出,筛去麦麸,晾凉。

每 100kg 净薏苡仁,用麦麸 10kg。

3. 炒薏苡仁　取净薏苡仁,置预热的炒制容器内,炒至表面黄色,略鼓起,有突起时,取出,晾凉。

【成品性状】

1. 薏苡仁　呈宽卵圆形或长椭圆形,表面乳白色,光滑。质坚实,断面白色,粉性。气微,味微甜。

2. 麸炒薏苡仁　微鼓起,表面微黄色。

3. 炒薏苡仁　表面黄色,微鼓起,有突起。

【质量要求】

1. 薏苡仁　杂质不得过 1%,水分不得过 15.0%,总灰分不得过 2.0%,每 1 000g 含黄曲霉毒素 B_1 不得过 5μg,含黄曲霉毒素 G_2、黄曲霉毒素 G_1、黄曲霉毒素 B_2 和黄曲霉毒素 B_1 的总量不得过 10μg;醇溶性浸出物不得少于 5.5%;甘油三油酸酯不得少于 0.50%。

2. 麸炒薏苡仁　水分不得过 12.0%,总灰分、醇溶性浸出物同薏苡仁;甘油三油酸酯不得少于 0.40%。

【炮制作用】薏苡仁性味甘、淡,凉。归脾、胃、肺经。具有利水渗湿,健脾止泻,除痹,排脓,解毒散结的功效。

生薏苡仁长于清热利水除湿。用于小便不利,肠痈,肺痈。如治湿热痹证的湿热痹颗粒(《部颁药品标准》)。

麸炒薏苡仁和炒薏苡仁产生香气,利于煎出,作用相近,可增强健脾止泻作用,用于脾虚泄泻。如治脾胃虚弱,食少便溏的参苓白术散(《中华人民共和国药典》);治脾虚厌食症的健儿散,以及健脾止泻、和胃止呕的小儿香橘丸(《部颁药品标准》)。

【炮制研究】

1. 对化学成分的影响 有研究认为,薏苡仁洗润后清炒比较好,成品洁净美观,膨胀鼓起,易于煎出有效成分。有研究比较了不同炮制方法对薏苡仁煎液的影响,结果表明,沉淀物厚度、比重及蒸发剩余物数值皆按麸薏苡仁、炒薏苡仁、生薏苡仁、爆薏苡仁的顺序增大。爆薏苡仁数值远高于其他炮制品。

2. 对药理作用的影响 通过建立脾虚泄泻小鼠模型,研究薏苡仁麸炒前后对胃排空率和肠推动率的影响。结果表明,薏苡仁生制品在抑制小鼠胃排空功能方面均有明显作用,且麸炒品的作用强于生品。

3. 炮制工艺研究 以薏苡仁中甘油三油酸酯、多糖为指标,采用正交试验法对薏苡仁麸炒工艺中炒制温度、时间和加麸量三因素进行优选,确定麸炒薏苡仁最佳工艺为:温度210~220℃,时间60秒,加麸量20%。

【注意】 孕妇慎用。

【贮藏】 贮干燥容器内,密闭,置通风干燥处。防蛀。

陈 皮

【处方用名】 陈皮、麸炒陈皮。

【来源】 本品为芸香科植物橘 *Citrus reticulata* Blanco 及其栽培变种的干燥成熟果皮。药材分为"陈皮"和"广陈皮"。采摘成熟果实,剥取果皮,晒干或低温干燥。

【历史沿革】 唐代有"去赤脉"的净选加工,此外还有微炒、醋浸的炮制方法;宋代又发展了焙制、麸炒、姜汁煮、童便浸、黑豆制、盐水制等法;明代新增了巴豆制、酒炙、米泔水炙、蜜炙、米制、面制等方法;清代又提出了土炒、香附炒等。现代多以净选、切制、炒制、麸炒为主。《中华人民共和国药典》2020 年版收载陈皮。

【炮制方法】

1. 陈皮 取原药材,除去杂质,喷淋水,润透,切丝,阴干。

2. 麸炒陈皮 先将炒制容器用中火加热至撒入麦麸即刻烟起,随之投入净陈皮,快速翻动,炒至陈皮表面呈黄色,麦麸黑色时,立即取出,筛去麦麸,放凉。

每 100kg 净陈皮,用麦麸 10kg。

【成品性状】

1. 陈皮 呈不规则的条状或丝状。外表面橙红色或红棕色,有细皱纹和凹下的点状油室。内表面浅黄白色,粗糙,附黄白色或黄棕色筋络状维管束。气香,味辛、苦。

2. 麸炒陈皮 外表颜色加深,气香。

【质量要求】 陈皮:水分不得过 13.0%;每 1 000g 含黄曲霉毒素 B_1 不得过 5μg,黄曲霉毒素 G_2、黄曲霉毒素 G_1、黄曲霉毒素 B_2 和黄曲霉毒素 B_1 的总量不得过 10μg;陈皮含橙皮苷不得少于 2.5%,广陈皮含橙皮苷不得少于 1.75%,含川陈皮素和橘皮素的总量不得少于 0.40%。

【炮制作用】 陈皮味苦、辛,性温。归肺、脾经。具有理气健脾,燥湿化痰的功效。用于脘腹胀满,食少吐泻,咳嗽痰多。

生品长于燥湿化痰。多用于湿痰咳嗽,湿阻中焦。如用于痰湿停滞导致的咳嗽痰多、胸脘胀闷、恶心呕吐的二陈丸(《中华人民共和国药典》)。

麸炒陈皮增强理气健脾的作用。如治气逆,胸膈噎闷,偏胀膨满的化气汤(《太平惠民和剂局方》)。

【贮藏】 置阴凉干燥处,防霉,防蛀。

僵 蚕

【处方用名】 僵蚕、白僵蚕、炒僵蚕。

【来源】本品为蚕蛾科昆虫家蚕 *Bombyx mori* Linnaeus 4~5 龄的幼虫感染（或人工接种）白僵菌 *Beauveria bassiana*（Bals.）Vuillant 而致死的干燥体。多于春、秋季生产,将感染白僵菌病死的蚕干燥。

【历史沿革】南北朝刘宋时代有米泔制;唐代有炒制、熬制等法;宋代增加了姜汁制、面炒制、酒炒、灰炮、麸炒、蜜制、盐制、油制等法;明代有醋制的记载;清代增加了糯米炒、制炭、红枣制等炮制方法。现行有麸炒等炮制方法。《中华人民共和国药典》2020 年版收载僵蚕、麸炒僵蚕。

【炮制方法】

1. 僵蚕　取原药材,除去杂质及残丝,洗净,晒干。

2. 麸炒僵蚕　先将炒制容器用中火加热至撒入麦麸即刻烟起,均匀撒入麦麸,投入净僵蚕,炒至僵蚕表面黄色时,取出,筛去麦麸,晾凉。

每 100kg 净僵蚕,用麦麸 10kg。

【成品性状】

1. 僵蚕　略呈圆柱形,多弯曲皱缩,表面灰黄色。被有白色粉霜状的气生菌丝和分生孢子。质硬而脆,易折断,断面平坦。气微腥,味微咸。

2. 麸炒僵蚕　表面黄棕色或黄白色,偶有焦黄斑。气微腥,有焦麸气,味微咸。

【质量要求】

1. 僵蚕　水分不得过 13.0%,总灰分不得过 7.0%,酸不溶性灰分不得过 2.0%,每 1 000g 含黄曲霉毒素 B_1 不得过 5μg,含黄曲霉毒素 G_2、黄曲霉毒素 G_1、黄曲霉毒素 B_2 和黄曲霉毒素 B_1 的总量不得过 10μg;醇溶性浸出物不得少于 20.0%。

2. 麸炒僵蚕　水分、总灰分、酸不溶性灰分限度要求同僵蚕。

【炮制作用】僵蚕性味咸、辛,平。归肝、肺、胃经。具有息风止痉,祛风止痛,化痰散结的功效。

僵蚕生用辛散之力较强,药力较猛。用于惊痫抽搐,风疹瘙痒,肝风头痛。如治惊风抽搐、咽喉肿痛、颌下淋巴结炎的天蚕片(《部颁药品标准》)。

麸炒僵蚕长于化痰散结。用于瘰疬痰核,中风失音,以及小儿惊风、惊痫抽搐等。如治小儿惊风、抽搐神昏的小儿惊风散(《中华人民共和国药典》)。同时有助于除去生僵蚕虫体上的菌丝和分泌物,赋色矫味,便于粉碎和服用。

【炮制研究】

1. 对化学成分的影响　僵蚕生品、清炒品和麸炒品 3 种炮制品的水溶性浸出物含量有显著差异,以清炒品含量最高,麸炒品次之,生品最低。采用聚丙烯酰胺凝胶电泳测定僵蚕的炮制品与原药材的蛋白质区带图谱,生僵蚕有 3 条谱带,麸炒品有 1 条谱带,说明僵蚕麸炒对蛋白质有明显影响。

2. 对药理作用的影响　对僵蚕不同极性部位进行毒性筛选,发现水提取部位的毒性最为明显。通过对水提取部位化学成分的进一步分离纯化,发现球孢白僵菌代谢产物草酸盐对实验动物的毒性和刺激性最为明显,且在水提取物中的含量较高。这些草酸盐具有热不稳定性,加热炮制可以使其含量适当降低。

【贮藏】贮干燥容器内,置通风干燥处。防蛀。

二、米炒

将净制或切制过的药物与定量的米共同加热,并不断翻动至一定程度的方法,称米炒。

米炒一般以用糯米为佳,有些地区用"陈仓米",现通常多用稻米,即大米。

米,性味甘平,健脾和中,除烦止渴。"米制润燥而泽",米炒后本身产生的焦香味可炒香健脾,同时米在炒制过程中可吸附某些有毒中药的毒性成分,具有降低毒性的作用。因此,米炒法常用于炮制某些补中益气的药物及某些具有毒性的昆虫类药物。

(一) 米炒的目的

1. 增强健脾止泻作用　如党参。

2. 降低毒性和刺激性　如斑蝥。

3. 矫臭矫味,指示炮制程度　如斑蝥。

(二) 米炒的操作方法

1. 米拌炒法　先将定量的米,置预热的炒制容器内,用中火炒至冒烟时,投入净制或切制后的药物,拌炒至药物表面呈黄色或颜色加深,米呈焦黄或焦褐色时,取出,筛去焦米,晾凉。每 100kg 药物,用米 20kg。

2. 米上炒法　取米用清水浸湿,将湿米置炒制容器内,使其均匀地平铺一层,用中火加热至米粘住锅底时,投入净制或切制过的药物,在米上轻轻翻动,炒至药物颜色加深、表面的米呈焦黄色时,取出,筛去焦米,晾凉。

(三) 注意事项

1. 炮制昆虫类药物时,一般以米的色泽观察火候,以炒至米变焦黄或焦褐色为度;炮制植物类药物时,观察药物色泽的变化,以炒至黄色为度。

2. 米上炒法　米的用量可根据情况适当增加,以保证药物在米上炒制。

3. 炒过中药的米不能重复使用,尤其是炒毒剧中药的米要妥善处理。

党　参

【处方用名】党参、炒党参、炙党参。

【来源】本品为桔梗科植物党参 *Codonopsis pilosula*(Franch.)Nannf.、素花党参 *Codonopsis pilosula* Nannf.var.*modesta*(Nannf.)L.T.Shen 或川党参 *Codonopsis tangshen* Oliv. 的干燥根。秋季采挖,洗净,晒干。

【历史沿革】清代始见"补肺拌蜜蒸熟"、蜜炙及米炒等方法,沿用至今。《中华人民共和国药典》2020 年版收载党参、米炒党参。

【炮制方法】

1. 党参　取原药材,除去杂质,洗净,润透,切厚片,干燥。

2. 米炒党参　将米置预热的炒制容器内,用中火加热炒至冒烟时,投入净党参片拌炒,至药物表面呈黄色,米呈焦黄或焦褐色时,取出,筛去焦米,晾凉。

每 100kg 党参片,用米 20kg。

3. 蜜炙党参　取炼蜜用适量开水稀释后,与党参片拌匀,闷透,置预热的炒制容器内,用文火加热,炒至表面黄棕色,不粘手时取出,晾凉。

每 100kg 党参片,用炼蜜 20kg。

【成品性状】

1. 党参　呈类圆形的厚片,外表皮灰黄色、黄棕色至灰棕色,有时可见根头部有多数疣状突起的茎痕和芽。切面皮部淡棕黄色至黄棕色,木部淡黄色至黄色,有裂隙或放射状纹理。有特殊香气,味微甜。

2. 米炒党参　表面深黄色,偶有焦斑。

3. 蜜党参　表面黄棕色,显光泽,略有黏性,味甜。

【质量要求】

1. 党参　水分不得过 16.0%,总灰分不得过 5.0%,二氧化硫残留量不得过 400mg/kg;

醇溶性浸出物不得少于 55.0%。

2. 米炒党参 水分不得过 10.0%,总灰分、二氧化硫残留量、醇溶性浸出物同党参。

【炮制作用】党参性味甘,平。归脾、肺经。具有健脾益肺,养血生津的功效。

党参生用长于益气生津。常用于气津两伤或气血两亏。如治肺气不足、气短喘咳的补肺丸(《部颁药品标准》);治气血两虚、面色萎黄、食欲不振、四肢乏力的八珍丸(《中华人民共和国药典》)。

米炒党参气变清香,能增强和胃、健脾止泻作用。多用于脾胃虚弱,食少,便溏。如治脾虚泄泻的补脾益肠丸(《中华人民共和国药典》)。

蜜炙党参增强了补中益气、润燥养阴的作用。用于气血两虚之证。如治中气下陷,内脏下垂的参芪白术汤(《不知医必要》)。

【炮制研究】

1. 对化学成分的影响 党参饮片水溶性成分的煎出效果与其饮片规格有关。片型规格以厚度 0.8~1.0mm 为宜,有利于药效成分煎出。党参经酒炙、蜜炙后多糖含量均高于生品。

2. 对药理作用的影响 与脾虚证模型组家兔相比,米炒党参组家兔血清中促胃液素(Gas)和促胃动素(MTL)水平均显著升高,表明米炒党参可改善脾虚证模型家兔的胃肠动力。此外,在提高小白鼠巨噬细胞吞噬能力和抗疲劳能力方面,蜜炙党参 > 生党参 > 米炒党参。

【注意】不宜与藜芦同用。

【贮藏】贮干燥容器内,置通风干燥处,防蛀。蜜炙品应密闭,防尘。

斑 蝥

【处方用名】斑蝥、炒斑蝥、米炒斑蝥。

【来源】本品为芫青科昆虫南方大斑蝥 *Mylabris phalerata* Pallas 或黄黑小斑蝥 *Mylabris cichorii* Linnaeus 的干燥体。夏、秋二季捕捉,闷死或烫死,晒干。

【历史沿革】晋代有炙、炒、烧令烟尽等制法;南北朝刘宋时代有糯米、小麻子同炒法,并要求"待米黄黑出,去两翅足并头";宋代记有麸慢火炒令黄色、酒浸炒、醋煮、米炒焦等法;明代增加了醋煮焙干、牡蛎炒、麸炒醋煮等法;清代又有蒸制、米泔制、土炒等炮制方法。《中华人民共和国药典》2020 年版列有生斑蝥、米炒斑蝥。

【炮制方法】

1. 生斑蝥 取原药材,除去杂质,或取原药材,除去头、足、翅及杂质。

2. 米炒斑蝥 将米置预热的炒制容器内,用中火加热至冒烟,投入斑蝥拌炒,至米呈黄棕色,取出,筛去米,除去头、足、翅,摊开晾凉。或者投入去头、足、翅的斑蝥拌炒,至米呈黄棕色,取出,筛去米,摊开晾凉。

每 100kg 净斑蝥,用米 20kg。

注意事项:斑蝥在炮制和研粉加工时,操作人员宜带眼罩或防毒面具进行操作,以保护眼、鼻黏膜免受其损伤,炒制后的米要妥善处理,以免伤害人畜,发生意外事故。

【成品性状】

1. 生斑蝥 干燥虫体(或为去除头、足、翅的干燥躯体),略呈长圆形,背部具革质鞘翅 1 对,黑色,有 3 条黄色或棕黄色的横纹;鞘翅下面有棕褐色薄膜状透明的内翅 2 片。胸腹部乌黑色,胸部有足 3 对。有特殊的臭气。南方大斑蝥体型较大,黄黑小斑蝥体型较小。

2. 米炒斑蝥 色乌黑发亮,头部去除后的断面不整齐,边缘黑色,中心灰黄色。质脆易碎。有焦香气。

【质量要求】

1. 生斑蝥 斑蝥素不得少于 0.35%。

2. 米炒斑蝥 斑蝥素应为 0.25%~0.65%。

【炮制作用】 斑蝥性味辛,热;有大毒。归肝、胃、肾经。具有破血逐瘀,散结消癥,攻毒蚀疮的功效。

生斑蝥毒性较大,多外用,以攻毒蚀疮为主。用于瘰疬瘘疮,痈疽肿毒,顽癣瘙痒。如治瘰疬结核,疮瘘流脓,久不敛口的生肌干脓散(《洪氏集验方》);用于破血消肿,攻毒蚀疮的复方斑蝥胶囊(《部颁药品标准》)。

米炒斑蝥,毒性降低,气味矫正,可内服。以通经、破癥散结为主。用于经闭癥瘕,狂犬咬伤,瘰疬,肝癌,胃癌。如治瘀血阻滞,月经闭塞的斑蝥通经丸(《济阴纲目》)。民间有"斑蝥煮鸡蛋"弃斑蝥食鸡蛋,用以治疗肝癌、胃癌的验方。

【炮制研究】 斑蝥中主要含有斑蝥素,既是有毒成分又是有效成分。

1. 毒性及减毒机制研究 斑蝥中所含斑蝥素有较强的生理活性,但安全性差,极易引起中毒,故斑蝥生品不内服,只能作外用,口服必须经过炮制。斑蝥素在 84℃开始升华,其升华点为 110℃;米炒时锅温适合斑蝥素的升华,又不至于温度太高致使斑蝥焦化。当斑蝥与糯米同炒时,由于斑蝥均匀受热,使斑蝥素部分升华,部分被米吸附,从而含量降低,使其毒性降低。通过米炒和其他加热处理,可使斑蝥的 LD_{50} 升高,表明毒性降低,包括对大鼠的肾毒性降低,但对体重与肝毒性无明显影响。

斑蝥不同部位中微量元素 Mg、Zn、Cu 等含量,去头翅者与未去者及头、翅部位比较依次升高,而有害元素 Pb 却依次降低。

2. 炮制工艺研究 斑蝥中的斑蝥素既是其毒性成分又是其活性成分。斑蝥的炮制主要是为了控制其含量,降低其毒性,从而保证临床用药的安全性。目前其炮制方法有两种:一种是米炒法,主要利用斑蝥素的沸点低,加热可使其升华的性质,采用米炒法来减少其在制品中的含量;另一种是碱制法,主要利用斑蝥素结构中的酸酐基团在碱性条件下可以生成二羧酸盐的性质,采用低浓度碱液处理来促使斑蝥素向抗癌疗效更优且毒性更小的斑蝥酸钠转化。对斑蝥酸钠的药理活性研究表明,其具有与斑蝥素相似的药效作用,但毒性却大大降低,因此采用低浓度的氢氧化钠来炮制斑蝥,既可降低斑蝥的毒性,还可保留其良好的疗效。

采用正交设计实验对碱处理斑蝥的工艺进行优化,确定碱处理斑蝥的最佳炮制工艺为:1.0% NaOH 溶液,在 70~80℃的条件下,浸泡 12 小时。采用该方法处理后的斑蝥饮片中斑蝥素的转化率可达 76.04%。

斑蝥素与氢氧化钠共热时,生成斑蝥素的二羧酸盐——斑蝥酸钠,变化如图 12-4 所示。

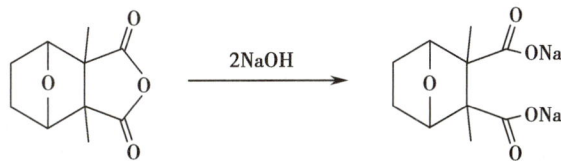

图 12-4 斑蝥素转化为斑蝥素钠

【注意】 本品有大毒,内服慎用,孕妇禁用。须按毒剧药品管理。

【贮藏】 贮干燥容器内,置通风干燥处。防蛀。

红 娘 子

【处方用名】 红娘子、红娘、红娘虫、炒红娘、米炒红娘。

【来源】本品为蝉科昆虫黑翅红娘 *Huechys sanguinea* De Geer 的干燥虫体。于 6—8 月间,朝露未干时捕捉。捕得后,蒸死或烤死,然后晒干。

【历史沿革】宋代有糯米炒;元代有去头、足、翅制法;明代有粳米炒、面炒,以及去头足,水略润,同糯米微火炒透熟,去米另研等炮制方法。现行有米炒等炮制方法。

【炮制方法】

1. 生红娘子 取原药材,除去头、足、翅等杂质。

2. 米炒红娘子 将米置预热的炒制容器内,用中火加热炒至冒烟时,投入净红娘子拌炒,至米呈焦黄色时,取出,筛去米,晾凉。

每 100kg 净红娘子,用米 20kg。

注意事项:红娘子能分泌毒液,刺激皮肤发疱,故在捕捉或炮制时宜戴防护用品;同时炮制后的米宜妥善处理,避免人畜中毒。

【成品性状】

1. 生红娘子 形似蝉而较小,为去除头、足、翅的干燥躯体。前胸背板前狭后宽,黑色;中胸背板黑色,左右两侧有 2 个大形斑块,呈朱红色;可见鞘翅残痕。体轻,质脆,有特殊臭气。味辛。

2. 米炒红娘子 表面老黄色,臭气轻微。

【炮制作用】红娘子性味苦、辛,平;有毒。归肝经。具有攻毒、通瘀破积的功效。

生红娘子毒性较大,有腥臭味。多作外用,可解毒蚀疮。用于瘰疬结核,疥癣恶疮。

米炒后毒性降低,除去了腥臭气味,可供内服,以破瘀通经为主。用于月经闭塞,狂犬咬伤。

【注意】本品有毒,内服慎用,孕妇禁用。须按毒剧药品管理。

【贮藏】贮干燥容器内,置通风干燥处。防蛀。

三、土炒

将净制或切制过的药物与定量的灶心土(伏龙肝)粉共同加热,并不断翻动至一定程度的方法,称土炒。也可用黄土、赤石脂炒。

土炒用土原来为陈壁土("陈壁土制窃真气骤补中焦"),后演变为灶心土(伏龙肝),即农村烧柴火土灶中锅底的土,性味辛温,温中燥湿,止呕止泻。因此,土炒多用于炮制具有补益脾胃,燥湿和中功效的中药。

(一)土炒的目的

增强补脾止泻作用,如白术、山药等。

(二)土炒的操作方法

取灶心土细粉,置炒制容器内,用中火加热翻炒至土呈灵活状态时,投入净制或切制的药物,继续翻炒至药物表面呈黄色,并均匀挂上一层土粉,逸出香气时,取出,筛去土粉,晾凉。

每 100kg 药物,用灶心土粉 25~30kg。

(三)注意事项

1. 灶心土呈灵活状态时投入药物后,要适当调小火力,维持土温,防止烫焦。

2. 用土炒制同种药物时,土可连续使用,若土色变深,应及时更换新土。

白　术

【处方用名】白术、土炒白术、麸炒白术。

【来源】本品为菊科植物白术 *Atractylodes macrocephala* Koidz. 的干燥根茎。冬季下部叶枯黄、上部叶变脆时采挖,除去泥沙,烘干或晒干,再除去须根。

【历史沿革】唐代有熬黄、土炒等方法;宋代增加了炮黄色、炒黄、米泔浸、米泔水浸后麸炒、醋浸炒等方法;明代增加了蜜炒、水煮、绿豆炒、酒制、乳汁制、盐水炒、面炒、炒焦、姜汁炒等方法;清代又增加了枳实煎水渍炒、香附煎水渍炒、酒浸九蒸九晒、蜜水拌蒸等方法。现行有土炒、麸炒等炮制方法。《中华人民共和国药典》2020 年版收载白术、麸炒白术。

【炮制方法】

1. 白术 取原药材,除去杂质,洗净,润透,切厚片,干燥。

2. 土炒白术 取灶心土粉,置炒制容器内,用中火加热至呈灵活状态时,投入净白术片拌炒,至表面均匀挂土粉时,取出,筛去土粉,晾凉。

每 100kg 白术片,用灶心土粉 25kg。

3. 麸炒白术 将蜜麸皮撒入预热的炒制容器内,待冒烟时投入净白术片,炒至黄棕色、逸出焦香气时,取出,筛去焦麸,晾凉。

每 100kg 白术片,用蜜麸皮 10kg。

4. 焦白术 取净白术,置预热的炒制容器内用武火炒至焦黄色,取出,晾凉。

【成品性状】

1. 白术 为不规则的厚片。外表皮灰黄色或灰棕色。切面黄白色至淡棕色,散生棕黄色的点状油室,木部具放射状纹理;烘干者切面角质样,色较深或有裂隙。气清香,味甘、微辛,嚼之略带黏性。

2. 土炒白术 表面土黄色,附有细土末,有土香气。

3. 麸炒白术 表面黄棕色,偶见焦斑,略有焦香气。

4. 焦白术 表面焦黄色,微有香气。

【质量要求】

1. 白术 水分不得过 15.0%,总灰分不得过 5.0%,二氧化硫残留量不得过 400mg/kg,色度与黄色 9 号标准比色液比较,不得更深;醇溶性浸出物不得少于 35.0%。

2. 土炒白术 水分、总灰分、二氧化硫残留量、醇溶性浸出物同白术;色度与黄色 10 号标准比色液比较,不得更深。

3. 麸炒白术 水分、总灰分、二氧化硫残留量、醇溶性浸出物同白术;色度与黄色 10 号标准比色液比较,不得更深。

【炮制作用】白术性味苦、甘,温。归脾、胃经。具有健脾益气,燥湿利水,止汗,安胎的功效。

生白术以健脾燥湿、利水消肿为主。多用于痰饮,水肿,风湿痹痛。如用于脾胃虚弱、中气不和所致泄泻、痞满的开胃健脾丸(《中华人民共和国药典》)。

土炒白术借土气资助脾土,增强补脾止泻作用。用于脾虚食少,泄泻便溏,胎动不安。如治小儿脾胃受寒,水泻不止的小儿健脾止泻丸(《部颁药品标准》);治心脾不足,气血两亏,形瘦神疲,食少便溏的人参养荣丸(《中华人民共和国药典》)。

麸炒白术能缓和燥性,借麸入中,增强健脾消食、和胃作用。用于脾胃不和,运化失常,食少胀满,倦怠乏力,表虚自汗。如治脾胃虚弱所致的饮食不化,脘闷嘈杂,恶心呕吐的人参健脾丸(《中华人民共和国药典》);治脾气不足,中气下陷的补中益气汤(《脾胃论》)。

焦白术在部分地区使用,能避免滞气的副作用,可用于脾虚腹胀和泄泻等。如健脾利湿,温中止泻的幼泻宁冲剂(《部颁药品标准》)。

【炮制研究】

1. 对化学成分的影响 对白术生品、麸炒、土炒、米泔浸、水浸炒等炮制品进行挥发油

笔记栏

的含量测定、薄层层析及气-质联用对比分析,结果表明,白术炮制后不仅挥发油含量降低,其组分也有所减少,如β-马里烯、菖蒲二烯等5个成分在炮制品中未检出。对生白术、炒白术和3种麸炒白术(炒轻、炒黄、炒焦)进行比较,发现麸炒轻、麸炒黄品中白术内酯Ⅲ含量升高,且以麸炒黄品含量最高;炒白术和麸炒焦白术中的白术内酯Ⅲ有所下降。进一步研究证实,白术炮制过程中苍术酮可转变成白术内酯类成分,不同的炮制程度影响各成分的含量。白术炒黄、麸炒后苍术酮含量降低,白术内酯Ⅱ、Ⅲ含量均明显升高;但温度过高时白术内酯Ⅲ的含量有所下降。苍术酮氧化后,生成白术内酯Ⅱ、Ⅲ和双白术内酯;将白术内酯Ⅲ在盐酸-乙醇中加热,得到了白术内酯Ⅰ,证明在加热的情况下,白术内酯Ⅲ可脱水生成白术内酯Ⅰ,如图12-5所示。

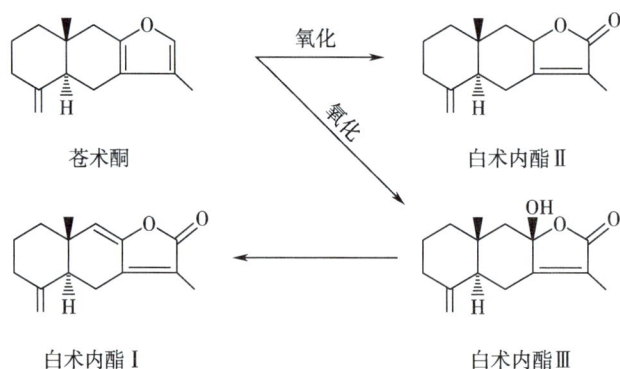

图 12-5 白术炒制过程中苍术酮、白术内酯结构变化图

药理研究表明,白术内酯具有与白术健脾运脾相一致的功效;白术炮制后,其健脾作用增强,与在加热炒制的过程中苍术酮氧化生成白术内酯有关。

基于以上研究,提出白术炒后增强健脾作用的炮制机制与"减酮减燥,增酯增效"相关。

2. 炮制工艺研究 以白术饮片外观性状和白术内酯Ⅰ、Ⅱ、Ⅲ总量为优选指标,选择辅料量、温度及加热时间三因素进行研究获得的白术麸炒优化炮制工艺为:辅料用量10%,投料温度300℃,加热时间2.5分钟。

【贮藏】贮干燥容器内,置阴凉干燥处。防蛀。

山 药

【处方用名】山药、土炒山药、麸炒山药。

【来源】本品为薯蓣科植物薯蓣 Dioscorea opposita Thunb. 的干燥根茎。冬季茎叶枯萎后采挖,切去根头,洗净,除去外皮和须根,干燥,习称"毛山药";或除去外皮,趁鲜切厚片,干燥,称"山药片";也有选择肥大顺直的干燥山药,置清水中,浸至无干心,闷透,切齐两端,用木板搓成圆柱状,晒干,打光,习称"光山药"。

【历史沿革】南北朝刘宋时代有蒸法;唐代载有熟者和蜜;宋代增加了姜炙、炒黄、酒浸、酒蒸等制法;金元时代有白矾水浸焙、酒浸、火炮等法;明清又增加了姜汁浸炒、乳汁浸、葱盐炒黄姜汁拌蒸、酒炒、乳汁拌微焙、醋煮、乳汁蒸、炒焦、土炒、盐水炒等制法。现行有土炒、麸炒等炮制方法。《中华人民共和国药典》2020年版收载山药、麸炒山药。

【炮制方法】

1. 山药 取毛山药或光山药除去杂质,大小分开,泡润至透,切厚片,干燥,称"毛山药片"或"光山药片"。

2. 山药片 产地除去外皮,趁鲜切厚片,干燥,称"山药片"。

3. 麸炒山药　先将炒制容器用中火加热至撒入麦麸即刻烟起,均匀撒入麦麸,投入净毛山药片或光山药片,炒至表面黄色时,取出,筛去麦麸,晾凉。

每 100kg 山药片,用麦麸 10kg。

4. 土炒山药　取灶心土粉,置预热的炒制容器内,用中火加热至呈灵活状态,投入净毛山药片或光山药片拌炒,至表面黄色,并均匀挂土粉时,取出,筛去土粉,晾凉。

每 100kg 山药片,用灶心土 30kg。

【成品性状】

1. 山药　为类圆形、椭圆形或不规则的厚片。表面类白色或淡黄白色,质脆,易折断,切面类白色,富粉性。气微,味淡、微酸,嚼之发黏。

2. 山药片　皱缩不平,切面白色或黄白色,质坚脆,粉性。气微,味淡、微酸。

3. 麸炒山药　切面黄白色或微黄色,偶有焦斑,略具焦香气。

4. 土炒山药　表面土黄色,粘有土粉,略具焦香气。

【质量要求】

1. 山药　水分不得过 16.0%,总灰分不得过 4.0%,二氧化硫残留量不得过 400mg/kg;水溶性浸出物不得少于 4.0%。

2. 山药片　水分不得过 12.0%,总灰分不得过 5.0%,二氧化硫残留量不得过 10mg/kg;水溶性浸出物不得少于 10.0%。

3. 麸炒山药　水分不得过 12.0%;二氧化硫残留量、总灰分同山药。

【炮制作用】山药性味甘,平。归脾、肺、肾经。具有补脾养胃,生津益肺,补肾涩精的功效。

山药生用以补肾生精、益肺阴为主。用于肾虚遗精,尿频,肺虚喘咳,阴虚消渴。如治肝肾阴虚的六味地黄丸(《中华人民共和国药典》)。

麸炒山药增强了健脾和胃作用。用于脾虚食少,泄泻便溏,白带过多等症。如治小儿脾胃虚弱,消化不良,面黄肌瘦的小儿参术健脾丸(《部颁药品标准》);治脾虚带下的完带汤(《傅青主女科》)。

土炒山药增强补脾止泻作用,多用于脾虚久泻,纳呆食少。如治脾虚久泻的扶中汤《医学衷中参西录》)。

【炮制研究】

1. 对化学成分的影响　山药经麸炒、清炒后化学成分发生明显变化。薄层图谱显示,生山药的乙酸乙酯和正丁醇提取液在 365nm 可见 3 个明显斑点,而清炒和麸炒山药无此斑点。紫外图谱显示,生山药在 269nm 和 220nm 处有吸收,而麸炒山药在 258nm 和 222nm 处有吸收。生山药和麸炒山药的高效液相图谱也有明显差异。

山药经土炒、清炒和麸炒法炮制后,其主要活性成分薯蓣皂苷元的溶出量显著提高,土炒和清炒品比生品高约 3 倍,麸炒品比生品高 2 倍多。

对不同产地山药及其麸炒品中尿囊素的含量进行测定,结果麸炒品中尿囊素含量较生山药均有所上升。

山药经不同方法炮制后,水溶性和醇溶性浸出物含量均有所增高。其中,土炒山药含量最高,麸炒山药和炒山药含量相近。不同炮制方法对怀山药中多糖含量有不同程度影响,麸炒能提高怀山药多糖的量。

2. 对药理作用的影响　山药生品、清炒品、土炒品和麸炒品煎剂对家兔离体肠管节律性活动均有明显作用,但作用强度差别不大。在抑制脾虚小鼠胃排空功能方面,麸炒山药水提液二氯甲烷萃取部位较生品相应部位有更强的药理作用,说明山药经麸炒后偏于补脾和胃。在免疫功能方面,采用碳粒廓清实验,比较山药不同炮制品对小鼠非特异性免疫功能的影响,结果表明,山药生品、土炒品和麸炒品均能提高小鼠巨噬细胞的吞噬能力,且生品强于麸炒品和土炒品,而麸炒品和土炒品作用无显著性差异。

【贮藏】贮干燥容器内,置通风干燥处。防蛀。

四、砂炒

将净制或切制过的药物与热河砂共同加热,并不断翻动至一定程度的方法,称砂炒,亦称砂烫。

砂炒常用于炮制质地坚硬的动、植物类中药。

砂,一般用河砂,是一种良好的传热介质。砂炒时,砂质地坚硬,颗粒均匀圆滚碰撞,升温迅速,传热较快,与药物一起翻炒,药物受热面积大,受热均匀,温度较高,因此砂炒一般适宜炒制质地坚硬的中药。

(一) 砂炒的目的

1. 增强疗效,便于调剂和制剂　如龟甲、鳖甲、穿山甲等。
2. 降低毒性　如马钱子等。
3. 便于去毛　如骨碎补、狗脊等。
4. 矫臭矫味　如鸡内金、脐带等。

(二) 砂炒的操作方法

1. 制砂的方法　炮制用砂可分为一般普通河砂和油砂。

(1)制普通砂:一般选用颗粒均匀的洁净河砂,筛去粗粒、杂质,置锅内用武火加热翻炒,除去其中的有机物杂质和水分,取出晾干备用。

(2)制油砂:取已经制备好的河砂,置炒制容器内加热至滑利状态,加入1%~2%食用油,继续翻炒至油尽烟散,河砂呈褐色油亮时取出,放凉备用。

2. 砂炒的操作　取已经制备好的河砂或油砂,置预热的炒制容器内,用武火加热至滑利状态时,投入待炮制品,不断用砂掩埋翻动,至表面鼓起、质地酥脆或至规定的程度时,取出,筛去河砂,放凉。或趁热投入醋中淬酥,取出,干燥。

砂的用量以能掩埋药物为度。

(三) 注意事项

1. 河砂用量要适宜,量过大易产生积热使砂温过高,反之砂量过少,药物受热不均匀,易烫焦,也会影响炮制品质量。

2. 砂炒温度要适中　砂温过低使药物僵硬不酥,可适当调高火力;砂温过高药物易焦化,可添加适量冷砂或用减小火力进行调节。

3. 河砂可反复使用,需将残留在其中的杂质除去。炒过毒性药物的砂不可再炒其他药物。

4. 砂炒一般使用武火,温度较高,操作时翻动要勤,成品出锅要快,并立即将砂筛去。

5. 需醋浸淬的药物,砂炒后应趁热浸淬,干燥。

马　钱　子

【处方用名】马钱子、制马钱子。

【来源】本品为马钱科植物马钱 *Strychnos nux-vomica* L. 的干燥成熟种子。冬季采收成熟果实,取出种子,晒干。

【历史沿革】明代有豆腐制、牛油炸、炒黑等法;清代有炒焦、香油炸、炮去毛、水浸油炸后土粉反复制、油煮、炙炭存性、土炒、甘草水煮后麻油炸等炮制方法。现行有油炸、砂烫等制法。《中华人民共和国药典》2020年版收载马钱子、制马钱子、马钱子粉。

【炮制方法】

1. 生马钱子 取原药材,除去杂质,筛去灰屑。

2. 制马钱子 取净砂置炒制容器内,用武火加热至灵活状态时,投入净马钱子,翻埋拌炒至表面棕褐色或深棕色,并膨胀鼓起有裂隙时,取出,筛去砂,放凉。

3. 马钱子粉 取制马钱子,粉碎成细粉,测定士的宁的含量后,加适量淀粉,使含量符合规定,混匀,即得。

【成品性状】

1. 生马钱子 呈纽扣状圆板形,常一面隆起,一面稍凹下,表面密被灰棕色或灰绿色绢状茸毛,自中间向四周呈辐射状排列,有丝样光泽。边缘稍隆起,较厚,有突起的珠孔,底面中心有突起的圆点状种脐。质坚硬,气微,味极苦。

2. 制马钱子 两面均膨胀鼓起,边缘较厚,表面棕褐色或深棕色,微有香气,味极苦。

3. 马钱子粉 为黄褐色粉末,气微香,味极苦。

【质量要求】

1. 马钱子 水分不得过13.0%,总灰分不得过2.0%;每1 000g含黄曲霉毒素B_1不得过5μg,含黄曲霉毒素G_2、黄曲霉毒素G_1、黄曲霉毒素B_2和黄曲霉毒素B_1的总量不得过10μg;含士的宁应为1.20%~2.20%,马钱子碱不得少于0.80%。

2. 制马钱子 水分不得过12.0%,总灰分同马钱子;含量测定同马钱子。

3. 马钱子粉 水分不得过14.0%;含士的宁应为0.78%~0.82%,马钱子碱不得少于0.50%

【炮制作用】马钱子性味苦,温;有大毒。归肝、脾经。具有通络止痛,散结消肿的功效。

生马钱子毒性剧烈,且质地坚硬,仅供外用。常用于局部肿痛或痈疽初起。

制马钱子毒性降低,质地酥脆,易于粉碎,可供内服,常制成丸散剂应用。多用于风湿痹痛,跌打损伤,骨折瘀痛,痈疽疮毒,瘰疬,痰核,麻木瘫痪。如治风湿疼痛的疏风定痛丸(《中华人民共和国药典》);治跌打损伤疔疮肿痛的马前散(《本草纲目拾遗》卷三引《救生苦海》);治瘰疬痰核痈疽发背肿毒的五虎散(《串雅补》);以及治麻木瘫痪的振颓丸(《医学衷中参西录》)。

【炮制研究】

1. 毒性及减毒机制研究 马钱子碱和士的宁碱既是马钱子的有效成分又是有毒成分,占马钱子总生物碱的80%左右,其中士的宁的毒性最强,且中毒量与治疗量非常接近。一般成人口服5~10mg士的宁可致中毒,30mg可致死亡;口服生品马钱子7g也会致死。马钱子经炮制后,士的宁和马钱子碱在加热过程中醚键断裂开环,转变成相应的异型结构和氮氧化合物。士的宁及马钱子碱的毒性分别比其氮氧化物大10倍和15.3倍,其药理作用与氮氧化物相似。马钱子碱氮氧化物的镇痛、化痰和止咳作用优于马钱子碱,且具药效发挥迟而药力持久的特点。异马钱子碱和异马钱子碱氮氧化物对心肌细胞有保护作用,而马钱子碱则无此作用。马钱子类生物碱能抑制肿瘤细胞,以异士的宁氮氧化物和异马钱子碱氮氧化物作用最强。

砂烫和油炸炮制马钱子增加了异马钱子碱、2-羟基-3-甲氧基士的宁、异马钱子氮氧化物、异士的宁氮氧化物4种生物碱的含量,而士的宁和马钱子碱的含量下降,毒性降低。马钱子砂烫后水煎液中锌、锰、钙、铁、磷等24种微量元素含量明显增高,而汞等9种有害元素含量大大降低,也为马钱子炮制降低毒性提供了一定依据。

2. 药理活性研究 有研究表明,马钱子当中的活性成分马钱子碱对人结直肠癌细胞HT-29具有良好的抑制作用。此外,马钱子碱对人急性髓系白血病KG-1细胞具有显著的增殖抑制作用；该作用通过诱导凋亡实现，其机制可能为上调 Bax、Bim 表达，触发凋亡的线粒体途径，使 Caspase-9 激活，导致 KG-1 细胞凋亡。

3. 炮制工艺研究　传统认为，马钱子的毒在皮毛，净制须去除皮毛。研究证明，马钱子皮毛中未检出与种仁不同的生物碱成分，两者成分仅在含量上有所不同。毒性实验结果显示，去毛与不去毛的马钱子两者无显著差异。因此，现已不作去毛的法定要求。

砂烫和油炸能降低毒性，并且内在成分损失少，炮制时间短，其中尤以砂烫法更佳。温度在 230~240℃、时间为 3~4 分钟时，士的宁转化了 10%~15%，马钱子碱转化了 30%~35%，而士的宁和马钱子碱的异型和氮氧化合物含量最高。如果低于该炮制温度和炮制时间，士的宁则不易转化成异型和氮氧化物，士的宁减少甚微；高于该炮制温度和延长该炮制时间，士的宁、马钱子碱，连同生物碱的异型和氮氧化合物等马钱子中大部分成分将一同被破坏成无定形产物。为防止成分被过度分解破坏，炮制温度和时间应严格掌握。对于既是有效成分，又是毒性成分的士的宁和马钱子碱来说，炮制是要尽可能地改变其内在成分的结构，而不只是通过降低其含量来达到降低毒性的目的。大幅度地降低士的宁和马钱子碱含量，必然会影响临床效果。

【注意】孕妇禁用；不宜多服、久服及生用；运动员慎用；有毒成分能经皮肤吸收，外用不宜大面积涂敷。

【贮藏】密闭保存，置干燥处。

骨 碎 补

【处方用名】骨碎补、申姜、制骨碎补、烫骨碎补、盐骨碎补。

【来源】本品为水龙骨科植物槲蕨 *Drynaria fortunei*(Kunze)J.Sm. 的干燥根茎。全年均可采挖，除去泥沙，干燥，或再燎去茸毛(鳞片)。

【历史沿革】南北朝刘宋时期有蜜拌润后蒸的方法；唐代有姜制、去毛炒等法；宋代增加了火炮、盐炒、去毛、酒拌蒸、酒浸炒、焙制等制法。明清还有炒黑、炙制、蜜拌蒸、蒸焙、制炭、酒炒等炮制方法。《中华人民共和国药典》2020 年版收载骨碎补、烫骨碎补。

【炮制方法】

1. 骨碎补　取原药材，除去非药用部位及杂质，洗净，润透，切厚片，干燥。

2. 砂炒骨碎补　取净砂置炒制容器内，用武火加热至灵活状态时，投入净骨碎补片，翻埋至鼓起，毛微焦时，取出，筛去砂，放凉，撞去毛，筛净。

3. 盐骨碎补　取净骨碎补，加盐水拌匀，稍闷，待盐水被吸尽后，置炒制容器内，用文火炒干，取出，放凉。

每 100kg 净骨碎补，用盐 2kg。

【成品性状】

1. 骨碎补　为不规则的厚片，表面深棕色至棕褐色，常残留细小棕色的鳞片，有的可见圆形的叶痕。切片面红棕色，黄色维管束点状排列。气微，味淡、微涩。

2. 砂炒骨碎补　膨大鼓起，质轻、酥松，表面黄棕色至深棕色。

3. 盐骨碎补　表面色泽加深，略具咸味。

【质量要求】骨碎补：水分不得过 14.0%，总灰分不得过 7.0%；醇溶性浸出物不得少于16.0%；含柚皮苷不得少于 0.50%。

【炮制作用】骨碎补性味苦，温。归肝、肾经。具有疗伤止痛，补肾强骨的功效。

骨碎补生品密被鳞片，不易除净，且质地坚硬而韧，不利于粉碎和煎出有效成分，故临床多用其炮制品。

烫骨碎补质地松脆，易于除去鳞片，便于调剂和制剂，有利于煎出有效成分，以补肾强骨、续伤止痛为主。如治跌打损伤、腰脚疼痛的骨碎补散(《妇人大全良方》)及治肾虚耳鸣、泄泻的加味地黄汤(《本草汇言》)。

盐骨碎补能增强引药入肾作用。

【炮制研究】

1. 对化学成分的影响 骨碎补经净制去毛后,可提高总黄酮、柚皮苷及浸出物的含量;经砂烫、砂烫后酒炙、砂烫后盐炙,其总黄酮及柚皮苷含量无明显变化,但总黄酮的溶出率明显提高。对骨碎补微波炮制品、砂烫品、恒温烘烤品和生品中总黄酮及水溶性浸出物含量进行测定比较,结果表明微波炮制品含量最高,生品最低。采用微波技术炮制骨碎补便于去毛,温度和时间可控,外观性状较其他方法好,且有利于成分的溶出。

2. 药理作用研究 有研究表明,骨碎补总黄酮拮抗大鼠骨质疏松症的作用机制可能是通过抑制骨细胞合成骨硬化蛋白进而促进骨形成。此外,骨碎补总黄酮可在一定程度上提高绝经后骨质疏松症大鼠骨密度水平及部分骨代谢血液指标。

3. 炮制工艺研究 以醇浸出物、总黄酮和柚皮苷含量为指标,选择砂料比、炒制温度、炒制时间三因素优选砂烫骨碎补的炮制工艺为:每100kg骨碎补用砂500kg,砂温180℃,烫制1分钟;以柚皮苷、总黄酮、煎出物量、去毛、膨胀率为评价指标,采用正交设计法选择用盐量、炒制温度、炒制时间三因素,优选盐烫骨碎补的最佳工艺为:用10倍量的食盐,210℃加热烫制3分钟。

将净骨碎补段,置烘箱中180℃烘烤10分钟,即全部鼓起。迅速取出,晾凉,茸毛易撞除。另有将骨碎补大小分档后,置转鼓式炒药锅内按砂烫法将其烫至充分鼓起,停火,加入适量冷砂,炒药锅继续转动30分钟,取出,筛去砂,即可去毛。此两法较传统去毛提高工效10多倍,且去毛完全,劳动强度大大减轻,适用于批量生产。

【贮藏】置干燥处。

狗 脊

【处方用名】狗脊、金毛狗脊、炒狗脊、烫狗脊、制狗脊、炙狗脊。

【来源】本品为蚌壳蕨科植物金毛狗脊 *Cibotium barometz* (L.) J.Sm. 的干燥根茎。秋、冬二季采挖,除去泥沙,干燥;或去硬根、叶柄及金黄色茸毛,切厚片,干燥,为"生狗脊片";蒸后晒至六七成干,切厚片,干燥,为"熟狗脊片"。

【历史沿革】南北朝刘宋时代有酒拌蒸的方法;宋代有火燎去毛、去毛醋炙、酥炙去毛、炙去毛后焙制、火燎去毛酒浸蒸焙干、火炮等制法;明清增加了去毛净后醋煮、炒去毛净、火煅后去毛用净肉、炙制、酒浸、酒浸炒去毛等制法。现行有砂炒、蒸制、酒制等炮制方法。《中华人民共和国药典》2020年版收载狗脊、烫狗脊。

【炮制方法】

1. 狗脊 取原药材,除去杂质,洗净,润透,切厚片,干燥。

2. 烫狗脊 取净砂置炒制容器内,用武火加热至灵活状态时,投入净狗脊片,翻埋至鼓起,茸毛微焦时,迅速取出,筛去砂,放凉后除去残存茸毛。

【成品性状】

1. 狗脊 生狗脊片是呈不规则的长条形或圆形厚片,切面浅棕色,较平滑,近边缘1~4mm处有一条棕黄色隆起的木质部环纹或条纹,边缘不整齐,偶有金黄色茸毛残留;质脆,易折断,有粉性。熟狗脊片呈黑棕色,质坚硬。

2. 烫狗脊 表面略鼓起。棕褐色。气微,味淡、微涩。

【质量检查】

1. 狗脊 水分不得过 13.0%,总灰分不得过 3.0%;醇溶性浸出物均不得少于 20.0%。

2. 烫狗脊 检查、浸出物同狗脊片；含原儿茶酸不得少于 0.020%。

【炮制作用】狗脊性味苦、甘、温。归肝、肾经。具有祛风湿，补肝肾，强腰膝的功效。

狗脊生品质地坚硬，并在边缘覆有金黄色茸毛，不易除去。以祛风湿，利关节为主，用于风寒湿痹，关节疼痛，屈伸不利。如治风湿痹痛的狗脊散(《太平圣惠方》)。

狗脊经砂炒后质变酥脆，便于粉碎和煎出有效成分，也便于除去残存茸毛。烫狗脊以补肝肾，强筋骨为主。用于肝肾不足或冲任虚寒的腰痛脚软，遗精，遗尿，妇女带下等。如治腰痛脚软的狗脊饮；治遗精、遗尿及女子带下的白蔹丸(《太平圣惠方》)。

【炮制研究】

1. 对化学成分的影响 考察狗脊不同炮制品(砂烫、单蒸、酒制、盐制)炮制前后鞣质含量变化情况，炮制后鞣质含量均有降低，提示若以鞣质为有效成分时，宜选用生品。

经 GC-MS 分析，狗脊挥发油的主要成分是高级脂肪酸，含量最高的是十六碳酸和亚油酸。前者具抗炎作用，后者具抗凝血作用。单蒸和酒蒸后两种成分含量明显增加。

狗脊经砂烫、酒蒸、单蒸、盐制后，总糖含量、氨基酸总量均降低。生品中的游离氨基酸高于炮制品，而水解氨基酸则是炮制品高于生品。另有报道，狗脊砂烫后水溶性浸出物比生品高出 70%。狗脊中甾体类化合物在炮制前后几乎没有变化。

2. 对药理作用的影响 狗脊及其炮制品和狗脊毛的镇痛、止血、活血作用实验表明，狗脊毛的镇痛作用不明显且无止血作用，狗脊及其炮制品均有镇痛止血作用，且砂烫品高于生品。狗脊及其不同炮制品均能对抗凝血酶诱导的兔血小板聚集作用，以砂烫品作用最强；除低剂量生狗脊外，各样品液均显著延长实验小鼠的出血时间或凝血时间，说明狗脊、砂烫狗脊和狗脊毛内服具有不同程度的活血作用，其中砂烫狗脊的活血作用最强。狗脊能够改善佐剂性关节炎大鼠及肾阳虚佐剂性关节炎大鼠血液流变性，通过活血化瘀起到一定的治疗作用，且砂烫后作用增强。

3. 炮制工艺研究 有研究表明，最佳蒸制时间为 6 小时，最佳烫制时间为 24 分钟。砂烫去毛法不能将茸毛烫净，改用砂烫后再喷乙醇以火燎之，脱毛率提高到 95%。另有研究报道，采用膨化技术炮制狗脊，利于去毛，炮制后质地疏松，利于煎出有效成分，提高药效，且操作简便，值得推广。

【贮藏】置通风干燥处，防潮。

鸡 内 金

【处方用名】鸡内金、内金、鸡肫皮、炒鸡内金、焦鸡内金、醋鸡内金。

【来源】本品为雉科动物家鸡 Gallus gallus domesticus Brisson 的干燥沙囊内壁。杀鸡后，取出鸡肫，立即剥下内壁，洗净，干燥。

【历史沿革】宋代有焙、炙制、蜜炙、麸炒、煅制等制法；明代有酒制、炒制等法；清代增加了猪胆汁制等法。现行有清炒、砂炒、醋炒等炮制方法。《中华人民共和国药典》2020 年版收载鸡内金、炒鸡内金、醋鸡内金。

【炮制方法】

1. 鸡内金 取原药材，除去杂质，洗净，干燥。

2. 炒鸡内金 将净鸡内金置预热的炒制容器内，用中火加热，炒至鼓起，取出，放凉。

3. 砂炒鸡内金 取净砂置炒制容器内，用中火加热至灵活状态时，投入大小分档的净鸡内金，翻埋至鼓起、卷曲、酥脆、表面深黄色时，取出，筛去砂，放凉。

4. 醋鸡内金 将净鸡内金置预热的炒制容器内，用文火加热，炒至鼓起，喷醋，取出，干燥。

每 100kg 净鸡内金，用醋 15kg。

注意事项：砂炒鸡内金宜用中火,选用中粗粒度大小均匀的河砂进行炒制,河砂太细成品会出现黏砂现象。

【成品性状】

1. 鸡内金 呈不规则的卷状片,厚约 2mm。表面黄色、黄褐色或黄绿色,薄而半透明,具明显的条状皱纹。质脆,易碎,断面角质样,有光泽。气微腥,味微苦。

水分不得过 15.0%,总灰分不得过 2.0%;醇溶性浸出物不得少于 7.5%。

2. 炒鸡内金 表面暗黄褐色至焦黄色,鼓起,用放大镜观察,显颗粒状或微细泡状。轻折即断,断面有光泽。

3. 砂炒鸡内金 鼓起均匀,质松脆易碎。

4. 醋鸡内金 表面褐黄色,鼓起,略有醋气。

【质量要求】鸡内金:水分不得过 15.0%,总灰分不得过 2.0%;醇溶性浸出物不得少于 7.5%。

【炮制作用】鸡内金性味甘,平。归脾、胃、小肠、膀胱经。具有健胃消食,涩精止遗,通淋化石的功效。

鸡内金生品长于攻积,通淋化石。用于泌尿系结石和胆道结石。如治砂石淋证的砂淋丸(《医学衷中参西录》)。

炒鸡内金质地酥脆,便于粉碎,矫正不良气味,并能增强健脾消积的作用。用于消化不良,食积不化,脾虚泄泻及小儿疳积。如治饮食停滞,食积不化的反胃吐食方(《备急千金要方》),以及治脾虚泄泻的益脾饼(《医学衷中参西录》)。

醋鸡内金质酥易碎,矫正了不良气味。有疏肝助脾的作用,用于脾胃虚弱,脘腹胀满。如治肝脾失调,消化失常,腹满臌胀的鸡胵汤(《医学衷中参西录》)。

【炮制研究】

1. 对化学成分的影响 以水浸出物、醇浸出物、三氯甲烷浸出物及亚硝酸盐等为指标,对鸡内金生品、清炒品、醋炒品、烘制品、砂烫品进行了实验比较,结果表明:除砂烫品和醋炒品的三氯甲烷浸出物外,其余各炮制品的 3 种浸出物与生品比较均有显著性增加,尤以 250℃烘制 6 分钟的样品增加最多。亚硝酸盐的含量除醋炒品外,其余 3 种炮制品均较生品明显降低,其原因可能是加热使有毒的亚硝酸盐转化为硝酸盐之故。鸡内金清炒与醋制后无机元素含量略有升高,有害元素 Pb 降低;清炒鸡内金水解氨基酸含量降低,醋制鸡内金水解氨基酸含量升高。

鸡内金经醋制和砂烫后,淀粉酶的活性有所下降,蛋白酶的含量和活力都有所增加;醋鸡内金中氨基酸总量提高。其原因是淀粉酶活力对温度敏感,而蛋白酶对温度不敏感;蛋白酶在酸性环境中活力最强,故醋鸡内金蛋白酶活力较高,且醋含有一定量的氨基酸,致使鸡内金醋制后氨基酸总量有所提高。

2. 对药理作用的影响 药理实验证明,大鼠灌胃炒鸡内金后胃液的分泌量、酸度和消化力均见增高,胃运动功能明显增强,胃排空速率大大加快,实验结果与鸡内金具有消食化积的传统功效相一致。

另有实验表明,鸡内金对凝血系统有抑制作用,同时还有改善血液流变学的作用,对动脉粥样硬化的发生有一定的预防作用。

3. 炮制工艺研究 以可溶性蛋白质含量为评价指标,选择砂量、炒制时间、炒制温度为考察因素优选鸡内金机械化炮制工艺:每 12.5g 鸡内金加砂量为 500g,翻炒速度 50r/min,于 215℃炒制 120 秒。砂炒品色泽均一、发泡鼓起均匀,可溶性蛋白质量分数较传统砂炒法明显提高;另有报道,鸡内金土炒味焦香,更能增强健脾消食功效。滑石粉炒可增强化石通淋功效。

【贮藏】置阴凉干燥处,防蛀。

鳖 甲

【处方用名】鳖甲、炙鳖甲、制鳖甲、酥鳖甲、烫鳖甲。

【来源】本品为鳖科动物鳖 *Trionyx sinensis* Wiegmann 的背甲。全年均可捕捉,以秋冬二季为多,捕捉后杀死,置于沸水中烫至背甲上的硬皮能剥落时,取出,剥取背甲,除去残肉,晒干。

【历史沿革】汉代有炙法;南北朝刘宋时代有醋制、童便制等法;唐代有制炭、烧灰捣筛为散等法;宋代有蛤粉炒、童便浸炙、醋硇砂炙、醋浸反复炙等法;明代有童便酒醋炙、酒洗醋炒、桃仁酒醋反复制等法;清代有酥炙法,并载有"消积醋炙,治骨蒸痨热童便炙,治热邪酒炙"。《中华人民共和国药典》2020 年版收载鳖甲、醋鳖甲。

【炮制方法】

1. 鳖甲　取原药材,置蒸锅内,沸水蒸 45 分钟,取出,放入热水中,立即用硬刷除去皮肉,洗净,干燥。或取原药材用清水浸泡,不换水,至皮肉筋膜与甲骨容易分离时取出背甲,洗净,日晒夜露至无臭味,干燥。

2. 醋鳖甲　取净砂置炒制容器内,用武火加热至灵活状态时,投入净鳖甲碎块,翻埋拌炒至质酥、表面呈深黄色时,取出,筛去砂,趁热投入醋中浸淬,捞出,干燥。用时捣碎。

每 100kg 净鳖甲,用醋 20kg。

【成品性状】

1. 鳖甲　为不规则的碎片,外表面黑褐色或墨绿色,略有光泽,内表面类白色,质坚硬。气微腥,味淡。

水分不得过 12.0%;醇溶性浸出物不得少于 5.0%。

2. 醋鳖甲　表面深黄色,质酥脆,略具醋气。

【质量要求】鳖甲水分不得过 12.0%;醇溶性浸出物不得少于 5.0%。

【炮制作用】鳖甲性味咸,微寒。归肝、肾经。具有滋阴潜阳,退热除蒸,软坚散结的功效。

鳖甲生品质地坚硬,有腥臭气。养阴清热、潜阳息风之力较强。多用于热病伤阴或内伤虚热,虚风内动。如治外邪传里伤阴、骨蒸潮热的秦艽鳖甲散(《卫生宝鉴》);治虚风内动的三甲复脉汤(《温病条辨》)。

砂炒醋淬后,质变酥脆,易于粉碎及煎出有效成分,并能矫臭矫味。醋制还能增强药物入肝消积、软坚散结的作用。常用于癥瘕积聚,月经停闭。如治癥瘕、疟疾的鳖甲饮子(《济生方》);治妇人月水不通而成癥块的鳖甲丸(《太平圣惠方》)。

【炮制研究】

1. 对化学成分的影响　鳖甲净制时采用食用菌法操作,制品中游离氨基酸,醇溶性浸出物含量,微量元素 Cr、Cu、Fe、Ca 含量均高于传统炮制品,而有毒的 As、Pb 含量低于传统炮制品。鳖甲炮制前后蛋白质含量基本相近,但炮制后煎出率显著增高,煎煮 3 小时后,蛋白质煎出量、钙的煎出率均大大高于生品。

2. 炮制工艺研究　可采用远红外烤箱炮制鳖甲,药物受热均匀,温度容易掌握,且不污染环境。

【贮藏】置干燥处,防蛀。

龟 甲

【处方用名】龟甲、龟板、炙龟甲、制龟甲、酥龟甲、烫龟甲。

【来源】本品为龟科动物乌龟 *Chinemys reevesii*（Gray）的背甲及腹甲。全年均可捕捉，以秋冬二季为多，捕捉后杀死，或用沸水烫死，剥取背甲和腹甲，除去残肉，晒干。

【历史沿革】唐代有炙法；宋代增加了酥炙、醋炙、酒制、酒醋炙、煅制、童便制等方法；元明时期有酒浸、猪脂炙及灰火炮后酥炙、酒炙等制法；清代有猪脂炙后烧灰、油制、熬制等法。《中华人民共和国药典》2020 年版收载龟甲、醋龟甲。

【炮制方法】

1. 龟甲　取原药材，置蒸锅内，沸水蒸 45 分钟，取出，放入热水中，立即用硬刷除净皮肉，洗净，晒干。或取原药材用清水浸泡，不换水，使皮肉筋膜腐烂，与甲骨容易分离时取出，用清水洗净，日晒夜露至无臭味，晒干。

2. 醋龟甲　取净砂置炒制容器内，用武火加热至灵活状态时，投入净龟甲碎块，翻埋至质酥、表面呈深黄色时，取出，筛去砂，趁热投入醋中浸淬，取出，干燥。用时捣碎。

每 100kg 净龟甲，用醋 20kg。

【成品性状】

1. 龟甲　为不规则的块状，表面淡黄色或黄白色，有放射状纹理。内面黄白色，边缘呈锯齿状，质坚硬，可自骨板缝处断裂。气微腥，味微咸。

2. 醋龟甲　背甲盾片略呈拱状隆起，腹甲盾片呈平板状，大小不一。表面黄色或棕褐色，有的可见深棕褐色斑点，有不规则纹理。内表面棕黄色或棕褐色，边缘有的呈锯齿状。断面不平整，有的有蜂窝状小孔。质松脆。气微腥，味微咸，微有醋香气。

【质量要求】

1. 龟甲　水溶性浸出物不得少于 4.5%。

2. 醋龟甲　水溶性浸出物不得少于 8.0%

【炮制作用】龟甲性味咸、甘，微寒。归肝、肾、心经。具有滋阴潜阳，益肾强骨，养血补心，固经止崩的功效。

龟甲生品质地坚硬，有腥气，善于滋阴潜阳，用于肝风内动，肝阳上亢。如治肝肾阴虚、肝阳上亢的镇肝熄风汤（《医学衷中参西录》）；治虚风内动的大定风珠（《温病条辨》）。

砂炒醋淬后，质变酥脆，易于粉碎，有利于煎出有效成分，并能矫臭矫味。醋龟甲以补肾健骨，滋阴止血力胜。常用于劳热咯血，脚膝痿弱，潮热盗汗，痔疮肿痛。如治阴虚发热，骨蒸盗汗的大补阴丸、筋骨痿弱的虎潜丸（《丹溪心法》）；治经行不止或崩中漏下的固经丸（《医学入门》）。

【炮制研究】

1. 对化学成分的影响　龟甲砂炒、砂炒醋淬后总氨基酸含量、总含氮量的煎出量均高于生品，其顺序是：砂炒醋淬品＞砂炒品＞生品，说明砂炒醋淬龟甲有助于成分溶出。

2. 对药理作用的影响　龟上下甲砂烫醋淬品均能使甲亢阴虚模型大鼠整体耗氧量降低，心率减慢，痛阈延长，体重增加，肾上腺、甲状腺及胸腺的重量基本恢复正常，具有滋阴作用。二者作用无显著性差异。有研究表明，龟甲蛋白不同组分均能促进 MC3T3-E1 前成骨样细胞增殖，并呈浓度依赖性。

3. 炮制工艺研究　龟甲传统的净制方法是水浸泡腐烂法，生产周期长，一般浸泡需 20~30 天以上；由于药物在浸泡过程中，大量细菌生长繁殖，导致药物腐烂发臭，污染环境，影响药物疗效。改进的工艺主要分为热解法和酶解法两类。热解法主要是用蒸法、高压蒸法、水煮法、水煮闷法、砂烫法和砂烫醋淬法。酶解法主要有蛋白酶法、酵母菌法、猪胰脏法和食用菌法。新老工艺各有特色，新工艺能缩短加工时间，且不受季节、气候、场地所限，不污染环境，但对药效有一定影响。采用磁力搅拌方法得到的龟甲蛋白含量最高，且活性最佳;龟甲蛋白最佳提取条件为料液比 1:13(g/ml)、提取温度 30℃、提取 3 小时。

【贮藏】置干燥处,防蛀。

穿 山 甲

【处方用名】穿山甲、山甲、炮山甲、甲珠、山甲珠、醋山甲、醋甲片。

【来源】本品为鲮鲤科动物穿山甲 Manis pentadactyla Linnaeus 的鳞甲。

【历史沿革】唐代有烧灰法、炒黄法;宋代有炙黄、童便浸炙、炙焦、醋浸炒、蚌粉炒、蛤粉炒、酒制、土炒等制法;元代有石灰炒制、酥制、火炮等法;明代有桑灰制、热灰炮焦、谷芽灰炒、醋炙、麸炒、皂角灰制、油煎、砂土炒等方法;清代有乳制、红花牙皂紫草节苏木制等炮制方法。《中华人民共和国药典》2015 年版及以前各版本均有收载,2020 年版未收载该药。

【炮制方法】

1. 穿山甲　取原药材,除去杂质,洗净,干燥。

2. 炮山甲　取净砂置炒制容器内,用武火加热至灵活状态时,投入大小分档的净穿山甲,翻埋至鼓起,卷曲,呈金黄色时,取出,筛去砂,放凉。

3. 醋山甲　将炮山甲趁热投入醋中浸淬,取出,干燥。用时捣碎。

每 100kg 净穿山甲,用醋 30kg。

【成品性状】

1. 穿山甲　呈扇面形、三角形、菱形或盾形的扁平片状或半折合状,中央较厚,边缘较薄,大小不一。外表黑褐色或黄褐色,有光泽,宽端有数十条排列整齐纵纹及数条横纹线;窄端光滑。内表面色浅,较润滑,中部有一条明显突起的弓形横向棱线,其下方有数条与棱线相平行的细纹。角质,半透明,坚韧有弹性,不易折断。气微腥,味淡。

2. 炮山甲　全体鼓起,呈卷曲状,金黄色,质酥脆,易碎。

3. 醋山甲　表面金黄色。有醋香气。

【炮制作用】穿山甲性味咸,微寒。归肝、胃经。具有活血消癥,通经下乳,消肿排脓,搜风通络的功效。

穿山甲生品质地坚硬,不易粉碎和煎煮,并有腥臭气,一般不直接入药。

砂炒或砂炒醋淬后质变酥脆,易于粉碎及煎出有效成分,矫正其腥臭之气。

炮山甲善于消肿排脓,搜风通络。用于痈疡肿毒,风湿痹痛。如治痈毒初起,赤肿焮痛的仙方活命饮(《外科发挥》);治风湿痹痛,筋脉拘挛的透经解挛汤(《类证治裁》)。

醋山甲通经下乳力强,用于经闭不通,乳汁不下。如治经闭不通的穿山甲散(《妇科玉尺》),治产妇乳汁不下的涌泉散(《卫生宝鉴》);还有治跌打损伤,瘀血肿痛的复元活血汤(《医学发明》)。

【炮制研究】

1. 对化学成分的影响　穿山甲主要化学成分为蛋白质和氨基酸及钙、钠、镁等微量元素,炮制前后的化学成分基本相同,但炮制后各炮制品煎煮液中的蛋白质含量均明显高于生品,L-丝-L-酪环二肽和 D-丝-L-酪环二肽两种成分的含量也显著增高,表明穿山甲炮制后不仅易于粉碎,且成分的煎出量提高,说明炮制对药物疗效的增强具有一定意义。

对穿山甲生品与不同炮制品的煎液进行分析,总浸出物、总蛋白质和钙的含量顺序为醋淬品＞砂炒品＞生品。醋穿山甲的水溶性浸出物比烫山甲的水溶性浸出物增加,因此入煎剂时醋山甲较烫山甲为优。穿山甲炮制后水煎液中无机元素和氨基酸含量均较生品水煎液明显增加,溶出率增大,特别是锌,醋淬品水煎液中的含量及溶出率都高于生品及砂炒品。由于锌的含量与活血化瘀作用密切相关,因此可作为醋制增强穿山甲活血功效的依据之一。

2. 炮制工艺研究 穿山甲炮制时的砂温以 230~250℃为好,此温度范围内炮制的穿山甲外观性状较好,水溶性浸出物及蛋白质含量较高。另有报道,用微波法和爆花机炮制穿山甲,可达到"鼓起、卷曲、呈金黄色或棕黄色,质酥脆"的标准,且浸出物含量明显高于砂烫法,而重金属含量却不比砂烫法高。采用卧式炒药机炮制穿山甲,利用中速转动搅拌,锅内温度 120℃左右,只需 8~12 分钟,同样能达到炮制品的质量要求。

【贮藏】置干燥处。

脐 带

【处方用名】脐带、坎炁、炒脐带。

【来源】本品为初生婴儿的干燥脐带。

【历史沿革】明代有瓦上炙焦法;清代有制炭、煅法等。现行有砂炒法。

【炮制方法】

1. 脐带 取干净脐带,洗净,用湿纸包裹,置火中,煨软,或用文火烘软,切片或段,干燥。

2. 砂炒脐带 净砂置炒制容器内,用武火加热至灵活状态时,投入脐带片或段,翻埋拌炒至发泡、质酥时取出,筛去砂,放凉,碾为细粉。

【成品性状】

1. 脐带 呈片或段状,淡黄色或浅棕色,切面有 3 个小孔,质坚韧,气微腥。

2. 砂炒脐带 质地酥脆,腥味减弱。

【炮制作用】脐带性味甘、咸,温。归心、肺、肝、肾经。具有益肾纳气的功效。

脐带生品质地坚韧,有腥气,不便入药。

砂炒后,质变酥脆,易于粉碎,便于制剂,并能矫臭,有利于服用。用于虚劳羸弱、气血不足、肾虚喘咳等。如治气血不足,毛悴精寒不育的坎炁丹(《绛雪园古方选注》)。

【贮藏】置通风干燥处,防蛀。

五、蛤粉炒

将净制或切制过的药物与热蛤粉共同加热,并不断翻动至一定程度的方法,称蛤粉炒,亦称蛤粉烫。

蛤粉炒常用于炮制动物胶类药物。

蛤粉是海洋贝类软体动物文蛤或青蛤的外壳,经洗净、晒干研粉或煅制粉碎所得。蛤粉,颗粒细小,传热较砂缓慢,且性味咸寒,清热利湿,软坚化痰。"牡蛎粉制成珠而易研",因此,蛤粉炒主要用于炮制难以粉碎的胶类中药,并能增强清热化痰的功效。

(一)蛤粉炒的目的

1. 使药物质地酥脆,便于制剂和调剂。

2. 降低药物的滋腻之性,矫正不良气味。

3. 增强药物的疗效。

(二)蛤粉炒的操作方法

取碾细过筛后的净蛤粉,置炒制容器内,用中火加热至灵活状态时,投入大小分档的净制或切制过的药物,适当降低火力,翻炒至药物鼓起或成珠、内部疏松、外表呈黄色时,迅速取出,筛去蛤粉,放凉。

除另有规定外,每 100kg 药物,用蛤粉 30~50kg。

(三)注意事项

1. 胶块切成立方丁,再大小分档,分别炒制。

2. 炒制时火力不宜过大,以防药物黏结、焦糊或"烫僵"。如温度过高可酌加冷蛤粉调节温度。

3. 胶丁下锅翻炒速度要快而均匀,避免引起互相粘连,造成不圆整而影响外观。

4. 蛤粉烫炒同种药物可连续使用,但颜色加深后需及时更换。

5. 贵重,细料药物,如阿胶等,炒制前最好采取先投药试温的方法,以便掌握火力,保证炮制品质量。

阿 胶

【处方用名】阿胶、阿胶珠、胶珠、炒阿胶。

【来源】本品为马科动物驴 *Equus asinus* L. 的干燥皮或鲜皮经煎煮、浓缩制成的固体胶。将驴皮浸泡去毛,切块洗净,分次水煎。滤过,合并滤液,浓缩(可分别加入适量的黄酒、冰糖及豆油)至稠膏状,冷凝,切块,晾干,即得。

【历史沿革】汉代有炙令尽沸;南北朝刘宋时代有猪脂浸炙;唐代出现了炙珠;宋代增加了蛤粉炒、炒黄、米炒、麸炒、水浸蒸等法;明清有草灰炒、面炒、蒲黄炒、牡蛎粉炒、酒蒸等方法。现行有蛤粉炒、蒲黄炒等炮制方法。《中华人民共和国药典》2020 年版收载阿胶、阿胶珠。

【炮制方法】

1. 阿胶丁　取阿胶块,文火烘软,趁热切成边长 0.5cm 左右的小丁块。

2. 蛤粉炒阿胶　取净蛤粉置炒制容器内,用中火加热至灵活状态时,投入净阿胶丁,翻埋拌炒至鼓起呈圆球形,表面黄白色,内无溏心时,迅速取出,筛去蛤粉,放凉。

每 100kg 阿胶丁,用蛤粉 30~50kg。

3. 蒲黄炒阿胶　取净蒲黄置炒制容器内,用中火加热至稍微变色时,投入净阿胶丁,翻埋拌炒至鼓起呈圆球形,表面黄棕色,内无溏心时,迅速取出,筛去蒲黄,放凉。

蒲黄的用量:以炒时能将阿胶丁全部掩埋为宜。

【成品性状】

1. 阿胶　呈棕色至黑褐色,具光泽。断面光亮,碎片对光照视呈半透明状,质硬而脆,气微腥,味微甘。

2. 蛤粉炒阿胶　呈类圆球形,外表黄色或灰白色,附有白色粉末,体轻,质酥,易碎。断面中空或多孔状,浅黄色至棕色,气微香,味微甜。

3. 蒲黄炒阿胶　外表呈棕褐色,其余同蛤粉炒阿胶。

【质量要求】

1. 阿胶　水分不得过 15.0%;铅不得过 5mg/kg;镉不得过 0.3g/kg;砷不得过 2mg/kg,汞不得过 0.2mg/kg,铜不得过 20mg/kg;水不溶物不得过 2.0%;L-羟脯氨酸不得少于 8.0%,甘氨酸不得少于 18.0%,丙氨酸不得少于 7.0%,L-脯氨酸不得少于 10.0%,含特征多肽以驴源多肽 A_1 和驴源多肽 A_2 的总量计不低于 0.15%

2. 蛤粉炒阿胶　水分不得过 10.0%,总灰分不得过 4.0%;含量测定同阿胶。

【炮制作用】阿胶性味甘,平。归肺、肝、肾经。具有补血滋阴,润燥,止血的功效。

阿胶生品长于滋阴补血。用于血虚萎黄,眩晕心悸,心烦失眠,虚风内动,温燥伤肺,干咳无痰。如治阴虚火旺,心烦失眠的黄连阿胶汤(《伤寒论》);治温燥伤肺,干咳无痰,咽喉干燥,心烦口渴,舌干无苔的清燥救肺汤(《医门法律》)。

蛤粉炒阿胶降低了滋腻之性,质变酥脆,利于粉碎,同时也矫正了不良气味。善于益肺润燥。用于阴虚咳嗽,久咳少痰或痰中带血。如治肺虚火盛,咳喘咽干痰少,或痰中带血的补肺阿胶汤(《小儿药证直诀》)。

蒲黄炒阿胶以止血安络力强，多用于阴虚咯血、崩漏、便血。如治脾阳不足所致的大便下血，或吐血，血色暗淡，四肢不温的黄土汤；治冲任不固，崩中漏下，妊娠下血的胶艾汤（《金匮要略》）。

【炮制研究】

1. 对化学成分的影响　阿胶珠与阿胶丁均含相同种类的氨基酸，但阿胶珠中氨基酸总量较阿胶丁高，是因经烫珠后水分大大降低，同时烫珠温度可达 140℃，肽键易断裂，亦使氨基酸含量提高。而烫炒受热时间短，氨基酸种类并无变化。对阿胶丁、烤阿胶珠、烫阿胶珠进行了总氨基酸测定，并进行烊化速率、溶出度的比较实验，结果表明：含氨基酸量三者无明显差异，但阿胶丁溶出慢，烫阿胶珠因表面部分蛋白质焦化、变质，含量略低，而烤阿胶珠质量较好。

2. 炮制工艺研究　阿胶的烫制条件与蛤粉温度和烫制时间呈函数关系。蛤粉温度在 145~160℃，时间在 3~5 分钟时，炮制品质量较好。有采用恒温干燥箱、远红外线烘箱和微波加热制备阿胶珠的报道，认为条件易控，产品质量稳定。

【贮藏】密闭，置阴凉干燥处。防热，防潮。

鹿　角　胶

【处方用名】鹿角胶、鹿角胶珠。

【来源】本品为鹿科动物马鹿 *Cervus elaphus* Linnaeus 或梅花鹿 *Cervus Nippon* Temminck 已骨化的角或锯茸后翌年春季脱落的角基（即鹿角盘）经水煎煮、浓缩制成的固体胶块。将鹿角锯段，漂泡洗净，分次水煎，滤过，合并滤液（或加入白矾细粉少量），静置，滤取胶液，浓缩（可加适量黄酒、冰糖和豆油）至稠膏状，冷凝，切块，晾干，即得。

【历史沿革】梁代有作白胶法；南北朝载有以无灰酒煮成胶；唐代有炙、熬令色黄的方法；宋代有蛤粉炒、螺粉炒等法；明代载有炒如珠子、鹿角霜拌炒成珠等方法。现行有捣碎、切块、蛤粉炒等炮制方法。《中华人民共和国药典》2020 年版收载鹿角胶。

【炮制方法】

1. 鹿角胶　取鹿角胶块，擦去灰尘，捣成碎块，或文火烘软后切成小立方块（丁）。

2. 蛤粉炒鹿角胶　取净蛤粉置炒制容器内，用中火加热至灵活状态时，投入净鹿角胶丁，翻埋至鼓起呈圆球形，表面黄白色，内无溏心时，迅速取出，筛去蛤粉，放凉。

【成品性状】

1. 鹿角胶　呈扁方形块或丁，黄棕色或红棕色，半透明，有的上部有黄白色泡沫层。质脆，易碎，断面光亮。气微，味微甜。

2. 蛤粉炒鹿角胶　呈类圆形，表面黄白色或淡黄色，光滑，附有蛤粉。质松泡易碎。气微，味微甜。

ER-12-25

鹿角胶

【质量要求】鹿角胶：水分不得过 15.0%，总灰分不得过 3.0%；重金属不得过 30mg/kg，砷盐不得过 2mg/kg，水中不溶物不得过 2.0%；含总氮不得少于 10.0%；L- 羟脯氨酸不得少于 6.6%，甘氨酸不得少于 13.3%，丙氨酸不得少于 5.2%，L- 脯氨酸不得少于 7.5%。

【炮制作用】鹿角胶性味甘、咸，温。归肾、肝经。具有温补肝肾，益精养血的功效。

鹿角胶生品用于阳痿滑精，腰膝酸冷，虚劳羸瘦，崩漏下血，便血尿血，阴疽肿痛。如治妊娠胎动，漏血不止的鹿角胶汤（《圣济总录》）；治五劳七伤，腰脊疼痛的鹿角胶煎方（《太平圣惠方》）。

蛤粉炒后可降低其黏腻之性，矫正其不良气味，便于服用，并使质地酥脆，利于粉碎，可入丸、散剂。

【贮藏】贮干燥容器内，置阴凉干燥处。防潮。

六、滑石粉炒

将净制或切制过的药物与热滑石粉共同加热,并不断翻炒至一定程度的方法,称滑石粉炒,亦称滑石粉烫。

滑石粉炒常用于炮制韧性较大的动物类药物。

滑石粉性味甘寒,清热利尿,并质地细腻滑利,传热较慢。滑石粉炒制药物可使得药物缓慢受热,不至于过热焦化,因此主要用于炮制质地坚韧的动物皮类或动物类药物。

(一)滑石粉炒的目的

1. 使药物质地酥脆,便于粉碎和煎煮 如黄狗肾、玳瑁等。

2. 降低毒性及矫正不良气味 如刺猬皮、水蛭等。

(二)滑石粉炒的操作方法

取滑石粉置炒制容器内,用中火加热至灵活状态时,投入净制或切制分档后的药物,翻炒至鼓起、酥脆、表面黄色或至规定程度时,迅速取出,筛去滑石粉,放凉。

除另有规定外,每100kg药物,用滑石粉40~50kg。

(三)注意事项

1. 滑石粉炒一般用中火,操作时适当调节火力,防止药物生熟不均或焦化。如温度过高时,可酌加冷滑石粉调节。

2. 滑石粉炒同种药物时可反复使用,颜色加深应及时更换,以免影响成品外观质量。

水 蛭

【处方用名】水蛭、制水蛭、烫水蛭。

【来源】本品为水蛭科动物蚂蟥 *Whitmania pigra* Whitman、水蛭 *Hirudo nipponica* Whitman 或柳叶蚂蟥 *Whitmania acranulata* Whitman 的干燥全体。夏、秋二季捕捉,用沸水烫死,晒干或低温干燥。

【历史沿革】汉代载有熬、暖水洗去腥;宋代有炒令微黄、煨令微黄、炒焦、水浸去血子后米炒、石灰炒过再熬及米泔浸一宿后暴干,以冬猪脂煎令焦黄、焙干等法;元代有盐炒法;明代有炙法;清代有香油炒焦等法。现行主要方法为滑石粉炒法。《中华人民共和国药典》2020年版收载水蛭、烫水蛭。

【炮制方法】

1. 水蛭 取原药材,除去杂质,洗净,闷软,切段,干燥。

2. 烫水蛭 取滑石粉置炒制容器内,用中火加热至灵活状态时,投入净水蛭段,翻埋炒至鼓起,腥臭味逸出,断面显黄棕色时,取出,筛去滑石粉,放凉。

每100kg净水蛭段,用滑石粉40kg。

【成品性状】

1. 水蛭 本品呈不规则的段状、扁块状或扁圆柱状。背部表面黑褐色,稍隆起,腹面棕褐色,均可见细密横环纹。切面灰白色至棕黄色,胶质状。质脆,气微腥。

2. 烫水蛭 呈不规则扁块状或扁圆柱形,略鼓起,表面棕黄色至黑褐色,附有少量白色滑石粉。断面松泡,灰白色至焦黄色。气微腥。

【质量要求】

1. 水蛭 水分不得过14.0%,总灰分不得过10.0%,酸不溶性灰分不得过3.0%;酸碱度pH应为5.0~7.5;重金属及有害元素测定:铅不得过10mg/kg,镉不得过1mg/kg,砷不得过5mg/kg,汞不得过1mg/kg;每1 000g含黄曲霉毒素 B_1 不得过5μg,黄曲霉毒素 G_2、黄曲霉毒素 G_1、黄曲霉毒素 B_2 和黄曲霉毒素 B_1 的总量不得过10μg;本品每1g含抗凝血酶活性,水蛭应不低于16.0U,蚂蟥、柳叶蚂蟥应不低于3.0U。

2. **烫水蛭**　水分、总灰分、酸不溶性灰分、酸碱度、重金属及有害元素、黄曲霉毒素等的要求同水蛭。

【炮制作用】水蛭性味咸、苦,平;有小毒。归肝经。具有破血通经,逐瘀消癥的功效。

水蛭生品有小毒,多入煎剂,以破血逐瘀为主。如治瘀滞癥瘕、经闭及跌打损伤、瘀滞疼痛的化癥回生丹(《温病条辨》)。

滑石粉炒后能降低毒性,质地酥脆,利于粉碎,多入丸散。如治跌打损伤,内损瘀血,心腹疼痛,大便不通的夺命散(《济生方》);治热入下焦与血瘀结滞引起的癥瘕痞块、胁腹胀满的抵当汤(《金匮要略》)。

【炮制研究】

1. **对化学成分的影响**　现代研究证明,水蛭的活性成分可分为两大类:第一类是直接作用于凝血系统的凝血酶抑制剂,以及其他抑制血液凝固的物质;第二类是蛋白抑制剂及其他活性成分,小分子肽类及蛋白酶等。水蛭加热炮制后,其抑制血液凝固物质如水蛭素等含量降低,故抗凝血活性降低,但同时也减小了毒性。

2. **对药理作用的影响**　生水蛭煎液小鼠灌胃具有显著延长凝血时间、出血时间和体内抗血栓作用;制水蛭煎液能使出血时间延长,但对凝血时间和体内血栓形成无明显影响;烫水蛭对凝血时间、出血时间和体内血栓形成均无明显作用。

水蛭生品、烫品或制品(酒润麸制)均可纠正高脂血症大鼠血浆脂蛋白紊乱,生品并能降低实验性高脂血症小鼠的血清胆固醇含量。水蛭风干品、滑石粉烫制品、酒润麸制品均能够有效改善急性血瘀模型大鼠的血液流变学指标、延长凝血时间。

水蛭生品、烫品或制品(酒润麸制)对巴豆油诱发的小鼠耳廓肿胀均有显著抑制作用,均能明显减轻小鼠腹腔毛细血管的通透性,其作用强度烫品＞制品＞生品。

此外,有研究表明,水蛭提取液在体外实验中能够抑制人视网膜母细胞瘤细胞的增殖、侵袭,并诱导细胞凋亡。

3. **炮制工艺**　研究表明,水蛭最佳炮制工艺为每100kg水蛭加入30kg滑石粉,烫制温度195℃,12r/min翻炒3.5分钟。

【贮藏】贮干燥容器内,密闭,置通风干燥处。防潮,防蛀。

鱼　　鳔

【处方用名】鱼鳔、鱼胶、炒鱼鳔胶、鱼鳔珠。

【来源】本品为石首鱼科动物大黄鱼 *Pseudosciaena crocea*(Richardson)、小黄鱼 *Pseudosciaena polyactis* Bleeker 或鲟科动物中华鲟 *Acipenser sinensis* Gray、鳇鱼 *Huso dauricus*(Georgi)等的干燥鱼鳔。

【历史沿革】宋代有炙令焦黄、制炭、炒制等制法;明代有炮、焙、蛤粉炒等法;清代有螺粉炒、香油炸、麸炒、牡蛎粉炒等方法。现行主要方法是滑石粉炒或蛤粉炒。

【炮制方法】

1. **鱼鳔**　取原药材,除去杂质,刷去灰屑,微火烘软,切小方块或丝。

2. **炒鱼鳔**　取滑石粉或蛤粉置炒制容器内,用中火加热至灵活状态时,投入净鱼鳔块或丝,翻炒至鼓起松泡,呈黄色时,取出,筛去滑石粉或蛤粉,放凉。

每100kg净鱼鳔段,用滑石粉40kg。

【成品性状】

1. **鱼鳔**　为小方块状或不规则条状,黄白色或淡黄色,半透明角质样,质坚韧,气微腥,味淡。

2. 炒鱼鳔 表面鼓胀发泡,黄色,质地酥脆,气微香。

【炮制作用】鱼鳔胶味甘、咸,性平。归肾经。具有补肾益精,滋养筋脉,止血,散瘀的功效。

炒制后降低滋腻之性,矫正腥臭味,使其质地酥脆,便于粉碎,利于制剂。临床多用其制品,用于肾虚滑精,吐血,血崩。如治肾虚气弱,阳痿不举,命门火衰,腰腿酸痛,精神疲倦,食欲不佳的三肾丸(《全国中药成药处方集》);治肾水不足、阴虚血虚的鱼鳔丸(《拔萃良方》)。

【贮藏】贮干燥容器内,密闭,置通风干燥处。防霉,防蛀。

黄 狗 肾

【处方用名】狗肾、黄狗肾、狗鞭、制黄狗肾。

【来源】本品为犬科动物黄狗 *Canis familiaris* Linnaeus. 的干燥阴茎和睾丸。

【历史沿革】宋代有炙黄、酒煮焙干等方法;明代有酒煮烂、酥拌炒等法;清代有酥炙的记载。现行主要方法为滑石粉炒法。

【炮制方法】

1. 黄狗肾 取原药材,用清水漂净,取出,干燥,置烘箱内烘软或置笼屉内蒸软,切薄片,干燥。

2. 滑石粉炒黄狗肾 取滑石粉置炒制容器内,用中火加热至灵活状态时,投入净狗肾片,翻埋至鼓起松脆,呈焦黄色时,取出,筛去滑石粉,放凉。

每100kg 净黄狗肾,用滑石粉40kg。

【成品性状】

1. 黄狗肾 为圆柱状小段或圆形片状,黄棕色,有少许毛黏附,质地坚韧,有腥臭味。

2. 滑石粉炒黄狗肾 呈黄褐色,质地松泡,腥臭味减弱。

【炮制作用】黄狗肾味咸,性温。归肾经。具有暖肾、壮阳、益精的功效。

炒后质地松泡酥脆,便于粉碎和煎煮,利于制剂,同时矫正其腥臭味,便于服用。临床多用其制品。主要用于肾虚阳衰所致的阳痿、阴冷,以及畏寒肢冷,腰酸尿频。如治肾精亏损、元阳不足所致阳痿滑精、腰膝酸冷、气短神疲的三肾丸(《全国中药成药处方集》)。

【贮藏】置通风干燥处,防霉,防蛀。

刺 猬 皮

【处方用名】刺猬皮、猬皮、炒刺猬皮。

【来源】本品为刺猬科动物刺猬 *Erinaceus europaeus* Linnaeus 或短刺猬 *Hemiechinus dauricus* Sundevall 的干燥外皮。

【历史沿革】汉代有酒煮的方法;晋代出现烧末的记载;唐代有炙、炙令焦、炒令黑等方法;宋代有炙令焦黄、酒浸炙、煅黑存性、炒黄等法;明代有麸炒、酥炙、蛤粉炒等法;清代有土炒、酒醋童便浸炙等方法。现行有滑石粉炒、砂炒或砂炒醋浸等炮制方法。

【炮制方法】

1. 刺猬皮 取原药材,用碱水浸泡,将污垢洗刷干净,再用清水洗净,润透,剁成小方块,干燥。

2. 滑石粉炒刺猬皮 取滑石粉置炒制容器内,用中火加热至灵活状态时,投入净刺猬皮块,拌炒至焦黄色、鼓起、皮卷曲、刺尖秃时,取出,筛去滑石粉,放凉。

每100kg 净刺猬皮,用滑石粉40kg。

【成品性状】

1. 刺猬皮 为密生硬刺的不规则小块,外表面灰白色、黄色或灰褐色,皮内面灰白色,

214

边缘有毛,质坚韧,有特殊腥臭气。

2. 滑石粉炒刺猬皮　呈黄色,质地发泡,鼓起,刺体膨胀,刺尖秃,易折断,边缘皮毛脱落,呈焦黄色,皮部边缘向内卷曲,微有腥臭气味。

【炮制作用】刺猬皮性味苦,平。归胃、大肠经。具有止血行瘀、固精缩尿、止痛的功效。

滑石粉烫后质地松泡酥脆,便于粉碎和煎煮,利于制剂,并能矫臭矫味。临床多用其炮制品。用于胃痛吐食,痔瘘下血,遗精,遗尿等。如治痔漏的猬皮丸(《圣济总录》);治肠风下血的猬皮散(《杨氏家藏方》)。

【炮制研究】刺猬皮含有蛋白质、钙盐等成分,经炒制后,由于高温的作用,使钙盐生成氧化钙,收涩之性大增。内服后在胃酸作用下形成可溶性钙盐,易于吸收,从而增加人体内钙的含量,促进血凝,增强收敛止血的作用。

【贮藏】贮干燥容器内,密闭,置通风干燥处。防霉,防蛀。

玳　瑁

【处方用名】玳瑁、制玳瑁。

【来源】本品为海龟科动物玳瑁 *Eretmochelys imbricata*(Linnaeus)的干燥背甲。

【历史沿革】宋代有细镑,捣罗为末及水磨浓汁的方法;明代有锉碎、研等法。现行主要有滑石粉炒法。

【炮制方法】

1. 玳瑁　取原药材,刷净,用温水浸软或蒸软,切成细丝,干燥或研成细粉。

2. 滑石粉炒玳瑁　取滑石粉置炒制容器内,用文火加热至灵活状态,加入净玳瑁丝,拌炒至表面微黄色,鼓起,取出,筛去滑石粉,放凉。

每100kg玳瑁丝,用滑石粉30~50kg。

【成品性状】

1. 玳瑁　呈不规则的细丝状,外表面淡黄棕色,光滑,内表面有白色沟纹,切面角质,对光照视可见紧密透明小点。质坚韧,易折断。气微腥,味淡。

2. 滑石粉炒玳瑁　表面深黄色,鼓起,质脆,微具香气。

【炮制作用】玳瑁性味甘,寒。归心、肝经。具有清热解毒、镇惊平肝的功效。

经滑石粉炒后,质地酥脆,便于粉碎,并可除去腥气。玳瑁多生用,用于热病神昏,谵语惊狂,斑疹吐衄,惊风抽搐,痈肿疮毒。如治急风中恶、神志不清、四肢厥冷的玳瑁丸(《太平圣惠方》);还可预防痘毒,治痘疮黑陷等(《灵苑方》)。

【贮藏】置通风干燥处。防霉、防蛀。

(李 芸　张 超　张 凡　李剑男)

复习思考题

1. 简述中药炒黄的操作要点和炮制目的。

2. 简述药物炒焦的主要目的及注意事项。

3. 简述"炒炭存性"及炒炭时的注意事项。

4. 简述麸炒法的操作要点与注意事项。

5. 试述砂烫马钱子的降毒原理。

6. 试述加固体辅料炒法中常用辅料的作用及所适合的药物种类。

扫一扫
测一测

第十三章

炙 法

　　炙法是中药炮制中一类重要的炮制方法,包括酒炙、醋炙、盐炙、蜜炙、姜炙与油炙法,根据中药的药性或临床用药要求选择不同的液体辅料以达到增效减毒的目的。通过本章的学习,掌握各种炙法的炮制技术和所炮制药物的炮制作用、质量要求,熟悉炮制研究概况,为饮片的炙法炮制生产及临床应用奠定理论和实践基础。

　　将净选或切制后的药物,加入一定量的液体辅料拌炒,使辅料逐渐渗入药物组织内部的炮制方法,称炙法。

　　药物吸入液体辅料经炒制后在性味、功效、作用趋向、归经和理化性质方面均能发生某些变化,起到降低毒性,抑制偏性,增强疗效,矫臭矫味,使有效成分易于溶出等作用,从而达到最大限度地发挥疗效。

　　炙法与加辅料炒法在操作方法上基本相似,但二者又有区别。加辅料炒法使用固体辅料,辅料与药物一起翻炒或掩埋,辅料具有传热介质的作用,有些可烟熏赋色,炒制完成后需要筛去辅料;而炙法则使用液体辅料,与药物一起拌匀闷润,辅料渗入药物内部。加辅料炒的温度较高,一般用中火或武火,在炒制容器内翻炒时间较短,药物表面颜色变黄或加深;炙法所用温度较低,一般用文火,在炒制容器内翻炒时间稍长,以药物炒干为宜。

　　炙法根据所用辅料不同,可分为酒炙、醋炙、盐炙、蜜炙、姜炙、油炙等方法。

📖 知识链接

炙制技术标准操作规程(SOP)

　　1. 炮制技术名称　炙制。

　　2. 生产依据　依照《中华人民共和国药典》有关工艺要求及标准,以及拟定的饮片品种炮制规范执行。

　　3. 工艺流程　先加辅料后炒药:生饮片→加辅料→拌匀闷润→预热→投药→炒制→筛选→包装

　　先炒药后加辅料:生饮片→预热→投药→炒制→加辅料→炒制→筛选→包装

第一节　酒　炙　法

将净选或切制后的药物,加入定量的黄酒拌炒至规定程度的方法,称酒炙法。

酒,性大热,味甘辛,气味芳香,能升能散,具活血通络、祛风散寒、行药势、矫味矫臭的功效。

酒炙法多用于炮制活血散瘀类、祛风通络类、动物类药物和性味苦寒的药物。

(一) 炮制目的

1. 改变药性,引药上行　如大黄、黄连、黄柏等。

2. 增强活血通络作用　如当归、川芎等。

3. 矫臭矫味　如乌梢蛇、蕲蛇、地龙等。

(二) 操作方法

1. 先拌酒后炒药　将净制或切制后的药物与定量酒拌匀,稍闷润,待酒被吸尽后,置炒制容器内,用文火炒干,取出,晾凉。适用于质地坚实的根及根茎类药物,如黄连、川芎等。

2. 先炒药后加酒　将净选或切制后的药物,置炒制容器内,文火炒至一定程度,再边炒边喷洒定量的酒,炒干,取出晾凉。适用于质地疏松和易碎的药物,如五灵脂。

大多数药物采用第一种方法,因第二种方法不易使酒渗入药物内部,加热翻炒时,酒易迅速挥发,所以一般少用。

酒炙法所用的酒以黄酒为主。用量一般为每 100kg 药物,用黄酒 10~20kg。

(三) 注意事项

1. 用酒拌润药物的过程中,容器上面应加盖,以免酒迅速挥发。

2. 若酒的用量较小,不宜与药物拌匀时,可先将酒加适量水稀释后,再与药物拌润。

3. 药物酒炙时,火力多用文火,勤加翻动,将药物炒干,颜色加深即可。

黄　连

【处方用名】黄连、川连、酒黄连、姜黄连、吴萸连、萸黄连

【来源】本品为毛茛科植物黄连 *Coptis chinensis* Franch.、三角叶黄连 *Coptis deltoidea* C.Y.Cheng et Hsiao 或云连 *Coptis teeta* Wall. 的干燥根茎。秋季采挖,除去须根和泥沙,干燥,撞去残留须根。

【历史沿革】唐代有炒法;宋代有酒炒、姜炒、蜜制、米泔制、麸炒、制炭、吴茱萸制、巴豆制等炮制方法;元代增加了土炒、童便制等法;明清以后又增加了醋制、盐制、乳制、黄土姜酒蜜制、胆汁制、酒萸制等方法。现行有酒洗、酒拌、姜汁拌、吴茱萸拌、酒炒、醋炒、盐水炒等炮制方法。《中华人民共和国药典》2020 年版收载黄连、酒黄连、姜黄连、萸黄连。

【炮制方法】

1. 黄连　除去杂质,润透后切薄片,晾干,或用时捣碎。

2. 酒黄连　取黄连,加入定量黄酒拌匀,稍闷润,待酒被吸尽后,置炒制容器内,用文火加热,炒干,取出晾凉,筛去碎屑。

每 100kg 黄连,用黄酒 12.5kg。

3. 姜黄连　取黄连,加入定量姜汁拌匀,稍闷润,待姜汁被吸尽后,置炒制容器内,用文火加热,炒干,取出晾凉,筛去碎屑。

每 100kg 黄连,用生姜 12.5kg,绞汁或煎汁。

4. 萸黄连　取吴茱萸加适量水煎煮,取汁去渣,煎液与黄连拌匀,稍闷润,待药液被吸

尽后,置炒制容器内,用文火加热,炒干,取出晾凉,筛去碎屑。

每 100kg 黄连,用吴茱萸 10kg。

【成品性状】

1. 黄连 为不规则的薄片。外表皮灰黄色或黄褐色,粗糙,有细小的须根。切面或碎断面鲜黄色或红黄色,具放射状纹理,气微,味极苦。

2. 酒黄连 色泽加深,略有酒香气。

3. 姜黄连 表面棕黄色,有姜的辛辣味。

4. 萸黄连 表面棕黄色,有吴茱萸的辛辣香气。

【质量要求】

1. 黄连 水分不得过 12.0%,总灰分不得过 3.5%;醇溶性浸出物不得少于 15.0%;以盐酸小檗碱计,含小檗碱不得少于 5.0%,含表小檗碱、黄连碱和巴马汀的总量不得少于 3.3%。

2. 酒黄连 检查、浸出物、含量测定同黄连。

3. 姜黄连 检查、浸出物、含量测定同黄连。

4. 萸黄连 检查、浸出物、含量测定同黄连。

【炮制作用】黄连味苦,性寒。归心、脾、胃、肝、胆、大肠经。具有清热燥湿,泻火解毒的功效。

黄连生用苦寒性较强,长于泻火解毒,清热燥湿。适用于肠胃湿热所致的腹泻、痢疾、呕吐、热病,热盛火炽,壮热烦躁,神昏谵语,吐血、衄血,疔疮肿毒,口舌生疮,耳道流脓等。如治三焦火毒热盛证的黄连解毒汤(《外科正宗》)。

酒炙黄连能引药上行,缓其寒性,善清头目之火。如治目赤肿痛、口舌生疮的黄连天花粉丸(《证治准绳》)。

姜炙黄连缓和其过于苦寒之性,并增强其止呕作用,以治胃热呕吐为主。如治胃热,烦渴呕吐的黄连竹茹汤(《万病回春》)。

吴萸制黄连抑制其苦寒之性,使黄连寒而不滞,以清气分湿热,散肝胆郁火为主。用于湿热瘀滞肝胆,嘈杂吞酸;积滞内阻,生湿蕴热,胸脘痞满,泄泻或下痢等。如治积滞内阻,胁肋胀痛,下痢脓血的大香连丸(《太平惠民和剂局方》)。

【炮制研究】

1. 对化学成分的影响 黄连主要含生物碱类成分,包括小檗碱、黄连碱、掌叶防己碱、药根碱、甲基黄连碱、木兰花碱等。其中,小檗碱、黄连碱为主要药效成分,具有抗炎、抗菌等作用。黄连中的主要有效成分小檗碱等易溶于水,在热水中溶解度更高。实验证明,黄连切制时,宜在水温较低时进行,并尽量减少在水中的浸润时间,否则易损失药效。目前,黄连生用时多在用前捣碎,以避免在切制过程中成分的流失。黄连经酒炮制后,主要化学成分小檗碱、巴马汀、药根碱的溶出率增加,煎液中的实际含量比生品高。

2. 对药理作用的影响 黄连经酒、姜汁、吴茱萸汁炮制后,仍有不同程度的抗菌活性,且均出现了炮制前未有的对铜绿假单胞菌的抑制作用。此外,黄连经姜汁制后对变形杆菌的抑制作用增强,并优于其他炮制品。

3. 炮制工艺研究 以小檗碱、表小檗碱、黄连碱、巴马汀 4 种生物碱的含量总和,以及乙醇浸膏得率和炮制品外观性状作为评价指标,确定料液比 1:12(g/g)、闷润 75 分钟、100℃下炒 7 分钟为酒炙黄连的最佳炮制工艺。

【贮藏】置通风干燥处。

大 黄

【处方用名】大黄、生大黄、川军、酒军、酒大黄、醋大黄、熟军、熟大黄、大黄炭。

【来源】本品为蓼科植物掌叶大黄 *Rheum palmatum* L.、唐古特大黄 *Rheum tanguticum* Maxim.ex Balf. 或药用大黄 *Rheum officinale* Baill. 的干燥根和根茎。秋末茎叶枯萎或次春发芽前采挖,除去细根,刮去外皮,切瓣或段,绳穿成串干燥或直接干燥。

【历史沿革】汉代有炮熟、酒洗、酒浸、蒸制等法;唐代有炒、制炭、醋煎制、湿纸裹煨等法;宋代增加了九蒸九曝、酒浸炒、蜜焙、醋炒、姜制、湿纸裹蒸、酒蒸、醋蒸、麸煨蒸、童便制、米泔浸等法;明清又增加了酒煮、醋煨、黄连吴萸制等法。现行有酒炙、酒蒸、清蒸、加酒、蜜煮制、醋炙、炒炭等炮制方法。《中华人民共和国药典》2020 年版收载大黄、酒大黄、熟大黄、大黄炭。

【炮制方法】

1. 大黄　取原药材,除去杂质,大小分开,洗净,捞出,淋润至软后,切厚片或小方块,晾干或低温干燥。

2. 酒大黄　取净大黄片或块,用黄酒拌匀,闷润,待酒被吸尽后,置炒制容器内,用文火炒干,色泽加深,取出晾凉,筛去碎屑。

每 100kg 大黄片或块,用黄酒 10kg。

3. 熟大黄　取净大黄片或块,用黄酒拌匀,闷润至酒被吸尽,装入蒸制容器内,炖约 24~32 小时;或不加酒清蒸,至大黄内外均呈黑色时,取出,干燥。

每 100kg 大黄片或块,用黄酒 30kg。

4. 大黄炭　取净大黄片或块,置炒制容器内,用武火加热,炒至外表呈焦黑色,取出晾凉,筛去碎屑。

5. 醋大黄　取净大黄片或块,用醋拌匀,闷润,待醋被吸尽后,置炒制容器内,用文火加热,炒干,取出晾凉,筛去碎屑。

每 100kg 大黄片或块,用醋 15kg。

6. 清宁片　取大黄片或块加水煮烂后,加入黄酒(100∶30)搅拌,再煮成泥状,取出晒干后粉碎,过 100 目筛后再与黄酒、炼蜜混合成团块状,置蒸制容器内蒸透,取出揉搓成直径为 14mm 圆条,50~55℃低温烘至七成干时,闷约 10 天至内外湿度一致,手摸有挺劲,切厚片,晾干。

每 100kg 大黄片或块,用黄酒 75kg、炼蜜 40kg。

【成品性状】

1. 大黄　呈不规则类圆形厚片或块,大小不等。外表皮黄棕色或棕褐色,有纵皱纹及疙瘩状隆起。切面黄棕色至淡红棕色,较平坦,有明显散在或排列成环的星点,有空隙。

2. 酒大黄　形如大黄片,表面深棕黄色,有的可见焦斑。微有酒香气。

3. 熟大黄　呈不规则的块片,表面黑色,断面中间隐约可见放射状纹理,质坚硬,气微香。

4. 大黄炭　形如大黄片,表面焦黑色,内部深棕色或焦褐色,具焦香气。

5. 醋大黄　深棕色或棕褐色,内部浅棕色,略具醋气。

6. 清宁片　圆形厚片,乌黑色,有香气,味微苦甘。

【质量要求】

1. 大黄　水分不得过 13.0%,总灰分不得过 10.0%;水溶性浸出物不得少于 25.0%;含总蒽醌以芦荟大黄素、大黄酸、大黄素、大黄酚和大黄素甲醚的总量计,不得少于 1.5%;含游离蒽醌以芦荟大黄素、大黄酸、大黄素、大黄酚和大黄素甲醚的总量计,不得少于 0.35%。

2. 酒大黄　检查、浸出物同大黄片或块;总蒽醌同大黄片或块,游离蒽醌不得少于 0.50%。

3. 熟大黄　检查、浸出物同大黄片或块；总蒽醌同大黄片或块，游离蒽醌同酒大黄。

4. 大黄炭　检查、浸出物同大黄片或块。总蒽醌不得少于 0.90%，游离蒽醌同酒大黄。

【炮制作用】大黄性味苦，寒。归脾、胃、大肠、肝、心包经。具有泻下攻积、清热泻火，凉血解毒，逐瘀通经，利胆退黄的功效。

生大黄苦寒沉降，气味重浊，走而不守，直达下焦，泻下作用峻烈，长于攻积导滞，泻火解毒。用于实热积滞便秘，血热吐衄，目赤咽肿，痈肿疔疮，肠痈腹痛，瘀血经闭，产后瘀阻，跌仆损伤，湿热痢疾，黄疸尿赤，淋证，水肿；外治烧烫伤。如治热结便秘，潮热谵语的大承气汤（《伤寒论》）；治疮疡肿毒或烧、烫伤的金黄散（《外科精义》）。

酒炙大黄苦寒泻下作用稍缓，并借酒升提之性，引药上行，善清上焦血分热毒。用于目赤咽肿，齿龈肿痛。如治眼暴热痛，头肿起的大黄汤（《圣济总录》）。

熟大黄泻下力缓，减轻了腹痛的副作用，并增强活血祛瘀的功效。用于治疗瘀血内停、腹部肿块、月经停闭。如治瘀血内停、腹部肿块、月经停闭的大黄䗪虫丸（《金匮要略》）。

大黄炭泻下作用极微，长于凉血化瘀止血。用于血热有瘀出血。如治大肠有积滞之大便出血的十灰散（《十药神书》）。

醋大黄泻下作用减弱，以消积化瘀为主。用于食积痞满，产后瘀停，癥瘕癖积。如治小儿食积痞闷疼痛或妇人气滞经闭不通的三棱煎丸（《卫生宝鉴》）。

清宁片泻下作用缓和，具缓泻而不伤气、逐瘀而不败正之功。用于饮食停滞，口燥舌干，大便秘结之年老、体弱、久病患者，可单用。

【炮制研究】

1. 对化学成分的影响　大黄中含游离型和结合型蒽醌类衍生物，还含鞣质类、二苯乙烯苷类、苯酚苷类和苯丁酮类成分等。大黄炮制后泻下作用缓和，与番泻苷和结合型蒽醌成分含量降低有关。研究表明：大黄经酒炒其含量略有降低；大黄经蒸、炖后其含量减少，其中结合型大黄酸显著减少，番泻苷仅余微量；大黄炒炭后，结合型大黄酸大量破坏，但仍保留少量的各型蒽醌类衍生物，番泻苷已不存在。

大黄炭中止血有效成分大黄酚和大黄素-6-甲醚含量分别约为生大黄的 2.7 倍和 4.1 倍，大黄炒炭后止血作用增强与这两种成分的含量增加有关。大黄鞣质类成分含量约 10%~30%，酒炒大黄下降约 18%，熟大黄降低 50%，大黄炭减少近 80%。一制到九制大黄多糖含量随炮制次数的增加而升高，鞣质含量呈下降趋势，但六制和九制大黄的多糖和鞣质含量相近。

2. 对药理作用的影响　酒炒大黄泻下效力比生品降低 30%，熟大黄（酒炖）、清宁片降低 95%，大黄炭无泻下作用。通过胃肠激素和肠神经递质调控作用对比，也发现生大黄对正常小鼠和热结便秘模型小鼠均有明显泻下效应，而熟大黄无泻下作用，两者存在明显差异，这个可能是大黄"生泻熟缓"作用机制之一。

生大黄、熟大黄、酒大黄、大黄炭均具有解热作用，其中生大黄与酒大黄的解热作用强于熟大黄与大黄炭。大黄生品和制品煎剂对金黄色葡萄球菌、铜绿假单胞菌、痢疾杆菌、伤寒杆菌、大肠杆菌等菌种均有一定抑制作用，为治疗肠伤寒、烧伤、烫伤等细菌感染疾病提供了科学依据。酒炒大黄消炎作用与生大黄近似，熟大黄、大黄炭消炎作用减弱，但熟大黄可消除生大黄引起的腹痛、恶心、呕吐等胃肠道反应，炮制可减弱生大黄抑制胃酸分泌和消化酶活性的作用，因此熟大黄、大黄炭、清宁片"苦寒败胃"的副作用消失或缓和。

通过比较大黄不同炮制品对活血化瘀作用的影响，发现除大黄炭组外，大黄、酒大黄、熟大黄对血瘀大鼠均有一定的活血作用，但对活血化瘀各指标的作用各有不同，体现出了中药多成分通过多部位、多靶点产生多效应的作用特点。

近年来,有大黄成分对机体肝肾功能有不良影响的报道,认为长期应用可能引起肝肾损伤。研究表明,大黄中所含大类成分与肝肾毒性的相关性顺序为总结合蒽醌 > 总鞣质 > 总游离蒽醌;研究结果提示,炮制可降低大黄肝肾毒性,其机制与结合蒽醌和鞣质类成分的含量下降有关,其中游离和结合态的芦荟大黄素和大黄素甲醚与毒性相关性最强。

3. 炮制工艺研究　以结合型蒽醌的含量为评价指标,确定酒炙大黄的最佳炮制工艺为每 100g 药材加入 15g 黄酒,闷润 5 小时,炒制 10 分钟。

【贮藏】置通风干燥处,防蛀。

龙　　胆

【处方用名】龙胆、酒龙胆。

【来源】本品为龙胆科植物条叶龙胆 *Gentiana manshurica* Kitag.、龙胆 *Gentiana scabra* Bge、三花龙胆 *Gentiana triflora* Pall. 或坚龙胆 *Gentiana rigescens* Franch. 的干燥根和根茎。前三种习称"龙胆",后一种习称"坚龙胆"。春、秋二季采挖,洗净,干燥。

【历史沿革】晋代有酒煮法;宋代有酒炒、炒制、制炭、煅制等法,并用甘草、姜作辅料;明清增加了酒洗、焙制、防己制、酒制、柴胡制、蜜炒、胆汁制等法。现行有酒炙、炒炭等炮制方法。《中华人民共和国药典》2020 年版收载龙胆。

【炮制方法】

1. 龙胆　取原药材,除去杂质,洗净,润透,切段,干燥。

2. 酒龙胆　取净龙胆段,用黄酒拌匀,闷润,待酒被吸尽后,置炒制容器内,用文火加热,炒干,取出晾凉,筛去碎屑。

每 100kg 龙胆段,用黄酒 10kg。

【成品性状】

1. 龙胆　呈不规则形的段。根茎呈不规则块片,表面暗灰棕色或深棕色。根圆柱形,表面淡黄色至黄棕色,有的有横皱纹,具纵皱纹。切面皮部黄白色至棕黄色,木部色较浅。气微,味甚苦。坚龙胆呈不规则形的段。根表面无横皱纹,膜质外皮已脱落,表面黄棕色至深棕色。切面皮部黄棕色,木部色较浅。

2. 酒龙胆　颜色加深,略具酒气。

【炮制作用】龙胆性味苦,寒。归肝、胆经。具有清热燥湿,泻肝胆火的功效。

龙胆生用苦寒性较强,长于清热燥湿,泻肝胆火。用于湿热黄疸,阴肿阴痒,带下,湿疹瘙痒,目赤,耳鸣耳聋,胁痛口苦,强中,惊风抽搐。如治阴黄的龙胆汤(《圣济总录》);治肝胆湿热,胁痛口苦,尿赤涩痛,湿热带下的龙胆泻肝丸(《中华人民共和国药典》)。

酒炙龙胆可引药上行,并缓其苦寒之性。用于肝胆实火所致的头胀头痛,耳鸣耳聋,风热目赤肿痛等。如治肝胆火旺,心烦不宁,头晕目眩,耳鸣的当归龙荟丸(《中华人民共和国药典》)。

【贮藏】置干燥处。

当　　归

【处方用名】当归、归头、归身、归尾、全当归、酒当归、土炒当归、当归炭。

【来源】本品为伞形科植物当归 *Angelica sinensis* (Oliv.) Diels 的干燥根。秋末采挖,除去须根和泥沙,待水分稍蒸发后,捆成小把,上棚,用烟火慢慢熏干。

【历史沿革】南齐有炒法;唐代有酒浸等法;宋代有酒洗、酒润、米拌炒、酒拌、酒炒、醋炒等法;明清增加了酒蒸、酒煮、童便制、盐水炒、姜汁浸、姜汁炒、米泔浸炒、土炒、制炭、黑豆汁制、吴茱萸制、芍药汁制等法。现行有酒炙、土炒、炒黄、炒炭等炮制方法。《中华人民共和国药典》2020 年版收载当归、酒当归。

【炮制方法】

1. 当归(全当归) 取原药材,除去杂质,洗净,润透,切薄片,晒干或低温干燥。

2. 酒当归 取净当归片,用黄酒拌匀,闷润,待酒被吸尽后,置炒制容器内,用文火加热,炒至深黄色,取出晾凉,筛去碎屑。

每 100kg 当归片,用黄酒 10kg。

3. 土炒当归 将灶心土粉置炒制容器内,用中火加热至土呈灵活状态时,投入净当归片,炒至当归片上粘满细土时,取出,筛去土,晾凉。

每 100kg 当归片,用灶心土粉 30kg。

4. 当归炭 取净当归片,置炒制容器内,用中火加热,炒至微黑色,取出晾凉,筛去碎屑。

【成品性状】

1. 当归 为类圆形、椭圆形或不规则薄片。外表皮浅棕色至棕褐色。切面浅棕黄色或黄白色,平坦,有裂隙,中间有浅棕色的形成层环,并有多数棕色的油点,香气浓郁,味甘、辛、微苦。

2. 酒当归 形如当归片。切面深黄色或浅棕黄色,略有焦斑。香气浓郁,并略有酒香气。

3. 土炒当归 土黄色,具土香气。

4. 当归炭 表面黑褐色,内部灰棕色,质枯脆,气味减弱,并带涩味。

【质量要求】

1. 当归 水分不得过 15.0%,总灰分不得过 7.0%,酸不溶性灰分不得过 2.0%;醇溶性浸出物不得少于 45.0%。

2. 酒当归 水分不得过 10.0%,总灰分不得过 7.0%,酸不溶性灰分不得过 2.0%;醇溶性浸出物不得少于 50.0%。

【炮制作用】当归性味甘、辛,温。归肝、心、脾经。具有补血活血,调经止痛,润肠通便的功效。

当归生品质润,长于补血活血,调经止痛,润肠通便。用于血虚萎黄,眩晕心悸,月经不调,经闭痛经,虚寒腹痛,风湿痹痛,跌仆损伤,痈疽疮疡,肠燥便秘。如治血虚烦躁的当归补血汤(《兰室秘藏》),治痔漏及脱肛便血的连归丸(《医学入门》)。

酒炙当归增强活血通经的作用。用于经闭痛经,风湿痹痛,跌打损伤。如治血虚血滞,崩中漏下的四物汤(《太平惠民和剂局方》)。

土炒当归增强入脾补血作用,又不致滑肠。多用于血虚便溏,腹中时痛的患者。如治产后虚赢不足,腹中隐痛的当归建中汤(《千金翼方》)。

当归炒炭后,以止血和血为主。用于崩中漏下,月经过多。如治妇女胎动不安,月经过多或崩中漏下的当归散(《儒门事亲》)。

【炮制研究】

1. 对化学成分的影响 当归头、身、尾挥发油含量、比重、折光率、含糖量、旋光度、水分及灰分均无明显差别,但微量元素的含量有差别,归头中钙、铜、锌含量高,归身中铜含量高,归尾中钾、铁含量高;挥发油含量,归尾比归头高,但挥发油中藁本内酯含量却以归尾中最低;具有抗血栓作用的阿魏酸含量以归尾最高,归身次之,归头最低,这与传统经验认为归尾破血的观点似相吻合。

当归随炮制温度升高,阿魏酸含量降低。酒炙后水溶物含量增加,阿魏酸几乎无降低,与其他炮制品比较其鞣质最少。土炒后鞣质为生品的 1.4 倍,水、醇浸出物及阿魏酸稍有降低。制炭后鞣质升高为生品的 2 倍,其他成分成倍降低。

当归及炮制品中的还原糖和水溶性糖的含量依次为酒炒当归 > 生当归 > 清炒当归 > 土炒当归 > 当归炭。水溶性粗多糖含量依次为酒炒当归 > 生当归 > 土炒当归 > 清炒当归 > 当归炭。

2. 对药理作用的影响 当归对子宫有"双向性"调节作用,其水溶性和醇溶性成分能兴奋子宫,高沸点挥发油能抑制子宫。当归头、身、尾 3 种煎剂均有明显兴奋家兔子宫平滑肌的作用。当归具有一定清除氧自由基能力,当归不同炮制品加抗坏血酸后对清除氧自由基有协同作用,炒当归、酒当归的协同作用高于生当归、当归炭、焦当归。与甘露醇合用时,仅有生当归、炒当归与酒当归对羟自由基表现协同作用,焦当归与当归炭协同作用不明显,说明炮制品本身对不同氧自由基的清除敏感性不同。

3. 炮制工艺研究 以阿魏酸、当归多糖、浸出物(水、醇)含量和体外抗凝血时间为考察指标,优选出酒当归的最佳炮制工艺为 100g 当归饮片加 10ml 半干型黄酒,闷润 1 小时,140℃炒制 15 分钟。

备注:当归的头、身、尾可分别入药,古人认为"头"止血而上行,"梢"破血而下行,"身"养血而中守,"全"活血而不走。

【贮藏】置阴凉干燥处,防潮,防蛀。

川 芎

【处方用名】川芎、酒川芎。

【来源】本品为伞形科植物川芎 *Ligusticum chuanxiong* Hort. 的干燥根茎。夏季当茎上的节盘显著突出,并略带紫色时采挖,除去泥沙,晒后烘干,再去须根。

【历史沿革】唐代有熬制法;宋代有微炒、醋炒、米泔水浸、焙制、煅制、酒炒等法;元代增加了米水炒、茶水炒、童便浸等法;明清又增加了清蒸、盐水煮、盐酒炙、煅炭、蜜炙、药汁制等法。现行有酒炙、麸炒、清蒸、清炒等炮制方法。《中华人民共和国药典》2020 年版收载川芎。

【炮制方法】

1. 川芎 取原药材,除去杂质,大小分开,略泡,洗净,润透,切厚片,干燥。

2. 酒川芎 取净川芎片,用黄酒拌匀,闷润,待酒被吸尽后,置炒制容器内,用文火加热,炒至棕黄色,取出晾凉,筛去碎屑。

每 100kg 川芎片,用黄酒 10kg。

【成品性状】

1. 川芎 为不规则厚片,外表皮灰褐色或褐色,有皱缩纹。切面黄白色或灰黄色,具有明显波状环纹或多角形纹理,散生黄棕色油点。质坚实。气浓香,味苦、辛,微甜。

2. 酒川芎 棕黄色,偶见焦斑,质坚脆,略具酒气。

【质量要求】川芎:含水分不得过 12.0%,总灰分不得过 6.0%;醇溶性浸出物不得少于 12.0%;含阿魏酸($C_{10}H_{10}O_4$)不得少于 0.10%。

【炮制作用】川芎性味辛,温。归肝、胆、心包经。具有活血行气,祛风止痛的功效。

川芎生品长于活血行气、祛风止痛。临床多生用,用于胸痹心痛,胸胁刺痛,跌仆肿痛,月经不调,经闭痛经,癥瘕腹痛,头痛,风湿痹痛。如治冲任虚寒,月经不调的温经汤(《金匮要略》);治风邪头痛的川芎茶调散(《太平惠民和剂局方》)。

酒炙川芎能引药上行,增强活血行气止痛作用。用于血瘀头痛,偏头痛,风寒湿痛,产后瘀阻腹痛等。如治血瘀头痛的通窍活血汤(《医林改错》)。

【炮制研究】川芎含有挥发油、生物碱、酚性物质、有机酸、苯酞内酯等成分。其中,川芎嗪有抗血小板聚集,扩张小动脉,改善微循环和活血化瘀作用。阿魏酸具有抗血小板聚集,抑制血小板 5- 羟色胺释放,抑制血小板血栓素 A_2 的生成,增强前列腺素活性,镇痛,缓解血管痉挛等作用。

1. 对化学成分的影响　川芎炮制品中总生物碱含量依次为醋炙品 > 酒炙品 > 生品,川芎嗪含量依次为醋炙品 > 生品 > 酒炙品。川芎各炮制品挥发油含量依次为生品 > 酒炙品 > 醋炙品 > 炒黄品 > 酒煮品。但水煎液中阿魏酸含量以酒炙品最高,生品最低。阿魏酸含量依次为生品 > 酒炙品 > 麸炒品 > 炒黄品 > 炒焦品。酒川芎水煎液中铁、锰、锂、镍、钴等含量增加,铜、铬含量减少;炒品水煎液中铁、锰、锂、钴、钒含量增加,锌、铜、铬、镍含量减少。

2. 对药理作用的影响　黄酒炙、白酒炙川芎水煎液和生川芎醇提液有明显降低全血黏度、血浆黏度、血细胞比容、血沉、红细胞聚集指数等作用。

【贮藏】置阴凉干燥处,防蛀。

白芍(附: 赤芍)

【处方用名】白芍、炒白芍、酒白芍、醋白芍、土炒白芍。

【来源】本品为毛茛科植物芍药 *Paeonia lactiflora* Pall. 的干燥根。夏、秋二季采挖,洗净,除去头尾和细根,置沸水中煮后除去外皮或去皮后再煮,晒干。

【历史沿革】汉代收载切;南北朝时期有蜜水拌蒸;唐代有熬令黄等法;宋代增加了微炒、炒焦、焙制、煮制、酒炒等法;元代增加了酒浸、酒制、炒炭、米水浸炒等法;明清又增加了酒蒸、米炒、土炒、煨制、煅炭、醋炒等法。现行有炒黄、炒炭、麸炒、土炒、酒炙、醋炙等炮制方法。《中华人民共和国药典》2020 年版收载白芍、炒白芍、酒白芍。

【炮制方法】

1. 白芍　取原药材,除去杂质,大小条分开,洗净,润透,切薄片,干燥。

2. 炒白芍　取净白芍片,置炒制容器内,用文火加热,炒至微黄色,取出晾凉,筛去碎屑。

3. 酒白芍　取净白芍片,用黄酒拌匀,闷润,待酒被吸尽后,置炒制容器内,用文火加热,炒干,取出晾凉,筛去碎屑。

每 100kg 白芍片,用黄酒 10kg。

【成品性状】

1. 白芍　呈类圆形的薄片。表面淡棕红色或类白色,平滑。切面微带棕红色或类白色,形成层环明显,可见稍隆起的筋脉纹呈放射状排列。气微,味微苦、酸。

2. 炒白芍　形如白芍片,表面微黄色或淡棕黄色,有的可见焦斑。气微香。

3. 酒白芍　形如白芍片,表面微黄色或淡棕黄色,有的可见焦斑。微有酒香气。

【质量要求】

1. 白芍　含水分不得过 14.0%,总灰分不得过 4.0%,二氧化硫残留量不得过 400mg/kg;水溶性浸出物不得少于 22.0%;含芍药苷不得少于 1.2%。

2. 炒白芍　含水分不得过 10.0%,总灰分不得过 4.0%,二氧化硫残留量不得过 400mg/kg;浸出物和含量测定同白芍。

3. 酒白芍　检查、含量测定同白芍;水溶性浸出物不得少于 20.5%。

【炮制作用】白芍性味苦、酸,微寒。归肝、脾经。具有养血调经,敛阴止汗,柔肝止痛,平抑肝阳的功效。

生品用于头痛眩晕,胁痛,腹痛,四肢挛痛,血虚萎黄,月经不调,自汗,盗汗。如治积热不散,目赤肿痛的泻肝汤(《圣济总录》)。

炒白芍寒性缓和,以养血和营、敛阴止汗为主。用于血虚萎黄,腹痛泄泻,自汗盗汗。如治肝旺脾虚致肠鸣腹痛、泄泻的痛泻要方(《景岳全书》)。

酒炙白芍降低酸寒伐肝之性,入血分,善于调经止血,柔肝止痛。用于肝郁血虚,胁痛腹痛,月经不调,四肢挛痛。产后腹痛尤须酒炙。如用于妇女体弱血虚,月经不调的妇科白凤片(《部颁药品标准》)。

【炮制研究】

1. 对化学成分的影响 白芍中含芍药苷、白芍苷、没食子酰芍药苷、邻苯三酚、没食子酸、没食子酸甲酯、没食子酸乙酯、儿茶素、蔗糖等。芍药苷可扩张血管、镇痛镇静、抗炎、抗溃疡、解热解痉,同时还有利尿的作用;氧化芍药苷可以抗氧化;没食子酸有收敛、止泻的功效;芍药内酯苷除了有镇痛、镇静、抗炎、抗惊厥和抗病原微生物的作用外,还具有护肝的作用,同时对免疫系统和平滑肌也有一定的作用。

白芍炮制后,芍药苷、丹皮酚、总氨基酸、苯甲酸含量均有不同程度降低。芍药苷含量依次为生白芍>焦白芍>醋炒白芍>酒炒白芍>土炒白芍;苯甲酸含量以酒炒白芍最低,其他炮制品差异不大,且炮制后均较生品低;以醋炒白芍中重金属铅、镉含量最低。

白芍炒至浅黄、黄、棕色时的芍药苷含量分别为 0.94%、0.82%、0.55%,随颜色变深芍药苷含量显著降低,表明白芍炒制程度与芍药苷含量存在相关性。

2. 对药理作用的影响 白芍 5 种炮制品的水煎液均能使离体兔肠自发性收缩活动的振幅加大,以醋炙品作用最强;生品对氯化钡引起的兔肠收缩加强有明显拮抗作用,其他炮制品作用不明显;清炒品、酒炒品、醋炒品对肾上腺素引起的肠管活动抑制均有不同程度的拮抗作用,以醋炙品拮抗作用最为明显,生品和麸炒品作用不明显;白芍炮制品镇痛作用较生品明显。在芍药甘草汤中,醋炒白芍较其他炮制品有最为显著的镇痛作用。

3. 炮制工艺研究 以芍药苷、氧化芍药苷、芍药内酯苷、没食子酸 4 个指标性成分质量分数和浸出物得率为考察指标,获得白芍麸炒最佳工艺是在白芍药材中加入其质量的 10% 的麸皮,在 200℃下炒制 8 分钟。

【贮藏】置干燥处,防蛀。

附:赤芍

【处方用名】赤芍、酒赤芍。

【来源】本品为毛茛科植物芍药 *Paeonia lactiflora* Pall. 或川赤芍 *Paeonia veitchii* Lynch 的干燥根。春、秋二季采挖,除去根茎、须根及泥沙,晒干。

【历史沿革】汉代有刮去皮法;唐代有酒浸法;宋代增加了烧为灰、焙制、炒制、煮法;元代增加了泔浸去油,用川椒、葱白煮令黑色,焙用,煨法;明代增加了川椒炒、酒炒法;清代又增加了蜜水拌蒸、醋炒、酒洗法等。现行有炒制、酒炙、酒麸制、麸炒等炮制方法。《中华人民共和国药典》2020 年版收载赤芍。

【炮制方法】

1. 赤芍 取原药材,除去杂质,分开大小,洗净,润透,切厚片,干燥。

2. 酒赤芍 取净赤芍片,用黄酒拌匀,闷润,待酒被吸尽后,置炒制容器内,用文火加热,炒干,取出晾凉,筛去碎屑。

每 100kg 赤芍片,用黄酒 12kg。

【成品性状】

1. 赤芍 为类圆形切片,外表皮棕褐色。切面粉白色或粉红色,皮部窄,木部放射纹理明显,有的有裂隙。

2. 酒赤芍 表面微黄色,微有酒气。

【质量要求】赤芍:含芍药苷($C_{23}H_{28}O_{11}$)不得少于 1.5%。

【炮制作用】赤芍苦,微寒。归肝经。具有清热凉血,散瘀止痛的功效。

生品以清热凉血力胜,用于血热发斑、吐血、衄血不止、血崩带下,肝热目赤肿痛,痈肿疮疡。如治热入血分的犀角地黄汤(《备急千金要方》)。

酒赤芍缓和寒性,增强活血散瘀之效。用于经闭腹痛,跌打损伤,胸胁痹痛,癥瘕腹痛等。如治胸胁疼痛的赤芍药丸(《太平圣惠方》)。

【贮藏】置通风干燥处。

丹 参

【处方用名】丹参、酒丹参。

【来源】本品为唇形科植物丹参 *Salvia miltiorrhiza* Bge. 的干燥根和根茎。春、秋二季采挖,除去泥沙,干燥。

【历史沿革】唐代收载"熬令紫色";宋代有炒制、炙制、焙制等法;明清增加了酒洗、酒浸、酒炒、酒蒸、猪心拌炒等法。现行有猪心血拌、清炒、炒炭、酒炙、醋炙等炮制方法。《中华人民共和国药典》2020 年版收载丹参、酒丹参。

【炮制方法】

1. 丹参　取原药材,除去杂质及残茎,洗净,润透,切厚片,干燥。

2. 酒丹参　取净丹参片,用黄酒拌匀,稍润,待酒被吸尽后,置炒制容器内,用文火加热,炒干,取出晾凉,筛去碎屑。

每 100kg 丹参片,用黄酒 10kg。

【成品性状】

1. 丹参　呈类圆形或椭圆形的厚片。外表皮棕红色或暗棕红色,粗糙,具纵皱纹。切面有裂隙或略平整而致密,有的呈角质样,皮部棕红色,木部灰黄色或紫褐色,有黄白色放射状纹理。气微,味微苦涩。

2. 酒丹参　表面红褐色,略具酒香气。

【质量要求】

1. 丹参　含水分不得过 13.0%,总灰分不得过 10.0%,酸不溶性灰分不得过 3.0%;水溶性浸出物不得少于 35.0%,醇溶性浸出物不得少于 11.0%。

2. 酒丹参　水分不得过 10.0%,总灰分不得过 10.0%,水溶性浸出物不得少于 35.0%,醇溶性浸出物不得少于 11.0%。

【炮制作用】丹参性味苦,微寒。归心、肝经。丹参生品长于祛瘀止痛,活血通经,清心除烦。

临床多生用。用于月经不调,经闭痛经,癥瘕积聚,胸腹刺痛,热痹疼痛,疮疡肿痛,心烦不眠,肝脾肿大,心绞痛。如治半虚半实型心腹诸痛的丹参饮(《医学金针》)。

丹参酒炙后可缓和寒凉之性,增强活血祛瘀、调经止痛之功。多用于月经不调,血滞经闭,恶露不下,心胸疼痛,癥瘕积聚,风湿痹痛。如治气血凝滞,心胸疼痛的活络效灵丹(《医学衷中参西录》)。

【炮制研究】丹参含脂溶性成分丹参酮类、丹参酮醌类、丹参内酯类等;水溶性成分主要是丹参素、原儿茶醛、迷迭香酸、紫草酸、丹参酚酸 A、丹参酚酸 B、丹参酚酸 C、丹参酚酸 D、丹参酚酸 E、丹参酚酸 G 等。

1. 对化学成分的影响　丹参炮制后,内含成分种类未发生变化。水浸泡和闷润过程都易造成丹参中总酚类和原儿茶醛损失。经酒、醋等辅料炮制后,均能提高丹参水溶性总酚浸出量,但原儿茶醛含量均有不同程度下降。

2. 对药理作用的影响　丹参生品、酒炙品对谷丙转氨酶水平升高有显著降低作用,且以生品为优,醋炒丹参作用不显著。黄酒与白酒炙丹参及丹参均可显著降低血小板黏附与聚集,延长凝血酶原时间、凝血酶时间、凝血活酶时间,白酒制较黄酒制好。丹参不同炮制品水提物对小鼠耳廓微循环作用强弱顺序是白酒炙丹参＞黄酒炙丹参＞生丹参。炒丹参和酒丹参的抗菌活性明显增强,而丹参炭的抗菌活性明显减弱,但仍具有一定的抗菌活性。

【贮藏】置干燥处。

益 母 草

【处方用名】益母草、酒益母草。

【来源】本品为唇形科植物益母草 *Leonurus japonicus* Houtt. 的新鲜或干燥地上部分。鲜品春季幼苗期至初夏花前期采割;干品夏季茎叶茂盛、花未开或初开时采割,晒干,或切段晒干。

【历史沿革】宋代有烧灰存性法;明清增加了醋制、炒制、炒炭、蜜炙、酒蒸等法。现行有酒炙、炒炭、蒸制等炮制方法。《中华人民共和国药典》2020 年版收载鲜益母草、干益母草。

【炮制方法】

1. 鲜益母草 除去杂质,迅速洗净。

2. 干益母草 取原药材,除去杂质,切去残根,迅速洗净,略润,切段,干燥。

3. 酒益母草 取净干益母草段,用黄酒拌匀,闷润,待酒被吸尽后,置炒制容器内,用文火加热,炒干,取出晾凉,筛去碎屑。

每 100kg 益母草段,用黄酒 15kg。

【成品性状】

1. 干益母草 呈不规则的段。茎方形,四面凹下成纵沟,灰绿色或黄绿色。切面中部有白髓。叶片灰绿色,多皱缩、破碎。轮伞花序腋生,花黄棕色,花萼筒状,花冠二唇形。气微,味微苦。

2. 酒益母草 颜色加深,偶见焦斑,略具酒气。

【质量要求】干益母草:水分不得过 13.0%,总灰分不得过 11.0%;水溶性浸出物不得少于 12.0%;含盐酸水苏碱不得少于 0.40%,含盐酸益母草碱不得少于 0.040%。

【炮制作用】益母草性味苦、辛,微寒。归肝、心包、膀胱经。具有活血调经,利尿消肿的功效。

临床多生用。用于月经不调,痛经,经闭,恶露不尽,水肿尿少;急性肾炎水肿。如治月经不调的益母丸(《奇方类编》)。

酒炙后缓和其寒性,增强活血祛瘀、调经止痛的作用。多用于月经不调,恶露癥瘕,瘀滞作痛及跌打伤痛等。如治月经不调,腹有癥瘕积聚的益母丸(《医学入门》)。

【贮藏】干益母草置干燥处;鲜益母草置阴凉潮湿处。

续 断

【处方用名】续断、川断、酒续断、盐续断。

【来源】本品为川续断科植物川续断 *Dipsacus asper* Wall.ex Henry 的干燥根。秋季采挖,除去根头和须根,用微火烘至半干,堆置"发汗"至内部变绿色时,再烘干。

【历史沿革】刘宋时代有酒浸法;唐代有米泔制等法;宋代有酒浸、酒浸炒、焙制等法;元代增加了面制等法;明清又增加了酒洗、酒拌、酒蒸、酒煎、炒制等法。现行有酒炙、盐炙、麸炒、炒炭、清炒等炮制方法。《中华人民共和国药典》2020 年版收载续断片、酒续断、盐续断。

【炮制方法】

1. 续断片 取原药材,除去杂质,洗净,润透,切厚片,干燥。

2. 酒续断 取净续断片,用黄酒拌匀,闷润,待酒被吸尽后,置炒制容器内,用文火加热,炒至微带黑色,取出晾凉,筛去碎屑。

每 100kg 续断片,用黄酒 10kg。

3. 盐续断　取净续断片,用盐水拌匀,闷润,待盐水被吸尽后,置炒制容器内,用文火加热,炒干,取出晾凉,筛去碎屑。

每 100kg 续断片,用食盐 2kg。

【成品性状】

1. 续断片　呈类圆形或椭圆形的厚片。外表皮灰褐色至黄褐色,有纵皱。切面皮部墨绿色或棕褐色,木部灰黄色或黄褐色,可见放射状排列的导管束纹,形成层部位多有深色环。气微,味苦、微甜而涩。

2. 酒续断　表面浅黑色或灰褐色,略有酒香气。

3. 盐续断　表面黑褐色,味微咸。

【质量要求】

1. 续断片　水分不得过 10.0%,总灰分不得过 12.0%,酸不溶性灰分不得过 3.0%;水溶性浸出物不得少于 45.0%;含川续断皂苷Ⅵ不得少于 1.5%。

2. 酒续断　检查、浸出物、含量测定同续断片。

3. 盐续断　检查、浸出物、含量测定同续断片。

【炮制作用】续断性味苦、辛,微温。归肝、肾经。具有补肝肾,强筋骨,续折伤,止崩漏的功效。

生品用于腰膝酸软,风湿痹痛,崩漏,胎漏,跌打损伤。如治风寒湿痹,肢体麻木的思仙续断丸(《太平惠民和剂局方》)。

续断酒炙可增强通血脉、续筋骨、止崩漏作用。多用于风湿痹痛,跌打损伤。如治跌打损伤,疼痛剧烈的接骨散(《临床常用中药手册》)。

续断盐炙可引药下行,增强补肝肾、强筋骨作用。用于腰膝酸软。如治肾虚腰痛、腰酸的补肾壮筋汤(《临床常用中药手册》)。

【炮制研究】续断主要含皂苷类、生物碱类、挥发油等。其中,川续断皂苷Ⅵ具有促进骨髓间充质干细胞增殖及向成骨细胞分化的作用,能促进骨伤愈合、抗骨质疏松。

续断产地加工"发汗"可使其水溶性浸出物、醇溶性浸出物、总皂苷有不同程度降低,但川续断皂苷Ⅵ的含量升高,表明"发汗"操作具有一定合理性。续断经酒炙和盐炙后,川续断皂苷Ⅵ含量较生品增加,但川续断皂苷Ⅹ的含量呈减少趋势。川续断皂苷Ⅵ和Ⅹ的结构差异在于糖部分,一定条件下川续断皂苷Ⅹ可水解为川续断皂苷Ⅵ。续断酒炙后 Fe、Mn 和 Zn 含量增加,尤以 Mn 特别显著,这可能是酒炙品补肝肾的原因之一。

【贮藏】置干燥处,防蛀。

牛　膝

【处方用名】牛膝、怀牛膝、酒牛膝、盐牛膝。

【来源】本品为苋科植物牛膝 Achyranthes bidentata Bl. 的干燥根。冬季茎叶枯萎时采挖,除去须根和泥沙,捆成小把,晒至干皱后,将顶端切齐,晒干。

【历史沿革】晋代有酒渍法;刘宋时代有黄精汁制;唐代有酒浸等法;宋代增加了酒煮、酒熬膏、酒炒、酒洗、盐水炒、制炭、炙制、炒制、生地作辅料制等法;明清又增加了酒拌、酒蒸、炒炭、盐酒制等法。现行有炒炭、酒炙、盐炙等炮制方法。《中华人民共和国药典》2020 年版收载牛膝、酒牛膝。

【炮制方法】

1. 牛膝　取原药材,除去杂质,洗净,润透,除去芦头,切段,晒干或低温干燥。

2. 酒牛膝 取净牛膝段,用黄酒拌匀,闷润,待酒被吸尽后,置炒制容器内,用文火加热,炒干,取出晾凉,筛去碎屑。

每 100kg 牛膝段,用黄酒 10kg。

3. 盐牛膝 取净牛膝段,用食盐水拌匀,闷润,待盐水被吸尽后,置炒制容器内,用文火加热,炒干,取出晾凉,筛去碎屑。

每 100kg 牛膝段,用食盐 2kg。

【成品性状】

1. 牛膝 呈圆柱形的段。外表皮灰黄色或淡棕色,有微细的纵皱纹及横长皮孔。质硬脆,易折断,受潮变软。切面平坦,淡棕色或棕色,略呈角质样而油润,中心维管束木部较大,黄白色,其外围散有多数黄白色点状维管束,断续排列成 2~4 轮。气微,味微甜而稍苦涩。

2. 酒牛膝 形如牛膝段,表面色略深,偶见焦斑,略有酒香气。

3. 盐牛膝 多有焦斑,微有咸味。

【质量要求】

1. 牛膝 水分不得过 15.0%,总灰分不得过 9.0%,二氧化硫残留量不得过 400mg/kg;醇溶性浸出物不得少于 5.0%;含 β- 蜕皮甾酮不得少于 0.030%。

2. 酒牛膝 醇溶性浸出物不得少于 4.0%。检查、含量测定同牛膝。

【炮制作用】牛膝性味苦、甘、酸,平。归肝、肾经。具有逐瘀通经,补肝肾,强筋骨,利尿通淋,引血下行的功效。

生品具有补肝肾,强筋骨,逐瘀通经,引血下行的功效。适用于胞衣不下,肝阳眩晕,火热上逆。如治阴虚阳亢,头目眩晕的镇肝熄风汤(《医学衷中参西录》)。

牛膝酒炙后增强补肝肾、强筋骨、祛瘀止痛作用。用于腰膝酸痛,筋骨无力,经闭癥瘕。如治肝肾不足致腰腿疼痛,软弱无力的酒浸牛膝丸(《张氏医通》)。

牛膝盐炙后引药下行走肾经,增强通淋行瘀作用。用于小便淋沥涩痛,尿血,小便不利。如治淋浊涩痛的石韦散(《普济本事方》)。

【炮制研究】

1. 对化学成分的影响 牛膝炮制后齐墩果酸含量依次为生牛膝 > 酒牛膝 > 清炒牛膝 > 牛膝炭 > 盐牛膝。炮制后牛膝水溶性甜菜碱未受损失。牛膝酒蒸、酒炙后锌含量增加,酒炙、盐炙后铜含量增加,酒蒸、酒炙、盐炙炮制品中锰均较生品有所降低或大体持平。

2. 对药理作用的影响 酒牛膝急性毒性剂量与生品接近,盐牛膝毒性明显增加,各炮制品对小鼠骨髓微核率及早孕率无明显影响;牛膝不同炮制品有一定程度的镇痛作用,以酒牛膝镇痛作用强而持久,并且抗炎作用最显著。另有研究表明,牛膝、酒牛膝镇痛作用无明显区别,但两者均有明显滋补作用,并都有轻微泻下作用。

【贮藏】置阴凉干燥处,防潮。

仙 茅

【处方用名】仙茅、酒仙茅。

【来源】本品为石蒜科植物仙茅 *Curculigo orchioides* Gaertn. 的干燥根茎。秋、冬二季采挖,除去根头和须根,洗净,干燥。

【历史沿革】刘宋时代有乌豆水浸后加酒拌蒸法;宋代增加了酒浸、米泔水浸等法;明清又增加了米泔水浸后用酒拌蒸、蒸制、酒浸焙干等法。现行有酒炙等炮制方法。《中华人民共和国药典》2020 年版收载仙茅。

【炮制方法】

1. 仙茅 取原药材,除去杂质,洗净,稍润,切段,干燥。

2. 酒仙茅 取净仙茅段,用黄酒拌匀,闷润,待酒被吸尽后,置炒制容器内,用文火加热,炒干,取出晾凉,筛去碎屑。

每 100kg 仙茅段,用黄酒 10kg。

【成品性状】

1. 仙茅 呈类圆形或不规则形的厚片或段,外表皮棕色至褐色,粗糙,有的可见纵横皱纹和细孔状的须根痕。切面灰白色至棕褐色,有多数棕色小点,中间有深色环纹。气微香,味微苦、辛。

2. 酒仙茅 颜色加深,略具酒气。

【质量要求】 仙茅:水分不得过 13.0%,总灰分不得过 10.0%,酸不溶性灰分不得过 2.0%;醇溶性浸出物不得少于 7.0%;含仙茅苷不得少于 0.080%。

【炮制作用】 仙茅性味辛,热;有毒。归肾、肝、脾经。具有补肾阳,强筋骨,祛寒湿,消散痈肿的功效。

生品用于阳痿精冷,筋骨痿软,腰膝冷痹,阳虚冷泻,痈疽肿痛,毒蛇咬伤。可单味煎服或鲜品捣烂外敷。

仙茅酒炙后可降低毒性,增强补肾阳、强筋骨、祛寒湿作用。用于阳痿精冷,筋骨痿软,腰膝冷痹,阳虚冷泻。如治阳痿不举的仙茅酒(《万氏家抄方》)。

【贮藏】 置干燥处,防霉,防蛀。

威 灵 仙

【处方用名】 威灵仙、灵仙、酒威灵仙。

【来源】 本品为毛茛科植物威灵仙 *Clematis chinensis* Osbeck、棉团铁线莲 *Clematis hexapetala* Pall. 或东北铁线莲 *Clematis manshurica* Rupr. 的干燥根和根茎。秋季采挖,除去泥沙,晒干。

【历史沿革】 宋代有酒洗、焙、九蒸九曝、麸炒、米泔浸等法;金元时代增加了酒炒、炒制等法;明清又增加了醋制、童便制法。现行有酒炙等炮制方法。《中华人民共和国药典》2020 年版收载威灵仙。

【炮制方法】

1. 威灵仙 取原药材,拣净杂质,洗净,润透,切段,干燥。

2. 酒威灵仙 取净威灵仙段,用黄酒拌匀,闷润,待酒被吸尽后,置炒制容器内,用文火加热,炒干,取出晾凉,筛去碎屑。

每 100kg 威灵仙段,用黄酒 10kg。

【成品性状】

1. 威灵仙 呈不规则段。表面黑褐色、棕褐色或棕黑色,有纵纹,有的皮部脱落,露出黄白色木部。切面皮部较广,木部淡黄色,略呈方形或近圆形,皮部与木部间常有裂隙。

2. 酒威灵仙 形如威灵仙段,黄色或微黄色,略具酒气。

【质量要求】 威灵仙:水分不得过 15.0%,总灰分不得过 10.0%,酸不溶性灰分不得过 4.0%;醇溶性浸出物不得少于 15.0%;含齐墩果酸不得少于 0.30%。

【炮制作用】 威灵仙性味辛、咸,温。归膀胱经。具有祛风湿,通经络的功效。

生品具有祛风除湿,通络止痛的功效。适用于风湿痹痛,肢体麻木,筋脉拘挛,屈伸不利,骨鲠咽喉。以消诸骨鲠咽为主。

威灵仙酒炙后可增强祛风除痹、通络止痛的作用。用于风湿痹痛,肢体麻木,筋脉拘挛,屈伸不利。如治腰脚疼痛久不愈的威灵仙散(《太平圣惠方》)。

【贮藏】 置干燥处。

锁 阳

【处方用名】锁阳、酒锁阳。

【来源】本品为锁阳科植物锁阳 *Cynomorium songaricum* Rupr. 的干燥肉质茎。春季采挖，除去花序，切段，晒干。

【历史沿革】元代有酒浸法；明代有酒洗法、酥油炙、羊油炙、酒浸等法；清代增加了酒润法、炙等炮制方法。现行有酒制、盐制、蒸制、煮制等。《中华人民共和国药典》2020 年版收载锁阳。

【炮制方法】

1. 锁阳　取原药材，洗净，润透，切薄片，干燥。

2. 酒锁阳　取净锁阳，用黄酒拌匀，闷透后蒸，个大者泡 10 小时再蒸，蒸熟后切薄片，干燥。

每 100kg 锁阳片，用黄酒 12kg。

【成品性状】

1. 锁阳　为不规则或类圆形的薄片。外表皮棕色或棕褐色，粗糙，具明显纵沟及不规则凹陷。切面浅棕色或棕褐色，散在黄色三角状维管束。气微，味甘而涩。

2. 酒锁阳　形如锁阳片，呈暗褐色，微有酒气。

【质量要求】锁阳：水分不得过 12.0%，总灰分不得过 9.0%；醇溶性浸出物不得少于12.0%。

【炮制作用】锁阳性味甘，温。归肝、肾、大肠经。具有补肾阳，益精血，润肠通便的功效。

生锁阳以补肾阳、益精血、润肠通便作用为主。如锁阳熬膏加炼蜜热酒化服，可治疗阳弱精虚，阴衰血竭，大肠燥结，便秘不运者（《本草切要》）。

酒锁阳长于温肾助阳。如治诸虚不足，腰腿疼痛，行步无力的加味虎潜丸（《医学正传》卷三引丹溪方）。

【贮藏】置通风干燥处。

地 龙

【处方用名】地龙、酒地龙。

【来源】本品为钜蚓科动物参环毛蚓 *Pheretima aspergillum*（E.Perrier）、通俗环毛蚓 *Pheretima vulgaris* Chen、威廉环毛蚓 *Pheretima guillelmi*（Michaelsen）或栉盲环毛蚓 *Pheretima pectinifera* Michaelsen 的干燥体。前一种习称"广地龙"，后三种习称"沪地龙"。广地龙春季至秋季捕捉，沪地龙夏季捕捉，及时剖开腹部，除去内脏和泥沙，洗净，晒干或低温干燥。

【历史沿革】宋代有炙干为末、熬制、煅炭、微炒、醋炙、焙制等方法；元代增加了酒浸、油炙、酒炒法；明清又增加了蛤粉炒、盐制、炒炭等法。现行有酒炙、醋炙、炒制、甘草制等炮制方法。《中华人民共和国药典》2020 年版收载地龙。

【炮制方法】

1. 地龙　取原药材，除去杂质，洗净，切段，干燥。沪地龙，碾碎，筛去土。

2. 酒地龙　取净地龙段，用黄酒拌匀，闷润，待酒被吸尽后，置炒制容器内，用文火加热，炒至棕色，取出晾凉，筛去碎屑。

每 100kg 地龙段，用黄酒 12.5kg。

3. 焙地龙　取净地龙，置炒制容器内，用文火焙至色变深，质地酥脆时，取出晾凉，筛去碎屑。

【成品性状】

1. 地龙 广地龙薄片状小段,边缘略卷,具环节,背部棕褐色至紫灰色,腹部浅黄棕色,生殖环较光亮。体轻,略呈革质,质韧不易折断。气腥,味微咸;沪地龙为不规则碎段,棕褐色或黄褐色,多皱缩不平。体轻,质脆易折断,肉薄。

2. 酒地龙 形如地龙段,棕色,偶见焦斑,略具酒气。

3. 焙地龙 形如地龙段,色泽加深,微带焦斑。

【质量要求】

地龙 含杂质不得过 6%,水分不得过 12.0%,总灰分不得过 10.0%,酸不溶性灰分不得过 5.0%,含重金属不得过 30mg/kg,每 100g 含黄曲霉毒素 B_1 不得过 5μg,黄曲霉毒素 G_2、黄曲霉毒素 G_1、黄曲霉毒素 B、黄曲霉毒素 B_1 的总量不得过 10μg。

【炮制作用】 地龙性味咸,寒。归肝、脾、膀胱经。具有清热定惊,通络,平喘,利尿的功效。

生品长于清热定惊,通络,平喘,利尿,但有腥气,多入煎剂。用于高热神昏,惊痫抽搐,关节痹痛,肢体麻木,半身不遂,肺热喘咳,尿少水肿;高血压。如治半身不遂的补阳还五汤(《医林改错》)。

酒炙地龙可缓和咸寒之性,利于粉碎和解腥矫味,便于临床应用,又可增强通经活络作用,用于偏正头痛,寒湿痹痛,骨折肿痛。如治疼痛难忍的地龙散(《太平圣惠方》)。

地龙焙黄后利于粉碎和矫臭矫味,便于临床应用。

【炮制研究】 地龙含有溶血成分蚯蚓素、解热成分蚯蚓解热碱、有毒成分蚯蚓毒素。还含琥珀酸及黄嘌呤等。其中,琥珀酸及黄嘌呤为平喘的主要成分。

地龙炮制后琥珀酸含量依次为生品 > 炒品 > 酒炙品 > 醋炙品。酒地龙能降低大鼠血液黏度、血细胞比容。体外血栓的溶解作用依次为酒地龙 > 广地龙 > 沪地龙 > 土地龙。

【贮藏】 置通风干燥处,防霉,防蛀。

蛇 蜕

【处方用名】 蛇蜕、蛇退、蛇皮、龙衣、酒蛇蜕。

【来源】 本品为游蛇科动物黑眉锦蛇 *Elaphe taeniura* Cope、锦蛇 *Elaphe carinata*(Guenther)或乌梢蛇 *Zaocys dhumnades*(Cantor)等蜕下的干燥表皮膜。春末夏初或冬初收集,除去泥沙,干燥。

【历史沿革】 汉代收载火熬;晋代有烧炭;刘宋时代增加了醋炙法;唐宋有烧炭、炙制、炒制、马勃和皂角子制、甘草制等法;明代增加了焙制、酒浸、酒炒、酒炙、蜜炙、油制、盐制等法。现行有酒炙、酒浸、煅炭、甘草制、皂角制等炮制方法。《中华人民共和国药典》2020 年版收载蛇蜕、酒蛇蜕。

【炮制方法】

1. 蛇蜕 取原药材,除去杂质,洗净,切段,干燥。

2. 酒蛇蜕 取蛇蜕段,用黄酒拌匀,闷润,待酒被吸尽后,置炒制容器内,用文火加热,炒至微显黄色,取出晾凉,筛去碎屑。

每 100kg 蛇蜕段,用黄酒 15kg。

【成品性状】

1. 蛇蜕 呈圆筒形小段,多压扁而皱缩,背部银灰色或淡灰棕色,有光泽,具菱形或椭圆形鳞迹,鳞迹衔接处呈白色,略抽皱或凹下,腹部乳白色或略显黄色,鳞迹长方形,呈覆瓦状排列。体轻,质微韧,手捏有润滑感,略具弹性,轻轻搓揉,沙沙作响。气微腥,味淡或微咸。

2. 酒蛇蜕　微显黄色,略具酒气。

【质量要求】

1. 蛇蜕　酸不溶性灰分不得过 3.0%。

2. 酒蛇蜕　检查同蛇蜕。

【炮制作用】蛇蜕性味咸、甘,平。归肝经。具有祛风,定惊,退翳,解毒的功效。

蛇蜕生品有腥气,不利于服用和粉碎,多入膏剂。具有祛风,定惊,解毒,退翳的功效。如治痈疽疔毒,疮肿冻疮的柳条膏(《部颁药品标准》)。

酒炙后增强祛风作用,并能减少腥气,利于服用和粉碎。如治经络不和,血热血燥所致风疹、湿疹、皮肤刺痒、疮疡肿痛、脚气疥癣的皮肤病血毒丸(《部颁药品标准》);治痘疹目翳的蛇蜕散(《小儿痘疹方论》);治小儿惊风的蛇蜕汤(《圣济总录》)。

【贮藏】置干燥处,防蛀。

蕲　蛇

【处方用名】蕲蛇、大白花蛇、蕲蛇肉、酒蕲蛇。

【来源】本品为蝰科动物五步蛇 *Agkistrodon acutus*(Guenther)的干燥体。多于夏、秋二季捕捉,剖开蛇腹,除去内脏,洗净,用竹片撑开腹部,盘成圆盘状,干燥后拆除竹片。

【历史沿革】刘宋时代有苦酒浸后酒煮法;宋代增加了酒浸炙、酥制、酒浸焙等法;明清又增加了砂炒、炙制、焙制等法。现行有酒炙、酒浸等炮制方法。《中华人民共和国药典》2020 年版收载蕲蛇、蕲蛇肉、酒蕲蛇。

【炮制方法】

1. 蕲蛇　取原药材,除去头、鳞,切成寸段。

2. 蕲蛇肉　取原药材,除去头,用黄酒润透后,除去鳞、骨,切段,干燥。

每 100kg 蕲蛇,用黄酒 20kg。

3. 酒蕲蛇　取净蕲蛇段,用黄酒拌匀,稍闷润,待酒被吸尽后,置炒制容器内,用文火加热,炒至黄色,取出晾凉,筛去碎屑。

每 100kg 蕲蛇段,用黄酒 20kg。

【成品性状】

1. 蕲蛇　呈小段状,黑褐色或浅棕色,有鳞片痕,近腹部呈灰白色,腹内壁黄白色,可见脊柱骨或肋骨。气腥,味微咸。

2. 蕲蛇肉　呈条状或块状,长 2~5cm,可见深黄色的肉条及黑褐色的皮。肉条质地较硬,皮块质地较脆。有酒香气,味微咸。

3. 酒蕲蛇　形如蕲蛇段,表面棕褐色或黑色,略有酒气。气腥,味微咸。

【质量要求】

1. 蕲蛇　含水分不得过 14.0%;浸出物不得少于 12.0%。

2. 蕲蛇肉　含水分不得过 14.0%,总灰分不得过 4.0%;浸出物同蕲蛇。

3. 酒蕲蛇　检查、浸出物同蕲蛇。

【炮制作用】蕲蛇性味甘、咸,温;有毒。归肝经。具有祛风,通络,止痉的功效。蕲蛇毒腺在头部,除去头、鳞,以除去毒性。生品气腥,不利于服用和粉碎,临床较少应用。

蕲蛇肉功效同蕲蛇,便于临床调剂使用。

酒炙后增强祛风、通络、止痉的作用,并可去腥矫味,便于粉碎和制剂,临床多用酒炙品。用于风湿顽痹,麻木拘挛,中风,口眼歪斜,半身不遂,抽搐痉挛,破伤风,麻风疥癣。如治破伤风颈项坚硬、身体强直的定命散(《圣济总录》)。

【贮藏】置干燥处,防霉,防蛀。

乌　梢　蛇

【处方用名】乌梢蛇、乌蛇、乌梢蛇肉、制乌梢蛇。

【来源】本品为游蛇科动物乌梢蛇 *Zaocys dhumnades*（Cantor）的干燥体。多于夏、秋二季捕捉,剖开腹部或先剥皮留头尾,除去内脏,盘成圆盘状,干燥。

【历史沿革】唐代有炙去头尾,取肉炙过的方法;宋代增加了酒炙、醋制、焙、酒焙、酒煨、酥制、药汁制、酒煮、烧制等法;清代又增加了酒蒸、清蒸等法。现行有酒炙、酒浸、酥制等炮制方法。《中华人民共和国药典》2020 年版收载乌梢蛇、乌梢蛇肉、酒乌梢蛇。

【炮制方法】

1. 乌梢蛇　取原药材,除去头、鳞片及灰屑,切寸段。

2. 乌梢蛇肉　取原药材,去头、鳞片,用黄酒闷透,除去皮骨,切段,干燥。

每 100kg 乌梢蛇,用黄酒 20kg。

3. 酒乌梢蛇　取净乌梢蛇段,用黄酒拌匀,闷润,待酒被吸尽后,置炒制容器内,用文火加热,炒至微黄色,取出晾凉,筛去碎屑。

每 100kg 乌梢蛇段,用黄酒 20kg。

【成品性状】

1. 乌梢蛇　呈段状,黑褐色或绿黑色,无光泽,切面黄白色或灰棕色。质坚硬。气腥,味淡。

2. 乌梢蛇肉　为不规则的片或段,长 2~4cm,淡黄色至黄褐色。质脆。气腥,略有酒气。

3. 酒乌梢蛇　呈段状,表面棕褐色至黑色,蛇肉浅棕黄色至黄褐色,质坚硬。略有酒气。

【质量要求】

1. 乌梢蛇　含水分不得过 13.0%;醇溶性浸出物不得少于 12.0%。

2. 乌梢蛇肉　含水分不得过 11.0%;醇溶性浸出物不得少于 14.0%。

3. 酒乌梢蛇　检查、浸出物同乌梢蛇。

【炮制作用】乌梢蛇性味甘、平。归肝经。具有祛风,通络,止痉的功效。

生品长于祛风止痒,如治风瘙瘾疹的乌蛇膏(《太平圣惠方》)。但生品气腥,不利于服用和粉碎。

乌梢蛇肉功效同乌梢蛇,便于临床调剂使用。

酒炙后增强祛风、通络、止痉作用,并能矫臭、防腐,利于服用和贮存。多用于风湿痹痛,麻木拘挛,中风口眼㖞斜,半身不遂,痉挛抽搐,破伤风,麻风疥癣,瘰疬恶疮。如治风湿痹痛,手足缓弱不能伸举的乌蛇丸(《太平圣惠方》)。

【贮藏】置干燥处,防霉,防蛀。

第二节　醋　炙　法

将净选或切制后的药物,加入一定量米醋拌炒的方法,称醋炙法。

醋,性温,味酸苦,入肝经血分,具有引药入肝、理气、止血、行水、消肿、解毒、散瘀止痛、矫味矫臭的功效。

醋炙法多用于炮制疏肝解郁、散瘀止痛、攻下逐水的药物。

(一)醋炙的目的

1. 引药入肝,增强疗效　如乳香、没药、三棱、莪术等,经醋炙后可增强活血散瘀的作用;又如柴胡、香附、青皮、延胡索等,经醋炙后能增强疏肝止痛的作用。

2. 降低毒性,缓和药性　如京大戟、甘遂、芫花、商陆等,经醋炙后,可消减毒性,缓和峻下作用。

3. 矫臭矫味　某些具特殊气味的药物,如乳香、没药经醋炙后,不但增强活血散瘀作用,而且还减少了不良气味,便于服用。

(二) 醋炙的操作方法

1. 先拌醋后炒药　将净选或切制后的药物,加入一定量米醋拌匀,加盖闷润,待醋被吸尽后,置预热的炒制容器内,用文火炒干,取出摊开晾凉或晾干。一般药物均采用此法炮制。优点是能使醋渗入药物组织内部。

2. 先炒药后加醋　将净选后的药物,置预热的炒制容器内,文火炒至表面熔化发亮,或炒至表面颜色改变,有腥气逸出时,喷洒一定量醋,炒至微干,取出后继续翻动,摊开晾干。此法适用于树脂类和动物粪便类药物。如乳香、没药、五灵脂。

每 100kg 药物,用醋 20~30kg,最多不超过 50kg。

(三) 注意事项

1. 若用醋量较少,不能与药物拌匀时,可加适量水稀释后再与药物拌匀。

2. 醋炙药物多用文火,并应勤加翻动,一般炒至微干挂火色时,即可取出摊晾。

3. 树脂类药物如乳香、没药先加醋易粘连,动物粪便类药物如五灵脂先加醋易松散、成碎块状,故都应采用先炒药后加醋的方法炮制。

4. 先炒药后加醋时,宜边喷醋边翻动药物,使之均匀,且出锅要快,防止熔化粘锅;摊晾时宜勤翻动,以免相互黏结成团块。

甘　　遂

【处方用名】甘遂、炙甘遂、醋甘遂。

【来源】本品为大戟科植物甘遂 *Euphorbia kansui* T.N.Liou ex T.P.Wang 的干燥块根。春季开花前或秋末茎叶枯萎后采挖,撞去外皮,晒干。

【历史沿革】南北朝刘宋时期有用甘草、荠苨制;唐代有熬制;宋代有火炮、炒制、麸炒、酥制、脂麻制、湿纸裹煨等方法;金元时代有水煮制、面煮制等方法;明清有面炒制、焙制、炙制等方法。《中华人民共和国药典》2020 年版收载生甘遂、醋甘遂。

【炮制方法】

1. 生甘遂　取原药材,除去杂质,洗净,干燥,大小个分档。

2. 醋甘遂　取净甘遂,加入定量醋拌匀,闷润至醋被吸尽后,置预热的炒制容器内,用文火加热,炒至微干、表面棕黄色时,取出,晾凉。用时捣碎。

每 100kg 净甘遂,用醋 30kg。

【成品性状】

1. 生甘遂　表面类白色或黄白色,气微,味微甘而辣。

2. 醋甘遂　表面棕黄色,偶有焦斑,略有酸醋气,味微酸而辣。

【质量要求】

1. 生甘遂　水分不得过 12.0%,总灰分不得过 3.0%;醇溶性浸出物不得少于 15.0%;大戟二烯醇含量不得少于 0.12%。

2. 醋甘遂　水分不得过 12.0%,总灰分不得过 3.0%;醇溶性浸出物不得少于 15.0%;大戟二烯醇含量不得少于 0.12%。

【炮制作用】甘遂性味苦,寒;有毒。归肺、肾、大肠经。具有泻水逐饮的功效。

生甘遂有毒,药力峻烈,以泻水逐饮、消肿散结为主,可用于痈疽疮毒,胸腹积水,二便不通。如治胸腹积水的十枣汤(《伤寒论》)。

甘遂醋炙可降低毒性,缓和峻泻作用。用于腹水胀满,痰饮积聚,气逆喘咳,风痰癫痫,二便不利。如治腹水胀满,小便短少,大便秘结的舟车丸(《景岳全书》)。

【炮制研究】

1. 对化学成分的影响 甘遂醋炙后,挥发油中的 2,6,10,14- 四甲基 - 十五烷等成分含量降低,正二十七烷等成分消失;油酸乙酯等新成分出现,甘遂醋炙品的多糖得率高于生品,醇提液中,大戟二烯醇等毒性成分含量下降。此外,研究发现甘遂中萜类成分主要富集于二氯甲烷部位中,且醋制后二氯甲烷部位 16 个萜类成分中 12 个含量降低,4 个含量上升。

2. 对药理作用的影响 比较甘遂不同炮制品(生甘遂、醋甘遂、甘草制甘遂)的急性毒性,结果显示炮制后毒性明显降低,炮制品 LD_{50} 与生品比较,具有显著性差异($P<0.01$),其中甘草制甘遂的毒性约降低 4/5。对甘遂生品、醋制品、豆腐制品、甘草制品进行半数刺激量测定,结果生甘遂的刺激量比炮制品大 6 倍左右;生甘遂水煎液的刺激性为炮制品水煎液的 2~3 倍。甘遂醋制后肝毒性降低、利尿作用有所缓和;生品和 30% 醋量的醋制品祛痰效果最好。

动物实验表明,生甘遂泻下作用较强,毒性亦较大,醋炙后其泻下作用和毒性均降低。同时观察到,小白鼠口服生甘遂或醋甘遂乙醇提取后的残渣部分无泻下作用,口服制甘遂煎液的泻下作用也不明显,故甘遂多炮制后入丸、散剂用。甘遂生品和炮制品都能显著增强胃肠推进功能。

3. 炮制工艺研究 以甘遂主要毒性成分之一的 3-O-(2,4- 癸二烯酰基)-20-O- 乙酰基巨大戟二萜醇为指标,优选出的最佳醋炙工艺为加入甘遂质量 30% 的醋,260℃炒制 9 分钟。

【贮藏】 贮干燥容器内,醋甘遂密闭,置阴凉干燥处。防蛀。

商 陆

【处方用名】 生商陆、醋商陆。

【来源】 本品为商陆科植物商陆 *Phytolacca acinosa* Roxb. 或垂序商陆 *Phytolacca americana* L. 的干燥根。秋季至次春采挖,除去须根和泥沙,切成块或片,晒干或阴干。

【历史沿革】 汉代有炒制法;刘宋时代有豆叶蒸法;唐代有用清蒸等法;明清有绿豆制、豆汤制、黑豆拌蒸、酒制、醋制等方法。现行有醋炒、醋煮等炮制方法。《中华人民共和国药典》2020 年版收载生商陆、醋商陆。

【炮制方法】

1. 生商陆 取原药材,除去杂质,洗净,润透,切厚片或块,干燥。

2. 醋商陆 取商陆片,加入一定量醋拌匀,闷润至醋被吸尽后,置预热的炒制容器内,用文火加热,炒至微干、表面黄棕色时,取出,晾干。

每 100kg 商陆片,用醋 30kg。

【成品性状】

1. 生商陆 表面类白色或黄白色,气微,味微甘而辣。

2. 醋商陆 表面棕黄色,偶有焦斑,略有酸醋气,味微酸而辣。

【质量要求】

1. 生商陆 杂质不得过 2.0%,水分不得过 13.0%,酸不溶性灰分不得过 2.5%,水溶性浸出物不得少于 10.0%,商陆皂苷甲含量不得少于 0.15%。

2. 醋商陆 酸不溶性灰分不得过 2.0%,水分不得过 13.0%,水溶性浸出物不得少于 15.0%,商陆皂苷甲含量不得少于 0.20%。

【炮制作用】 商陆性味苦,寒;有毒。归肺、脾、肾、大肠经。具有逐水消肿,通利二便,解毒散结的功效。

生商陆有毒,长于消肿解毒,如治痈疽肿毒的商陆膏(《疡医大全》)。

商陆醋炙后降低毒性,缓和峻泻作用,以逐水消肿为主,多用于水肿胀满,如治腹水胀满的商陆丸(《圣济总录》)。

【炮制研究】

1. 对毒性和成分的影响 商陆含有皂苷类、多糖、蛋白及脂肪酸类等成分。有研究认为,商陆中的某些皂苷类成分具有黏膜刺激性,使得家兔眼结膜强烈水肿;可引起炎症,使得小鼠腹腔渗出液中 PGE$_2$ 含量显著升高,刺激巨噬细胞释放大量炎症介质;并使得肠道水肿、腹泻。研究表明,商陆皂苷类成分中商陆皂苷 B、C 及 F 的毒性显著高于商陆皂苷 A(商陆皂苷甲),其中商陆皂苷 C 的毒性最强,商陆皂苷 A 无明显刺激性毒性。

醋炙对商陆中不同皂苷类成分产生不同的影响。商陆醋炙毒性下降与其含有的毒性成分含量降低有关。亦有研究发现,醋煮、醋蒸、水煮及清蒸炮制品中,毒性成分商陆毒素(商陆皂苷类成分)和组胺的含量均程度不同地低于生品,尤其是水煮和清蒸的商陆毒素含量仅分别为原药材的 16.29% 和 19.24%。研究表明,商陆醋炙后,所含三萜皂苷类成分存在相互转化。其中,主要引起炎症毒性的商陆皂苷 H 在酸性条件下,发生酯键水解反应,脱去一分子葡萄糖,转化生成了具有较多治疗活性的商陆皂苷 A,达到减毒增效的目的。

2. 对毒性和药理作用的影响 商陆醋炙品、醋煮品、醋蒸品、水煮品、清蒸品等饮片与商陆原生药比较,毒性皆降低,其中局部刺激性降低 16.7%~83.3%,LD$_{50}$ 提高 1.66~10.74 倍;祛痰作用提高 1.10~1.57 倍,但利尿作用降低 16.0%~45.0%。这与商陆传统炮制目的,即降低毒性,提高祛痰作用,以及缓和利尿逐水功能是一致的。另有研究发现,商陆醋炙后,小鼠腹腔渗出液中 PGE$_2$ 含量降低、巨噬细胞释放 NO 含量降低,且其引起的家兔眼结膜水肿和胃黏膜损伤显著降低,表明醋制可以降低炎症毒性和黏膜刺激性。苏木精-伊红染色(HE)和过碘酸雪夫染色(PAS)研究发现,生商陆小鼠肠黏膜见多量淋巴细胞弥漫性浸润,并有淋巴滤泡形成,提示有炎症病变;而醋商陆无此现象。

3. 炮制工艺研究 以商陆皂苷甲含量及小鼠胃肠道刺激性毒性为指标,优选商陆醋炙工艺为:加入 30% 醋拌匀,闷润至醋被吸尽,于 120℃炒 30 分钟。以商陆毒素、组胺、γ-氨基丁酸(GABA)等 18 种氨基酸及钾、钠等 8 种无机元素含量和刺激性降低指数、LD$_{50}$ 提高指数、祛痰指数及利尿指数等为指标综合评价商陆各炮制品,评价高低依次为清蒸法＞醋蒸法＞水煮法＞醋煮法＞醋炙法＞生饮片＞原药材。清蒸法与醋煮法两种新工艺经过中试产品验证,其 LD$_{50}$ 均显著高于原工艺醋炙品,商陆毒素含量低于原工艺醋炙品。

【贮藏】 贮干燥容器内,醋商陆密闭,置阴凉干燥处。防霉,防蛀

芫 花

【处方用名】 生芫花、炙芫花、醋芫花。

【来源】 本品为瑞香科植物芫花 *Daphne genkwa Sieb*.et Zucc. 的干燥花蕾。春季花未开放时采收,除去杂质,干燥。

【历史沿革】 汉代有熬制法;唐代有炒制法;宋代有醋炒、酒炒、醋煮、制炭等方法;明清有醋煨、醋泡焙等炮制方法。并有"芫花留数年陈久者良""好醋煮过,晒干则毒减"的记载。现行有醋炒、醋煮等炮制方法。《中华人民共和国药典》2020 年版收载芫花、醋芫花。

【炮制方法】

1. 生芫花 取原药材,除去杂质及梗、叶,筛去灰屑。

2. 醋芫花 取净芫花,加入定量的醋拌匀,闷润至醋被吸尽,置预热的炒制容器内,用文火加热,炒至微干,取出,晾干。

每 100kg 芫花,用醋 30kg。

【成品性状】

1. 生芫花　单朵呈棒槌状,多弯曲,花被筒表面淡紫色或灰绿色,密被短柔毛,先端4裂,裂片淡紫色或黄棕色。质软。气微,味甘、微辛,久尝有麻辣感。

2. 醋芫花　表面微黄色,微有醋香气。

【质量要求】

1. 芫花　醇溶性浸出物不得少于 20.0%;含芫花素不得少于 0.20%。

2. 醋芫花　醇溶性浸出物不得少于 20.0%;含芫花素不得少于 0.20%。

【炮制作用】芫花性味苦、辛,温;有毒。归肺、脾、肾经。具有泻水逐饮、解毒杀虫的功效。

生芫花有毒,峻泻逐水力较猛,内服较少,多外用于头疮、顽癣。

芫花醋炙后可降低毒性,缓和泻下作用和腹痛症状。多用于胸腹积水,水肿胀满,痰饮积聚,气逆喘咳,二便不利等。如治胸腹胀满,二便不利,水湿内停的舟车丸(《古今医统大全》);治水饮积滞,腹水肿胀的十枣丸(《部颁药品标准》)。

【炮制研究】

1. 对化学成分的影响　研究表明,水煮芫花中芫花萜的含量比生芫花高约 11%,而其他几种炮制品中芫花萜含量均降低。降低率依次为醋炙芫花(45%)>醋煮芫花(18%)>清蒸芫花、高压蒸芫花(10%)。芫花醋炙后,黄酮类成分木犀草素、羟基芫花素以及芫花素含量升高,二萜原酸酯类代表成分芫花酯甲含量降低,黄酮类成分芹菜素含量下降。与生品相比,醋制芫花中未检出三甲胺和榄香素,且苯乙醛和樟脑含量降低。

2. 对药理作用的影响　研究表明,与生芫花相比,醋芫花的 LD_{50} 提高 1 倍,急性毒性芫花醇浸剂较大,水浸剂和水煎剂较小,且 3 种制剂中生芫花的毒性均较醋芫花大。在水浸剂和水煎剂中,生芫花的毒性较醋芫花大 1 倍;而在醇浸剂中,生芫花的毒性较醋芫花大 7 倍。刺激性实验表明,芫花挥发油对眼结膜有一定刺激作用,醋炙后可降低其刺激性。生芫花与醋芫花对兔离体回肠的作用相似,小剂量兴奋、大剂量抑制;对小白鼠肠蠕动作用,生芫花呈抑制作用而醋芫花似有轻度兴奋作用;生芫花与醋芫花的醇浸剂对小白鼠与大白鼠均无导泻作用,对兔有轻度导泻作用,对犬则产生呕吐和轻度导泻作用;生芫花与醋芫花对兔与犬的作用无明显不同。与生品比较,醋炙后对小鼠利尿作用明显增强。

【贮藏】贮干燥容器内,醋芫花密闭,置阴凉干燥处。防霉,防蛀。

京 大 戟

【处方用名】京大戟、生大戟、醋大戟、炙大戟、醋京大戟。

【来源】本品为大戟科植物大戟 Euphorbia pekinensis Rupr. 的干燥根。秋、冬二季采挖,洗净,晒干。

【历史沿革】南北朝有蒸制;唐代有炒法;宋代有净制、切制、煨制、麸炒制、煮制、浆水制、米泔水浸制、酒制等法;金代有醋煮法;明清有蒸制、盐水炒等制法。现行有醋炒、醋煮等炮制方法。《中华人民共和国药典》2020 年版收载生京大戟、醋京大戟。

【炮制方法】

1. 生京大戟　取原药材,除去杂质,洗净,润透,切厚片,干燥。

2. 醋京大戟　取净大戟片,置煮制容器内,加入定量的醋与适量水,浸润约 1~2 小时,用文火加热,煮至醋液吸尽,内无白心时,取出,晾至六七成干时,切厚片,干燥。

每 100kg 生京大戟,用醋 30kg。

【成品性状】

1. 生京大戟　不规则长圆形或圆形厚片,表面灰棕色或棕褐色,粗糙,有皱纹。切面类白色或棕黄色,纤维性。质坚硬,气微,味微苦涩。

2. 醋京大戟　不规则长圆形或圆形厚片,表面棕褐色,粗糙,有皱纹。切面棕黄色或棕褐色,纤维性。质坚硬,微有醋味,味微苦涩。

【质量要求】生京大戟:水分不得过 11.0%;醇溶性浸出物不得少于 8.0%;含大戟二烯醇不得少于 0.60%。

【炮制作用】京大戟性味苦,寒;有毒。归肺、脾、肾经。具有泻水逐饮,消肿散结的功效。

生京大戟有毒,泻下力猛,多外用。治疗蛇虫咬伤,热毒痈肿疮毒,内服外敷均可。如治蛇虫咬伤,热毒痈肿疮毒,内服外敷均可的紫金锭(《片玉心书》)。

醋京大戟毒性降低,峻泻作用缓和。用于水饮泛滥所致的水肿喘满,胸腹积水及痰饮积聚等。如治悬饮,胁下有水气,或肝硬化腹水等的十枣汤(《伤寒论》)。

【炮制研究】

1. 对化学成分的影响　研究表明,京大戟醋制后三萜类成分大戟二烯醇、甘遂甾醇含量下降。

2. 对药理作用的影响　通过比较京大戟醋制前后对整体动物模型的肝组织形态氧化损伤的影响,显示醋制后肝功能损伤指标明显降低,氧化损伤指标减轻,表明醋制可明显降低京大戟肝毒性。通过比较京大戟醋制前后对人正常肝细胞 L02 的毒性作用,表明醋制后毒性降低机制可能是减轻氧化损伤,从而降低细胞周期阻滞,减少细胞凋亡。通过比较京大戟醋制前后对大鼠小肠隐窝上皮细胞 IEC-6 的毒性差异,显示醋制后可显著降低京大戟生品对肠细胞的增殖抑制作用,增加细胞核 Hoechst 荧光强度、线粒体膜电位荧光强度,降低 Annexin VFITC 和 PI 荧光强度细胞膜通透性荧光强度,且呈一定的剂量相关性,表明醋制可降低京大戟对肠细胞的毒性。

3. 炮制工艺研究　以大戟二烯醇含量、醇浸出物、水浸出物、饮片外观、断面性状等指标综合加权评分,优选了京大戟醋煮工艺:每 100g 京大戟药材,加入醋 30g 和水 270g 的醋水混合液,拌匀,闷润,文火煮至醋水被吸尽,取出,晾至六七成干,切厚片。

京大戟醋炙后萜类化合物含量降低。经醋制后其毒性显著降低,而各种不同浓度醋液炮制的京大戟毒性在统计学上无显著性差异。

【贮藏】贮干燥容器内,醋大戟密闭,置阴凉干燥处。防蛀。

狼　毒

【处方用名】生狼毒、炙狼毒、醋狼毒。

【来源】本品为大戟科植物月腺大戟 *Euphorbia ebracteolata* Hayata 或狼毒大戟 *Euphorbia fischeriana* Steud. 的干燥根。春、秋二季采挖,洗净,切片,晒干。

【历史沿革】唐代有炙制、姜制等方法;宋代有醋炒、醋煮、醋浸、醋蒸、火炮、猪血制、炒制等法;明清有酒制等方法。现行有醋炒、醋煮等炮制方法。《中华人民共和国药典》2020年版收载生狼毒、醋狼毒。

【炮制方法】

1. 生狼毒　取原药材,除去杂质,洗净,润透,切片,晒干。

2. 醋狼毒　取狼毒片,加入定量醋拌匀,闷润至醋被吸尽后,置预热的炒制容器内,用文火加热,炒至微干,取出,晾干。

每 100kg 狼毒片,用醋 30~50kg。

【成品性状】

1. 生狼毒　不规则片状,周边外表棕色或棕褐色,片面黄白色,有菊花心,质坚韧,气微,味微辛,有刺激性辣味。

2. 醋狼毒　表面黄色,略有醋气。

【质量要求】

1. 生狼毒 杂质不得过 2.0%,水分不得过 13.0%,总灰分不得过 9.0%,酸不溶性灰分不得过 4.0%;醇溶性浸出物不得少于 18.0%。

2. 醋狼毒 水分不得过 13.0%,总灰分不得过 7.0%,酸不溶性灰分不得过 1.0%;醇溶性浸出物不得少于 20.0%。

【炮制作用】生狼毒性味辛,平;有毒。归肺、心经。具有散结,杀虫的功效。

生狼毒毒性剧烈,少有内服,多外用杀虫。可用于久年干疥干癣及一切癞疮。如治干癣积年生痂,搔之黄水出,单用狼毒醋磨涂之(《太平圣惠方》)。

狼毒醋炙后毒性降低,可供内服。用于水肿、胀满、脚气、喉痹、痈肿。如治积聚,心腹胀如鼓的狼毒丸(《太平圣惠方》)。

【炮制研究】

1. 对化学成分的影响 研究表明,炮制过程中,有效成分狼毒乙素、狼毒丙素的含量随着温度的升高基本呈现先上升后下降的趋势,而毒效成分岩大戟内酯 A 的含量则随着温度的升高呈现不断降低的趋势。狼毒炮制后,二氢黄酮含量依次为诃子汤炮制品 > 生品 > 奶炮制品 > 醋炙品 > 白酒炮制品。

2. 对药理作用的影响 狼毒经炮制后毒性降低。狼毒奶制品对二甲苯致小鼠耳廓肿胀有明显抑制作用,酒制品和诃子汤制品对角叉菜胶致大鼠足肿胀有明显抑制作用,狼毒奶制品明显升高大鼠血清超氧化物歧化酶(SOD)活性,狼毒酒制品能明显降低大鼠血清丙二醛(MDA)水平。

【贮藏】贮干燥容器内,醋狼毒密闭,置阴凉干燥处。防蛀。

三 棱

【处方用名】三棱、炙三棱、醋三棱。

【来源】本品为黑三棱科植物黑三棱 *Sparganium stoloniferum* Buch.-Ham. 的干燥块茎。冬季至次年春采挖,洗净,削去外皮,晒干。

【历史沿革】唐代有炮法;宋代有煨制、醋炙、纸煨、制炭、醋煮、醋浸、醋拌、米煮等方法;元代有酒炒、酒浸、巴豆制等方法;明清有蒸制、面煨制、乌头制、干漆制等方法。现行有醋炒、醋蒸、醋煮等炮制方法。《中华人民共和国药典》2020 年版收载三棱、醋三棱。

【炮制方法】

1. 三棱 取原药材,除去杂质,浸泡,润透,切薄片,干燥。

2. 醋三棱 取净三棱片,加入定量的醋拌匀,闷润至醋被吸尽,置预热的炒制容器内,用文火加热,炒干,取出,晾凉。

每 100kg 三棱片,用醋 15kg。

【成品性状】

1. 三棱 本品呈类圆形的薄片。外表皮灰棕色。切面灰白色或黄白色,粗糙,有多数明显的细筋脉点。气微,味淡,嚼之微有麻辣感。

2. 醋三棱 本品形如三棱片,切面黄色至黄棕色,偶见焦黄斑,微有醋香气。

【质量要求】

1. 三棱 水分不得过 15.0%,总灰分不得过 6.0%;醇溶性浸出物不得少于 7.5%。

2. 醋三棱 水分不得过 13.0%,总灰分不得过 5.0%;浸出物同三棱。

【炮制作用】三棱性味辛、苦,平。归肝、脾经。具有破血行气、消积止痛的功效。

生三棱为血中气药,破血行气之力较强,体质虚弱者不宜使用。多用于血瘀气滞所致的积聚不散。如治妇人血证、食积、瘀滞的三棱煎丸(《普济方》);治乳汁不下,可单味使用,如乳汁不下方(《外台秘要》)。

醋三棱主入血分,破瘀散结、止痛的作用增强。用于瘀滞经闭腹痛,心腹疼痛,胁下胀痛等。如治瘀滞经闭的和血通经汤(《卫生宝鉴》);治癥瘕积聚的三棱丸(《医学切问》)。

【炮制研究】

1. 对化学成分的影响　三棱醋炙后总黄酮较生品增加 29.79%,麸炒后含量较生品降低 52.25%。醋煮、醋蒸、清蒸三棱中总黄酮含量较生品有不同程度增加。

2. 对药理作用的影响　三棱醋炙品及醋炙后提取物的镇痛作用较生品明显增强,其中醋炙三棱镇痛作用强而持久。这与传统中医理论认为醋炙后增强三棱散瘀止血作用相吻合。三棱不同炮制品(生品、清蒸品、醋炒品、醋煮品、麸炒品)均能显著抑制血小板聚集,其中醋炒三棱对兔血小板聚集抑制率最高,对小鼠出血时间的影响同生品的抗凝血作用基本一致,与对照组比较有显著差异,而其他炮制品作用不明显。

3. 炮制工艺研究　以挥发油、水浸出物含量及黄酮类成分薄层色谱图谱比较为指标,对传统浸泡法、加压温浸法、减压温浸法所制的三棱饮片进行比较,结果显示减压冷浸法所制三棱饮片中浸出物含量比传统浸泡法高 40%~49%,且该法浸泡时间缩短一半,可以防止霉变。

【贮藏】贮干燥容器内,醋三棱密闭,置阴凉干燥处。防蛀。

莪 术

【处方用名】莪术、醋莪术。

【来源】本品为姜科植物蓬莪术 Curcuma phaeocaulis Val.、广西莪术 Curcuma kwangsiensis S.G.Lee et C.F.Liang 或温郁金 Curcuma wenyujin Y.H.Chen et C.Ling 的干燥根茎,后者习称"温莪术"。冬季茎叶枯萎后采挖,洗净,蒸或煮至透心,晒干或低温干燥后除去须根和杂质。

【历史沿革】南北朝刘宋时期有醋磨;宋代有煨制、酒制、酒醋制、火炮、醋炒、酒炒、醋煮、油制、巴豆制等方法;明清有醋煨、虻虫制、羊血或鸡血炙、蒸制等方法。《中华人民共和国药典》2020 年版收载莪术、醋莪术。

【炮制方法】

1. 莪术　取原药材,除去杂质,略泡,洗净,蒸软,切厚片,干燥。

2. 醋莪术

(1)取莪术片,加入定量的醋拌匀,闷润至醋被吸尽后,置预热的炒制容器内,用文火加热,炒至表面微黄色,略带焦斑时,取出,晾凉。

(2)取净莪术,置煮制容器内,加入定量醋与适量水浸没药面,煮至醋液被吸尽,内无白心时,取出,稍凉,切厚片,干燥。

每 100kg 莪术片,用醋 20kg。

【成品性状】

1. 莪术　类圆形或椭圆形的厚片。外表皮灰黄色或灰棕色,有时可见环节或须根痕。切面黄绿色、黄棕色或棕褐色,内皮层环纹明显,散在"筋脉"小点。气微香,味微苦而辛。

2. 醋莪术　色泽加深,偶见焦斑,角质样,略有醋香气。

【质量要求】

1. 莪术　水分不得过 14.0%,总灰分不得过 7.0%,酸不溶性灰分不得过 2.0%;醇溶性浸出物不得少于 7.0%;挥发油不得少于 1.0%(ml/g)。

2. 醋莪术　水分不得过 14.0%,总灰分不得过 7.0%,酸不溶性灰分不得过 2.0%;醇溶性浸出物不得少于 7.0%;挥发油不得少于 1.0%(ml/g)。

【炮制作用】莪术性味辛、苦,温。归肝、脾经。具有行气破血,消积止痛的功效。

莪术生用行气止痛、破血祛瘀力强,为气中血药。用于饮食积滞,胸腹痞满胀痛,呕吐酸水等,如蓬莪术丸(《临床常用中药手册》)。

莪术醋炙主入肝经血分,散瘀止痛作用增强。用于瘀血腹痛、肝脾肿大、血瘀闭经等。如治胁下癥块的莪棱逐瘀汤(《中药临床应用》)。

【炮制研究】

1. 对化学成分的影响　对《中华人民共和国药典》2020 年版收载的 3 种不同来源的莪术及其炮制品进行挥发油含量检测,结果依次为生品 > 炒制品 > 醋制品 > 酒制品。以蓬莪术挥发油含量最高。莪术挥发油在醋制过程中部分组分消失,同时产生两个新的组分。

2. 对药理作用的影响　醋炙和醋煮莪术对二甲苯所致的耳廓肿胀及乙酸所致的毛细血管通透性增加都有明显抑制作用。其中以醋煮莪术作用较强。莪术不同炮制品都有一定程度的镇痛作用,其中以醋炙莪术镇痛作用强而持久。采用血小板聚集功能测定法、血液流变性测定法及小鼠抗凝法进行试验,结果显示生莪术和不同炮制品均有一定抗血小板聚集、抗凝血及调节血液流变性作用,且醋炙品作用较明显。亦有研究证实,莪术生用能提高小鼠痛阈,增强止痛作用,并能降低血小板黏附性,使血瘀模型动物血液黏性、浓度、凝性明显减轻,经醋炙后止痛、活血化瘀作用进一步增强,且炮制前后具有显著性差异。莪术经醋制后能够显著降低谷丙转氨酶和谷草转氨酶的表达水平,表明莪术经醋制后对肝细胞起保护作用。

【贮藏】贮干燥容器内,醋莪术密闭,置干燥处。防蛀。

柴　胡

【处方用名】柴胡、醋柴胡。

【来源】本品为伞形科植物柴胡 *Bupleurum chinense* DC. 或狭叶柴胡 *Bupleurum scorzonerifolium* Willd. 的干燥根。按性状不同,分别习称"北柴胡"和"南柴胡"。春、秋二季采挖,除去茎叶和泥沙,干燥。

【历史沿革】唐代有熬法;宋代有焙法;元代有酒拌、酒炒等法;明清有醋炒、炙制、蜜制、鳖血制等方法。现行有醋炒、鳖血炒等炮制方法。《中华人民共和国药典》2020 年版收载北柴胡、醋北柴胡、南柴胡、醋南柴胡。

【炮制方法】

1. 柴胡　取原药材,除去杂质及残茎,洗净,润透,切厚片,干燥。

2. 醋柴胡　取柴胡片,加入定量醋拌匀,闷润,待醋被吸尽后,置预热的炒制容器内,文火炒干,取出,晾凉。

每 100kg 柴胡片,用醋 20kg。

3. 鳖血制柴胡

(1)取柴胡片,加入定量洁净的新鲜鳖血及适量冷开水拌匀,闷润至鳖血被吸尽,置预热的炒制容器内,用文火加热,炒干,取出,晾凉。

(2)取柴胡片,加入定量洁净的新鲜鳖血及定量黄酒拌匀,闷润至鳖血和酒液被吸尽,置预热的炒制容器内,用文火加热,炒干,取出,晾凉。

每 100kg 柴胡片,用鳖血 13kg、黄酒 25kg。

【成品性状】

1. 柴胡　不规则厚片,外表黑褐色或浅棕色,有纵皱纹及支根痕,片面粗糙,显纤维性,黄白色,质坚硬,气微香,味微苦。

2. 醋柴胡　表面淡棕黄色,微有醋香气,味微苦。

3. 鳖血制柴胡　棕褐色,具血腥气,味微苦。

【质量要求】

1. 柴胡　水分不得过 10.0%,总灰分不得过 8.0%,酸不溶性灰分不得过 3.0%;醇溶性浸出物不得少于11.0%;含柴胡皂苷a和柴胡皂苷d总量不得少于0.30%。

2. 醋柴胡 水分不得过10.0%,总灰分不得过8.0%,酸不溶性灰分不得过3.0%;醇溶性浸出物不得少于12.0%;含柴胡皂苷a和柴胡皂苷d总量不得少于0.30%。

【炮制作用】柴胡性味辛、苦,微寒。归肝、胆、肺经。具有疏散退热,疏肝,升阳的功效。

柴胡生用,升散作用较强,多用于解表退热。如治寒热往来的小柴胡汤(《伤寒论》)。

柴胡醋炙能缓和升散之性,增强疏肝止痛作用。适用于肝郁气滞的胁肋胀痛,腹痛及月经不调等。如治肝气郁结的柴胡疏肝散(《景岳全书》)。

鳖血炙柴胡能抑制其浮阳之性,增强清肝退热的功效,并能填阴滋血。

【炮制研究】

1. 对化学成分的影响 柴胡、醋柴胡、酒柴胡的层析图谱结果完全一致。不同炮制品之间的醇浸出物含量无明显差异。水溶性浸出物和挥发油含量,无论是炮制前后还是不同炮制品之间均有非常显著的差异。醋制过程引发了由Ⅰ型柴胡皂苷向Ⅱ型的转化,醋制后柴胡皂苷B_2的含量增加。炮制品中柴胡皂苷A、D的含量相对于生品都有所下降,其中醋炙品中含量最低,蜜炙品中总皂苷含量升高明显,其他炮制品总皂苷含量变化很小。柴胡挥发油是柴胡重要的解热镇痛有效成分,经醋炙后,挥发油含量下降了约20%,这与古人"外感生用。……勿令犯火,便少效"的说法相一致。

2. 对药理作用的影响 柴胡酒炙品的抗炎作用优于生品和醋炙品。醋炙柴胡能明显增强胆汁的分泌量。对于抗猪血清所致的大鼠免疫损伤性肝纤维化,醋柴胡的抗免疫损伤性肝纤维化作用优于生柴胡。醋炙柴胡和醋拌柴胡能显著降低中毒小鼠的血清SGPT,各给药组均有轻度保肝作用,减轻肝损伤。柴胡生品、醋炙品、醋拌品均能降低胆碱酯酶活力,其中醋炙品呈显著性降低,故认为柴胡用来疏肝解郁时以醋炙品为佳。

3. 炮制工艺研究 以柴胡皂苷B_2的含量为指标,优选柴胡醋炙的最佳工艺为每100kg柴胡加60kg米醋,闷润4小时,于140~150℃炒6分钟。以柴胡皂苷A、C、D及醇溶性浸出物含量的综合评分为指标,优选鳖血制柴胡的最佳炮制工艺为150℃炮制10分钟,每1kg柴胡片,加50ml鳖血。

【贮藏】贮干燥容器内,醋柴胡密闭,置阴凉干燥处。

知识链接

柴胡劫肝阴

柴胡用鳖血拌炒,与清代叶桂、王士雄等温病医家对"柴胡劫肝阴"的认同密切相关。"柴胡劫肝阴"原本是叶桂等江浙医家表明暑疟不宜采取张仲景用柴胡之法进行治疗,体现了疟证、温病及其用药的地域化。而后,"柴胡劫肝阴"的内涵有所泛化,扩大为一切肝阴不足之证皆不能应用柴胡。以徐大椿为代表的明清尊经医家对"柴胡劫肝阴"的批判,表面上是柴胡治疟的宜忌,本质上则是不同医家对于如何师法经典存在不同的观点或尺度。

拓展阅读(柴胡)

延 胡 索

【处方用名】延胡索、醋延胡索、酒延胡索。

【来源】本品为罂粟科植物延胡索 *Corydalis yanhusuo* W.T.Wang 的干燥块茎。夏初茎叶枯萎时采挖,除去须根,洗净,置沸水中煮或蒸至恰无白心时,取出,晒干。

【历史沿革】宋代有炒、醋炒、米炒、熬、醋煮、盐炒等方法;明清有煨炒、醋纸包煨、醋润蒸、酒煮制等方法。现行有醋炙、醋蒸、醋煮、酒炙等炮制方法。《中华人民共和国药典》2020年版收载延胡索、醋延胡索。

【炮制方法】

1. 延胡索 取原药材,除去杂质,洗净,干燥,切厚片或用时捣碎。

2. 醋延胡索

(1)取净延胡索片或延胡索碎粒,加入定量的醋拌匀,闷润至醋被吸尽后,置预热的炒制容器内,用文火加热,炒干,取出,晾凉。

每100kg延胡索片或碎粒,用醋20kg。

(2)取净延胡索,加入定量的醋与适量清水(以平药面为宜),置煮制容器内,用文火加热,煮至透心。醋液被吸尽时,取出,晾至六成干,切厚片,晒干;或晒干后捣碎。

每100kg净延胡索,用醋20kg。

3. 酒延胡索 取延胡索片,加入定量的黄酒拌匀,闷润至酒被吸尽后,置预热的炒制容器内,用文火加热,炒干,取出,晾凉。

每100kg延胡索片,用黄酒15kg。

【成品性状】

1. 延胡索 不规则的圆形厚片。外表皮黄色或黄褐色,有不规则细皱纹。切面黄色,角质样,具蜡样光泽。气微,味苦。

2. 醋延胡索 表面和切面呈黄褐色,质较硬,光泽不明显,微具醋香气。

【质量要求】

1. 延胡索 水分不得过15.0%,总灰分不得过4.0%;醇溶性浸出物不得少于13.0%;含延胡索乙素不得少于0.040%。

2. 醋延胡索 水分不得过15.0%,总灰分不得过4.0%;醇溶性浸出物不得少于13.0%;含延胡索乙素不得少于0.040%。

【炮制作用】延胡索性味辛、苦,温。归肝、脾经。具有活血,利气,止痛的功效。

延胡索生用,止痛有效成分不易溶出,效果欠佳,故多制用。

醋制可增强行气止痛作用。广泛用于身体各部位的多种疼痛证候。如治瘀血阻滞,经闭腹痛的延胡索散(《妇科玉尺》)。

酒制以活血、祛瘀、止痛为主。如用于血癥腹痛及血刺腰痛的玄胡四物汤(《济阴纲目》)。

【炮制研究】

1. 对化学成分的影响 延胡索醋煮和醋炙品中延胡索乙素、去氢紫堇碱等药效成分的含量较高,而鲜品水煮后再炮制可使延胡索乙素含量提高;两种方式对原阿片碱含量影响不大。

2. 炮制增效机制 延胡索含多种生物碱,其中延胡索甲素、延胡索乙素、延胡索丑素具有明显的止痛作用,尤以延胡索乙素作用最强。实验证明:延胡索经醋炙后其水煎液中总生物碱含量显著增加。其原因是难溶于水的延胡索乙素等游离生物碱与乙酸结合生成易溶于水的生物碱盐,利于生物碱的溶出。延胡索生物碱含量高低与止痛效力成正比。研究证实,酒炙和醋炙均能提高延胡索生物碱和延胡索乙素的煎出量,从而增强镇痛和镇静作用。

3. 炮制工艺研究 采用微波炮制醋延胡索的响应面法得出的最佳工艺条件为火力70%,闷润时间1.5小时,炮制时间2.6分钟,醋用量27.5%,延胡索乙素、原阿片碱、总生物碱量分别为0.112 4%、0.041 8%、0.85%。

【贮藏】贮干燥容器内,醋延胡索密闭,置阴凉干燥处。

拓展阅读
(延胡索)

郁 金

【处方用名】郁金、醋郁金。

【来源】本品为姜科植物温郁金 *Curcuma wenyujin* Y.H.Chen et C.Ling、姜黄 *Curcuma longa* L.、广西莪术 *Curcuma kwangsiensis* S.G.Lee et C.F.Liang 或蓬莪术 *Curcuma phaeocaulis* Val. 的干燥块根。前两者分别习称"温郁金"和"黄丝郁金",其余按形状不同习称"桂郁金"和"绿丝郁金"。冬季茎叶枯萎后采挖,除去泥沙和细根,蒸或煮至透心,干燥。

【历史沿革】宋代有火炮、煮制、浆水生姜皂荚麸制、皂荚制等方法;明清有炒、焙、制炭、煨、醋炒、醋煮、酒浸、酒炒、防风皂荚巴豆制、甘草制等方法。现行有醋炒等炮制方法。《中华人民共和国药典》2020 年版收载郁金。

【炮制方法】

1. 郁金 取原药材,除去杂质,洗净,润透,切薄片,干燥。

2. 醋郁金 取郁金片,加入定量醋拌匀,闷润,待醋被吸尽后,置预热的炒制容器内,用文火加热,炒干,取出,晾凉。

每 100kg 郁金片,用醋 10kg。

【成品性状】

1. 郁金 椭圆形或长条形薄片。外表皮灰黄色、灰褐色至灰棕色,具不规则的纵皱纹。切面灰棕色、橙黄色至灰黑色。角质样,内皮层环明显。

2. 醋郁金 呈暗黄色,略有醋气。

【质量要求】郁金:水分不得过 15.0%,总灰分不得过 9.0%。

【炮制作用】郁金性味辛、苦,寒。归肝、心、肺经。具有行气化瘀、清心解郁、利胆退黄的功效。

生郁金长于疏肝行气以解郁,活血祛瘀以止痛。如治心悬懊痛的郁金饮子(《太平圣惠方》);治癫痫或癫狂的白金丸(《医方考》)。

醋炙后能引药入血,增强疏肝止痛作用。如治一切厥心痛,小肠膀胱痛不可忍的辰砂一粒金丹(《奇效良方》);治妇女经前腹痛的宣郁通经汤(《傅青主女科》)。

【贮藏】贮干燥容器内,醋郁金密闭,置阴凉干燥处。

香 附

【处方用名】香附、炙香附、醋香附、四制香附、酒香附、香附炭。

【来源】本品为莎草科植物莎草 *Cyperus rotundus* L. 的干燥根茎。秋季采挖,燎去毛须,置沸水中略煮或蒸透后晒干,或燎后直接晒干。

【历史沿革】唐代有炒法;宋代有蒸制、煮制、酒制、米泔浸后蒜仁制、石灰制、胆汁制、童便醋盐水制、制炭等方法;元代有醋煮制、童便制、麸炒等方法;明清除沿用元代以前的炮制方法外,增加了多种辅料混合使用的制法,如有酒、醋、姜、童便的"四制香附""五制香附""六制香附"及"七制香附"等炮制方法。现行有醋炒、醋煮、醋蒸及酒、醋、盐、姜合制和酒炒、炒炭等炮制方法。《中华人民共和国药典》2020 年版收载香附、醋香附。

【炮制方法】

1. 香附 取原药材,除去毛须及杂质,碾成绿豆大颗粒,或润透,切薄片,干燥。

2. 醋香附

(1)取净香附颗粒或片,加定量的醋拌匀,闷润至醋被吸尽后,置预热的炒制容器内,用文火加热,炒干,取出,晾凉。

每 100kg 香附颗粒或片,用醋 20kg。

(2)取净香附,加入定量的醋,再加与醋等量的水,共煮至醋液基本吸尽,再蒸 5 小时,闷片刻,取出微晾,切薄片,干燥;或取出干燥后,碾成绿豆大颗粒。

每 100kg 净香附,用醋 20kg。

3. 四制香附　取净香附颗粒或片,加入定量的生姜汁、醋、黄酒、食盐水拌匀,闷润至汁液被吸尽后,置预热的炒制容器内,用文火加热,炒干,取出,晾凉。

每 100kg 香附颗粒或片,用生姜 5kg(取汁),醋、黄酒各 10kg,食盐 2kg(清水溶化)。

4. 酒香附　取净香附颗粒或片,加入定量的黄酒拌匀,闷润至黄酒被吸尽,置预热的炒制容器内,用文火加热,炒干,取出,晾凉。

每 100kg 香附颗粒或片,用黄酒 20kg。

5. 香附炭　取净香附,置预热的炒制容器内,用中火加热,炒至表面焦黑色,内部焦褐色,喷淋清水少许,灭尽火星,取出,晾干。

【成品性状】

1. 香附　不规则厚片或颗粒状。外表皮棕褐色或黑褐色,有时可见环节。切面色白或黄棕色,质硬,内皮层环纹明显。气香,味微苦。

2. 醋香附　表面黑褐色。微有醋香气,味微苦。

3. 四制香附　表面深褐色,内呈黄褐色,具有清香气。

4. 酒香附　表面红紫色,略具酒气。

5. 香附炭　表面焦黑色,内部焦褐色,质脆,气焦香,味苦。

【质量要求】

1. 香附　水分不得过 13.0%,总灰分不得过 4.0%;醇溶性浸出物不得少于 11.5%;挥发油不得少于 1.0%(ml/g)。

2. 醋香附　水分不得过 13.0%,总灰分不得过 4.0%;醇溶性浸出物不得少于 13.0%;挥发油不得少于 0.8%(ml/g)。

【炮制作用】香附性味辛、微苦、微甘、平。归肝、脾、三焦经。具有行气解郁、调经止痛的功效。

生香附上行胸膈,外达肌肤,故多入解表剂中,以理气解郁为主。如治胸膈痞闷,胁肋疼痛的越鞠丸(《丹溪心法》)。

醋炙后能引药入肝经,增强疏肝止痛作用,并能消积化滞。如治伤食腹痛的香砂平胃散(《医宗金鉴》)。

四制香附以行气解郁、调经散结为主,多用于治疗胁痛、痛经、月经不调等。如治中虚气滞胃痛的香砂六君丸(《重订通俗伤寒论》)。

酒香附能通筋脉,散结滞,多用于治疗寒疝腹痛。

香附炭苦、涩、温,多用于治疗妇女崩漏不止等。

【炮制研究】

1. 对化学成分的影响　香附经醋制后,挥发油含量较生品降低约 35%,香附烯酮增加了 14.4%,圆柚酮约降低 62.5%,α- 香附酮降低 44.9%。生香附乙醇提取液中 α- 香附酮的含量为 0.174mg/ml,醋炙香附为 0.208mg/ml。香附醋炙品的水溶性浸出物含量亦明显高于生品,说明醋制香附有利于有效成分的溶出而增强疗效。

2. 对药理作用的影响　醋制香附的解痉、镇痛作用明显优于生品。生香附、制香附均有降低大鼠离体子宫张力,缓解子宫痉挛,提高小鼠痛阈的作用,但以醋制香附作用较强,且醋蒸法优于醋炙法。香附醋制后还可增强肝细胞膜的通透性。

3. 炮制工艺研究　以 α- 香附酮和稀醇浸出物为考察指标,采用综合加权评分法进行分析,优选出最佳工艺为:按 20%(g/g) 比例加总酸 ≥3.95g/100ml 的米醋,拌匀,入锅温度

140~150℃,醋炙样品表面温度控制在 100~110℃,醋炙时间 10 分钟。

【贮藏】贮干燥容器内,炮制品密闭,置阴凉干燥处。

青 皮

【处方用名】青皮、醋青皮。

【来源】本品为芸香科植物橘 *Citrus reticulata* Blanco 及其栽培变种的干燥幼果或未成熟果实的果皮。5—6 月收集自落的幼果,晒干,习称"个青皮";7—8 月采收未成熟的果实,在果皮上纵剖成四瓣至基部,除尽瓤瓣,晒干,习称"四花青皮"。

【历史沿革】唐代有"去白炒"的记载;宋代有面炒制、焙制、巴豆制、醋熬制等方法;元代有水蛭炒制;明清有火炮、制炭、斑蝥炒制、醋洗、醋炒、盐制、酒制、蜜制、蒸制、炙制等方法。《中华人民共和国药典》2020 年版收载青皮、醋青皮。

【炮制方法】

1. 青皮　取原药材,除去杂质,洗净,闷润,切厚片或丝,晒干。

2. 醋青皮　取青皮片或丝,加入定量醋拌匀,闷润至醋被吸尽后,置预热的炒制容器内,用文火加热,炒至微黄色,取出,晾凉。

每 100kg 青皮片或丝,用醋 15kg。

【成品性状】

1. 青皮　类圆形厚片或不规则丝状,外表皮灰绿色或墨绿色,密生多数,切面果皮黄白色或淡黄棕色,有时可见瓤囊 8~10 瓣,淡棕色。气香,味苦、辛。

2. 醋青皮　形如青皮片或丝,色泽加深,略有醋香气,味苦、辛。

【质量要求】

1. 青皮　水分不得过 11.0%,总灰分不得过 6.0%;含橙皮苷不得少于 4.0%。

2. 醋青皮　水分不得过 11.0%,总灰分不得过 6.0%;含橙皮苷不得少于 3.0%。

【炮制作用】青皮性味苦、辛、温。归肝、胆、胃经。具有疏肝破气、消积化滞的功效。

青皮生品性烈,辛散破气力强,疏肝之中兼有发汗作用,以破气消积为主。如治疗食积不化,胃脘痞闷胀痛的青皮丸(《沈氏尊生书》)。

醋炙后能引药入肝经,缓和辛烈之性,消除发汗作用,以免伤伐正气,且增强了疏肝止痛、消积化滞的作用。如治肝经有寒,气机郁结,痛引小腹的青阳汤(《医醇賸义》)。

【贮藏】贮干燥容器内,密闭,置阴凉干燥处。

ER-13-8

拓展阅读
(香附)

乳 香

【处方用名】乳香、醋乳香、炒乳香。

【来源】本品为橄榄科植物乳香树 *Boswellia carterii* Birdw. 及同属植物 *Boswellia bhawdajiana* Birdw. 树皮渗出的树脂。分为索马里乳香和埃塞俄比亚乳香,每种乳香又分为乳香珠和原乳香。

【历史沿革】唐代有研法;宋代有炒制、米制、姜制、醋制、酒制、竹叶制、去油等制法;明清有煮制、煅制、焙制、炙制、乳制、黄连制、灯心制等方法。现行有醋炒、炒黄等炮制方法。《中华人民共和国药典》2020 年版收载醋乳香。

【炮制方法】

1. 乳香　取原药材,除去杂质,将大块者砸碎。

2. 醋乳香　取净乳香,置预热的炒制容器内,用文火加热,炒至冒烟,表面微熔时,喷淋定量醋,边喷边炒至表面光亮,迅速取出,摊开晾凉。

每 100kg 净乳香,用醋 5kg。

3. 炒乳香　取净乳香,置预热的炒制容器内,用文火加热,炒至冒烟,表面熔化显油亮光泽时,迅速取出,摊开晾凉。

【成品性状】

1. 乳香 呈长卵形滴乳状、类圆形颗粒或黏合成大小不等的不规则块状物。表面黄白色,半透明,被有黄白色粉末,久存则颜色加深。质脆,遇热软化。破碎面有玻璃样或蜡样光泽。具特异香气,味微苦。

2. 醋乳香 表面深黄色,油亮,略有醋气。

3. 炒乳香 表面油黄色,微透明,质坚脆,具特异香气。

【质量要求】乳香:杂质中乳香珠不得过 2%,原乳香不得过 10%,索马里乳香含挥发油不得少于 6.0%(ml/g),埃塞俄比亚乳香含挥发油不得少于 2.0%(ml/g)。

【炮制作用】乳香性味辛、苦,温。具有活血止痛,消肿生肌的功效。归心、肝、脾经。

乳香生用气味辛烈,对胃的刺激性较强,易引起呕吐,但活血消肿、止痛力强,多用于瘀血肿痛或外用于疮疡肿痛,溃破久不收口。如治瘀血肿痛的乳香定痛散(《外科发挥》)。

炒乳香缓和对胃的刺激性,利于服用,作用与生乳香基本相同。用于治产后瘀滞不净,心腹作痛等。

醋炙可缓和刺激性,利于服用,便于粉碎,增强活血止痛、收敛生肌的功效,并可矫臭矫味。可治各种痛症。如治心腹诸痛,以及一切疼痛的太岳活血丹(《太平惠民和剂局方》)。

【炮制研究】

1. 对化学成分的影响 乳香炮制后挥发油含量降低,减少率顺序为灯心草制品 > 麦麸制品 > 醋炒品 > 清炒品 > 生品。利用 HPLC 考察不同炮制温度和时间对乳香酸类成分的影响发现,随着炮制时间的延长,α- 乳香酸、11- 羰基 -β- 乳香酸和 11- 羰基 -β- 乙酰乳香酸的量升高,而 β- 乳香酸和 3- 乙酰 -β 乳香酸的量降低。

2. 对药理作用的影响 乳香挥发油、清炒品、生品及灯心草制品有较强的镇痛作用,且时间较长。另有实验表明,乳香树脂具有镇痛作用,且高温使其树脂类成分发生变化,故乳香炮制温度不宜过高。以小鼠耳廓肿胀抑制率和大鼠足跖肿胀度为指标对乳香各炮制品进行抗炎作用的比较,结果作用大小依次为清炒品、生品、醋炙品,且清炒品和生品、醋炙品有显著性差异;以镇痛实验小鼠扭体镇痛率和热板痛阈值为指标时,各乳香炮制品作用强弱依次为醋炙品、清炒品、生品,且醋炙品和清炒品、生品有显著性差异。乳香酸具有抗炎作用,采用乙醇提取法时,乳香酸类成分的提取率和抗炎活性最强。

【贮藏】贮干燥容器内,密闭,置阴凉干燥通风处。防潮。

没 药

【处方用名】没药、醋没药、炒没药。

【来源】本品为橄榄科植物地丁树 *Commiphora myrrha* Engl. 或哈地丁树 *Commiphora molmol* Engl. 的干燥树脂。分为天然没药和胶质没药。

【历史沿革】唐代有研法;宋代有童便制、蒸制、酒制、去油制等方法;明清有炒制、灯心炒、童便酒制等炮制方法。现行主要有醋炙、炒黄、炒去油等炮制方法。《中华人民共和国药典》2020 年版收载醋没药。

【炮制方法】

1. 没药 取原药材,砸成小块,除去杂质。

2. 醋没药 取净没药块,置预热的炒制容器内,用文火加热,炒至冒烟,表面微熔时,喷淋定量的醋,边喷边炒至表面光亮,迅速取出,摊开晾凉。

每 100kg 没药,用醋 5kg。

3. 炒没药 取净没药块,置预热的炒制容器内,用文火加热,炒至冒烟,表面显油亮光泽时,迅速取出,摊开晾凉。

【成品性状】

1. 没药 天然没药呈不规则颗粒团块,大小不等,表面黄棕色或红棕色,近半透明,被有黄色粉尘。质坚脆,破碎面不整齐,无光泽,有特异的香味,味苦而微辛。胶质没药呈不规则颗粒,多黏结大小不等的团块,表面棕黄色或棕褐色,不透明,质坚实或疏松,有特异的香味,味苦而有黏性。

2. 醋没药 不规则小块状或类圆形颗粒状,表面棕褐色或黑褐色,有光泽。具特异香气,略有醋香气,味苦而微辛。

3. 炒没药 表面黑褐色或棕黑色,有光泽,气微香。

【质量要求】

1. 没药 天然没药杂质不得过 10.0%,胶质没药不得过 15.0%;总灰分不得过 15.0%,酸不溶性灰分不得过 10.0%;含挥发油天然没药不得少于 4.0%(ml/g),胶质没药不得少于 2.0%(ml/g)。

2. 醋没药 酸不溶性灰分不得过 8.0%;含挥发油不得少于 2.0%(ml/g)。

【炮制作用】没药性味苦、辛,平。归心、肝、脾经。具有散瘀定痛,消肿生肌的功效。

没药生用气味浓烈,对胃有一定的刺激性,容易引起恶心、呕吐,故生品多外用,用治跌打损伤,骨折筋伤。如治跌仆损伤,血瘀疼痛,外伤出血的七厘散(《良方集腋》)。

没药醋炙后能增强活血止痛、收敛生肌的作用,缓和刺激性,便于服用,易于粉碎,并可矫臭矫味。如治妇女月经不通的没药丸(《太平圣惠方》)。

炒没药能缓和刺激性,便于服用,易于粉碎。如治疔疮,无名肿毒的舌化丹(《疡医大全》)。

【炮制研究】研究表明:生没药和醋没药都具有止痛作用,醋没药作用较生品显著增强。生没药几乎无降低血小板黏附性的作用,而醋制没药具有显著降低血小板黏附性的作用。给小鼠分别灌胃生没药、清炒没药、醋制没药的水煎液、散剂(粉末)混悬液和醇提物混悬液,结果显示,各样品均对外伤引起的足肿胀有显著消除血肿作用,生没药的化瘀消肿作用更强。在家兔体外实验中,没药水提物可显著抑制血小板聚集活性和抗凝活性,乳香、没药配伍组合后存在一定的药物间协同增效作用。

【贮藏】贮干燥容器内,密闭,置阴凉干燥通风处。防潮。

艾 叶

【处方用名】艾叶、醋艾叶、醋艾叶炭、艾叶炭

【来源】本品为菊科植物艾 *Artemisia argyi* Levl.et Vant. 的干燥叶。夏季花未开时采摘,除去杂质,晒干。

【历史沿革】唐代有制炭、熬制、绞汁、炙制;宋代有醋炒、醋煮、醋焙、米炒、醋蒸、炒黄、炒焦、焙;元代有盐炒;明清以后又增加酒醋炒、酒炒、酒洗、米泔制、香附及酒醋制、硫黄制、枣泥制等炮制方法。现在主要的炮制方法有醋炙、炒炭、炒炭后醋炙等。《中华人民共和国药典》2020 年版收载艾叶、醋艾叶炭。

【炮制方法】

1. 艾叶 取原药材,除去杂质及梗,筛去灰屑。

2. 醋艾叶 取净艾叶,加入定量的米醋拌匀,闷润至醋被吸尽,置炒制容器内,用文火加热,炒干,取出晾凉。

每 100kg 艾叶,用米醋 15kg。

3. 艾叶炭 取净艾叶,置炒制容器内,用中火加热,炒至表面焦黑色,喷淋清水少许,灭

尽火星,炒至微干,取出,及时摊晾,凉透。

4. 醋艾炭 取净艾叶,置炒制容器内,用中火加热,炒至表面焦黑色,喷淋定量米醋,灭尽火星,炒干,取出,及时摊晾,凉透。

每 100kg 艾叶,用米醋 15kg。

【成品性状】

1. 艾叶 本品多皱缩、破碎,有短柄。完整叶片展平后呈卵状椭圆形,羽状深裂,裂片椭圆状披针形,边缘有不规则的粗锯齿;上表面灰绿色或深黄绿色,有稀疏的柔毛和腺点;下表面密生灰白色茸毛。质柔软,气清香,味苦。

2. 醋艾叶 本品呈不规则的碎片,表面微黑色。气清香,略有醋香气。

3. 艾叶炭 本品呈不规则的碎片,表面焦黑色。多卷曲,破碎。香气清淡。

4. 醋艾炭 本品呈不规则的碎片,表面黑褐色。具醋香气。

【质量要求】

1. 艾叶 水分不得过 15.0%,总灰分不得过 12.0%,酸不溶性灰分不得过 3.0%;桉油精不得少于 0.050%,龙脑不得少于 0.020%。

2. 艾叶炭 水分不得过 15.0%,总灰分不得过 12.0%,酸不溶性灰分不得过 3.0%;桉油精不得少于 0.050%,龙脑不得少于 0.020%。

【炮制作用】艾叶味辛、苦,性温;有小毒。归肝、脾、肾经。具有温经止血、散寒止痛的功效。

生品性燥,祛寒燥湿力强,但对胃有刺激性,故多外用,或捣绒做成艾卷或艾炷。如治疗痛疽不合,疮口冷滞,以艾煎汤洗后,白胶熏之(《仁斋直指方》);治妊娠伤寒,汗下后血漏不止,胎气受损,用胶艾六合汤(《医垒元戎》)。

醋艾叶温而不燥,并能缓和对胃的刺激性,增强逐寒止痛的作用。如治寒客胞宫的艾附暖宫丸(《古今医鉴》);治妇人血海虚冷的艾附丸(《杨氏家藏方》);治妇人血虚火旺,血崩不止的胶艾四物汤(《古今医鉴》)。

艾叶炭辛散之性大减,对胃的刺激性缓和,温经止血的作用增强。可用于崩漏下血,月经过多,或妊娠下血。如治湿冷下痢脓血,腹痛,妇人下血的艾姜汤(《世医得效方》)。

醋艾炭温经止血的作用增强,用于虚寒性出血。

【炮制研究】

1. 对化学成分的影响 艾叶中含有挥发油、鞣质、脂肪酸、绿原酸、朝鲜蓟酸等。艾叶经加热炮制后,挥发油含量大幅降低,且随温度的升高、时间的延长呈逐渐降低的趋势。而闷煅品挥发油含量较其他加热制炭品高。与生艾叶比较,醋艾叶中总酚酸含量未发生明显变化,但不同产地艾炭、醋艾炭中总酚酸的含量都明显降低。

2. 对药理作用的影响 艾叶炒炭或烘制后有明显止血作用,其中以 180℃烘 20 分钟和 200℃烘 10 分钟所得样品水煎液止血作用最明显。艾叶止血作用的强弱与鞣质含量的高低关系不大,提示鞣质并非是艾叶的唯一止血成分。对生艾叶、焦艾叶、艾叶炭、醋炒艾叶炭以及闷煅艾叶炭的凝血作用进行了实验比较,发现艾叶制炭后可加强止血作用,而闷煅艾叶炭止血作用更强。而且,艾叶制炭后毒性降低,抗凝血作用消失。研究表明,醋艾叶的抗炎止痛作用较生品明显增强,且优于其他炮制品。加醋与加热的综合作用优于二者单一作用。

3. 炮制工艺研究 以外观性状和总黄酮含有量为评价指标,采用正交试验法,优选出醋艾叶的最佳炮制工艺为:取净艾叶适量,加入 15% 的醋,淋入净艾叶中拌匀,闷润至醋被吸尽,220℃(锅底温度)炒制 28 分钟。以小鼠凝血、止血时间,总黄酮下降率及外观性状为指标,采用正交试验法优选出醋艾炭的最佳炮制工艺为:炒制温度 360℃,炒制 16 分钟,喷醋量 15%。

【贮藏】密闭,置阴凉干燥通风处。

五 灵 脂

【处方用名】五灵脂、醋五灵脂、酒五灵脂

【来源】本品为鼯鼠科动物复齿鼯鼠 *Trogopterus xanthipes* Milen-Edwards 的干燥粪便。

【历史沿革】唐代有灯心研法;宋代有酒研、微炒、醋炒等方法;元代有醋炙、炒炭等方法;明清有醋煮、醋炒等方法。现行有酒炒、醋炒等炮制方法。

【炮制方法】

1. 五灵脂　取原药材,除去杂质,切制块状或砸成小块。

2. 醋五灵脂　取净五灵脂,置预热的炒制容器内,用文火加热,炒至腥气溢出时,喷淋醋,再炒至微干,有光泽时,取出,晾凉。

每 100kg 净五灵脂,用醋 10kg。

3. 酒五灵脂　取净五灵脂,置预热的炒制容器内,用文火加热,炒至有腥气溢出时,喷淋酒,再炒至微干,有光泽时,取出,晾凉。

每 100kg 净五灵脂,用黄酒 15kg

【成品性状】

1. 五灵脂　呈长椭圆形颗粒状,黑棕色或灰棕色,质松或有黏性,气腥臭。

2. 醋五灵脂　呈黑褐色,表面有光泽,质轻松,略有醋气。

3. 酒五灵脂　呈黄黑色,微有酒气。

【炮制作用】五灵脂性味咸甘、温,归肝经。具有散瘀止痛的功效。

五灵脂生品具腥臭味,不宜内服,多外用。取其止痛止血的作用,用于虫蛇咬伤,以五灵脂末涂之(《金匮钩玄》);治损伤、骨折的如接骨丹(《儒门事亲》)。

五灵脂醋炙能引药入肝,增强散瘀止痛作用,并能矫臭矫味,利于内服。如治气血凝滞,经期腹痛,与醋元胡等同用;治气滞心腹作痛的手拈散(《医学心悟》)。

五灵脂酒炙后,能增强活血止痛作用,亦可矫臭矫味。如治瘀血停滞,心腹疼痛的失笑散(《太平惠民和剂局方》)。

【贮藏】置通风干燥处。防潮。

第三节 盐 炙 法

将净制或切制后的饮片,加入一定量盐水拌炒的方法,称盐炙法。

食盐,性寒味咸,有清热凉血、软坚散结、强筋骨、润燥等功效。

盐炙法多用于补肾固精、疗疝、利尿、泻相火的药物。

(一) 炮制目的

1. 引药下行,增强疗效　治疗下焦疾病的药物盐炙后可增强疗效。如杜仲、巴戟天等可增强补肝肾作用;小茴香、橘核、荔枝核等可增强疗疝止痛作用;车前子等可增强泻热利尿作用;益智仁、韭菜子等可增强固精缩尿作用。

2. 增强滋阴降火作用　如知母、黄柏等盐炙后可增强滋阴降火、清热凉血作用。

3. 缓和药物辛燥之性　如补骨脂、益智仁等辛温而燥,久服易伤阴耗津,盐炙后可缓和辛燥之性。

（二）操作方法

1. 先拌盐水后炒药 将食盐加适量水溶解,滤过,与待炮炙品拌匀,闷透,置已预热的炒制容器内,以文火加热,炒至规定的程度,取出,晾凉。

2. 先炒药后加盐水 先将待炮炙品置已预热的炒制容器内,以文火加热,炒至一定程度,再喷淋盐水,炒干,取出,晾凉。

一般每 100kg 药物,用食盐 2kg。

（三）注意事项

1. 溶解食盐时,加水量视药物吸水情况而定,一般为食盐用量的 4~5 倍。

2. 含黏液质多的药物,如车前子、知母等遇水容易发黏,不宜先拌盐水。宜先将药物加热除去部分水分,使质地变疏松,再喷洒盐水,以利于盐水渗入。

3. 盐炙火力宜小,采用第 2 种方法时更应该控制火力。若火力过大,则水分迅速蒸发,食盐析出黏附在已预热的炒制容器或药物上,达不到盐炙目的。

知 母

【处方用名】知母、知母肉、炒知母、盐知母。

【来源】本品为百合科植物知母 *Anemarrhena asphodeloides* Bge. 的干燥根茎。春、秋二季采挖,除去须根和泥沙,晒干,习称"毛知母";或除去外皮,晒干。

【历史沿革】宋代有煨、炒、酒炒、盐水炒、盐酒拌炒等制法;明清有蜜水拌炒、人乳汁盐酒炒、童便浸、姜汤浸等方法。现行有盐炙、酒炒、麸炒等炮制方法。《中华人民共和国药典》2020 年版收载知母、盐知母。

【炮制方法】

1. 知母 取原药材,除去杂质,洗净,润透,切厚片,干燥,去毛屑。

2. 盐知母 取知母片,置已预热的炒制容器内,用文火加热,炒至变色,喷淋盐水,炒干,取出,晾凉。

每 100kg 知母片,用食盐 2kg。

【成品性状】

1. 知母 不规则类圆形的厚片。外表皮黄棕色或棕色,可见少量残存的黄棕色叶基纤维和凹陷或凸起的点状根痕。切面黄白色至黄色。气微,味微甜、略苦,嚼之带黏性。

2. 盐知母 色黄或微带焦斑。味微咸。

【质量要求】

1. 知母 水分不得过 12.0%,总灰分不得过 9.0%,酸不溶性灰分不得过 2.0%;含芒果苷不得少于 0.50%,含知母皂苷 B Ⅱ不得少于 3.0%。

2. 盐知母 同知母;含芒果苷不得少于 0.40%,含知母皂苷 B Ⅱ不得少于 2.0%。

【炮制作用】知母性味苦、甘,寒。归肺、胃、肾经。具有清热泻火,滋阴润燥的功效。

知母生用苦寒滑利,长于清热泻火、生津润燥,泻肺、胃之火尤宜生用。多用于外感热病,高热烦渴,肺热燥咳,内热消渴,肠燥便秘。如治温病邪入气分,壮热烦渴,汗出恶热,脉洪大的白虎汤(《伤寒论》)。

盐炙可引药下行,专于入肾,增强滋阴降火的作用,善清虚热。常用于肝肾阴亏,虚火上炎,骨蒸潮热,盗汗遗精。如治阴虚火旺,潮热盗汗,耳鸣遗精的大补阴丸(《中华人民共和国药典》)。

【炮制研究】知母的化学成分主要为甾体皂苷、双苯吡酮、木质素、黄酮、多糖、有机酸等。

1. 对化学成分的影响 知母炮制后菝葜皂苷元含量较生品增加,顺序为盐炙品 > 麸炒品 > 清炒品 > 酒炙品 > 生品。炮制有助于知母多糖和芒果苷成分的溶出,顺序均为盐知母＞清炒品＞酒炙品＞麸炒品＞生品。新芒果苷、异芒果苷的含量在盐炙后有一定程度的降低。

2. 对药理作用的影响　知母有明显的清热作用,盐炙品与生品未见显著性差异;知母盐炙品降血糖作用明显优于生品;知母生品的抗炎作用较好,而清炒和酒炙知母的镇静作用则较好。知母和盐知母均能显著降低甲亢阴虚大鼠红细胞膜上 Na^+-K^+-ATP 酶活性,具有滋肾阴、清虚热的作用,且优于六味地黄丸组,低剂量组盐炙后作用增强。

3. 炮制工艺研究　以菝葜皂苷元、芒果苷含量为指标,采用正交设计法优选出的知母盐炙工艺为:盐水与药材的比例为 15%,用盐量 2%,置锅内,180℃炒制 8 分钟。

【贮藏】贮干燥容器内,盐知母密闭,置通风干燥处。防潮。

黄 柏

【处方用名】黄柏、川黄柏、盐黄柏、酒黄柏、黄柏炭。

【来源】本品为芸香科植物黄皮树 *Phellodendron chinense* Schneid. 的干燥树皮。习称“川黄柏”。剥取树皮后,除去粗皮,晒干。

【历史沿革】南北朝刘宋时代有蜜炙法;唐代有炙制、醋制等法;宋代有炒、酒浸、炒炭、盐水浸炒、葱汁拌炒、胆汁制等制法;明代有童便酒蜜盐同制、乳汁制、童便制等;清代有米泔制、附子汁制、煅炭、姜汁炒黑等方法。现行有盐炙、酒炙、炒炭等炮制方法。《中华人民共和国药典》2020 年版收载黄柏、盐黄柏、黄柏炭。

【炮制方法】

1. 黄柏　取原药材,除去杂质,喷淋清水,润透,切丝,干燥。

2. 盐黄柏　取黄柏丝,用盐水拌匀,稍闷,待盐水被吸尽后,置已预热的炒制容器内,用文火加热,炒干,取出,晾凉。

每 100kg 黄柏丝,用食盐 2kg。

3. 酒黄柏　取黄柏丝,用黄酒拌匀,稍闷,待酒被吸尽后,置已预热的炒制容器内,用文火加热,炒干,取出,晾凉。

每 100kg 黄柏丝,用黄酒 10kg。

4. 黄柏炭　取黄柏丝,置已预热的炒制容器内,用武火加热,炒至表面焦黑色,内部深褐色,喷淋少许清水灭尽火星,取出,晾干。

【成品性状】

1. 黄柏　丝条状,外表面黄褐色或黄棕色。内表面暗黄色或淡棕色,具纵棱纹。切面纤维性,呈裂片状分层,深黄色。味极苦。

2. 盐黄柏　表面深黄色,偶有焦斑。味极苦,微咸。

3. 酒黄柏　表面深黄色,偶有焦斑。略具酒气,味极苦。

4. 黄柏炭　表面焦黑色,内部深褐色或棕黑色。体轻,质脆,易折断。味苦涩。

【质量要求】

1. 黄柏　水分不得过 12.0%,总灰分不得过 8.0%;醇溶性浸出物不得少于 14.0%;含小檗碱以盐酸小檗碱计,不得少于 3.0%;含黄柏碱以盐酸黄柏碱计,不得少于 0.34%。

2. 盐黄柏　检查、含量测定同黄柏。

【炮制作用】黄柏性味苦,寒。归肾、膀胱经。具有泻火解毒、清热燥湿的功效。

黄柏生品苦燥,性寒而沉,泻火解毒和燥湿作用较强。多用于湿热痢疾,黄疸,热淋,足膝肿痛,疮疡肿毒,湿疹等。如治湿热痢疾的白头翁汤(《伤寒论》)。

盐炙可引药入肾,缓和苦燥之性,增强滋肾阴、泻相火、退虚热的作用。多用于阴虚发热,骨蒸劳热,盗汗,遗精,足膝痿软,咳嗽咯血等。如治阴虚火旺,潮热盗汗,耳鸣遗精的大

笔记栏

补阴丸(《中华人民共和国药典》)。

酒炙可降低苦寒之性,免伤脾阳,并借酒升腾之力,引药上行,清上焦及血分湿热。用于热壅上焦诸证及热在血分。如治目赤、口舌生疮、咽喉肿痛的黄连上清丸(《中华人民共和国药典》)。

黄柏炭清湿热之中兼具涩性,多用于便血、崩漏下血而兼有热象者,常与其他药共用。

【炮制研究】黄柏中含有生物碱、挥发油、黄酮类化合物等。

1. 对化学成分的影响 酒黄柏、盐黄柏中盐酸小檗碱、巴马汀含量较生品升高,而焦黄柏中含量下降较大,黄柏炭与煅黄柏中盐酸小檗碱成分已消失。但炮制后能提高浸出物含量,其顺序为盐黄柏 > 酒黄柏 > 生黄柏 > 黄柏炭。

2. 对药理作用的影响 对黄柏及其 6 种不同温度、辅料炒制品的水煎液的抑菌、抗炎、解热作用进行比较,结果显示炒制温度最高的抑菌作用最差;急性抗炎作用以生品最强,且温度越高,抗炎作用越差;黄柏生品及其炮制品的解热作用较弱且缓慢。

3. 炮制工艺研究 采用正交试验,以盐酸小檗碱、小檗红碱及两者含量之和变化为指标进行综合评分,优选出盐黄柏的最佳炮制工艺为:每 100kg 黄柏加入盐 5kg,以药材量 30% 的水溶解盐,闷润 1 小时,在 150~160℃条件下炒 6 分钟。以盐酸小檗碱、盐酸小檗红碱、盐酸药根碱、盐酸巴马汀 4 种成分的含量为指标,采用正交试验设计优选出的黄柏最佳炒炭工艺为:厚度 1mm 的川黄柏 50g,在 270℃条件下炒制 25 分钟。

【贮藏】贮干燥容器内,炮制品密闭,置通风干燥处。防潮。

车 前 子

【处方用名】车前子、车前仁、盐车前子、炒车前子。

【来源】本品为车前科植物车前 *Plantago asiatica* L. 或平车前 *Plantago depressa* Willd. 的干燥成熟种子。夏、秋二季种子成熟时采收果穗,晒干,搓出种子,除去杂质。

【历史沿革】宋代有酒浸、微炒、焙、酒蒸等制法;明代有米泔水浸蒸法;清代有青盐水炒等方法。现行有炒黄、盐炙等炮制方法。《中华人民共和国药典》2020 年版收载车前子、盐车前子。

【炮制方法】

1. 车前子 取原药材,除去杂质。

2. 炒车前子 取净车前子,置已预热的炒制容器内,用文火加热,炒至略有爆裂声,并有香气逸出时,取出,晾凉。

3. 盐车前子 取净车前子,置已预热的炒制容器内,用文火加热,炒至略有爆裂声时,喷淋盐水,炒干,取出,晾凉。

每 100kg 净车前子,用食盐 2kg。

【成品性状】

1. 车前子 呈椭圆形、不规则长圆形或三角状长圆形,略扁。表面黄棕色至黑褐色,有细皱纹,一面有灰白色凹点状种脐。质硬。气微,味淡。

2. 炒车前子 表面黑褐色,气微香,质略脆。

3. 盐车前子 表面黑褐色,气微香,味微咸。

【质量要求】

1. 车前子 水分不得过 12.0%,总灰分不得过 6.0%,酸不溶性灰分不得过 2.0%,膨胀度应不低于 4.0;含京尼平苷酸不得少于 0.50%,含毛蕊花糖苷不得少于 0.40%。

2. 盐车前子 水分不得过 10.0%,总灰分不得过 9.0%,酸不溶性灰分不得过 3.0%,膨胀度应不低于 3.0;含京尼平苷酸不得少于 0.40%,含毛蕊花糖苷不得少于 0.30%。

【炮制作用】车前子性味甘,微寒。归肝、肾、肺、小肠经。具有清热利尿,渗湿通淋,清肺化痰,清肝明目的功效。

车前子生品长于利水通淋,清肺化痰,清肝明目。常用于水肿胀满,热淋涩痛,暑湿泄泻,肝火目赤,痰热咳嗽。如治肝胆湿热的龙胆泻肝汤(《医方集解》)。

炒车前子作用与生品相似,寒性稍减,能提高煎出效果,长于渗湿止泻、祛痰止咳。如治湿浊泄泻的清宁散(《幼幼集成》)。

盐车前子能引药下行入肾经,泻热利尿而不伤阴。用于肾虚脚肿,眼目昏暗,虚劳梦泻。如治湿热下注的八正散(《太平惠民和剂局方》)。

【贮藏】贮干燥容器内,盐车前子密闭,置通风干燥处。防潮。

泽 泻

【处方用名】泽泻、淡泽泻、炒泽泻、盐泽泻。

【来源】本品为泽泻科植物泽泻 Alisma orientale (Sam.) Juzep. 的干燥块茎。冬季茎叶开始枯萎时采挖,洗净,干燥,除去须根和粗皮。

【历史沿革】南北朝有酒浸法;宋代有酒浸焙、酒浸蒸焙、微炒等制法;明清有煨制、米泔制等方法。现行有盐炙、麸炒等炮制方法。《中华人民共和国药典》2020 年版收载泽泻、盐泽泻。

【炮制方法】

1. 泽泻 取原药材,除去杂质,大小分档,稍浸,润透,切厚片,干燥。

2. 盐泽泻 取泽泻片,用盐水拌匀,闷润,待盐水被吸尽后,置已预热的炒制容器内,用文火加热,炒至微黄色,取出,晾凉。

每 100kg 泽泻片,用食盐 2kg。

3. 麸炒泽泻 将麸皮撒入已预热的炒制容器内,用中火加热,待冒浓烟时投入泽泻片,拌炒至药物呈黄色时,取出,筛去麸皮,晾凉。

每 100kg 泽泻片,用麦麸 10kg。

【成品性状】

1. 泽泻 圆形或椭圆形厚片。外表皮黄白色或淡黄棕色,可见细小突起的须根痕。切面黄白色,粉性,有多数细孔。气微,味微苦。

2. 盐泽泻 表面淡黄棕色或黄褐色,偶见焦斑。味微咸。

3. 麸炒泽泻 表面黄色,偶见焦斑,微有焦香气。

【质量要求】

1. 泽泻 水分不得过 12.0%,总灰分不得过 5.0%;醇溶性浸出物不得少于 10.0%;含 23- 乙酰泽泻醇 B 和 23- 乙酰泽泻醇 C 的总量不得少于 0.10%。

2. 盐泽泻 水分不得过 13.0%,总灰分不得过 6.0%;醇溶性浸出物不得少于 9.0%;含量测定同泽泻。

【炮制作用】泽泻性味甘、淡,寒。归肾、膀胱经。具有利水泻热的功效。

泽泻生品具有利水渗湿,泻热,化浊降脂的功效。常用于小便不利,水肿胀满,泄泻尿少,痰饮眩晕,热淋涩痛,高脂血症。如治水肿,小便不利的五苓散(《伤寒论》)。

盐炙后引药下行,并能增强泻热作用,利尿而不伤阴。常以小剂量用于补剂中,可泻肾降浊,并能防止补药之腻滞。可用于阴虚火旺,利水清热养阴。如治肝肾虚亏、心血耗散而致小儿癫痫的河车八味丸(《幼幼集成》)。

麸炒后寒性稍缓,长于渗湿以和脾,降浊以升清。多用于脾虚泄泻,痰湿眩晕。如治疗脾运不健,水湿泄泻的四苓散(《丹溪心法》)。

【炮制研究】泽泻含多种四环三萜酮醇衍生物、倍半萜类氧化物,还含胆碱、卵磷脂、氨基酸、糖类等。

1. 对化学成分的影响 泽泻药材加工成生饮片的烘干(70℃)过程中,有少量 23- 乙酰泽泻醇 B 转化成了 24- 乙酰泽泻醇 A 和泽泻醇 B;而在泽泻盐炙(190~200℃)及麸炒(160~170℃)过程中,23- 乙酰泽泻醇 B 则大量转化为 24- 乙酰泽泻醇 A 和泽泻醇 B,二者又进一步转化成泽泻醇 A。因此,在高温炮制过程中,泽泻药材中三萜类主成分 23- 乙酰泽泻醇 B 出现两条转变途径,一条是氧环开裂并重排生成 24- 乙酰泽泻醇 A,进一步脱乙酰基转化成泽泻醇 A;另一条是先脱乙酰基生成泽泻醇 B,继而氧环开裂转化成泽泻醇 A。

2. 对药理作用的影响 泽泻及其炮制品对小鼠耳廓二甲苯致炎肿胀和大鼠蛋清性足肿胀均有抗炎作用,其作用程度依次为盐炙品 > 麸炒品 > 生品。泽泻及其炮制品均能明显对抗小鼠急性肝损伤,其中以盐炙品作用最佳。

3. 炮制工艺研究 樟帮麸炒泽泻的优化炮制工艺为:生泽泻片 250g,加入麦麸 40g(拌蜂蜜 0.25g),在 260℃炒制 6 分钟。以环氧泽泻烯,23- 乙酰泽泻醇 C,泽泻烯醇,泽泻醇 B 和 23- 乙酰泽泻醇 B 成分总量、醇溶性浸出物质量分数和外观性状的综合评分为指标,采用正交试验优化出的盐泽泻炮制工艺为:泽泻药材 75℃闷润 1 小时后趁热切 4mm 厚片,65℃干燥得到泽泻饮片,每 100kg 泽泻饮片加盐水 13kg(2kg 盐),闷润 3 小时,在 160℃下炒制 8 分钟。

【贮藏】贮干燥容器内,炮制品密闭,置通风干燥处。防霉,防蛀。

杜 仲

【处方用名】杜仲、川杜仲、炒杜仲、盐杜仲。

【来源】本品为杜仲科植物杜仲 *Eucommia ulmoides* Oliv. 的干燥树皮。4—6 月剥取,刮去粗皮,堆置"发汗"至内皮呈紫褐色,晒干。

【历史沿革】南北朝有酥蜜炙;唐代有去皮炙;宋代有炙微黄、涂酥炙、姜汁炙、姜酒制、蜜炙、炒令黑、姜炒断丝、麸炒黄、盐酒拌炒断丝、盐水炒等方法;明代有油制、醋炙及小茴香、盐、醋汤浸炒等方法;清代有童便制、面炒去丝等方法。《中华人民共和国药典》2020 年版收载杜仲、盐杜仲。

【炮制方法】

1. 杜仲 取原药材,刮去残留粗皮,洗净,切块或丝,干燥。

2. 盐杜仲 取杜仲丝或块,加盐水拌匀,稍闷,待盐水被吸尽后,置已预热的炒制容器内,用中火加热,炒至颜色加深,有焦斑,丝易断时,取出,晾凉。

每 100kg 杜仲块或丝,用食盐 2kg。

3. 杜仲炭 取杜仲丝或块,置已预热的炒制容器内,用武火加热,炒至外表焦黑色并断丝,喷洒盐水,灭尽火星,取出,晾干。

每 100kg 杜仲块或丝,用食盐 3kg。

【成品性状】

1. 杜仲 呈小方块或丝状。外表面淡棕色或灰褐色,有明显皱纹。内表面暗紫色,光滑。断面有细密、银白色、富弹性的橡胶丝相连。气微,味稍苦。

2. 盐杜仲 表面黑褐色,内表面褐色,折断时胶丝弹性较差。味微咸。

3. 杜仲炭 表面焦黑色,内表面焦褐色,折断时基本无胶丝。

【质量要求】

1. 杜仲 醇溶性浸出物不得少于 11.0%;含松脂醇二葡萄糖苷不得少于 0.10%。

2. 盐杜仲 水分不得过 13.0%,总灰分不得过 10.0%;醇溶性浸出物不得少于 12.0%;

含量测定同杜仲。

【炮制作用】杜仲性味甘,温。归肝、肾经。具有补肝肾,强筋骨,安胎的功效。

生杜仲性温偏燥,能温补肝肾,强筋骨。适用于肾虚而兼夹风湿的腰痛和腰背伤痛。如治痹证已久,肝肾亏虚,气血不足致腰膝疼痛麻木的独活寄生汤(《备急千金要方》)。

杜仲临床以炮制用为主,盐炙引药入肾,直达下焦,温而不燥,补肝肾、强筋骨、安胎的作用增强。且杜仲胶被破坏,有利于成分的溶出。常用于肾虚腰痛,筋骨无力,妊娠漏血,胎动不安和高血压。如治肾虚腰痛的青娥丸(《中华人民共和国药典》)。

杜仲炭作用基本同盐杜仲,偏于胎漏下血,胎动欲坠之症。

【炮制研究】杜仲含有杜仲胶、木质素及其苷类、环烯醚萜类、黄酮类、苯丙素类及氨基酸等。

1. 对化学成分的影响 杜仲盐炙后,京尼平苷酸、绿原酸、松脂素二葡萄糖苷、中脂素二葡萄糖苷、丁香脂醇二葡萄糖苷等含量降低,而中脂素、松脂素、表松脂素、阿魏醛等含量增高。产地加工中刮去粗皮和加盐炮制对杜仲中醇溶性浸出物的含量有显著影响,顺序依次为去粗皮盐制品 > 去粗皮生品 > 未去粗皮盐制品 > 未去粗皮生品。杜仲盐炙后毒性元素 Pb 的含量下降 30% 以上,而 Zn、Mn、Cu、Fe 等元素含量明显升高。

2. 对药理作用的影响 杜仲生品及各炮制品均对机体非特异性免疫功能有调控作用,炮制品作用强于生品,各炮制品(清炒品、盐炙品、砂烫品、烘制品)之间作用无明显差异。生杜仲对兔离体肠管有抑制作用;炒杜仲、砂烫杜仲对家兔离体肠管有不同程度的兴奋作用,但兴奋持续时间较短。杜仲药材生品与炮制品对大鼠有显著的降压活性,炮制品的降压活性略优于生品,但两者无显著性差异;杜仲炮制品还具有显著降低心率活性的功能。

3. 炮制工艺研究 以松脂醇二葡萄糖苷、绿原酸的含量为指标,采用正交试验设计法优化杜仲切制的工艺为浸 5 分钟,软润 16 小时,在 75℃ 干燥;盐杜仲的工艺为加 2% 的盐化水拌匀,在(400±5)℃(锅温)炒制 10 分钟。

【贮藏】贮干燥容器内,炮制品密闭,置通风干燥处。防霉。

巴 戟 天

【处方用名】巴戟天、巴戟肉、巴戟、盐巴戟、制巴戟。

【来源】本品为茜草科植物巴戟天 *Morinda officinalis* How 的干燥根。全年均可采挖,洗净,除去须根,晒至六七成干,轻轻捶扁,晒干。

【历史沿革】晋代载去心;南北朝有枸杞、酒和菊花依次炮制;宋代有酒煮、糯米炒、酒浸焙、面炒、盐汤浸等;明清有油制、火炮、盐水煮、甘草汤浸、枸杞汤浸、甘草汤炒、甘草汁煮等方法。现行有盐炙、盐水拌蒸、甘草水制、酒炙等炮制方法。《中华人民共和国药典》2020年版收载巴戟天、巴戟肉、盐巴戟天、制巴戟天。

【炮制方法】

1. 巴戟天 取原药材,除去杂质。

2. 巴戟肉 取净巴戟天,置蒸器内蒸透,趁热除去木心,切段,干燥。

3. 盐巴戟天 取净巴戟天,用盐水拌匀,置蒸制容器内蒸透,趁热除去木心,切段,干燥。

每 100kg 净巴戟天,用食盐 2kg。

4. 制巴戟天 取甘草,捣碎,加水煎汤,去渣,加入净巴戟天拌匀,置已预热的炒制容器内,用文火煮至药透汤尽,取出,趁热抽去木心,切段,干燥。

每 100kg 净巴戟天,用甘草 6kg,煎汤约 50kg。

5. 酒巴戟天 取净巴戟肉,加入定量黄酒拌匀,稍闷润,待酒被吸尽后,置已预热的炒制容器内,用文火加热,炒干,取出,晾凉。

每 100kg 巴戟肉,用黄酒 12kg。

【成品性状】

1. 巴戟天　表面灰黄色或暗灰色,质韧,断面皮部厚,紫色或淡紫色,易与木部剥离;木部坚硬,黄棕色或黄白色。气微,味甘而微涩。

2. 巴戟肉　呈扁圆柱形短段或不规则块。表面灰黄色或暗灰色,具纵纹和横裂纹。切面皮部厚,紫色或淡紫色,中空。气微,味甘而微涩。

3. 盐巴戟天　表面灰黄色或暗灰色,具纵纹和横裂纹。切面皮部厚,紫色或淡紫色,中空。气微,味甘、咸而微涩。

4. 制巴戟天　表面灰黄色或暗灰色,具纵纹和横裂纹。切面皮部厚,紫色或淡紫色,中空。气微,味甘而微涩。

5. 酒巴戟天　较巴戟肉颜色加深,略具酒气。

【质量要求】

1. 巴戟天　水分不得过 15.0%,总灰分不得过 6.0%;水溶性浸出物不得少于 50.0%;含耐斯糖不得少于 2.0%。

2. 巴戟肉　检查、浸出物、含量测定同巴戟天。

3. 盐巴戟天　水分不得过 15.0%,总灰分不得过 8.0%;浸出物、含量测定同巴戟天。

4. 制巴戟天　检查、浸出物、含量测定同巴戟天。

5. 酒巴戟天　检查、浸出物、含量测定同巴戟天。

【炮制作用】巴戟天性味甘、辛,微温。归肾、肝经。具有祛风除湿的功效。

巴戟天生品味辛而温,以祛风除湿力胜,适用于肾虚而兼风湿之证。如巴戟天汤(《张氏医通》)。

盐炙后专于入肾,温而不燥,补肾助阳作用缓和,多服久服无伤阴之弊。常用于阳痿遗精,宫冷不孕,月经不调,少腹冷痛。如治妇女下焦寒湿相争,致经前腹痛的温脐化湿汤(《傅青主女科》)。

甘草制后增强补益作用,偏于补肾助阳,强筋骨。用于肾气虚损,症见胸中短气、腰脚疼痛、身重无力。如治肝肾亏损的无比山药丸(《中药成药制剂》)。

酒炙增强温肾壮阳,强筋骨,祛风湿作用。如治肝肾不足引起筋骨痿软的金刚丸(《医略六书》)。

【炮制研究】巴戟天含糖类、蒽醌类、环烯醚萜苷类化合物,还含有脂类、有机酸、氨基酸类及微量元素等成分。

1. 对化学成分的影响　巴戟天炮制后水晶兰苷含量降低,且巴戟肉、盐巴戟的含量比制巴戟含量更低。研究证明,巴戟天木心不易积聚微量元素。经过盐制和甘草制的巴戟肉中 Fe、Mn、Cd 含量明显降低,经甘草制后 Cu 含量有所降低,经盐制后 Zn 含量也降低。比较巴戟天不同炮制品及其心中多糖的含量,依次为制巴戟 > 巴戟肉 > 盐巴戟 > 木心。

2. 对药理作用的影响　巴戟天生品和盐炙品均对小鼠耐缺氧与生殖系统有促进作用,且盐炙品作用优于生品。巴戟天生品和盐炙品均能抗氧化和增强免疫功能。巴戟天对 CYP3A 有诱导作用,用甘草汁和盐炮制后诱导作用增强。

3. 炮制工艺研究　以总蒽醌、水晶兰苷含量为指标,优选出的巴戟天盐炙最佳工艺为:每 100g 巴戟天,加盐水 50ml(含食盐 2g),闷润 90 分钟,置蒸制容器蒸 15 分钟,取出,趁热去心,切段,置 80℃烘箱干燥 2 小时。

【贮藏】贮干燥容器内,炮制品密闭,置通风干燥处。防霉,防蛀。

韭 菜 子

【处方用名】韭菜子、韭子、盐韭菜子、盐韭子。

【来源】本品为百合科植物韭菜 *Allium tuberosum* Rottl.ex Spreng. 的干燥成熟种子。秋季果实成熟时采收果序,晒干,搓出种子,除去杂质。

【历史沿革】唐代有酒浸、熬法;宋代有酒浸微炒、炒、醋煮炒香、汤浸等方法;明清有酒浸焙;清代有酒煮、蒸熟炒、醋炒酒下等方法。现行有炒黄、盐炙等炮制方法。《中华人民共和国药典》2020 年版收载韭菜子、盐韭菜子。

【炮制方法】

1. 韭菜子　取原药材,除去杂质。

2. 盐韭菜子　取净韭菜子,加盐水闷润,待盐水被吸尽后,置已预热的炒制容器内,用文火加热,炒至微干,鼓起,有香气逸出时,取出,晾凉。

每 100kg 净韭菜子,用食盐 2kg。

【成品性状】

1. 韭菜子　呈半圆形或半卵圆形,略扁,长 2~4mm,宽 1.5~3mm。表面黑色,一面突起,粗糙,有细密的网状皱纹,另一面微凹,皱纹不明显。顶端钝,基部稍尖,有点状突起的种脐。质硬。气特异,味微辛。

2. 盐韭菜子　色泽加深,有香气,微鼓起,味咸微辛。

【炮制作用】韭菜子性味辛、甘、温。归肝、肾经。具有温补肝肾,壮阳固精的功效。

生品应用较少。适用于肾虚而兼寒湿的腰膝酸软冷痛、白带过多。

盐炙可引药入肾,增强补肾固精缩尿作用。用于阳痿遗精,遗尿尿频。如治肾与膀胱虚冷,小便频数(《魏氏家藏方》)。

【贮藏】贮干燥容器内,密闭,置通风干燥处。

菟 丝 子

【处方用名】菟丝子、炒菟丝子、盐菟丝子、酒菟丝饼。

【来源】本品为旋花科植物南方菟丝子 *Cuscuta australis* R.Br. 或菟丝子 *Cuscuta chinensis* Lam. 的干燥成熟种子。秋季果实成熟时采收植株,晒干,打下种子,除去杂质。

【历史沿革】晋代有酒渍法;南北朝有苦酒、黄精汁浸;唐代有酒浸法;宋代有盐炒、酒蒸、酒浸炒作饼、酒浸炒等法;明清有酒煮、炒法、酒煨作饼、米泔淘洗等方法。现行有盐炙、炒黄、制饼等炮制方法。《中华人民共和国药典》2020 年版收载菟丝子、盐菟丝子。

【炮制方法】

1. 菟丝子　取原药材,除去杂质,洗净,干燥。

2. 盐菟丝子　取净菟丝子,加盐水拌匀,闷润,待盐水被吸尽后,置已预热的炒制容器内,用文火加热,炒至略鼓起,爆裂声减弱,并有香气逸出时,取出,晾凉。

每 100kg 净菟丝子,用食盐 2kg。

3. 酒菟丝子饼　取净菟丝子,加水煮至开裂,不断搅拌,待水被吸尽,黏丝呈稠粥状时,加入黄酒和白面拌匀,再压成饼,切成约 1cm³ 小方块,干燥。

每 100kg 净菟丝子,用黄酒 15kg、白面 15kg。

4. 炒菟丝子　取净菟丝子,置已预热的炒制容器内,用文火加热,炒至微黄色,有爆裂声时,取出,晾凉。

【成品性状】

1. 菟丝子　呈类球形。表面灰棕色至棕褐色,粗糙,种脐线形或扁圆形。质坚实,不易以指甲压碎。气微,味淡。

2. 盐菟丝子　表面棕黄色,裂开,略有香气,味微咸。

3. 酒菟丝子饼　小方块状,表面灰棕色或黄棕色,微有酒气。

4. 炒菟丝子　表面黄棕色,可见裂口,气微香,味淡。

【质量要求】

1. 菟丝子　水分不得过 10.0%,总灰分不得过 10.0%,酸不溶性灰分不得过 4.0%;含金丝桃苷不得少于 0.10%。

2. 盐菟丝子　检查、含量测定同菟丝子。

【炮制作用】 菟丝子性味甘,温。归肝、肾经。具有益肾固精,安胎,养肝明目,止泻的功效。

菟丝子生品以养肝明目力胜。常用于治疗肝肾两亏,阴虚火旺,内障目暗,视物昏花。如用于滋阴补肾,清肝明目的石斛夜光丸(《中华人民共和国药典》)。

菟丝子偏温,补阳胜于补阴。盐炙后不温不寒,平补阴阳,并能引药入肾,增强补肾固涩的作用。用于阳痿遗精,尿有余沥,遗尿,尿频,带下,肾虚胎漏,胎动不安。如治肝肾不足,妊娠下血,胎动不安的参茸保胎丸(《中华人民共和国药典》)。

酒制可增强温补脾肾的作用,并可提高煎出效果,便于粉碎。多用于腰膝酸软,脾肾虚泄。如治肝肾俱虚,眼常昏暗的驻景丸(《太平圣惠方》)。

炒菟丝子的功用与生品相似,但炒后可提高煎出效果,便于粉碎。如治肾虚精少,阳痿早泄,遗精,久不生育的五子衍宗丸(《中华人民共和国药典》)。

【炮制研究】 菟丝子中含黄酮、多糖、生物碱、挥发油等。

1. 对化学成分的影响　菟丝子经清炒、盐炙后,金丝桃苷和槲皮素含量均比生品增高,其中清炒品中金丝桃苷含量增加 2 倍以上,槲皮素含量增加 10 倍以上。制品中 3 种黄酮类成分均较生品显著降低。另有研究表明,菟丝子酒制后槲皮素含量增高,且烘制温度、烘制时间、闷润时间、黄酒用量对槲皮素含量均有影响;菟丝子炮制后多糖含量有所增加,顺序为酒制饼品 > 盐炙品 > 清炒品 > 生品。与水洗晒干法相比较,雷氏法、酒炙法、粉碎水煮法等炮制方法能显著提高菟丝子总黄酮和多糖的溶出能力,从而增加菟丝子的抗氧化能力。

2. 对药理作用的影响　菟丝子生品和炮制品二者均具有补肾壮阳作用及免疫调节作用,其中盐炙品组的作用最强,说明盐炙确实具有引药入肾而助阳的作用。

3. 炮制工艺研究　以总黄酮、总多糖及醇、水浸出物含量为指标,采用均匀试验设计法优选出的菟丝子炒制工艺为:每 50g 净菟丝子,在 150℃下炒制 140 秒。菟丝子酒炙工艺为:每 100g 净菟丝子,加 30% 黄酒,闷润 9 小时,在 100℃烘制 60 分钟。菟丝子盐炙优选工艺为:每 100g 净菟丝子,加 2% 食盐,闷润 60 分钟,在 170℃烘制 60 分钟。

【贮藏】 贮干燥容器内,炮制品密闭,置通风干燥处。

沙　苑　子

【处方用名】 沙苑子、沙苑蒺藜、潼蒺藜、盐沙苑子。

【来源】 本品为豆科植物扁茎黄芪 *Astragalus complanatus* R.Br. 的干燥成熟种子。秋末冬初果实成熟尚未开裂时采割植株,晒干,打下种子,除去杂质,晒干。

【历史沿革】 元代有炒法;明代有微焙、马乳浸蒸焙干、微炒、酒浆拌蒸、酥炙等法;清代有酒蒸、酒洗炒、盐水炒、炒等方法。《中华人民共和国药典》2020 年版收载沙苑子、盐沙苑子。

【炮制方法】

1. 沙苑子　取原药材,除去杂质,洗净,干燥。

2. 盐沙苑子 取净沙苑子,加盐水拌匀,稍闷,待盐水被吸尽后,置已预热的炒制容器内,用文火加热,炒干,取出,晾凉。

每 100kg 净沙苑子,用食盐 2kg。

【成品性状】

1. 沙苑子 略呈肾形而稍扁。表面光滑,褐绿色或灰褐色。质坚硬,不易破碎。气微,味淡,嚼之有豆腥气。

2. 盐沙苑子 表面鼓起,深褐绿色或深灰褐色。气微,味微咸。嚼之有豆腥味。

【质量要求】

1. 沙苑子 水分不得过 13.0%,总灰分不得过 5.0%,酸不溶性灰分不得过 2.0%;含沙苑子苷不得少于 0.060%。

2. 盐沙苑子 水分不得过 10.0%,总灰分不得过 6.0%,酸不溶性灰分同沙苑子;含沙苑子苷不得少于 0.050%。

【炮制作用】沙苑子性味甘,温。归肝、肾经。具有补肾助阳,固精缩尿,养肝明目的功效。

沙苑子生品以益肝明目力强,多用于肝虚眩晕目昏。如治肾阳不足所致腰酸腿软,精神疲倦,阳痿遗精的强阳保肾丸(《中华人民共和国药典》)。

盐沙苑子药性平和,能平补阴阳,并可引药入肾,增强补肾固精、缩尿的作用。多用于肾虚腰痛,遗精早泄,白浊带下,小便余沥。如治肾气虚衰,腰痛滑精的三肾丸(《全国中药成药处方集》天津方)。

【炮制研究】沙苑子中含有氨基酸、黄酮类、三萜类、脂肪酸以及微量元素等。

1. 对化学成分的影响 沙苑子不同炮制品中沙苑子苷 A 和鼠李柠檬素的含量变化不大,其中以盐水闷润炒干品中两者的含量最高。

2. 对药理作用的影响 沙苑子生品和盐炙品均具有补肾作用,盐炙品的补肾作用强于生品,且盐炙后引药入肾作用增强。

3. 炮制工艺研究 采用正交试验设计,以水浸出物、总黄酮和沙苑子苷含量为指标,考察加盐量、闷润时间、蒸制时间 3 个因素,采用多指标综合评分法优选出的沙苑子盐蒸最佳工艺为:盐浓度 3%(药材 10g,加水 20ml),闷润 2 小时,蒸制 1 小时。

【贮藏】贮干燥容器内,盐沙苑子密闭,置通风干燥处。

小 茴 香

【处方用名】小茴香、小茴、茴香、盐茴香。

【来源】本品为伞形科植物茴香 *Foeniculum vulgare* Mill. 的干燥成熟果实。秋季果实初熟时采割植株,晒干,打下果实,除去杂质。

【历史沿革】宋代有酒炒、焙、盐炒、青盐拌、黑牵牛制等法;清代有炒炭、麸炒等方法。《中华人民共和国药典》2020 年版收载小茴香、盐小茴香。

【炮制方法】

1. 小茴香 取原药材,除去杂质及残梗,筛去灰屑。

2. 盐小茴香 取净小茴香,加盐水拌匀,略闷,待盐水被吸尽后,置已预热的炒制容器内,用文火加热,炒至微黄色,有香气逸出时,取出,晾凉。

每 100kg 小茴香,用食盐 2kg。

【成品性状】

1. 小茴香 分果呈长椭圆形,背部有 5 条纵棱。表面黄绿色或淡黄色。有特异香气,味微甜、辛。

2. 盐小茴香　微鼓起,色泽加深,偶有焦斑。味微咸。

【质量要求】

1. 小茴香　水分不得过 8.0%,总灰分不得过 10.0%;含挥发油不得少于 1.5%(ml/g),含反式茴香脑不得少于 1.4%。

2. 盐小茴香　水分不得过 6.0%,总灰分不得过 12.0%;含反式茴香脑不得少于 1.3%。

【炮制作用】小茴香性味辛,温。归肝、肾、脾、胃经。具有散寒止痛,理气和胃的功效。

小茴香生品辛散理气作用偏盛,常用于脘腹胀痛,食少吐泻,少腹冷痛。如治脾元虚寒,久泻腹痛的大圣散(《博济方》)。

盐炙后辛散作用稍缓,专行下焦,长于温肾祛寒,疗疝止痛。常用于寒疝腹痛,睾丸偏坠,痛经。如治血瘀有寒所致月经不调,小腹胀痛,腰痛的少腹逐瘀丸(《中华人民共和国药典》)。

【炮制研究】小茴香含脂肪油、挥发油、甾醇及糖苷、氨基酸等。

1. 对化学成分的影响　小茴香炮制后挥发油含量显著降低;生品和各炮制品挥发油中含有相同的主要活性成分,其中以反式 - 茴香脑含量最高,但挥发油中有 24 种化合物经不同方法炮制后含量均发生了明显变化或转化,共产生了 18 种新化合物。

2. 对药理作用的影响　小茴香生品及各炮制品挥发油能降低全血还原黏度、红细胞刚性指数和变形指数,且血浆比黏度、血细胞比容、红细胞沉降率和红细胞聚集指数也呈趋势下降。其中,蜜炙品挥发油对血液流变性的作用最为显著。

3. 炮制工艺研究　以反式茴香脑和水溶性浸出物为指标,采用正交试验优选出的盐炙小茴香最佳工艺为:每 100kg 小茴香加盐 2kg,闷润 1.5 小时,在温度为 110~120℃时炒制 4 分钟。

【贮藏】贮干燥容器内,炮制品密闭,置阴凉干燥处。防潮。

橘　核

【处方用名】橘核、炒橘核、盐橘核。

【来源】本品为芸香科植物橘 *Citrus reticulata* Blanco 及其栽培变种的干燥成熟种子。果实成熟后收集,洗净,晒干。

【历史沿革】宋代有炒法;明清有盐拌炒、酒焙、盐酒炒等方法。现行有炒黄、盐炙等炮制方法。《中华人民共和国药典》2020 年版收载橘核、盐橘核。

【炮制方法】

1. 橘核　取原药材,除去杂质,洗净,干燥。用时捣碎。

2. 盐橘核　取净橘核,用盐水拌匀,稍闷,待盐水被吸尽后,置已预热的炒制容器内,用文火加热,炒至微黄色并有香气逸出时,取出,晾凉。用时捣碎。

每 100kg 净橘核,用食盐 2kg。

【质量要求】

1. 橘核　略呈卵形,一端钝圆,另一端渐尖成小柄状,一侧有种脊棱线。表面淡黄白色或淡灰白色,光滑。气微,味苦。

2. 盐橘核　子叶淡棕色或黄绿色,少淡绿色。气微,味微咸、苦。

【炮制作用】橘核性味苦,平。归肝、肾经。具有理气散结,行气止痛的功效。

橘核生用理气散结作用较强,可用于乳痈。如治乳痈初起未溃,可单用橘核粉末加黄酒煎,内服外敷,或与其他药配伍用。

盐炙能引药下行入肾经,增加疗疝止痛的功效。如治疝气疼痛,睾丸肿痛的茴香橘核丸(《中华人民共和国药典》)。

【炮制研究】橘核中含有脂肪酸、柠檬苦素及其类似物,蛋白质、无机元素等。

1. 对化学成分的影响 盐制品中圣草枸橼苷、柠檬苦素、诺米林、黄柏酮含量升高,并发现柠檬苦素、黄柏酮、诺米林成分。

2. 对药理作用的影响 橘核生品及盐炙品具有镇痛、抗炎及促进肠运动的作用。两者对二甲苯所致小鼠耳廓炎症模型均具显著抑制作用,且盐橘核作用强度较生品明显增强,提示橘核盐炙后抗炎镇痛作用增强;对乙酸所致的小鼠疼痛均有显著镇痛作用,且盐炙品作用较强;盐炙品能显著增强正常小鼠的肠推进运动。

3. 炮制工艺研究 优选出的盐制工艺为取净橘核,加入食盐水(水与盐的比例10∶1)拌匀,闷润30分钟,在100℃下炒至微黄色(2kg盐/100kg橘核)。

【贮藏】贮干燥容器内,炮制品密闭,置通风干燥处。防霉,防蛀。

荔 枝 核

【处方用名】荔枝核、盐荔枝核。

【来源】本品为无患子科植物荔枝 *Litchi chinensis* Sonn. 的干燥成熟种子。夏季采摘成熟果实,除去果皮和肉质假种皮,洗净,晒干。

【历史沿革】宋代有慢火烧存性、火炮等方法;元代有炒法;明代有炒黄、煨焦;清代有焙法、煨熟、盐水浸炒等方法。现行有盐炙等炮制方法。《中华人民共和国药典》2020年版收载荔枝核、盐荔枝核。

【炮制方法】

1. 荔枝核 取原药材,除去杂质,洗净,干燥。用时捣碎。

2. 盐荔枝核 取净荔枝核,捣碎,加盐水拌匀,闷润,待盐水被吸尽后,置已预热的炒制容器内,用文火加热,炒干,取出,晾凉。

每100kg净荔枝核,用食盐2kg。

【成品性状】

1. 荔枝核 长圆形或卵圆形,略扁。表面棕红色或紫棕色,平滑,有光泽,略有凹陷及细波纹,一端有类圆形种脐。质硬。气微,味甘、微苦、涩。

2. 盐荔枝核 碎块状,无光泽,色泽略深,味微咸。

【炮制作用】荔枝核性味甘、微苦、涩,温。归肝、肾经。具有行气散结,祛寒止痛的功效。

荔枝核生品偏于治肝气瘀滞,胃脘疼痛。如治疝气疼痛,睾丸肿痛的茴香橘核丸(《中华人民共和国药典》)。

盐炙后可引药入肾,专于疗疝止痛。如治疝气疼痛,睾丸肿痛的疝气内消丸(《中药成药制剂手册》)。

【贮藏】贮干燥容器内,炮制品密闭,置通风干燥处。防蛀。

胡 芦 巴

【处方用名】胡芦巴、炒胡芦巴、盐胡芦巴。

【来源】本品为豆科植物胡芦巴 *Trigonella foenum-graecum* L. 的干燥成熟种子。夏季果实成熟时采割植株,晒干,打下种子,除去杂质。

【历史沿革】宋代有微炒、酒浸炒;元代有盐炒黄;明清有酒浸蒸、酒浸焙等方法。现行有炒黄、盐炙等炮制方法。《中华人民共和国药典》2020年版收载胡芦巴、盐胡芦巴。

【炮制方法】

1. 胡芦巴 取原药材,除去杂质,洗净,干燥。

2. 炒胡芦巴 取净胡芦巴,置已预热的炒制容器内,用文火加热,炒至有爆裂声,香气逸出时,取出,晾凉。

3. 盐胡芦巴 取净胡芦巴,加盐水拌匀,闷润,待盐水被吸尽后,置已预热的炒制容器内,用文火加热,炒至鼓起,微具焦斑,有香气溢出时,取出,晾凉。

每 100kg 净胡芦巴,用食盐 2kg。

【成品性状】

1. 胡芦巴 呈斜方形或矩形。表面黄绿色或黄棕色。质坚硬,不易破碎。气香,味微苦。

2. 炒胡芦巴 微鼓起,有裂纹,表面黄棕色,气香。

3. 盐胡芦巴 表面黄棕色至棕色,偶见焦斑。略具香气,味微咸。

【质量要求】

1. 胡芦巴 水分不得过 15.0%,总灰分不得过 5.0%,酸不溶性灰分不得过 1.0%;醇溶性浸出物不得少于 18.0%;含胡芦巴碱不得少于 0.45%。

2. 盐胡芦巴 水分不得过 11.0%,总灰分不得过 7.5%;浸出物、含量测定同胡芦巴。

【炮制作用】胡芦巴性味苦,温。归肾经。具有温肾,祛寒,止痛的功效。

胡芦巴生品长于散寒逐湿,多用于寒湿脚气。如治寒湿脚气,腰膝冷痛无力的胡芦巴丸(《杨氏家藏方》)。

炒胡芦巴苦燥之性稍缓,温肾作用略胜于生品,常用于肾虚冷胀。

盐炙可引药入肾,温补肾阳力胜,常用于疝气疼痛,肾虚腰痛,阳痿遗精。如治肾阳不足所致腰酸腿软,精神疲倦,阳痿遗精的强阳保肾丸(《中华人民共和国药典》)。

【炮制研究】

1. 对化学成分的影响 比较胡芦巴生品和盐炙品 HPLC 指纹图谱,发现盐炙品较生品少 5 个色谱峰,表明胡芦巴盐炙前后化学成分的种类或含量变化较大。

2. 炮制工艺研究 胡芦巴采用淋洗法净制优于淘洗法,且随着干燥温度的上升,胡芦巴碱含量呈下降趋势。以醇溶性浸出物、胡芦巴碱含量为指标,优化出的胡芦巴盐炙工艺为:取胡芦巴 100g,将食盐 2g 加水 40ml 溶解后与胡芦巴拌匀,闷润 2 小时,在 200℃下炒 10 分钟,每分钟翻炒 20 次。

【贮藏】贮干燥容器内,炮制品密闭,置通风干燥处。防蛀。

补 骨 脂

【处方用名】补骨脂、破故纸、盐补骨脂、盐骨脂。

【来源】本品为豆科植物补骨脂 *Psoralea corylifolia* L. 的干燥成熟果实。秋季果实成熟时采收果序,晒干,搓出果实,除去杂质。

【历史沿革】南北朝有酒浸蒸;宋代有炒、盐炒、芝麻制、酒浸炒等法;明代有泽泻制及盐、酒、芝麻同制等方法;清代有麸炒、面炒、麻子仁炒、童便乳浸盐水炒、盐水浸三日胡桃油炒等方法。《中华人民共和国药典》2020 年版收载补骨脂、盐补骨脂。

【炮制方法】

1. 补骨脂 取原药材,除去杂质。

2. 盐补骨脂 取净补骨脂,加盐水拌匀,闷润,待盐水被吸尽后,置已预热的炒制容器内,用文火加热,炒至微鼓起、迸裂并有香气逸出时,取出,晾凉。

每 100kg 净补骨脂,用食盐 2kg。

【成品性状】

1. 补骨脂 呈肾形,略扁。表面黑色、黑褐色或灰褐色,具细微网状皱纹。质硬。果皮薄,与种子不易分离;种仁有油性。气香,味辛、微苦。

2. 盐补骨脂 表面黑色或黑褐色,微鼓起。气微香,味微咸。

【质量要求】

1. 补骨脂　水分不得过 9.0%,总灰分不得过 8.0%,酸不溶性灰分不得过 2.0%;含补骨脂素和异补骨脂素的总量不得少于 0.70%。

2. 盐补骨脂　水分不得过 7.5%,总灰分不得过 8.5%;含量测定同补骨脂。

【炮制作用】补骨脂性味辛、苦,温。归肾、脾经。具有温肾壮阳,除湿止痒的功效。

补骨脂生品长于补脾肾,止泻痢。多用于脾肾阳虚,泻痢;外用治银屑病,白癜风,扁平疣,斑秃等。补骨脂长期或大剂量生用有伤阴之弊,容易出现口干、舌燥、喉痛等症状。

盐炙能缓和温燥之性,并可引药入肾,增强补肾纳气的作用。用于阳痿遗精,遗尿尿频,腰膝冷痛,肾虚作喘,五更泄泻。如治脾虚肾寒,五更泄泻的四神丸(《中华人民共和国药典》)。

【炮制研究】补骨脂果实、种子含香豆素类、黄酮类、单萜酚类,以及挥发油、皂苷、多糖、类脂等成分。

1. 对化学成分的影响　与生品比较,雷公法炮制对补骨脂中 7 种成分的影响最为明显,其中异补骨脂苷、补骨脂苷含量下降约 30%,异补骨脂素、补骨脂素含量分别上升 14% 和 19%,补骨脂定和补骨脂二氢黄酮的含量均有下降,补骨脂酚含量下降 10%,雷公法炮制过程中补骨脂毒性成分(异)补骨脂苷转化为活性成分(异)补骨脂素;在酒浸炒品中,异补骨脂苷和补骨脂苷含量分别下降 12.2% 和 7.4%,补骨脂素、异补骨脂素分别增加 7.7% 和 11.7%。补骨脂生品与炮制品(盐炙和清炒)化学成分有显著性差异,其中有 5 个成分存在于生品与清炒品中,而盐炙品中未发现。

2. 对药理作用的影响　除酒浸炒品外,其他炮制品能显著提高环磷酰胺所致白细胞计数的降低,作用强度为盐炙品 > 盐蒸品 > 雷公法品 > 清炒品 > 生品 > 酒浸炒品;对大黄水提物引起的肠蠕动亢进均有对抗作用,其中以盐炙品和酒浸炒品最为明显。补骨脂燥性体现在引起正常和模型小鼠乳酸脱氢酶值升高,而毒性体现在对两种小鼠免疫器官胸腺和脾、肝的抑制,盐炙品较生品能改善上述指标。补骨脂生品和盐炙品均具有良好的促进人成骨细胞增殖、分化和矿化的作用,其中盐炙品的作用显著优于生品。

3. 炮制工艺研究　以补骨脂素、异补骨脂素总含量及出膏率为指标,优选出的补骨脂微波炮制工艺为:取补骨脂 50g,加入 20% 食盐溶液 75ml,浸泡 6 小时,在强微波档微波加热 270 秒。

【贮藏】贮干燥容器内,炮制品密闭,置通风干燥处。防霉。

益 智 仁

【处方用名】益智、益智仁、炒益智仁、盐益智仁。

【来源】本品为姜科植物益智 *Alpinia oxyphylla* Miq. 的干燥成熟果实。夏、秋间果实由绿变红时采收,晒干或低温干燥。

【历史沿革】唐代有去壳炒;宋代有炒、取仁盐炒用等法;明代有了米泔制、姜汁炒、青盐酒煮、蜜炙、酒炒、炒黑为末等方法。清代有煨法。现行有砂炒、盐炙等炮制方法。《中华人民共和国药典》2020 年版收载益智仁、盐益智仁。

【炮制方法】

1. 益智仁　取原药材,除去杂质及外壳。用时捣碎。

2. 盐益智仁　取净益智仁,加盐水拌匀,稍闷,待盐水被吸尽后,置已预热的炒制容器内,用文火加热,炒至颜色加深,近干时,取出,晾凉。用时捣碎。

每 100kg 净益智仁,用食盐 2kg。

【成品性状】

1. 益智仁　种子略有钝棱,直径约 3mm;表面灰黄色至灰褐色,具细皱纹;外被淡棕色膜质的假种皮;质硬,胚乳白色。有特异香气,味辛、微苦。

2. 盐益智仁 表面褐色或棕褐色,略有咸味。

【质量要求】

1. 益智仁 水分不得过 13%;含挥发油不得少于 1.0%(ml/g)。

2. 盐益智仁 水分不得过 13%,总灰分不得过 8.5%,酸不溶性灰分不得过 1.5%。

【炮制作用】益智仁性味辛,温。归脾、肾经。具有暖肾固精缩尿,温脾止泻摄唾的功效。

益智仁生品辛温而燥,以温脾止泻、摄涎唾力胜,常用于腹痛吐泻,口涎自流。如治伤寒阴盛的益智散(《太平惠民和剂局方》)。

盐炙后辛燥之性减弱,专行下焦,长于温肾,固精,缩尿。如治肾气虚寒所致遗精,遗尿、尿频、尿有余沥的缩泉丸(《中华人民共和国药典》)。

【炮制研究】益智仁含有挥发油、维生素、氨基酸、脂肪酸及无机元素等。

1. 对化学成分的影响 益智仁生品挥发油中有 68 种化合物,盐炙品有 49 种化合物,两者共有化合物 33 种。对比益智仁盐炙前后指纹图谱,发现盐炙后新增 2 个色谱峰,同时有 7 个特征峰相对含量发生改变。

2. 对药理作用的影响 益智仁生品和盐炙品均呈剂量依赖性,对乙酰胆碱引起的膀胱逼尿肌兴奋具有显著的拮抗作用,可降低肌条收缩的平均张力。益智仁盐炙前后对腺嘌呤所致肾阳虚多尿模型大鼠肾指数和病理变化均具较好改善作用,且盐炙品效果优于生品。益智仁盐炙后能降低益智仁引起的肠道燥性效应,具有润燥作用,且盐炙后挥发油含量降低,从而能缓和辛味。从益智仁生品和盐炙品对"肾阴虚"和"肾阳虚"免疫器官的影响研究结果来看,两者均能显著增强小鼠耐寒能力和抗疲劳能力,显著增加小鼠免疫器官的重量,均具有较强的增强免疫作用。

3. 炮制工艺研究 以挥发油、水溶性浸出物、诺卡酮含量为指标,优化出的益智仁盐炙工艺为:将 2g 食盐加 40ml 水溶解后,与 100g 净益智仁拌匀,闷润 30 分钟,在 250℃下炒炙 8 分钟。

【贮藏】贮干燥容器内,密闭,置通风干燥处。防潮。

砂 仁

【处方用名】砂仁、缩砂仁、阳春砂、盐砂仁。

【来源】本品为姜科植物阳春砂 *Amomum villosum* Lour.、绿壳砂 *Amomum villosum* Lour. var.*xanthioides* T.L.Wu et Senjen 或海南砂 *Amomum longiligulare* T.L.Wu 的干燥成熟果实。夏、秋二季果实成熟时采收,晒干或低温干燥。

【历史沿革】宋代有去皮、炒法、火煅存性、焙法;明清有煨法、酒炒、姜汁拌、盐水浸后炒、萝卜汁浸透后焙等方法。现行有盐炙等炮制方法。《中华人民共和国药典》2020 年版收载砂仁。

【炮制方法】

1. 砂仁 取原药材,除去杂质。用时捣碎。

2. 盐砂仁 取净砂仁,加盐水拌匀,稍闷,待盐水被吸尽后,置已预热的炒制容器内,用文火加热,炒干,取出,晾凉。

每 100kg 净砂仁,用食盐 2kg。

【成品性状】

1. 砂仁 阳春砂和绿壳砂呈椭圆形或卵圆形,有不明显的三棱。表面棕褐色,密生刺状突起。果皮薄而软。种子团分 3 瓣,中间有白色隔膜。种子表面棕红色或暗褐色,质硬。

气芳香浓烈,味辛凉微苦。海南砂呈长椭圆形或卵圆形,有明显三棱,表面被片状、分支的软刺。果皮厚而硬。种子团较小。气味稍淡。

2. 盐砂仁 表面颜色加深,辛香气略减,味微咸。

【质量要求】砂仁:水分不得过 15.0%;阳春砂、绿壳砂种子团含挥发油不得少于 3.0%;海南砂种子团含挥发油不得少于 1.0%;含乙酸龙脑酯不得少于 0.90%。

【炮制作用】砂仁性味辛,温。归脾、胃、肾经。具有化湿开胃,温脾止泻,理气安胎的功效。

砂仁生品辛香,长于化湿行气,醒脾和胃。用于湿浊中阻,脘痞不饥,脾胃虚寒,呕吐泄泻。如治脾胃虚弱,湿滞中焦的香砂六君子汤(《医方集解》)。

盐炙后辛温之性略减,温而不燥,降气安胎作用增强,并能引药下行,温肾缩尿。可用于妊娠恶阻,胎动不安,或治小便频数,遗尿。

【炮制研究】

1. 对化学成分的影响 砂仁炮制品中挥发油含量依次为生品 > 炒黄品 > 土炒品 > 麸炒品 > 炒焦品 > 炒炭品,其中前四者差异不大,而炒焦和炒炭后挥发油含量显著降低。

2. 对药理作用的影响 在水负荷小鼠尿多模型上,观察到砂仁盐炙品低剂量(0.9g/kg)有显著"缩尿"作用,优于砂仁生品及盐炙品的其他剂量组。砂仁经盐制、姜制后,抗氧化能力增强,综合 5 种抗氧化指标结果,抗氧化活性顺序为姜砂仁 > 盐砂仁 > 生品。

3. 炮制工艺研究 以总挥发油含量和水浸出物为指标,经正交试验优选出的最佳炮制工艺为:100g 砂仁用食盐 2g 加 40ml 水溶,与砂仁拌匀,闷润 1 小时,在 100℃炒炙 25 分钟。

【贮藏】贮干燥容器内,密闭,置阴凉干燥处。

八 角 茴 香

【处方用名】八角茴香、大茴香、大八角、盐八角茴香。

【来源】本品为木兰科植物八角茴香 *Illicium verum* Hook.f. 的干燥成熟果实。秋、冬二季果实由绿变黄时采摘,置沸水中略烫后干燥或直接干燥。

【历史沿革】宋代有炒、酒浸炒;明清有炒黄、盐炒、盐酒炒、盐汤浸炒等方法。现行有盐炙等炮制方法。《中华人民共和国药典》2020 年版收载八角茴香。

【炮制方法】

1. 八角茴香 取原药材,除去过长的果柄及杂质,筛去灰屑,用时捣碎。

2. 盐八角茴香 取净八角茴香,加盐水拌匀,闷润,待盐水被吸尽后,置已预热的炒制容器内,用文火加热,炒干,取出,晾凉,用时捣碎。

每 100kg 净八角茴香,用食盐 2kg。

【成品性状】

1. 八角茴香 外表面红棕色,内表面淡棕色,平滑,有光泽。质硬而脆。气芳香,味辛、甜。

2. 盐八角茴香 颜色加深,略带咸味。

【质量要求】八角茴香:含挥发油不得少于 4.0%;含反式茴香脑不得少于 4.0%。

【炮制作用】八角茴香性味辛,温。归肝、肾、脾、胃经。具有散寒止痛,理气和中的功效。

八角茴香生品长于温散寒邪、理气止痛。用于胃寒呕吐,脘腹冷痛。如治小腹冷癖的茴香丸(《杂病源流犀烛》)。

盐炙能引药下行,长于温暖肝肾,理气止痛。多用于肾虚腰痛,寒疝疼痛。

【贮藏】贮干燥容器内,密闭,置阴凉干燥处。

第四节 蜜 炙 法

将净选或切制后的药物,加入一定量炼蜜拌炒的方法,称蜜炙法。

蜂蜜,性平味甘,气味香甜,具甘缓益脾、润肺止咳、和中缓急、矫嗅矫味等功效。

蜜炙法多用于止咳平喘、补脾益气的药物。

蜂蜜生用性偏凉,能清热解毒;熟则性偏温,以补脾气、润肺燥之力胜。《医学入门》指出:"蜜炙性温,健脾胃和中……补三焦元气。"故蜜炙法所用的蜂蜜都要先加热炼过。

炼蜜的方法:将蜂蜜置锅内,加热至徐徐沸腾后,改用文火,保持微沸,并除去泡沫及上浮蜡质,然后用箩筛或纱布滤去死蜂、杂质,再倾入锅内,加热至116~118℃,满锅起鱼眼泡,用手捻之有黏性,两指间尚无长白丝出现时,迅速出锅。炼蜜的含水量控制在10%~13%为宜。加热时注意蜂蜜沸腾外溢或焦化,当蜜液微沸时,及时用勺上下搅动,防止外溢。

(一) 炮制目的

1. 增强润肺止咳的作用 如百部、款冬花、紫菀,蜜炙后均能增强润肺止咳的作用。故有"蜜炙甘缓而润肺"之说。

2. 增强补脾益气的作用 如黄芪、甘草、党参等,蜜炙能起协同作用,增强其补中益气的功效。

3. 缓和药性 如麻黄发汗作用较猛,蜜炙后能缓解其发汗之力,并可增强其止咳平喘的功效。

(二) 操作方法

1. 先拌蜜后炒药 先取一定量的炼蜜,加适量开水稀释,与药物拌匀,放置闷润,使蜜逐渐渗入药物组织内部,然后置炒制容器内,用文火炒至颜色加深、不粘手时,取出摊晾,凉后及时收贮。

2. 先炒药后加蜜 先将药物置炒制容器内,用文火炒至颜色加深时,再加入一定量的炼蜜,迅速翻动,使蜜与药物拌匀,炒至不粘手时,取出摊晾,凉后及时收贮。

蜜炙的药物多采用第一种方法炮制。但当药物质地致密时,应采用第二种方法处理,通过炒制加热除去部分水分,使质地略变酥脆,使蜜易于吸收。

炼蜜的用量一般为每100kg药物,用炼蜜25kg。

(三) 注意事项

1. 根据药物质地不同,采用不同炼蜜量。质地疏松、纤维多的药物用蜜量宜大;质地坚实,黏性较强,油分较多的药物用蜜量宜小。

2. 炼蜜时火力不宜过大,以免溢出锅外或焦化;蜜炙时火力一定要小,以免焦化。炙的时间可稍长,以尽量将水分除去,避免生霉。

3. 当炼蜜不易与药物拌匀时,可加适量开水稀释,同时要严格控制水量(约炼蜜量的1/3~1/2),以蜜汁能与药物拌匀而又无剩余的蜜液为宜。加水过少不易拌匀,加量过多则药物过湿,不易炒干,成品容易生霉。

4. 蜜炙药物须凉后密闭贮存,以免吸潮发黏或发酵变质;贮存环境除应通风干燥外,炮制品还应置阴凉处,不宜受日光直接照射。

甘 草

【**处方用名**】甘草、炙甘草。

【**来源**】本品为豆科植物甘草 *Glycyrrhiza uralensis* Fisch.、胀果甘草 *Glycyrrhiza inflata*

Bat. 或光果甘草 *Glycyrrhiza glabra* L. 的干燥根和根茎。春、秋二季采挖,除去须根,晒干。

【历史沿革】汉代多用炙法;南北朝刘宋时代有"火炮令内外赤黄"及酒酥制的记载;唐代始有蜜制法;宋代有炙法、炒法等方法;元明时期基本上沿用前代的方法,并有酥制、姜汁炒等;清代有粳米拌炒和乌药汁炒等。现行有炒、蜜炙等炮制方法。《中华人民共和国药典》2020 年版收载甘草、炙甘草。

【炮制方法】

1. 甘草　取原药材,除去杂质,洗净,润透,切厚片,干燥。

2. 炙甘草　取炼蜜,加适量沸水稀释后,加入净甘草片中拌匀,闷透,置炒制容器内,用文火加热,炒至黄色至深黄色、不粘手时取出,晾凉。

每 100kg 甘草片,用炼蜜 25kg。

【成品性状】

1. 甘草　为类圆形或椭圆形厚片,外表皮红棕色或灰棕色,具纵皱纹。切面略显纤维性,中心黄白色,有明显放射状纹理及形成层环。质坚实,具粉性。气微,味甜而特殊。

2. 炙甘草　形如甘草,外表皮红棕色或灰棕色,微有光泽。切面黄色至深黄色,形成层环明显,射线放射状。略有黏性。具焦香气,味甜。

【质量要求】

1. 甘草　水分不得过 12.0%,总灰分不得过 5.0%,酸不溶性灰分不得过 2.0%;重金属铅不得过 5mg/kg;镉不得过 1mg/kg;砷不得过 2mg/kg;汞不得过 0.2mg/kg;铜不得过 20mg/kg;农药残留五氯硝基苯不得过 0.1mg/kg;含甘草苷($C_{21}H_{22}O_9$)不得少于 0.45%,甘草酸($C_{42}H_{62}O_{16}$)不得少于 1.8%。

2. 炙甘草　水分不得过 10.0%,总灰分不得过 5.0%;含甘草苷($C_{21}H_{22}O_9$)不得少于 0.50%,甘草酸($C_{42}H_{62}O_{16}$)不得少于 1.0%。

【炮制作用】甘草性味甘,平。归心、肺、胃经。具有补脾益气,清热解毒,祛痰止咳,缓急止痛,调和诸药的功效。

甘草生品味甘偏凉,长于清热解毒,祛痰止咳。用于肺热咳嗽,咽喉肿痛,痈疽疮毒,食物中毒及药物中毒。如治肺热咳嗽,痰热阻肺,咳嗽痰黄,或肺热咳血的甘草鼠黏汤(《沈氏尊生书》);治咽喉肿痛的桔梗汤(《伤寒论》);治热毒炽盛之脱疽的四妙勇安汤(《验方新编》)。

炙甘草味甘性平,以补脾和胃,益气复脉力胜。用于脾胃虚弱,倦怠乏力,心动悸,脉结代。如治脾胃虚弱,肠鸣泄泻,心腹胀满,全不思食,四肢倦怠的四君子丸(《太平惠民和剂局方》);治气虚血少,心动悸,脉结代的炙甘草汤(《伤寒论》);治脘腹疼痛或四肢拘挛的芍药甘草汤(《伤寒论》)。

> 🔍 **知识链接**
>
> ### 甘草与炙甘草
>
> 历史上多认为甘草"生凉熟温",至宋代炮制理论始见"炙去微凉,生则味不佳"的论述。虽然对甘草炙后药性改变的情况讨论较少,但是在我国古代医书典籍记载中可以明确这一观点。如明代《本草纲目》云:"炙甘草皆用长流水蘸湿炙之……大底补中宜炙用,泻火宜生用。"清代《外科全生集》云:"甘草……水浸透……炭火慢炙……熟者健脾和中,甘平之品,乃九土之精。生者化百毒,和药性,润肺,解疮疽胎毒,利咽喉。"

笔记栏

【炮制研究】

1. 对化学成分的影响　甘草主要含有甘草酸和甘草苷。甘草蜜炙前后样品计重时若扣除蜜量,则生、炙甘草的甘草酸含量无明显变化。若不扣除蜜量,则蜜炙甘草的甘草酸含量减少了 20% 左右,而甘草苷的含量无变化。又据报道,甘草酸的含量与炮制温度有关,炮制过程温度越高,其甘草酸含量下降越多。

2. 对药理作用的影响　炙甘草能抗多种心律失常,在提高小白鼠巨噬细胞吞噬功能方面,蜜炙甘草显著强于生甘草,认为蜜炙甘草应为临床补气用甘草的最佳炮制品;炙甘草止痛作用非常显著,明显优于生甘草加蜜及生甘草。烘法与炒法炮制的蜜炙甘草在同等剂量下,有相同的促肾上腺皮质激素样作用和拮抗地塞米松对下丘脑 - 垂体 - 肾上腺皮质轴的抑制作用。

3. 炮制工艺研究　甘草切片前采用浸润法软化处理,甘草酸和水浸出物损失很小;远红外烘干法和微波干燥法也被应用于甘草的蜜炙工艺中。

【贮藏】贮干燥容器内,蜜甘草密闭,置阴凉干燥处。防霉,防蛀。

黄 芪

【处方用名】黄芪、炙黄芪。

【来源】本品为豆科植物蒙古黄芪 *Astragalus membranaceus*(Fisch.)Bge.var.*mongholicus*(Bge.)Hsiao 或膜荚黄芪 *Astragalus membranaceus*(Fisch.)Bge. 的干燥根。春、秋二季采挖,除去须根和根头,晒干。

【历史沿革】汉代有去芦法;南北朝刘宋时代有蒸法;宋代有蜜炙、盐汤浸焙、炒、酒煮、蜜炒、蜜蒸、盐水润蒸、盐炙等方法;元代有盐蜜水炙;明代有酒拌炒、姜汁炙、米泔拌炒等方法。清代有人乳制和九制黄芪等方法。《中华人民共和国药典》2020 年版收载黄芪、炙黄芪。

【炮制方法】

1. 黄芪　取原药材,除去杂质,大小分开,洗净,润透,切厚片,干燥。

2. 炙黄芪　取炼蜜,加适量沸水稀释后,淋于净黄芪片中拌匀,闷透,置炒制容器内,用文火加热,炒至深黄色、不粘手时,取出,晾凉。

每 100kg 黄芪片,用炼蜜 25kg。

【成品性状】

1. 黄芪　为类圆形或椭圆形厚片。外表皮黄白色至淡棕褐色,可见纵皱纹或纵沟。切面皮部黄白色,木部淡黄色,有放射状纹理及裂隙,有的中心偶有枯朽状,黑褐色或呈空洞。气微,味微甜,嚼之有豆腥味。

2. 炙黄芪　形如黄芪,外表皮淡棕黄色或淡棕褐色,略有光泽,具蜜香气,味甜,略带黏性,嚼之微有豆腥味。

【质量要求】

1. 黄芪　水分不得过 10.0%,总灰分不得过 5.0%;重金属铅不得过 5mg/kg,镉不得过 1mg/kg,砷不得过 2mg/kg,汞不得过 0.2mg/kg,铜不得过 20mg/kg;农药残留五氯硝基苯不得过 0.1mg/kg;水溶性浸出物不得少于 17.0%;黄芪甲苷（$C_{41}H_{68}O_{14}$）不得少于 0.080%,毛蕊异黄酮葡萄糖苷（$C_{22}H_{22}O_{10}$）不得少于 0.020%。

2. 炙黄芪　水分不得过 10.0%,总灰分不得过 4.0%;含黄芪甲苷（$C_{41}H_{68}O_{14}$）不得少于 0.060%,含毛蕊异黄酮葡萄糖苷（$C_{22}H_{22}O_{10}$）不得少于 0.020%。

【炮制作用】黄芪性味甘,微温。归肺、脾经。具有补气升阳,固表止汗,生津养血,行滞通痹,托毒排脓,敛疮生肌的功效。

黄芪生用擅于固表止汗,利水消肿,托毒排脓。用于卫气不固,自汗时作,体虚感冒,水

EB-13-11

黄芪与炙黄芪

肿,疮疡难溃等。如治卫气不固的玉屏风散(《丹溪心法》);治汗出恶风,身重浮肿,小便不利的防己黄芪汤(《金匮要略》);治痈疡肿痛的透脓散(《外科正宗》)。

炙黄芪甘温而偏润,长于益气补中。用于脾肺气虚,食少便溏,气短乏力或兼中气下陷之久泻脱肛、子宫下垂,以及气虚不能摄血的便血、崩漏等出血证;也可用于气虚便秘。如治面色萎黄、语声低微、四肢乏力、食少便溏的补气运脾汤(《证治准绳·类方》);治脾虚气陷、气虚发热的补中益气汤(《内外伤辨惑论》);治心脾两虚、脾不统血的归脾汤(《正体类要》)。

【炮制研究】

1. 对化学成分的影响　黄芪主要含有黄芪甲苷、磷脂类成分及氨基酸等。黄芪蜜炙后磷脂总量下降,磷脂酸和溶血磷脂酰胆碱的含量较生品增加,而其他磷脂组分则有所下降,多糖含量增加。蜜黄芪和盐麸黄芪中总皂苷含量高于生黄芪和炒黄芪。

2. 对药理作用的影响　蜜炙黄芪和生黄芪均能提高小白鼠巨噬细胞吞噬能力,蜜炙品强于生品;生、制品均能恢复受损红细胞的变形能力,而蜜炙黄芪对人体受损伤的保护作用强于生品;对2%的乙酰苯肼诱导的动物血虚、气虚的药理模型进行研究,结果表明,蜜炙黄芪的补气作用强于生品。

3. 炮制工艺研究　采用正交试验,以黄芪甲苷为指标,筛选出黄芪的切制和蜜炙工艺,分别为:切制前不浸泡,润软4小时后切片,干燥温度80℃;加蜜30%,炒制温度300℃,炒制2分钟。以蜜炙黄芪炮制品外观、细菌总数、还原糖含量以及仓储过程中霉变、虫蛀情况等为指标,优选出了黄芪烘制工艺为:炼蜜与水之比2∶1,闷润3小时,90℃烘制3小时。由于优选指标不同,筛选的黄芪炮制工艺各异,但烘制温度多在70~100℃,烘制时间多在0.5~3小时。

【贮藏】贮干燥容器内,蜜黄芪密闭,置通风干燥处。防潮,防蛀。

紫　　菀

【处方用名】紫菀、蜜紫菀。

【来源】本品为菊科植物紫菀 *Aster tataricus* L.f. 的干燥根和根茎。春、秋二季采挖,除去有节的根茎(习称"母根")和泥沙,编成辫状晒干,或直接晒干。

【历史沿革】南北朝刘宋时代有蜜浸后焙干的方法;唐代有炙法;宋代有焙、炒等法;明代有醋炒、童便姜汁制、酒洗、蜜水炒等方法;清代有蜜蒸和单蒸法等方法。《中华人民共和国药典》2020年版收载紫菀、蜜紫菀。

【炮制方法】

1. 紫菀　取原药材,除去残茎及杂质,洗净,稍润,切厚片,干燥。

2. 蜜紫菀　取炼蜜,加适量沸水稀释,淋入紫菀片中拌匀,闷润,置炒制容器内,用文火加热,炒至棕褐色,不粘手时,取出,晾凉。

每100kg紫菀片,用炼蜜25kg。

【成品性状】

1. 紫菀　呈不规则的厚片或段。根外表皮紫红色或灰红色,有纵皱纹。切面淡棕色,中心具棕黄色的木心。气微香,味甜、微苦。

2. 蜜紫菀　形如紫菀片,表面棕褐色或紫棕色。有蜜香气,味甜。

【质量要求】

1. 紫菀　水分不得过15.0%,总灰分不得过15.0%,酸不溶性灰分不得过8.0%;水溶性浸出物不得少于45.0%;含紫菀酮($C_{30}H_{50}O$)不得少于0.15%。

2. 蜜紫菀　水分不得过16.0%;含紫菀酮不得少于0.10%。

【炮制作用】紫菀性味辛、苦,温。归肺经。具有润肺下气,消痰止咳的功效。

紫菀生品以散寒、降气化痰力胜,能泻肺气之壅滞。用于风寒咳嗽,痰饮喘咳,新久咳嗽,小便癃闭。如治风寒客肺,咳嗽,咳痰不爽或微恶风寒的止嗽散(《医学心悟》);治痰饮内阻,肺气壅塞,心腹胀满,咳嗽气喘的紫菀散(《太平圣惠方》)。

紫菀蜜炙后转泻为润,以润肺祛痰力胜,用于肺虚久咳,痨瘵咳嗽,痰中带血或肺燥干咳。如治肺虚久咳,痰中带血的紫菀汤(《医方集解》)

【贮藏】贮干燥容器内,蜜紫菀密闭,置阴凉干燥处。防潮,防蛀。

百　部

【处方用名】百部、蜜百部。

【来源】本品为百合科植物直立百部 *Stemona sessilifolia*(Miq.)Miq.、蔓生百部 *Stemona japonica*(Bl.)Miq. 或对叶百部 *Stemona tuberosa* Lour. 的干燥块根。春、秋二季采挖,除去须根,洗净,置沸水中略烫或蒸至无白心,取出,晒干。

【历史沿革】南北朝刘宋时代有酒浸焙干法;唐代有熬法;宋代有炒、炙、焙等方法;明代有酒浸炒、酒洗炒等法;清代有蒸焙、蒸后炒的方法。《中华人民共和国药典》2020 年版收载百部、蜜百部。

【炮制方法】

1. 百部　取原药材,除去杂质,洗净,润透,切厚片,干燥。

2. 蜜百部　取炼蜜,加少量沸水稀释,淋入净百部片内拌匀,闷润,置炒制容器内,用文火加热,炒至不粘手时,取出,晾凉。

每 100kg 百部片,用炼蜜 12.5kg。

【成品性状】

1. 百部　为不规则厚片或不规则条形斜片。表面灰白色、棕黄色,有深纵皱纹。切面灰白色、淡黄棕色或黄白色,角质样。皮部较厚,中柱扁缩。质韧软。气微,味甘、苦。

2. 蜜百部　形同百部片,表面棕黄色或褐棕色,略带焦斑,稍有黏性。味甜。

【质量要求】

1. 百部　水分不得过 12.0%。

2. 蜜百部　水分不得过 12.0%。

【炮制作用】百部性味甘、苦,微温。归肺经。具有润肺下气止咳,杀虫灭虱的功效。

百部生品有小毒,对胃有一定的刺激性,内服量不宜过大。生用长于止咳化痰,灭虱杀虫。用于治疗外感咳嗽、疥癣,灭头虱或体虱,驱蛲虫。如治新久咳嗽,喘息有音,时吐脓血,咽中腥臭,气息不通的百部丸(《备急千金要方》);外敷摊贴,治皮肤疥癣的百部膏(《医学心悟》)。单用百部酒浸,3 天后擦涂患处,具有祛风杀虫作用,如用于瘙痒性皮肤病、头虱、阴虱、体虱的百部酊(《中医皮肤病学简编》)。生品有小毒,对胃有一定刺激性,内服用量不宜过大。

蜜百部可缓和对胃的刺激性,并增强润肺止咳的功效。用于肺虚久咳,阴虚劳嗽,痰中带血以及百日咳等。如治阴虚咳嗽、痰中带血或肺痨久咳的月华丸(《医学心悟》);治百日咳的百部煎(《中药临床应用》)。

【炮制研究】百部主要含有生物碱类成分如百部碱、对叶百部碱、斯替宁碱、次百部碱等,以及糖类、脂类、蛋白质、乙酸、甲酸、苹果酸、琥珀酸等成分;具有镇咳祛痰平喘、杀虫、抗肿瘤、抗菌和抗病毒等作用。

1. 对药理作用的影响　百部煎液或浸液对多种致病菌和皮肤真菌有抑制作用,所含生物碱具有杀虫、镇咳平喘,松弛支气管平滑肌的作用,但有一定的刺激性,蜜制后生物碱含量下降,在保持药物本身抑制病菌作用前提下可缓和其刺激性。对百部生品与蜜炙品生物

百部与蜜百部

碱的药理研究结果表明,蜜炙百部止咳作用明显增强而毒性降低,说明百部经蜜炙,可能生成了新的止咳效果强的化合物,或者促使原有的止咳有效成分增加,而使其有毒成分含量下降。

2. 炮制工艺研究　通过正交试验法确定对叶百部蒸炙、酒炙、蜜炙、甘草炙最佳炮制工艺,并通过 HPLC 法测定对叶百部碱含量,用实验小鼠做止咳研究比较炮制对该药材止咳药效的影响,结果表明对叶百部炮制后其对叶百部碱含量均会有不同程度升高,止咳作用增强。

【贮藏】贮干燥容器内,蜜百部密闭,置通风干燥处。防潮。

白　前

【处方用名】白前、蜜白前。

【来源】本品为萝摩科植物柳叶白前 *Cynanchum stauntonii* (Decne.) Schltr.ex Lévl. 或芫花叶白前 *Cynanchum glaucescens* (Decne.) Hand.-Mazz. 的干燥根茎和根。秋季采挖,洗净,晒干。

【历史沿革】南北朝刘宋时代有甘草汁浸后焙干法;清代有饭上蒸后再炒的方法。《中华人民共和国药典》2020 年版收载白前、蜜白前。

【炮制方法】

1. 白前　取原药材,除去杂质,洗净,润透,切段,干燥。

2. 蜜白前　取炼蜜,加适量沸水稀释,淋于净白前段内拌匀,闷润,置炒制容器内,用文火加热,炒至表面深黄色、不粘手时,取出,晾凉。

每 100kg 白前段,用炼蜜 25kg。

【成品性状】

1. 白前　呈细圆柱形的段,直径 1.5~4mm。表面黄白色或黄棕色,节明显。质脆,断面中空。有时节处簇生纤细的根或根痕,根直径不及 1mm。气微,味微甜。

2. 蜜白前　形如白前,表面深黄色至黄棕色,微有光泽,略有黏性,味甜。

【质量要求】

1. 白前　水分不得过 12.0%。

2. 蜜白前　水分不得过 11.0%。

【炮制作用】白前性味辛、苦,微温。归肺经。具有降气,消痰,止咳的功效。

白前生用,味辛,对胃有一定的刺激性,但性温而不燥热,长于解表理肺,降气化痰。用于风寒咳嗽,痰湿咳喘,亦可用于肺热咳嗽等。如治风寒咳嗽的止嗽散(《医学心悟》);治咳逆上气,体肿,短气胀满,昼夜倚壁不得卧,喉常做水鸡鸣的白前汤(《外台秘要》)。

蜜白前能缓和白前对胃的刺激性,增强润肺降气、化痰止咳的作用。用于肺虚咳嗽,肺燥咳嗽或咳嗽多痰等。如治骨蒸肺痿,痰嗽不止。

【贮藏】贮干燥容器内,蜜白前密闭,置通风干燥处。

枇　杷　叶

【处方用名】枇杷叶、蜜枇杷叶。

【来源】本品为蔷薇科植物枇杷 *Eriobotrya japonica* (Thunb.) Lindl. 的干燥叶。全年均可采收,晒至七八成干时,扎成小把,再晒干。

【历史沿革】晋代载"拭去毛炙"的方法;南北朝刘宋时代用甘草汤洗后拭干再酥制;唐代有蜜炙法;宋代有枣汁炙、姜汁炙;明清有"治胃病以姜汁涂炙,治肺病以蜜水涂炙"的记述。《中华人民共和国药典》2020 年版收载枇杷叶、蜜枇杷叶。

【炮制方法】

1. 枇杷叶　取原药材,除去茸毛,用水喷润,切丝,干燥。

ER-13-14

白前与蜜
白前

2. 蜜枇杷叶 取炼蜜,加适量沸水稀释,淋于枇杷叶丝内拌匀,闷透,置炒制容器内,用文火加热,炒至不粘手为度,取出,晾凉。

每 100kg 枇杷叶丝,用炼蜜 20kg。

【成品性状】

1. 枇杷叶 呈丝条状。表面灰绿色、黄棕色或红棕色,较光滑。下表面可见茸毛,主脉突出。革质而脆。气微,味微苦。

2. 蜜枇杷叶 形如枇杷叶丝,表面黄棕色或红棕色,微显光泽,略带黏性。具蜜香气,味微甜。

【质量要求】

1. 枇杷叶 水分不得过 10.0%,总灰分不得过 7.0%;醇溶性浸出物不得少于 16.0%;含齐墩果酸($C_{30}H_{48}O_3$)和熊果酸($C_{30}H_{48}O_3$)的总量不得少于 0.70%。

2. 蜜枇杷叶 水分不得过 10.0%,总灰分不得过 7.0%;含齐墩果酸($C_{30}H_{48}O_3$)和熊果酸($C_{30}H_{48}O_3$)的总量不得少于 0.70%。

【炮制作用】枇杷叶性味苦,微寒。归肺、胃经。具有清肺止咳,降逆止呕的功效。

枇杷叶生用长于清肺止咳,降逆止呕。用于肺热咳嗽,气逆喘急,胃热呕逆。如治痰热阻肺,咳嗽气喘,胀满有痰的枇杷叶汤(《杂病源流犀烛》);治胃气上逆,恶心呕吐的枇杷叶饮(《圣济总录》)。

蜜枇杷叶能增强润肺止咳的作用,用于肺燥或肺阴不足,咳嗽痰稠等。如治疗燥邪伤肺或肺阴亏损,干咳无痰,咽喉干燥或痰中带血的清燥救肺汤(《医门法律》)。

【炮制研究】枇杷叶主要含有三萜酸类如乌苏酸、熊果酸、齐墩果酸等,黄酮及其苷类如山奈酚、槲皮素、金丝桃苷等,有机酸类如枸橼酸、苹果酸等,挥发油类如橙花叔醇、金合欢醇等,以及倍半萜类、多酚类等成分,具有抗炎、祛痰止咳、抗肺纤维化、抗氧化、保肝、降血糖、抗肿瘤、止呕等作用。

枇杷叶的茸毛与叶的化学成分基本相同,叶中皂苷含量明显高于茸毛中含量。茸毛并不含致咳或产生其他副作用的特异化学成分,只是由于从呼吸道直接吸入刺激咽喉黏膜而引起咳嗽。枇杷叶经蜜炙、姜汤煮、姜汁炒后,具有抗炎和止咳作用的熊果酸含量均有不同程度的提高。

【贮藏】贮干燥容器内,蜜枇杷叶密闭,置通风干燥处。

款 冬 花

【处方用名】款冬花、冬花、蜜款冬花、炙冬花、炙款冬花、蜜冬花。

【来源】本品为菊科植物款冬 *Tussilago farfara* L. 的干燥花蕾。12 月或地冻前当花尚未出土时采挖,除去花梗和泥沙,阴干。

【历史沿革】南北朝刘宋时代有甘草水浸后再用款冬花叶制的方法;宋代有炒、焙等方法;明清有甘草水浸、蜜水炒等法。《中华人民共和国药典》2020 年版收载款冬花、蜜款冬花。

【炮制方法】

1. 款冬花 取原药材,除去杂质及残梗,筛去灰屑。

2. 蜜款冬花 取炼蜜,加适量开水稀释,淋入净款冬花内拌匀,闷润,置炒制容器内,用文火加热,炒至微黄色、不粘手时,取出,晾凉。

每 100kg 净款冬花,用炼蜜 25kg。

【成品性状】

1. 款冬花 呈长圆棒形,单生或 2~3 个基部连生,上端较粗,下端渐细或带有短梗,外面被有多数鱼鳞状苞片,苞片外表面紫红色或淡红色,内表面被白色絮状茸毛,体轻,撕开后可见白色茸毛。气香,味微苦而辛,嚼之呈絮状。

2. 蜜款冬花　形如款冬花,表面棕黄色或棕褐色,稍带黏性。具蜜香气,味微甜。

【质量要求】

1. 款冬花　醇溶性浸出物不得少于 20.0%;含款冬酮($C_{23}H_{34}O_5$)不得少于 0.070%。

2. 蜜款冬花　醇溶性浸出物不得少于 22.0%;含量测定同款冬花。

【炮制作用】款冬花性味辛、微苦,温。归肺经。具有润肺下气,止咳化痰的功效。

款冬花生用长于散寒止咳,用于风寒咳嗽或痰饮咳嗽。如治寒饮郁肺,咳逆上气,喉中痰声辘辘的射干麻黄汤(《金匮要略》);治肺气不利、咳嗽喘满的款冬花散(《太平惠民和剂局方》)。

款冬花蜜炙后药性温润,能增强润肺止咳的功效。用于肺虚久咳或阴虚燥咳。如治肺气虚弱,寒痰内阻,咳嗽气急的款冬花膏(《传信适用方》);治肺阴不足,痰中带血,骨蒸潮热的太平丸(《修月鲁班经》)。

【贮藏】贮干燥容器内,蜜款冬花密闭,置通风干燥处。防潮,防蛀。

旋 覆 花

【处方用名】旋覆花、复花、蜜旋覆花。

【来源】本品为菊科植物旋覆花 *Inula japonica* Thunb. 或欧亚旋覆花 *Inula britannica* L. 的干燥头状花序。夏、秋二季花开放时采收,除去杂质,阴干或晒干。

【历史沿革】南北朝刘宋时代有蒸法;宋代有炒法;明清有焙法。《中华人民共和国药典》2020 年版收载旋覆花、蜜旋覆花。

【炮制方法】

1. 旋覆花　取原药材,除去梗、叶及杂质。

2. 蜜旋覆花　取炼蜜,加适量沸水稀释,淋入净旋覆花内拌匀,稍闷,置炒制容器内,用文火加热,炒至不粘手时,取出,晾凉。

每 100kg 净旋覆花,用炼蜜 25kg。

【成品性状】

1. 旋覆花　呈扁球形或类球形,少有破碎,黄色或黄棕色,花蒂浅绿色。体轻。气微,味微苦。

2. 蜜旋覆花　形如旋覆花,深黄色。手捻稍粘手。具蜜香气,味甜。

【质量要求】蜜旋覆花:醇溶性浸出物不得少于 16.0%。

【炮制作用】旋覆花性味苦、辛、咸,微温。归肺、脾、胃、大肠经。具有降气,消痰,行水,止呕的功效。

旋覆花生用苦辛之味较强,以降气化痰止呕力胜,止咳作用较弱。用于痰饮内停的胸膈满闷及胃气上逆的呕吐、喘息、肢肿。如治痰饮阻于胸膈,呕不止,肠鸣多唾的旋覆花汤(《普济本事方》);治胃气虚弱,痰浊内阻的旋覆代赭石汤(《伤寒论》)。

旋覆花蜜炙后苦辛之性缓和,降逆止呕作用减弱,其性偏润,长于润肺止咳,降气平喘,作用偏重于肺。多用于咳嗽气促,哮喘痰多,睡眠不宁等,如鸡鸣丸(《全国中药成药处方集》)。

【贮藏】贮干燥容器内,蜜旋覆花密闭,置通风干燥处。

瓜 蒌

【处方用名】瓜蒌、全瓜蒌、蜜瓜蒌。

【来源】本品为葫芦科植物栝楼 *Trichosanthes kirilowii* Maxim. 或双边栝楼 *Trichosanthes rosthornii* Harms 的干燥成熟果实。秋季果实成熟时,连果梗剪下,置通风处阴干。

【历史沿革】宋代有炒、焙、"烧存性"、蛤粉炒、蒸等炮制方法;明代有焙干捣末、同蛤粉或明矾捣和干燥制霜、加煅蛤蜊蚬壳制饼、纸包煨等方法;清代有煅炭存性、焙、明矾制、炒、蛤粉炒等方法。现行主要有蜜炙等炮制方法。《中华人民共和国药典》2020 年版收载瓜蒌。

【炮制方法】

1. 瓜蒌 取原药材,除去杂质及果柄,洗净,压扁,切丝或块,干燥。

2. 蜜瓜蒌 取炼蜜,加适量开水稀释,淋入净瓜蒌丝或块中拌匀,闷润,置炒制容器内,用文火加热,炒至不粘手时,取出,晾凉。

每 100kg 瓜蒌丝或块,用炼蜜 15kg。

【成品性状】

1. 瓜蒌 呈不规则的丝或块状。外表面橙红色或橙黄色,皱缩或较光滑;内表面黄白色,有红黄色丝络,果瓤橙黄色,与多数种子黏结成团。具焦糖气,味微酸、甜。

2. 蜜瓜蒌 呈棕黄色,微显光泽,略带黏性,有蜜香气,味甜。

【质量要求】瓜蒌:水分不得过 16.0%,总灰分不得过 7.0%;水溶性浸出物不得少于 31.0%。

【炮制作用】瓜蒌性味甘、微苦,寒。归肺、胃、大肠经。具有清热涤痰,宽胸散结,润燥滑肠的功效。

瓜蒌多生用,其清热涤痰、宽胸散结作用均较瓜蒌皮强,并有滑肠通便作用(通便作用弱于瓜蒌仁)。一般病情较轻,而脾胃虚弱者可用瓜蒌皮,病情较重而兼便秘者多用全瓜蒌。用于肺热咳嗽,痰稠难出,胸痹心痛,结胸痞满,乳痈,肺痈等。如用于胸痹而痰浊较甚,胸中满痛彻背,不能安卧的瓜蒌薤白半夏汤(《金匮要略》);治疗痰热结胸,胸脘痞闷的小陷胸汤(《伤寒论》);治痰热内结,胸膈痞满的清气化痰丸(《医方考》)。

蜜瓜蒌润燥止咳作用增强,其用途、用法与蜜瓜蒌皮相似,尤适于肺燥咳嗽而又大便干结者。如治疗肺燥咳嗽兼便秘的贝母瓜蒌散(《医学心悟》)。

【贮藏】贮干燥容器内,蜜瓜蒌密闭,置阴凉干燥处。

瓜 蒌 皮

【处方用名】瓜蒌皮、炒瓜蒌皮、蜜瓜蒌皮。

【来源】本品为葫芦科植物栝楼 *Trichosanthes kirilowii* Maxim. 或双边栝楼 *Trichosanthes rosthornii* Harms 的干燥成熟果皮。秋季采摘成熟果实,剖开,除去果瓤及种子,阴干。

【历史沿革】古方多以全瓜蒌入药。现行主要有炒制、蜜炙等炮制方法。《中华人民共和国药典》2020 年版收载瓜蒌皮。

【炮制方法】

1. 瓜蒌皮 取原药材,除去杂质,洗净,稍晾,切丝,晒干。

2. 炒瓜蒌皮 取瓜蒌皮丝,置热锅内,用文火加热,炒至棕黄色、略带焦斑时,取出,晾凉。

3. 蜜瓜蒌皮 取炼蜜,加适量开水稀释,淋入净瓜蒌皮丝内拌匀,闷润,置炒制容器内,用文火加热,炒至黄棕色、不粘手时,取出,晾凉。

每 100kg 瓜蒌皮丝,用炼蜜 25kg。

【成品性状】

1. 瓜蒌皮 呈丝条片,边缘向内卷曲。外表面橙红色或橙黄色,皱缩,有时可见残存果梗;内表面黄白色。质较脆,易折断。具焦糖气,味淡微酸。

2. 炒瓜蒌皮 棕黄色,微有焦斑。

3. 蜜瓜蒌皮 黄棕色,有光泽,略带黏性,味甜。

【炮制作用】瓜蒌皮性味甘,寒。归肺、胃经。具有清热化痰,利气宽胸的功效。

瓜蒌皮生用清化热痰作用较强,用于热痰咳嗽。如治热痰咳嗽的蒌贝汤(《中药临床应用》)。

炒瓜蒌皮寒性减弱,略具焦香气,长于宽胸利气,用于痰浊胸痛或胁肋疼痛。

蜜瓜蒌皮润燥作用增强,用于肺燥久咳。如用于咳嗽痰稠,涩而难出,咽喉干燥。

【贮藏】贮干燥容器内,蜜瓜蒌皮密闭,置阴凉干燥处。

桑 白 皮

【处方用名】桑白皮、桑根白皮、蜜桑白皮、炙桑皮。

【来源】本品为桑科植物桑 *Morus alba* L. 的干燥根皮。秋末叶落时至次春发芽前采挖根部,刮去黄棕色粗皮,纵向剖开,剥取根皮,晒干。

【历史沿革】汉代有烧灰存性的方法;南北朝刘宋时代有焙法;唐代有“炙令黄黑”的记载;宋代有微炙、炒、同豆煮后滤取汁、蜜炒后泔浸、蜜炙等炮制方法;明代有麸炒、酒炒等法;清代有蜜酒制等法。《中华人民共和国药典》2020 年版收载桑白皮、蜜桑白皮。

【炮制方法】

1. 桑白皮　取原药材,洗净,稍润,切丝,干燥。

2. 蜜桑白皮　取炼蜜,加适量沸水稀释,淋入桑白皮丝中拌匀,闷润,置炒制容器内,用文火加热,炒至深黄色、不粘手时,取出,晾凉。

每 100kg 桑白皮丝,用炼蜜 25kg。

【成品性状】

1. 桑白皮　呈丝条状状,外表面白色或淡黄白色,有的残留橙黄色或棕黄色鳞片状粗皮;内表面黄白色或灰黄色,有细纵皱纹。体轻,质韧,纤维性强,气微,味微甘。

2. 蜜桑白皮　形如桑白皮,表面深黄色或棕黄色,质滋润,略有光泽,有蜜香气,味甜。

【质量要求】

1. 桑白皮　水分不得过 10.0%。

2. 蜜桑白皮　水分不得过 10.0%。

【炮制作用】桑白皮性味甘、寒。归肺经。具有泻肝平喘,利水消肿的功效。

桑白皮生用性寒,泻肺行水之力较强,用于水肿尿少,面目肌肤浮肿。如治疗水湿停滞,头面四肢浮肿的五皮散(《太平惠民和剂局方》);治疗水饮停肺,咳嗽喘急,胸膈满闷的桑白皮汤(《本草汇言》)。

蜜桑白皮寒泻之性缓和,偏于润肺止咳,用于肺虚喘咳,并常与补气药或养阴药合用。如治肺气不足,逆满上气的补肺汤(《永类钤方》)。

【炮制研究】桑白皮主要含有黄酮类、香豆素类和多糖类成分,以及 α- 香树精、β- 香树精、谷固醇、挥发油、鞣质等;具有降压、利尿、抗炎、抗菌、解痉镇痛等作用。

研究表明,蜜炙桑白皮解痉作用与生品相当,利尿作用减弱,而镇咳作用增强。以桑白皮总黄酮含量为指标,优选出了微波光波法蜜炙桑白皮的炮制工艺为:拌蜜润药 1 小时,以微波 67% 加光波 33% 加热 7 分钟。研究发现,通过测定蜜炙桑白皮中增加的果糖含量,可以检测其炮制时的加蜜量。

【贮藏】贮干燥容器内,蜜桑白皮密闭,置通风干燥处。

ER-13-20

桑白皮与蜜桑白皮

白 薇

【处方用名】白薇、蜜白薇。

【来源】本品为萝藦科植物白薇 *Cynanchum atratum* Bge. 或蔓生白薇 *Cynanchum versicolor* Bge. 的干燥根和根茎。春、秋二季采挖,洗净,干燥。

【历史沿革】南北朝刘宋时代有糯米泔浸一宿再蒸的方法;宋代有炒法、焙法;清代则有"酒洗,糯米泔浸,蒸晒用"和酒洗等法。现行主要有蜜炙等炮制方法。《中华人民共和国药典》2020年版收载白薇。

【炮制方法】

1. 白薇 取原药材,除去杂质,洗净,润透,切段,干燥。

2. 蜜白薇 取炼蜜,加适量开水稀释,淋入白薇段内拌匀,闷润,置炒制容器内,用文火加热,炒至不粘手时,取出,晾凉。

每100kg白薇段,用炼蜜25kg。

【成品性状】

1. 白薇 呈不规则的小段。根茎不规则形,可见圆形凹陷的茎痕,结节处残存多数簇生的根。根细,直径小于0.2cm,表面棕黄色,切断面皮部类白色或黄白色,木部黄色。质脆。气微,味微苦。

2. 蜜白薇 表面深黄色,微有光泽,略带黏性,味微甜。

【质量要求】白薇:水分不得过11.0%,总灰分不得过13.0%,酸不溶性灰分不得过4.0%;醇溶性浸出物不得少于19.0%。

【炮制作用】白薇性味苦、咸,寒。归胃、肝、肾经。具有清热凉血,利尿通淋,解毒疗疮的功效。

白薇生用性寒,长于凉血,通淋,解毒疗疮。用于温病热入营血,身热经久不退,热淋,血淋,疮疡肿毒,咽喉肿痛等。如治疗热入血室,夜多谵语的章氏青蒿鳖甲汤(《重订通俗伤寒论》);用于热淋、血淋等的白薇散(《丹溪心法》)。

蜜白薇性偏润,以退虚热力胜,用于阴虚内热。如治疗产后血虚发热,肺肾阴虚所致的骨蒸潮热。

【贮藏】贮干燥容器内,蜜白薇密闭,置通风干燥处。

前 胡

【处方用名】前胡、蜜前胡

【来源】本品为伞形科植物白花前胡 *Peucedanum praeruptorum* Dunn 的干燥根。冬季至次春茎叶枯萎或未抽花茎时采挖,除去须根,洗净,晒干或低温干燥。

【历史沿革】南北朝刘宋时代有甜竹沥浸的方法;唐代有熬制的方法;宋代有焙制、生姜汁制炒等炮制方法;明清时代多去芦头生用。《中华人民共和国药典》2020年版收载前胡、蜜前胡。

【炮制方法】

1. 前胡 取原药材,除去杂质,洗净,润透,切薄片,晒干。

2. 蜜前胡 取炼蜜用适量沸水稀释后,淋入前胡片内拌匀、润透,至蜜液被吸尽后,置炒制容器内,用文火加热,炒至不粘手为度,取出,放凉。

每100kg前胡片,用炼蜜25kg。

【成品性状】

1. 前胡 呈类圆形或不规则形的薄片。外表皮黑褐色或灰黄色,有时可见残留的纤维状叶鞘残基。切面黄白色至淡黄色,皮部散有多数棕黄色油点,可见一棕色环纹及放射状纹理。气芳香,味微苦、辛。

2. 蜜前胡 形如前胡片,表面黄褐色,略具光泽,滋润。味微甜。

【质量要求】

1. 前胡 水分不得过12.0%,总灰分不得过6.0%,醇溶性浸出物不得少于20.0%;含白花前胡甲素($C_{24}H_{22}O_7$)不得少于0.90%,含白花前胡乙素($C_{24}H_{26}O_7$)不得少于0.24%。

2. 蜜前胡　水分不得过 12.0%,总灰分不得过 6.0%,酸不溶性灰分不得过 2.0%,醇溶性浸出物不得少于 20.0%;含白花前胡甲素($C_{24}H_{22}O_7$)不得少于 0.90%,含白花前胡乙素($C_{24}H_{26}O_7$)不得少于 0.24%。

【炮制作用】前胡性味苦、辛,微寒。归肺经。具有降气化痰,散风清热的功效。

前胡生品以降气化痰,散风清热为主。用于肺气不降,喘咳,痰稠,胸痞满闷,外感风热郁肺咳嗽等。如治疗风热犯肺,咳嗽咽痒,鼻塞流涕,发热微恶风寒的感冒热咳方(《中药临床应用》);治疗肺热咳嗽、痰多,气喘不安的前胡饮(《圣济总录》);治疗风寒客肺,咳嗽痰稀,鼻流清涕,头痛身痛,恶寒发热的杏苏散(《温病条辨》)。

蜜前胡以润肺止咳为主,蜜炙后增强了润肺化痰的作用。用于肺燥咳嗽,咳嗽痰黄,咽喉干燥,胸闷气促,胸脯不利,呕吐不食等。如治疗燥邪伤肺,气失清肃,咳嗽痰黄,咽喉干燥,胸闷气促的前胡散(《证治准绳》)。

【贮藏】贮干燥容器内,蜜前胡密闭,置通风干燥处。

百　合

【处方用名】百合、蜜百合。

【来源】本品为百合科植物卷丹 *Lilium lancifolium* Thunb.、百合 *Lilium brownii* F.E.Brown var.*viridulum* Baker 或细叶百合 *Lilium pumilum* DC. 的干燥肉质鳞叶。秋季采挖,洗净,剥取鳞叶,置沸水中略烫,干燥。

【历史沿革】汉代有炙法;唐代有"熬令黄色,捣筛为散"及"蒸过和蜜"的方法;宋代有炒法、蜜拌蒸法、蒸法;明代有酒拌蒸的方法;清代有用蜜合蒸法。《中华人民共和国药典》2020 年版收载百合、蜜百合。

【炮制方法】

1. 百合　取原药材,除去杂质,筛净灰屑。

2. 蜜百合　取净百合,置热锅内,用文火加热,炒至颜色加深时,加入适量沸水稀释过的炼蜜,迅速翻炒均匀,并继续用文火炒至微黄色、不粘手时,取出,晾凉。

每 100kg 净百合,用炼蜜 5kg。

【成品性状】

1. 百合　呈长椭圆形,表面乳白色、淡黄棕色或微带紫色。顶端稍尖,基部较宽,边缘薄,微波状,略向内弯曲。质硬而脆,断面较平坦,角质样。气微,味微苦。

2. 蜜百合　表面黄棕色,偶见焦斑,略带黏性,味甜。

【质量要求】蜜百合:水分不得过 13.0%。

【炮制作用】百合性味甘,寒。归心、肺经。具有养阴润肺,清心安神的功效。

百合生用性寒,以清心安神力胜,用于热病后余热未清,虚烦惊悸,精神恍惚,失眠多梦。如治疗热病后余热未清的百合知母汤、百合地黄汤(《金匮要略》)。

蜜百合润肺止咳作用较强,用于肺虚久咳或肺痨咳嗽,痰中带血及肺阴亏损,虚火上炎等证。如治疗肺阴亏损,虚火上炎的百合固金汤(《中药成药制剂手册》)。

【贮藏】贮干燥容器内,蜜百合密闭,置通风干燥处。防潮,防蛀。

升　麻

【处方用名】升麻、蜜升麻。

【来源】本品为毛茛科植物大三叶升麻 *Cimicifuga heracleifolia* Kom.、兴安升麻 *Cimicifuga dahurica*(Turcz.)Maxim. 或升麻 *Cimicifuge foetida* L. 的干燥根茎。秋季采挖,除去泥沙,晒至须根干时,燎去或除去须根,晒干。

【历史沿革】晋代有炙法、蜜煎;南北朝刘宋时代有黄精汁制;宋代有烧制等方法;明代

ER-13-23

百合

有焙、炒、蜜炒、酒炒、盐水炒、醋拌炒等方法;清代以蜜炒法用得最多,并有土炒、蒸制、姜汁拌炒等法。现行主要有蜜炙等炮制方法。《中华人民共和国药典》2020 年版收载升麻。

【炮制方法】

1. 升麻 取原药材,除去杂质,用清水略泡,洗净,润透,切厚片,干燥。

2. 蜜升麻 取炼蜜,用适量开水稀释,淋入升麻片内拌匀,闷润,置炒制容器内,用文火加热,炒至不粘手时,取出,晾凉。

每 100kg 升麻片,用炼蜜 25kg。

【成品性状】

1. 升麻 为不规则的厚片,厚 2~4mm。外表面黑褐色或棕褐色,粗糙不平,有的可见须根痕或坚硬的细须根残留,切面黄绿色或淡黄白色,具有网状或放射状纹理。体轻,质硬,纤维性。气微,味微苦而涩。

2. 蜜升麻 表面黄棕色或棕褐色,味甜而微苦。

【质量要求】

升麻 水分不得过 11.0%,总灰分不得过 6.5%,酸不溶性灰分不得过 1.0%;醇溶性浸出物不得少于 17.0%。

【炮制作用】 升麻性味辛、微甘,微寒。归肺、脾、胃、大肠经。具有发表透疹,清热解毒,升举阳气的功效。

升麻生用升散作用甚强,解表透疹,清热解毒之力胜。用于外感风热头痛,麻疹初起,疹出不畅以及热毒发斑,头痛,牙龈肿痛,疮疡肿毒等多种病证。如治疗头痛发热,肢体烦痛,麻疹初起,发而不透的升麻葛根汤(《太平惠民和剂局方》);治疗三叉神经痛,口腔炎,牙周炎的清胃散(《脾胃论》);治大头瘟的普济消毒饮(《东垣试效方》)。

蜜升麻辛散作用减弱,以升脾阳为主,并减少对胃的刺激性。用于中气虚弱的短气乏力,倦怠以及气虚下陷的久泻脱肛,子宫下垂,或气虚不能摄血的崩漏等病症。如治疗气虚下陷、血崩血脱、亡阳垂危的举元煎(《景岳全书》)。

【炮制研究】 升麻主要含有三萜及其苷类、酚酸类及其衍生物、色原酮、挥发油等成分。具有抗炎、抗病毒、抗肿瘤、抗骨质疏松、抗氧化、保肝等作用。

1. 对化学成分的影响 升麻经切制和蜜炙后 27-脱氧升麻亭含量均略有降低,而阿魏酸及异阿魏酸含量均高于生品,且以蜜升麻中酚酸类成分含量最高。对升麻不同炮制品与生品的化学差异性研究表明,蜜炙升麻中异阿魏酸含量减少,咖啡酸苷、阿魏酸及升麻素含量显著提高;升麻炭中异阿魏酸含量增加,而咖啡酸、升麻素苷、阿魏酸及升麻素等成分含量则显著降低。采用 GC-MS 的方法检测分析了升麻挥发性成分组成及相对含量,发现生品挥发油中鉴定出 31 种成分,以 y-柠檬烯含量最高;蜜升麻中鉴定出 28 种成分,以 3-蒈烯含量最高,表明蜜炙对升麻中挥发性成分影响较大。

2. 对药理作用的影响 采用小鼠福尔马林致痛反应、热板法、乙酸扭体实验、小鼠自发活动及举双肢法比较了升麻蜜制前后药效作用的差异,结果发现蜜升麻的镇痛和镇静作用明显优于生品,提示蜜炙可能会增强升麻"清热解毒"的功效。

3. 炮制工艺研究 通过比较切制前以不同浸润方法和时间软化药材对升麻中总有机酸含量的影响,发现升麻总有机酸含量随着浸润时间的增加而降低,认为采用喷淋浸润 4~6 小时的方法在切制前软化升麻为佳。采用正交试验法,以外观性状评分、异阿魏酸含量及总有机酸含量作为评价指标,对炒炙温度、炒炙时间、炼蜜与水的比例和闷润时间等因素进行了考察,优选出的蜜升麻最佳炮制工艺为升麻片中加入经等体积水稀释的炼蜜,闷润 30 分钟后置锅内,180℃炒炙 25 分钟,每 100kg 升麻加炼蜜 25kg。

【贮藏】贮干燥容器内,蜜升麻密闭,置通风干燥处。

桂　　枝

【处方用名】桂枝、桂尖、蜜桂枝。

【来源】本品为樟科植物肉桂 *Cinnamomum cassia* Presl 的干燥嫩枝。春、夏二季采收,除去叶,晒干,或切片晒干。

【历史沿革】清代之前有净制和切制方面的记载;清代始有焙、甘草汁制、蜜炙等方法。现行主要有蜜炙等炮制方法。《中华人民共和国药典》2020 年版收载桂枝。

【炮制方法】

1. 桂枝　取原药材,除去杂质,洗净,润透,切厚片,干燥。

2. 蜜桂枝　取炼蜜,加适量开水稀释,淋入净桂枝片内拌匀,闷润,置炒制容器内,用文火加热,炒至老黄色、不粘手时,取出,晾凉。

每 100kg 桂枝片,用炼蜜 15kg。

【成品性状】

1. 桂枝　为类圆形或椭圆形厚片,表面红棕色至棕色,有时可见点状皮孔或纵棱线。切面皮部红棕色,木部黄白色或浅黄棕色,髓部类圆形或略呈方形,有特异香气,味甜微辛。

2. 蜜桂枝　表面老黄色,微有光泽,略带黏性,香气减弱,味甜微辛。

【质量要求】桂枝:水分不得过 12.0%,总灰分不得过 3.0%;醇溶性浸出物不得少于 6.0%;含桂皮醛(C_9H_8O)不得少于·1.0%。

【炮制作用】桂枝性味辛、甘、温。归心、肺、膀胱经。具有发汗解肌,温通经脉,助阳化气,平冲降气的功效。

桂枝以生用为主。生品辛散温通作用较强,长于发汗解表,温经通阳。用于风寒感冒,风寒湿痹,痰饮,水肿,胸痹或心悸、脉结代,寒滞经闭,痛经,奔豚等。如治疗风寒表实证的麻黄汤或风寒表虚证的桂枝汤(《伤寒论》);治疗风寒湿痹,肩背肢节酸痛的桂枝附子汤(《伤寒论》);治心脾阳虚,阳气不行,水湿内停而致痰饮证的苓桂术甘汤(《金匮要略》)。

蜜桂枝辛通作用减弱,长于温中补虚,散寒止痛。如治疗产后虚羸不足的当归建中汤(《千金翼方》)。

【炮制研究】桂枝主要含有挥发油类如桂皮醛等,以及有机酸类、鞣质类、糖类、甾体类、香豆素类等成分。具有解热、扩张皮肤血管、促进血液循环、解表、发散(汗)、镇痛、抗真菌、抗肿瘤等作用。

1. 对化学成分的影响　桂枝经炒制和蜜炙后,桂皮醛含量均有不同程度的下降,以炒桂枝下降最多,但肉桂酸含量无明显变化。

2. 对药理作用的影响　桂枝炮制品水提物清除超氧阴离子能力强于醇提物,清除羟自由基能力和抗脂质过氧化作用弱于醇提物,提示炮制能够影响桂枝抗氧化作用。比较桂枝不同炮制品在抑制血小板聚集和抗血栓形成作用方面的差别,结果表明生桂枝作用最强,认为加热炮制会使桂皮醛有所损失,当作用于抗凝血方面时,宜选择生品。

3. 炮制工艺研究　以指标成分变化作为评价指标,计算桂皮醛、香豆素、桂皮酸及桂皮醇的 OD 值,以此作为微波炮制品的评价标准。以闷润时间、火力、炮制时间和炼蜜用量为影响因素,得出最优微波炮制工艺条件:炼蜜用量 17.5%,火力 40%,炮制时间 5 分钟,闷润时间 1.6 小时。

【贮藏】贮干燥容器内,蜜桂枝密闭,置阴凉干燥处。

麻　　黄

【处方用名】麻黄、麻黄绒、蜜麻黄、蜜麻黄绒。

ER-13-25

桂枝

【来源】本品为麻黄科植物草麻黄 *Ephedra sinica* Stapf、中麻黄 *Ephedra intermedia* Schrenk et C.A.Mey. 或木贼麻黄 *Ephedra equisetina* Bge. 的干燥草质茎。秋季采割绿色的草质茎,晒干。

【历史沿革】汉代有"去节汤泡";南北朝刘宋时代有沸汤煮后晒干的方法;宋代有酒熬成膏、去根节炒、沸汤泡后焙干、蜜炒等方法;元明时代有炒黄、姜汁浸、略烧存性、滚醋汤泡、蜜酒拌炒焦、微炙、炒黑等法;清代有"去根节,蜜酒煮黑"的记载。现行主要有蜜炙麻黄、麻黄绒、蜜炙麻黄绒等炮制方法。《中华人民共和国药典》2020 年版收载麻黄、蜜麻黄。

【炮制方法】

1. 麻黄　取原药材,除去木质茎,残根及杂质,切段。

2. 蜜麻黄　取炼蜜,加适量沸水稀释,淋入麻黄段中拌匀,闷润,置炒制容器内,用文火加热,炒至不粘手时,取出,晾凉。

每 100kg 麻黄段,用炼蜜 20kg。

3. 麻黄绒　取麻黄段,碾绒,筛去粉末。

4. 蜜麻黄绒　取炼蜜,加适量开水稀释,淋入麻黄绒内拌匀,闷润,置炒制容器内,用文火加热,炒至深黄色、不粘手时,取出,晾凉。

每 100kg 麻黄绒,用炼蜜 25kg。

【成品性状】

1. 麻黄　呈圆柱形的段,表面淡黄绿色至黄绿色,粗糙,有细纵脊线,节上有细小鳞叶。切面中心显红黄色,气微香,味涩、微苦。

2. 蜜麻黄　表面深黄色,微有光泽,略具黏性,有蜜香气,味甜。

3. 麻黄绒　为松散的绒团状,黄绿色,体轻。

4. 蜜麻黄绒　为黏结的绒团状,深黄色,略带黏性,味微甜。

【质量要求】

1. 麻黄　水分不得过 9.0%,总灰分不得过 9.0%;含盐酸麻黄碱($C_{10}H_{15}NO \cdot HCl$)和盐酸伪麻黄碱($C_{10}H_{15}NO \cdot HCl$)的总量不得少于 0.80%。

2. 蜜麻黄　总灰分不得过 8.0%,水分及含量测定同麻黄。

【炮制作用】麻黄性味辛、微苦,温。归肺、膀胱经。具有发汗散寒,宣肺平喘,利水消肿的功效。

麻黄生用发汗解表、利水消肿力强。用于风寒表实证,风水浮肿,风湿痹痛,阴疽,痰核。如治疗外感风寒,头身疼痛,表实无汗的麻黄汤(《伤寒论》);治风水证,恶风,一身恶肿,发热或无大汗,浮肿的越婢汤(《金匮要略》)。

蜜麻黄性温偏润,辛散发汗作用缓和,以宣肺平喘力胜。用于表证较轻,而肺气壅闭,咳嗽气喘较重者。如用于咳嗽气喘,痰多胸满的麻杏甘石汤(《伤寒论》)。

麻黄绒作用缓和,适用于老年人、幼儿及虚人风寒感冒。用法与麻黄相似。

蜜麻黄绒作用更缓和,适用于表证已解而喘咳未愈的老年人、幼儿及体虚患者。用法与蜜炙麻黄相似。

【炮制研究】

1. 对化学成分的影响　麻黄主要含有麻黄碱、挥发油等成分,是其发汗、平喘的主要成分。对 3 种麻黄茎中生物碱含量进行分析比较,结果表明,草质茎生物碱含量最高,木质茎最低,前者为后者的 35 倍以上,故传统炮制要求除去木质茎是正确的;麻黄茎中所含的多种麻黄型生物碱主要在节间,尤其是髓部含量最高;麻黄根主要含有大环精氨类生物碱,麻黄茎主要含有苯丙胺类生物碱,不同类型生物碱作用不同,导致麻黄根和茎功效各异,证明麻黄根和茎分别入药具有科学性。

麻黄炮制后总生物碱含量降低,炒麻黄下降幅度稍大于蜜麻黄;蜜沫麻黄与蜜麻黄中麻黄碱含量无明显差异;生物碱的含量以生麻黄最高,蜜麻黄绒最低;蜜拌烘烤麻黄水浸出物含量最高,麻黄绒最低。炮制后,麻黄挥发油含量显著降低,挥发油中所含成分的种类和各成分含量比例均发生了变化;蜜炙和清炒后挥发油中分别发现 15 种和 23 种新成分;研究另表明,在麻黄蜜炙品挥发油中检出了 4 种新化合物。蜜炙品中具有平喘作用的 $L\text{-}\alpha\text{-}$ 萜品烯醇、石竹烯及具有镇咳祛痰、抗菌、抗病毒作用的柠檬烯、芳樟醇含量增高;在炒麻黄中,以上成分增加更明显,同时发现了具有祛痰作用的菲兰烯。

2. 对药理作用的影响 麻黄茎有发汗和升压作用,麻黄根则有止汗和降压作用,故麻黄茎与根应分别入药。生品麻黄发汗作用最强,其有效部位是挥发油和醇提部位;蜜炙麻黄的平喘作用最强,有效部位主要有生物碱和挥发油类成分。家兔解热试验表明,蜜沫麻黄组与生理盐水组比较,有显著差异,与蜜麻黄组比较,则无明显差异;豚鼠平喘试验表明,蜜沫麻黄组、蜜麻黄组与对照组比较,均有显著性差异,但两者之间并无显著差异;毒性试验结果则表明,蜜沫麻黄组和蜜麻黄组的小鼠均无异常反应和死亡。

3. 炮制工艺研究 采用正交试验设计,以盐酸麻黄碱含量、豚鼠平喘潜伏期和外观性状为指标,优选出蜜炙麻黄的工艺参数为每 100kg 麻黄,用炼蜜 20kg,110℃炒制 10 分钟;也有通过均匀设计,以麻黄总碱含量为指标,优选出的蜜炙麻黄工艺参数为加炼蜜量 10%,润蜜 0.5 小时,90℃ ±5℃炒制 11 分钟。

【贮藏】贮干燥容器内,蜜麻黄、蜜麻黄绒密闭,置通风干燥处。

🎗 思政元素

陈克恢——麻黄碱发现者

"中国药理学研究创始人"陈克恢得知中药麻黄在治疗哮喘方面具有很好的疗效,这引起了他研究麻黄发挥药效相关机制的兴趣。他运用国外留学时期学习的现代技术研究麻黄,分离得到麻黄碱并开展药理学研究,发现麻黄碱的生理作用与肾上腺素类似,效果几乎跟交感神经兴奋剂相同。自 20 世纪 30 年代起,麻黄碱相继被各个国家的药典收录,并出现在教科书中。凭借对麻黄碱药理的研究,陈克恢也奠定了其在药理学界的地位。

桑 叶

【处方用名】桑叶、冬桑叶、霜桑叶、蜜桑叶。

【来源】本品为桑科植物桑 *Morus alba* L. 的干燥叶。初霜后采收,除去杂质晒干。

【历史沿革】唐代有烧灰淋汁;宋代有微炒法;明代有烧存性、蒸熟、焙、蜜炙、九蒸九晒、酒拌蒸等方法;清代有蜜水拌蒸、炒、焙、芝麻研碎拌蒸等法。现行主要有蜜炙等炮制方法。《中华人民共和国药典》2020 年版收载桑叶。

【炮制方法】

1. 桑叶 取原药材,除去杂质,搓碎,去柄,筛去灰屑。

2. 蜜桑叶 取炼蜜,加适量开水稀释,淋入净桑叶碎片内拌匀,闷润,置炒制容器内,用文火加热,炒至表面深黄色、不粘手时,取出,晾凉。

每 100kg 净桑叶,用炼蜜 25kg。

ER-13-28

桑叶

【成品性状】

1. 桑叶 碎片状。表面黄绿色,背面淡黄绿色或黄白色,叶脉起,小脉交织成网状,质脆,气微,味淡微苦涩。

2. 蜜桑叶 表面暗黄色,微有光泽,略带黏性,味甜。

【质量要求】桑叶:水分不得过 15.0%,总灰分不得过 13.0%,酸不溶性灰分不得过 4.5%,醇溶性浸出物不得少于 5.0%。含芦丁（$C_{27}H_{30}O_{16}$）不得少于 0.10%。

【炮制作用】桑叶性味甘、苦,寒。归肺、肝经。具有疏散风热,清肺润燥,清肝明目的功效。

桑叶生用为主,长于疏散风热,清肝明目。用于感冒风热,发热,头昏头痛,咳嗽,咽喉肿痛及肝热目赤、涩痛、多泪及肝阴不足,目昏眼花。如治外感风热,发热,头昏头痛,咳嗽及咽喉肿痛的桑菊饮（《温病条辨》）;治肝肾阴虚,眩晕耳鸣,目昏眼花的桑麻丸（《医方集解》）。

蜜桑叶其性偏润,清肺润燥作用增强。用于外感燥热、温燥伤肺。

【贮藏】贮干燥容器内,蜜桑叶密闭,置通风干燥处。

金 樱 子

【处方用名】金樱子、金樱子肉、蜜金樱子。

【来源】本品为蔷薇科植物金樱子 *Rosa laevigata* Michx. 的干燥成熟果实。

【历史沿革】明清有酒浸、酒洗、焙、蒸、炒等炮制方法。现行主要有生用、蜜炙等炮制方法。《中华人民共和国药典》2020 年版收载金樱子、金樱子肉。

【炮制方法】

1. 金樱子 取原药材,除去杂质,洗净,干燥。

2. 金樱子肉 取净金樱子,略浸,润透,纵切两瓣,除去毛、核,干燥。

3. 蜜金樱子 取炼蜜,加适量开水稀释,淋入净金樱子内拌匀,闷润,置炒制容器内,用文火加热,炒至表面红棕色、不粘手时,取出,晾凉。

每 100kg 净金樱子,用炼蜜 20kg。

【成品性状】

1. 金樱子 表面红黄色或红棕色,有突起的棕色小点,顶端有盘状花萼残基,中央有黄色柱基,下部渐尖,质硬。气微,味甘、微涩。

2. 金樱子肉 呈倒卵形纵剖瓣。表面红黄色或红棕色,有突起的棕色小点。顶端有花萼残基,下部渐尖。花托壁厚 1~2mm,内面淡黄色,残存淡黄色茸毛。气微,味甘、微涩。

3. 蜜金樱子 表面暗棕色,有蜜的焦香气,味甜。

【质量要求】金樱子肉:水分不得过 16.0%;含金樱子多糖以无水葡萄糖（$C_6H_{12}O_6$）计,不得少于 25.0%。

【炮制作用】金樱子性味酸、甘、涩,平。归肾、膀胱、大肠经。具有固精缩尿,固崩止带,涩肠止泻的功效。

金樱子生用酸涩,固涩止脱作用强,用于遗精、滑精、遗尿、尿频、崩漏、带下;亦可用于久泻、久痢。生品服用后有时可致腹痛。如治疗肾虚不摄,遗精白浊或带下的水陆二仙丹（《洪氏集验方》）;治疗小便不禁、梦遗滑精的金樱子煎（《普门医品》）。

蜜金樱子偏于甘涩,借蜜甘缓益脾,可以补中涩肠,并避免腹痛的副作用。用于肠虚久泻、久痢。

【炮制研究】金樱子主要含有三萜类如乌苏酸类、齐墩果酸类等,黄酮类如山柰酚等,以及鞣质类、多糖类等成分;具有保护肾脏、抗氧化、抗病毒、抗菌、抑脂、增强免疫等作用。

1. 对成分的影响　金樱子有效药用部位为果肉。毛、核所含成分与金樱子肉一致,但含量较低,所占比例又近一半,因此去除为宜。金樱子蜜制和麸炒品中多糖含量最高,其次为砂炒、清炒、盐制和生品。

2. 对药理作用的影响　以小鼠的软、稀便减少率、涩肠比为观察指标,与对照组比较,发现金樱子麸炒品或蜜炙品能较好地缓解腹泻症状,稀便或软便率降低;对胃肠内容物的固涩作用进行比较,麸炒品有较好的涩肠作用,其余炮制品有涩肠趋势,但不明显。

【贮藏】贮干燥容器内,蜜金樱子密闭,置通风干燥处。

马 兜 铃

【处方用名】马兜铃、兜铃、炙马兜铃、炙兜铃、蜜兜铃。

【来源】本品为马兜铃科植物北马兜铃 *Aristolochia contorta* Bge. 或马兜铃 *Aristolochia debilis* Sieb.et Zucc. 的干燥成熟果实。

【历史沿革】南北朝刘宋时代载去隔膜令净;宋代有炒、焙、酥炙等炮制方法;清代有炮等制法。现在主要有马兜铃、蜜马兜铃。《中华人民共和国药典》2015 年版及之前各版均有收载,《中华人民共和国药典》2020 年版未收载。

【炮制方法】

1. 马兜铃　取原药材,除去杂质,搓碎,筛去灰屑。

2. 蜜马兜铃　取炼蜜加适量开水稀释,淋于马兜铃碎片中拌匀,闷润,置炒制容器内,用文火加热,炒至不粘手时,取出,晾凉。

每 100kg 马兜铃碎片,用炼蜜 25kg。

【成品性状】

1. 马兜铃　为不规则的碎片。果皮呈黄绿色或棕褐色,有波状棱线。种子扁平而薄,钝三角形或扇形,边缘有翅,中央棕色,周边淡棕色。种仁心形,乳白色,有油性。气特异,味苦。

2. 蜜马兜铃　表面深黄色,种子多黏附在果皮上,皮脆,略有光泽,味苦而微甜。

【炮制作用】马兜铃性味苦,微寒。归肺、大肠经。具有清肺降气,止咳平喘,清肠消痔的功效。

马兜铃生品可用于肺热咳嗽或喘逆,痔疮肿痛,肝阳上亢之头昏、头痛。如治疗肺热咳嗽的马兜铃散(《太平圣惠方》);治痰热阻肺,气逆喘咳,胸膈烦闷的马兜铃汤(《普济方》);治大肠血热壅结,血痔肠瘘的痔疮肿痛方(《日华子本草》)。生品味劣,易致恶心呕吐,故临床多用蜜炙品。

蜜炙后能缓和苦寒之性,增强润肺止咳的功效,并可矫味,减少呕吐的副作用。炙马兜铃多用于肺虚有热的咳嗽。

【炮制研究】马兜铃含有马兜铃酸等成分,内服生品容易出现头昏、瞳孔散大及呼吸困难等毒性反应,蜜炙后,马兜铃酸 A 含量较生品下降 51%~55%,毒性成分的下降与其毒副作用降低有密切关系。

【贮藏】贮干燥容器内,蜜马兜铃密闭,置通风干燥处。

槐 角

【处方用名】槐角、蒸槐角、蜜槐角、槐角炭

【来源】本品为豆科植物槐 *Sophora japonica* L. 的干燥成熟果实。冬季采收,除去杂质,干燥。

【历史沿革】南北朝刘宋时代有乳汁制;唐代有烧灰和炒法;宋代有炒制、麸炒等法;明代增加了胆汁制和黑豆汁拌蒸等炮制方法;清代除沿用炒黄、炒炭、麸炒等法外,又增加了清

马兜铃

蒸的方法。《中华人民共和国药典》2020年版收载槐角、蜜槐角。

【炮制方法】

1. 槐角　取原药材,除去杂质。

2. 蜜槐角　取净槐角,置炒制容器内,用文火加热,炒至鼓起,再取炼蜜加适量沸水稀释。喷洒均匀,再炒至光亮不粘手为度,取出晾凉。用时捣碎。

每100kg槐角,用炼蜜5kg。

3. 槐角炭　取净槐角,置炒制容器内,用武火加热,炒至表面焦黑色,内部黄褐色,喷淋少许清水,熄灭火星,取出晾凉。用时捣碎。

【成品性状】

1. 槐角　本品呈连珠状,长1~6cm,直径0.6~1cm。表面黄绿色或黄褐色,皱缩而粗糙,背缝线一侧呈黄色。质柔润,干燥皱缩,易在收缩处折断,断面黄绿色,有黏性。种子1~6粒,肾形,长约8mm,表面光滑,棕黑色,一侧有灰白色圆形种脐;质坚硬,子叶2,黄绿色。果肉气微,味苦,种子嚼之有豆腥气。

2. 蜜槐角　本品形如槐角,表面稍隆起呈黄棕色至黑褐色,有光泽,略有黏性。具蜜香气,味微甜、苦。

3. 槐角炭　形如槐角,表面焦黑色,内部黄褐色,味苦。

【质量要求】

1. 槐角　含槐角苷($C_{21}H_{20}O_{10}$)不得少于4.0%。

2. 蜜槐角　含槐角苷($C_{21}H_{20}O_{10}$)不得少于3.0%。

【炮制作用】 槐角性味苦、寒。归肝、大肠经。具有清热泻火、凉血止血的功效。

槐角生用清热凉血力较强,用于血热妄行出血证,肝火目赤,肝热头痛、眩晕,阴疮湿痒;亦用于肠热便血和痔肿出血。

蜜槐角苦寒之性减弱,并有润肠作用。用于便血、痔血。尤其适用于脾胃不健或兼有便秘的患者。

槐角炭寒性大减,并具收涩之性,长于收敛止血。用于便血、痔血、崩漏等出血证。

【贮藏】 贮干燥容器内,蜜槐角密闭,置通风干燥处。

第五节　姜　炙　法

将净选或切制后的药物,加入定量姜汁拌炒的方法,称姜炙法,又称姜汁炒法。生姜性温味辛,具有解表散寒、温中止呕、化痰止咳的功效。姜炙法多用于炮制祛痰止咳、降逆止呕的药物。

(一) 炮制目的

1. 缓和药物寒性,增强和胃止呕作用　如生黄连,性味过于苦寒,姜炙后可缓和寒性,免伤脾阳,并增强止呕的作用。如竹茹姜炙,可增强降逆止呕作用。

2. 降低副作用,增强疗效　如生厚朴对咽喉有刺激性,姜炙后,可缓和刺激性,并能增强宽中和胃作用。

(二) 操作方法

取净制或切制后的药物与定量的姜汁拌匀,闷润,待姜汁被药物吸尽后,置炒制容器内,文火炒至一定程度,取出,晾凉。或将药物与一定量的姜汁拌匀,待姜汁被药物吸尽后,干燥。

槐角

【附】姜汤煮：将生姜切片煎汤，加入药物，文火煮约 2 小时，待姜汁被药物吸尽后，取出，切片，干燥。

（三）姜汁的制备方法

1. 榨汁　将生姜洗净切碎，置于适宜的容器内，捣烂，加适量水，压榨取汁，残渣再加水共捣，压榨取汁，如此反复 2~3 次，合并姜汁，备用。

2. 煎汁　取净生姜片，置容器中，加适量水煎煮，过滤，残渣再加水煮，过滤，合并两次滤液，适当浓缩，取出，备用。

生姜的用量，一般为每 100kg 净药物，用生姜 10kg。若无生姜，可用干姜煎汁，用量约为生姜的 1/3。

（四）注意事项

1. 制备姜汁时，要控制水量，一般最后所得姜汁与生姜的比例以 1:1 为宜。

2. 药物与姜汁拌匀后，要充分闷润，待姜汁完全被药物吸尽后，用文火炒干，否则，达不到姜炙的目的。

厚 朴

【处方用名】厚朴、川厚朴、姜厚朴。

【来源】本品为木兰科植物厚朴 *Magnolia officinalis* Rehd.et Wils. 或凹叶厚朴 *Magnolia officinalis* Rehd.et Wils.var.*biloba* Rehd.et Wils. 的干燥干皮、根皮及枝皮。4—6 月剥取，根皮和枝皮直接阴干；干皮置沸水中微煮后，堆置阴湿处，"发汗"至内表面变紫褐色或棕褐色时，蒸软，取出，卷成筒状，干燥。

【历史沿革】汉代有去皮炙法；唐代有姜汁炙；宋代有生姜枣制、糯米粥制等法；明代有炒、盐炒、煮制、醋制、酥炙，以及姜汁浸后炒干，醇醋淬透再炒，酒浸炒等方法；清代有醋炒等法。现行有姜炙、姜汁煮、姜汁浸、姜汁蒸、生姜紫苏汁蒸、生姜紫苏加水煮等炮制方法。《中华人民共和国药典》2020 年版收载厚朴、姜厚朴。

【炮制方法】

1. 厚朴　取原药材，刮去粗皮，洗净，润透，切丝，干燥。

2. 姜厚朴　取净厚朴丝，用适量姜汁拌匀，闷润至姜汁被吸尽后，置炒制容器内，用文火炒干，取出，晾凉。或取定量生姜切片，加水煎汤，另取刮净粗皮的净厚朴，捆成捆，置姜汤中，用文火煮至姜汤被吸尽后取出，切丝，干燥，筛去灰屑。

每 100kg 净厚朴或厚朴丝，用生姜 10kg。

【成品性状】

1. 厚朴　呈弯曲的丝条状或单、双卷筒状。外表面灰褐色或灰黄色，内表面紫棕色或紫褐色，较平滑，具细密纵纹，划之显油痕。切面颗粒状，有油性，有的可见小亮星。气香，味辛辣、微苦。

2. 姜厚朴　表面灰褐色，偶见焦斑。略具姜的辛辣气。

【质量要求】

1. 厚朴　水分不得过 10.0%，总灰分不得过 5.0%，酸不溶性灰分不得过 3.0%；含厚朴酚与和厚朴酚的总量不得少于 2.0%。

2. 姜厚朴　水分不得过 10.0%，总灰分不得过 5.0%；含厚朴酚与和厚朴酚的总量不得少于 1.6%。

【炮制作用】厚朴性味苦、辛，温。归脾、胃、肺、大肠经。具有燥湿消痰，下气除满的功效。

生厚朴味辛辣，对咽喉有刺激性，一般内服不生用。

姜厚朴能消除对咽喉的刺激性,增强宽中和胃作用。用于湿阻气滞,脘腹胀满或呕吐泻痢,积滞便秘,痰饮喘咳,梅核气。如治疗湿阻中焦的平胃散(《太平惠民和剂局方》);治疗积滞便秘、腹中胀闷的厚朴三物汤(《金匮要略》)。

【炮制研究】

1. 对化学成分的影响　厚朴主要含厚朴酚、和厚朴酚等成分,还含挥发油、厚朴碱等生物碱类成分。其中,厚朴酚能显著抑制胃液的分泌,并有抗溃疡作用;厚朴碱具有明显的降压作用。

对厚朴生品、清炒品、姜炙品、姜煮品、姜浸品中厚朴酚进行含量测定,发现炮制后含量增加,清炒品含量最高,3 种姜制品中以姜炙品含量最高。对厚朴生品及各炮制品中挥发油、水和醇浸出物、水煎液中厚朴酚、和厚朴酚及金属元素测定的结果表明,挥发油含量依次为姜汁炒 > 姜汁煮 > 生品;水浸出物含量依次为姜汁煮 > 姜汁炒 > 姜汁浸 > 生品。醇浸出物含量依次为姜汁炒 > 姜汁浸 > 姜汁煮 > 生品。水煎液中厚朴酚及和厚朴酚含量依次为生品 > 姜汁浸 > 姜汁炒 > 姜汁煮;铜、锌含量依次为姜汁浸 > 姜汁炒 > 姜汁煮 > 生品。

2. 对药理作用的影响　厚朴各炮制品中以清炒品中厚朴酚含量最高,但没有抗溃疡作用,而生品、姜炙品均有抗溃疡作用,且姜炙厚朴作用较优,表明厚朴姜炙后和胃作用较生品强;有研究表明,厚朴生品和药典法姜厚朴均表现出抗炎镇痛作用和促进胃肠运动的作用,二者比较无显著性差异,但厚朴经姜制后其药效作用有增强的趋势。

3. 炮制工艺研究　以厚朴酚、和厚朴酚的含量为评价指标,确定姜炙厚朴的最佳炮制工艺为每 100g 药材加入 10g 姜汁,锅底温度为 170℃投药,炒制 6 分钟。同样以厚朴酚、和厚朴酚的含量为评价指标,确定江西樟帮厚朴的最佳炮制工艺为姜的用量 15%,炒制温度 120℃,炒制时间 12 分钟,出霜时间 7 日。

【贮藏】贮干燥容器内,密闭,置阴凉干燥处。

竹　茹

【处方用名】竹茹、淡竹茹、姜竹茹。

【来源】本品为禾本科植物青杆竹 *Bambusa tuldoides* Munro、大头典竹 *Sinocalamus beecheyanus*(Munro)McClure var.*pubescens* P.F.Li 或淡竹 *Phyllostachys nigra*(Lodd.)Munro var.*henonis*(Mitf.)Stapf ex Rendle 的茎秆的干燥中间层。全年均可采制,取新鲜茎,除去外皮,将稍带绿色的中间层刮成丝条,或削成薄片,捆扎成束,阴干。前者称"散竹茹",后者称"齐竹茹"。

【历史沿革】宋代有"炒令焦"或微炒;清代有醋浸和"入平呕逆药,姜汁炒用"的记载。《中华人民共和国药典》2020 年版收载竹茹、姜竹茹。

【炮制方法】

1. 竹茹　取原药材,除去杂质和硬皮,切段或揉成小团。

2. 姜竹茹　取净竹茹段或团,用适量姜汁拌匀,闷润至姜汁被吸尽后,置炒制容器内,用文火加热,如烙饼法将两面烙至微黄色时,取出,晾凉。

每 100kg 竹茹段或团,用生姜 10kg。

【成品性状】

1. 竹茹　卷曲成团的不规则丝条或呈长条形薄片状。宽窄厚薄不等,浅绿色、黄绿色或黄白色。纤维性,体轻松,质柔韧,有弹性。气微,味淡。

2. 姜竹茹　表面黄色,有少许焦斑,微有姜的气味。

【质量要求】

1. 竹茹　含水分不得过 7.0%;水溶性浸出物不得少于 4.0%。

2. 姜竹茹 检查、浸出物同竹茹。

【炮制作用】

1. 竹茹 竹茹性味甘,微寒。归肺、胃、心、胆经。竹茹生用长于清热化痰,除烦。用于痰热咳嗽或胆火夹痰,痰火内扰,心烦不安。如治疗胆虚,痰热内扰所致虚烦不眠或惊悸不安、癫痫等的温胆汤(《三因极一病证方论》)。

2. 姜竹茹 姜竹茹可增强降逆止呕作用。用于胃热呕吐,呃逆。如治疗因吐利后胃虚有热,呃逆的橘皮竹茹汤(《金匮要略》)。

【贮藏】贮干燥容器内,姜竹茹密闭,置阴凉干燥处。

草 果

【处方用名】草果、草果仁、炒草果、姜草果。

【来源】本品为姜科植物草果 *Amomum tsao-ko* Crevost et Lemaire 的干燥成熟果实。秋季果实成熟时采收除去杂质,晒干或低温干燥。

【历史沿革】宋代有面裹煨、火炮、去壳炒等方法;明代有"炒存性"和茴香制的方法;清代有煨、醋煮和姜制等方法。现行有姜炙、炒制、砂烫、盐制、煨制等炮制方法。《中华人民共和国药典》2020 年版收载草果仁、姜草果仁。

【炮制方法】

1. 草果仁 取净草果,置预热的炒制容器内,文火加热,炒至焦黄色并微鼓起,去壳,取仁。用时捣碎。

2. 姜草果仁 取净草果仁,用适量姜汁拌匀,闷润至姜汁被吸尽后,置炒制容器内,用文火加热,炒至近干,呈深黄色时,取出,晾凉。用时捣碎。

每 100kg 净草果仁,用生姜 10kg。

【成品性状】

1. 草果仁 圆锥状多角形颗粒,直径约 5mm;表面棕色至红棕色,有的可见外被残留灰白色膜质的假种皮。种脊为一条纵沟,尖端有凹状的种脐。胚乳灰白色至黄白色。有特异香气,味辛、微苦。

2. 姜草果仁 棕褐色,偶见焦斑。有特异香气,味辛辣、微苦。

【质量要求】

1. 草果仁 含水分不得过 10.0%,总灰分不得过 6.0%;含挥发油不得少于 1.0%(ml/g)。

2. 姜草果仁 含水分不得过 10.0%,总灰分不得过 6.0%;含挥发油不得少于 0.7%(ml/g)。

【炮制作用】草果仁性味辛,温。归脾、胃经。具有燥湿温中,截疟除痰的功效。

草果仁生用性味辛温燥烈,长于燥湿散寒,除痰截疟。用于疟疾,寒湿困脾。如治疗疟疾数发不止,体壮痰湿偏盛,舌苔白腻,并有祛痰作用的七宝饮(《易简方》)。

姜草果仁可缓和燥烈之性,长于温中止呕。用于寒湿阻滞脾胃,脘腹胀满疼痛,呕吐。如治疗寒湿中阻,寒多热少,手足厥冷,遍身浮肿,心腹冷痛的草果饮(《证治准绳》)。

【炮制研究】

1. 对化学成分的影响 草果炮制后水煎液中铅元素含量有所下降,炒草果比姜炙草果更明显。锌、铜、镍等元素的含量均增加,其中以姜炙草果最高,炒草果次之。草果炮制后挥发油含量降低,但生品与炮制品间折光率、比旋度、比重变化不大。

2. 对药理作用的影响 生草果、炒草果、姜炙草果均可拮抗肾上腺素引起的兔回肠运动抑制和乙酰胆碱(ACh)引起的回肠痉挛,其中姜草果的作用较佳。3 种草果均可拮抗由 HAC(腹腔注射)引起的小鼠腹痛,且以姜草果效果最佳。

【贮藏】贮干燥容器内,密闭,置阴凉干燥处。

第六节 油 炙 法

将净选或切制后的药物,与一定量的食用油脂共同加热处理的方法,称油炙法,又称酥炙法。

药物油炙所用辅料包括植物油和动物脂(习称动物油)两类。常用的植物油主要是麻油(芝麻油),也有用菜油的。最常用的动物油是羊脂油,酥油亦有应用。

(一) 炮制目的

1. 增强疗效 如淫羊藿,用羊脂油炙后增强温肾助阳作用。

2. 利于粉碎 如质地坚实的三七、蛤蚧,经油炸或涂酥后,质变酥脆,易于粉碎。

(二) 操作方法

1. 油炒 将羊脂切碎,置已预热的炒制容器内加热,炼油去渣,取药物与羊脂油拌匀,用文火炒至油被吸尽,药物表面呈油亮时取出,摊开晾凉。

2. 油炸 取植物油,倒入已预热的炒制容器内加热,至沸腾时,倾入药物,用文火炸至一定程度,取出,沥去油,粉碎。

3. 油脂涂酥烘烤 将动物类药物锯成短节,放炉火上烤热,用酥油涂布,加热烘烤,待酥油透入骨内后,再涂再烤,反复操作,直至骨质酥脆,晾凉,粉碎。或取药物,用麻油涂抹后,在无烟火上烤至色黄质脆。

(三) 注意事项

1. 药物油炒时应控制炒制温度,防止炒焦。

2. 油炸药物温度不易过高,否则易将药物炸焦,导致药效降低或失效。

3. 油脂涂酥药物时,需反复操作直至酥脆为度。

淫 羊 藿

【处方用名】淫羊藿、羊藿、仙灵脾、炙淫羊藿、炙羊藿。

【来源】本品为小檗科植物淫羊藿 *Epimedium brevicornu* Maxim、箭叶淫羊藿 *Epimedium sagittatum* (Sieb.et Zucc.) Maxim、柔毛淫羊藿 *Epimedium pubescens* Maxim 或朝鲜淫羊藿 *Epimedium koreanum* Nakai 的干燥叶。夏、秋季茎叶茂盛时采收,晒干或阴干。

【历史沿革】南北朝刘宋时代有羊脂炙法;宋代有蒸、酒煮、酒浸、鹅脂炙、蜜水炙等炮制方法;明代有醋炒、米泔水浸;清代多用酒制,有酒润、酒焙、酒拌蒸等方法。现行有炒、酒炙、盐炙、羊脂油炙等炮制方法。《中华人民共和国药典》2020 年版收载淫羊藿、炙淫羊藿。

【炮制方法】

1. 淫羊藿 取原药材,去除枝梗,摘取叶片,喷淋清水,稍润,切丝,干燥。

2. 炙淫羊藿 取羊脂油置已预热的炒制容器内加热熔化,加入淫羊藿丝,用文火加热,炒至均匀有光泽,取出,晾凉。

每 100kg 淫羊藿丝,用羊脂油(炼油)20kg。

【成品性状】

1. 淫羊藿 为丝片状。上表面绿色、黄绿色或浅黄色,下表面灰绿色,网脉明显,中脉及细脉凸出,边缘具黄色刺毛状细锯齿。近革质。气微,味微苦。

2. 炙淫羊藿 形如淫羊藿丝。表面浅黄色显油亮光泽。微有羊脂油气。

【质量要求】

1. 淫羊藿 杂质不得过 3.0%,水分不得过 12.0%,总灰分不得过 8.0%;醇溶性浸出物不得少于 15.0%;含朝藿定 A($C_{39}H_{50}O_{20}$)、朝藿定 B($C_{38}H_{48}O_{19}$)、朝藿定 C($C_{39}H_{50}O_{19}$)和淫羊藿苷($C_{33}H_{40}O_{15}$)的总量,朝鲜淫羊藿不得少于 0.50%,淫羊藿、柔毛淫羊藿、箭叶淫羊藿均不得少于 1.5%。

2. 炙淫羊藿 水分不得过 8.0%,总灰分不得过 8.0%;含宝藿苷 I($C_{27}H_{30}O_{10}$)不得少于 0.030%;含朝藿定 A($C_{39}H_{50}O_{20}$)、朝藿定 B($C_{38}H_{48}O_{19}$)、朝藿定 C($C_{39}H_{50}O_{19}$)和淫羊藿苷($C_{33}H_{40}O_{15}$)的总量,朝鲜淫羊藿不得少于 0.40%,淫羊藿、柔毛淫羊藿、箭叶淫羊藿均不得少于 1.5%。

【炮制作用】 淫羊藿性味辛、甘,温。归肝、肾经。具有补肾阳,强筋骨,祛风湿的功效。

淫羊藿生用以祛风湿,强筋骨力胜。常用于风湿痹痛,肢体麻木,筋骨痿软。如治风走注疼痛,来往不定的仙灵脾散(《太平圣惠方》)。

羊脂油甘热,能温散寒邪,补肾助阳。羊脂油炙淫羊藿能增强温肾助阳作用。如治疗阳痿滑精的三肾丸(《全国中药成药处方集》)。

【炮制研究】

1. 对化学成分的影响 淫羊藿所含的黄酮类成分是主要的药效成分。淫羊藿在油炙过程中存在着多糖苷黄酮类成分向次级糖苷黄酮类成分转化,次级糖苷黄酮类成分向更低级糖苷黄酮类成分转化的现象,如朝藿定 C 脱去糖基转化为淫羊藿苷,淫羊藿苷脱去糖基转化为淫羊藿次苷等,因此导致淫羊藿油炙前后黄酮类成分发生改变。淫羊藿饮片中朝藿定 A、朝藿定 B、朝藿定 C、淫羊藿苷和宝藿苷 I 的含量差异与淫羊藿的品种、原药材所含黄酮类成分的组成及其比例、炮制工艺条件等均有关系。

2. 对药理作用的影响 药理实验证明,促进精液分泌的作用以淫羊藿叶最强,果实次之,茎枝最弱。故药典规定应摘取淫羊藿叶片药用,具有科学性。

动物实验结果表明,生品淫羊藿无促进性功能作用,且部分指标还显示有抑制作用;淫羊藿炮制品能明显提高性功能,并能增加附性器官重量,提高血浆睾酮含量。以超氧化物歧化酶(SOD)升高量为指标,探索淫羊藿生品及不同炮制品的提取物对小鼠体内药代动力学特征参数的影响,发现药动学特征参数均具有显著性差异,油制品 > 加热品 > 生品。另有研究证实,羊脂油能促进淫羊藿提取物中宝藿苷 I 的口服吸收,淫羊藿炮制后能提高淫羊藿苷在大鼠体内的生物利用度;表明淫羊藿经加热炮制后生物利用度提高,辅料羊脂油进一步促进黄酮类成分的体内吸收。

3. 炮制工艺研究 以朝藿定 A、朝藿定 B、淫羊藿苷、朝藿定 C 的含量作为考察指标,确定每 100kg 淫羊藿用羊脂油 20kg,炮制温度 115℃,炮制时间 10 分钟,占锅体积 25%(约 12.5g,锅满约 50g)时的工艺最佳。也有以淫羊藿苷与宝藿苷 I 总含量为评价指标,优选出油炙淫羊藿的最佳炮制工艺为每 100kg 淫羊藿用羊脂油 20kg,炮制温度 160℃,炮制时间 7 分钟。

【贮藏】 置通风干燥处。炙淫羊藿密闭,置阴凉干燥处。

蛤 蚧

【处方用名】 蛤蚧、酒蛤蚧、酥蛤蚧。

【来源】 本品为壁虎科动物蛤蚧 *Gekko gecko* Linnaeus 的干燥体。全年均可捕捉,除去内脏,拭净,用竹片撑开,使全体扁平顺直,低温干燥。

【历史沿革】 南北朝刘宋时代有酒浸烘焙法,并记载其毒在眼,其效在尾;宋代多去头足及清洗后再进行其他炮制,有酥炙、醋炙、炙香、蜜炙、酒浸、酥炙、酒蜜涂炙、煅存性等方法;明清两代基本沿用前法,并有青盐酒炙、酒浸炒、酒洗、酒浸等法。现行有蛤粉烫、酒制、油酥制等炮制方法。《中华人民共和国药典》2020 年版收载蛤蚧、酒蛤蚧。

【炮制方法】

1. 蛤蚧 取原药材,除去竹片,洗净,除去头(齐眼处切除)和足爪及鳞片,切成小块,干燥。

2. 酒蛤蚧 取蛤蚧块,用黄酒拌匀,闷润,待酒被吸尽后,烘干;或置已预热的炒制容器内,用文火加热,炒干;或置钢丝筛上,用文火烤热,喷适量黄酒,再置火上酥制,如此反复多次,至松脆为度,晾凉。

每 100kg 蛤蚧块,用黄酒 20kg。

3. 油酥蛤蚧 取蛤蚧,涂以麻油,用无烟火烤至稍黄质脆,除去头爪及鳞片,切成小块。

【成品性状】

1. 蛤蚧 为不规则的片状小块。表面灰黑色或银灰色,有棕黄色的斑点及鳞甲脱落的痕迹。切面黄白色或灰黄色。脊椎骨和肋骨突起。气腥,味微咸。

2. 酒蛤蚧 形如蛤蚧块,微有酒香气,味微咸。

3. 油酥蛤蚧 色稍黄,质较脆,具香酥气。

【质量要求】蛤蚧:醇溶性浸出物不得少于 8.0%。

【炮制作用】蛤蚧性味咸,平。归肺、肾经。具有补肺益肾,纳气定喘,助阳益精的功效。

蛤蚧生品和油酥炙品功用相同,酥制后易粉碎,腥气减少。其功效以补肺益精,纳气定喘见长,常用于肺虚咳嗽或肾虚作喘。如人参蛤蚧散(《卫生宝鉴》)、蛤蚧丸(《太平圣惠方》)。

酒炙蛤蚧可增强补肾壮阳作用,多用于肾阳不足,精血亏损的阳痿、五更泄泻、小便频数等。

【炮制研究】采用纸层析法与氨基酸分析,对蛤蚧眼之前头、眼后头部、爪、皮、躯干、四肢及尾部进行研究,结果表明各部位所含化学成分并无显著差异,含眼头部与尾部均未见毒性反应。无机元素测定结果表明,蛤蚧尾 Zn、Fe 含量最高,特别是 Zn 含量高出体部 42 倍多。蛤蚧身 Mg 含量高,头部 Ca 含量高。蛤蚧尾与体部总氨基酸含量相近。

氨基酸测定结果表明,蛤蚧各部分及《中华人民共和国药典》法酒浸蛤蚧块、江西法滑石粉炒蛤蚧两种制品均未检出胱氨酸,眼部各类氨基酸加和量与其他部位(头、身、尾、爪)比较含量最低。而组氨酸、色氨酸含量,眼部高于其他各部位均值。体、尾部氨基酸含量较高。江西法制品所含各类氨基酸加和量为 495.74mg/g,药典法制品为 241.21mg/g。且江西法制品便于粉碎和制剂。

【贮藏】贮干燥容器内,花椒伴存,密闭,置阴凉干燥处。防蛀。

三 七

【处方用名】三七、田七、三七粉、熟三七。

【来源】本品为五加科植物三七 *Panax notoginseng*(Burk.)F.H.Chen 的干燥根和根茎。秋季花开前采挖,洗净,分开主根、支根及根茎,干燥。支根习称"筋条",根茎习称"剪口"。

【历史沿革】明代始见为末的炮制方法。清代有研、焙等炮制方法。现行有研粉、油炸、蒸制等炮制方法。《中华人民共和国药典》2020 年版收载三七粉。

【炮制方法】

1. 三七 取原药材,除去杂质。用时捣碎。

2. 三七粉 取三七,洗净,干燥,碾细粉。

3. 熟三七 取净三七,打碎,分开大小块,用食用植物油炸至表面棕黄色,取出,沥去油,研细粉。或取三七,洗净,蒸透,取出,及时切片,干燥。

【成品性状】

1. 三七 呈圆锥形或纺锤形。表面灰黄色或灰褐色,有瘤状突起。体重,质坚实。断面灰白色,灰绿色或黄绿色,类角质,具光泽,中间有菊花心或裂纹。气微,味苦回甜。

2. 三七粉　灰白色粉末,气微,味微苦回甜。

3. 熟三七　浅黄色粉末,略有油气,味微苦。熟三七片为类圆形薄片,表面棕黄色,角质样,有光泽,质坚硬,易折断,气微,味苦回甜。

【质量要求】 三七粉:水分不得过 14.0%,总灰分不得过 6.0%,酸不溶性灰分不得过 3.0%;重金属及有害元素:铅不得过 5mg/kg,镉不得过 1mg/kg,砷不得过 2mg/kg,汞不得过 0.2mg/kg,铜不得过 20mg/kg;醇溶性浸出物不得少于 16.0%。

【炮制作用】 三七性味甘、微苦,温。归肝、胃经。具有散瘀止血,消肿定痛的功效。

三七生品以止血化瘀、消肿定痛之力偏胜,止血而不留瘀,化瘀而不会导致出血。常用于各种血证及跌打损伤,瘀滞肿痛,如化血丹(《医学衷中参西录》);治疗各种出血的军门止血方(《回生集》);治疗跌打损伤,瘀滞肿痛的活血止痛汤(《外科大成》)。

三七粉的功效与三七同,多吞服或外敷用于创伤出血。若入汤剂,可用生三七打碎与其他药物共煎。

熟三七止血化瘀作用较弱,以滋补力胜,可用于身体虚弱,气血不足。如治疗面色苍白,四肢无力,食欲不振的参茸三七补血片。

【炮制研究】

1. 对化学成分的影响　三七经蒸制后,总皂苷含量及水、醇浸出物含量均比油炸品和生品增加。三七经油炸后,总皂苷含量及水浸出物含量与生品及蒸制品比较,降低非常显著,总皂苷含量仅为生品的 60%~70%,其成分变化幅度与油炸程度有关。

2. 对药理作用的影响　三七中所含三七素为毒性成分,又是止血的活性成分,采用干热处理使三七毒性大为降低,而被作为滋补强壮药使用。三七粉高温消毒后失去止血作用。通过比较生、熟三七对大白鼠实验性高血脂水平的影响,发现高温处理的三七(熟三七)能使高脂饲料喂养的大白鼠血清胆固醇、甘油三酯及 β- 脂蛋白水平升高,而生三七在一定程度上可减轻其血清胆固醇升高幅度,但降低程度有限,提示三七的药理作用可因其生、熟不同而异。三七及其炮制品对血虚模型大鼠的补血益气作用研究结果表明,熟三七(蒸三七、油炸三七)在提高面温、肛温、促进造血作用方面优于生三七,说明三七"熟补"。其中,蒸三七改善微循环效果较好,生三七止血作用最明显。对急性血瘀模型大鼠,生三七在改善血黏度、抗凝方面具有较好作用,炮制后作用减弱,生三七可能具有较优的破瘀效果。

【贮藏】 贮干燥容器内,密闭,置阴凉干燥处。防潮,防蛀。

(梁泽华　李　林　孙　琳　张　丹)

复习思考题

1. 试述炙法与加固体辅料炒的异同点。

2. 试述酒炙法的炮制目的,并举例说明。

3. 试述大黄的炮制方法、炮制作用及炮制原理。

4. 试述醋炙法的操作方法、适用药物及注意事项。

5. 试述盐炙法的炮制目的,并举例说明。

6. 试述黄柏的炮制工艺、炮制作用及临床作用。

7. 试述甘草炮制的现代研究概况。

8. 试述麻黄炮制发汗作用降低、止咳平喘作用增强的原理。

扫一扫
测一测

◇◇◇ 第十四章 ◇◇◇

煅 法

学习目标

　　煅法是中药炮制中一类重要的炮制方法,包括明煅、煅淬和闷煅法,主要适用于质地坚硬的矿物类、贝壳类、动物骨骼类以及质地疏松的植物类等药物。通过学习本章内容,掌握煅制炮制技术及所煅制药物的炮制作用、质量要求等,了解并熟悉炮制研究概况,为饮片的煅制炮制生产及临床应用奠定理论和实践基础。

　　将净制后的药物,置适宜的耐火容器内,高温加热至一定程度的方法,称煅法。主要适用于矿物类药物,质地坚硬的贝壳类、化石类药物以及质地疏松、性质特殊、需要制炭的药物。

　　煅法起源较早。《五十二病方》中就有用燔法处理矿物药、动物药和少量植物药的记载。《黄帝内经》记载的 13 个药方中,就有 3 个药方使用煅法,如生铁落饮、小金丹、左角发酒等。《神农本草经》对禹余粮、涅石要求"炼",贝子则有"烧用之良"的记载。《金匮玉函经》提出药物"有须烧炼炮炙,生熟有定"。魏晋南北朝时开始推行炼丹术,唐代炼丹术盛行。历经元、明、清,有些煅法至今仍在沿用。

　　药物经过高温煅烧,发生物理性状和化学成分变化,使药物质地酥脆,利于粉碎,减少或消除副作用,利于有效成分的溶出,提高疗效或产生新的药效。

　　目前,饮片企业生产中使用各种型号和规格的煅药锅和煅药炉,可以自动控制加热温度和时间。程控煅药炉结构示意图及设备图见图 14-1。

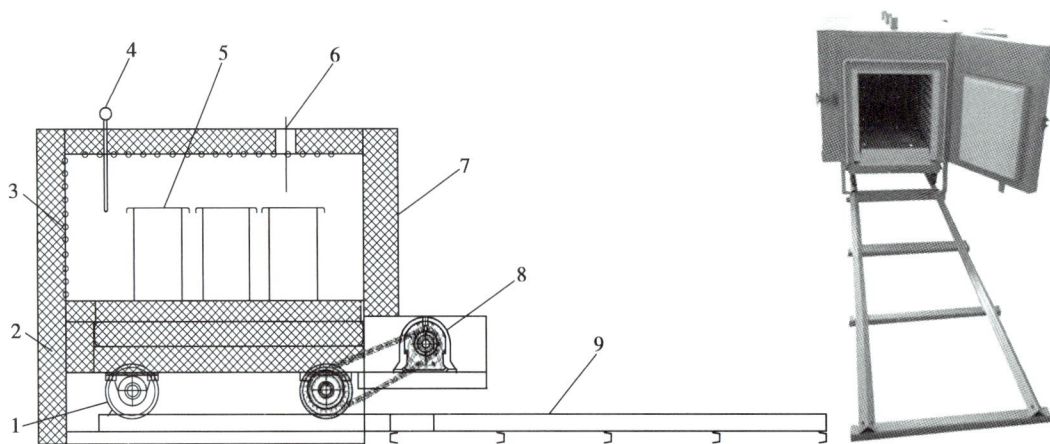

图 14-1　程控煅药炉结构示意图及设备图

1. 滑轮　2. 保温　3. 加热丝　4. 测温棒　5. 料箱　6. 排湿口　7. 门　8. 传动电机　9. 导轨

根据所煅药物的性质、目的、操作方法以及加辅料与否,煅法可以分为明煅法、煅淬法和闷煅法。

📖 **知识链接**

煅制技术标准操作规程(SOP)

1. 炮制技术名称　煅制。

2. 生产依据　依照《中华人民共和国药典》有关工艺要求及标准,以及拟定的饮片品种炮制规范执行。

3. 工艺流程

(1)明煅:生饮片→高温加热→放凉→碾碎→包装

(2)煅淬:生饮片→高温加热→淬→干燥→碾碎→包装

(3)闷煅:生饮片→隔绝空气→高温加热→放凉→取出→捣碎→包装

ER-14-1

煅制岗位标准操作规程

第一节　明　煅　法

将净制后的药物,置适宜的耐火容器内,不隔绝空气,进行高温加热至一定程度的方法,称明煅法。适用于矿物、贝壳及化石类药物。

(一)炮制目的

1. 使药物质地酥脆,易于粉碎和煎出有效成分　如牡蛎、石决明等。

2. 除去结晶水,增强收敛作用　如白矾、石膏、硼砂等。

3. 缓和药性　如寒水石、石决明等。

(二)操作方法

1. 敞锅煅　取净药材,砸成小块或碾碎,直接放入煅药锅内,武火加热至一定程度,取出,晾凉。适用于含结晶水的矿物药。

2. 炉膛煅　取净药材,置耐火容器内,用武火加热至红透或酥脆易碎,取出,晾凉。现多用不同规格的煅药炉。适用于质地坚硬的矿物药、贝壳及化石类药物。

(三)注意事项

1. 药物应大小分档,以免煅制时生熟不均。

2. 煅制时应一次性煅透,中途不得停火,不要搅拌,以免出现夹生现象。

3. 煅制温度、时间应适度。过高,药材易灰化;过低,则煅制不透。

4. 有些药物在煅烧时产生爆溅,可在容器上加盖(不密闭)。

5. 含结晶水的药物应敞锅煅,以利结晶水的逸散。

白　矾

【处方用名】白矾、明矾、枯矾、煅白矾。

【来源】本品为硫酸盐类矿物明矾石族明矾石经加工提炼制成。主含含水硫酸铝钾[$KAl(SO_4)_2 \cdot 12H_2O$]。

【历史沿革】汉代有烧、炼的炮制方法;南北朝刘宋时期有多种药汁制的炮制方法;唐、宋有烧枯、研成粉等方法;明清以后多用煅法。现行沿用明煅法。《中华人民共和国药典》

2020 年版收载白矾、枯矾。

【炮制方法】

1. 白矾 取原药材,除去杂质,用时捣碎。

2. 枯矾 取净白矾碎块或粗粉,置耐火容器内,用武火加热,煅至熔化,继续煅至膨胀松泡呈白色蜂窝状固体,完全干枯,取出,晾凉,碾成粉末。

注意:煅制枯矾,一次煅透,中间不得停火,不可搅拌。否则不易煅透,或生熟不均而出现"煅僵"现象。

【成品性状】

1. 白矾 为不规则的块状或粒状,无色或淡黄白色,透明或半透明,表面略平滑或凹凸不平,具细密纵棱,有玻璃样光泽。质硬而脆。气微,味酸、微甘而极涩。

2. 枯矾 为白色、蜂窝状或海绵状固体块状物或粉末,无玻璃样光泽。体轻质松,手捻易碎,有颗粒感,味微甘而极涩。

【质量要求】

1. 白矾 铵盐以总氮计不得过 0.3%,铜盐滤液不得显蓝色,锌盐不得发生混浊,铁盐检查 1 小时内不得显蓝色,含重金属不得过 20mg/kg;含水硫酸铝钾不得少于 99.0%。

2. 枯矾 鉴别、检查、含量测定同药材。

【炮制作用】白矾性味酸、涩,寒;归肺、脾、肝、大肠经;具有解毒杀虫、燥湿止痒的功效。

生品外治,用于湿疹、疥癣、脱肛、痔疮、聤耳流脓,如黄升丹(《部颁药品标准》)。内服止血止泻、祛除风痰,用于久泻不止、便血、崩漏、癫痫发狂,如白金丸(《部颁药品标准》)。

枯矾酸寒之性降低,涌吐作用减弱,增强收湿敛疮、止血化腐作用。用于湿疹湿疮,脱肛,痔疮,聤耳流脓,阴痒带下,鼻衄齿衄,鼻瘜肉。如耳炎药膏(《部颁药品标准》)。

【炮制研究】

1. 对化学成分的影响 白矾为含水硫酸铝钾,煅制时在 50℃开始失重,120℃开始出现大量吸热过程,大约 260℃左右脱水基本完成,300℃开始分解,但 300~600℃分解缓慢,至 750℃无水硫酸铝钾脱硫过程大量发生,产生硫酸钾、三氧化二铝及三氧化硫,810℃以后持续熔融,成品水溶性差,出现混浊并有沉淀,故煅制温度应控制在 180~260℃。白矾经煅制后不仅失去结晶水,晶型结构也发生了变化;用 X 射线分析法得知,生白矾为立方晶型,枯矾为六方晶型。

利用傅里叶变换红外分析仪,分别测定白矾与枯矾的红外光谱图谱。结果发现,在 400~4 000cm^{-1} 间,两者红外吸收峰的峰数、峰位、峰形和峰强等存在明显差异,可作为两者重要的鉴别指标。白矾炮制后微量元素 Fe、Mn、Cr、Co、Ni、Mo 含量均增加。

2. 对药理作用的影响 白矾煅枯后形成难溶性铝盐,内服后可与黏膜蛋白络合,形成保护膜覆盖于溃疡面上,有利于黏膜再生。外用能和蛋白质反应生成难溶于水的物质而沉淀,减少疮面的渗出物而起生肌保护作用。

3. 炮制工艺研究 白矾是强酸弱碱的盐类,显微酸性,高温加热时能与铁反应,产生红色的三氧化二铁。因此,白矾煅制不宜用铁锅,宜选用惰性耐火材料的容器,防止产品铁盐含量超出限度。

【贮藏】贮干燥容器内,置干燥处。防潮,防尘。

硼 砂

【处方用名】硼砂、月石、煅硼砂。

【来源】本品为四硼酸钠,含 Na$_2$B$_4$O$_7$·10H$_2$O 应为 99.0%~103.0%。

【历史沿革】宋代有细研、醋熬、火飞研粉等制法;明代有焙烧干、竹沥萝卜汁制等方法;清代有"甘草汤煮化、微火炒松"的方法。现行主要有煅法、炒制法。

【炮制方法】

1. 硼砂 取原药材,除去杂质,捣碎。

2. 煅硼砂 取净硼砂碎块或粗粉,置适宜容器内,用武火加热,煅或炒至鼓起小泡成雪白酥松块状,取出,晾凉,碾成粉末。

【成品性状】

1. 硼砂 为不规则块状或粉末,无色,透明或半透明,有光泽。气微,味咸、微苦。

2. 煅硼砂 为粉末状,白色,质地酥松,气微,味咸、微苦。

【炮制作用】硼砂性味甘、咸,凉;归肺、胃经;具有清热消痰、解毒防腐的功效。

生品多外用,可清热消肿防腐,如齿痛冰硼散(《部颁药品标准》)。内服能清肺化痰,可治咽喉肿痛、目赤翳障、咳嗽痰稠,如复方贝母散(《部颁药品标准》)。

煅硼砂具有燥湿收敛作用,同时有利于粉碎,能吸收局部渗出物,避免对黏膜的刺激。多用作喉科散剂。如珠黄吹喉散(《中华人民共和国药典》)。

【炮制研究】硼砂主要成分为含水四硼酸钠,尚含少量铅、铜、钙、铝、镁等。

煅硼砂的质量很不稳定,$Na_2B_4O_7$ 的含量从 52.88% 至 91.57% 不等。据研究,硼砂煅制时,当温度达 80℃时即失去 8 个结晶水,200℃时失去 9 个结晶水,340℃时失去全部结晶水,878℃时融熔。因此,硼砂煅制温度以 350℃为宜。

【贮藏】贮干燥容器内,置干燥处。防潮,防尘。

石 膏

【处方用名】石膏、煅石膏。

【来源】本品为硫酸盐类矿物石膏族石膏,主含含水硫酸钙($CaSO_4 \cdot 2H_2O$),采挖后,除去杂石及泥沙。

【历史沿革】汉代有碎法;南北朝有水飞法及甘草制法;唐代有研法、煅法;宋代有炒法、火煅醋淬法、烧法;明清有炮法、糖拌炒法并沿用研、飞、煅、烧等方法。现行沿用煅法。《中华人民共和国药典》2020 年版收载石膏、煅石膏。

【炮制方法】

1. 石膏 取原药材,洗净,干燥,除去杂石,粉碎成粗粉。

2. 煅石膏 取净石膏碎块或粗粉,置耐火容器内,用武火加热,煅至红透,质地酥松,取出,晾凉,碾成粉末。

【成品性状】

1. 石膏 为纤维状的集合体,呈长块状、板块状或不规则块状,白色、灰白色或淡黄色,有的半透明。体重,质软,纵断面具绢丝样光泽,气微,味淡。

2. 煅石膏 为粉末或酥松块状物,表面透出微红色的光泽,不透明。体较轻,质软。气微,味淡。

【质量要求】

1. 石膏 含重金属不得过 10mg/kg;含砷量不得过 2mg/kg;含含水硫酸钙($CaSO_4 \cdot 2H_2O$)不得少于 95.0%。

2. 煅石膏 含重金属不得过 10mg/kg;含硫酸钙($CaSO_4$)不得少于 92.0%。

【炮制作用】石膏性味甘、辛,大寒;归肺、胃经;具有清热泻火、除烦止渴的功效。

生石膏清热泻火,除烦止渴力胜。用于外感热病,高热烦渴,肺热喘咳,胃火亢盛,头痛,牙痛。如紫雪散(《中华人民共和国药典》)。

煅石膏缓和了大寒之性,免伤脾阳,清热泻火之功减弱,增加了收湿、生肌、敛疮、止血的

ER-14-4

石膏

ER-14-5

煅石膏

297

功效。外治则用于溃疡不敛,湿疹瘙痒,水火烫伤,外伤出血。如九一散(《中华人民共和国药典》)。

【炮制研究】

1. 对化学成分的影响　石膏主要成分为含水硫酸钙,尚含少量有机物、硫化物、微量元素等。石膏加热至 80~90℃开始失水,至 225℃可全部脱水转化成煅石膏,其物理性状已不同于石膏。电镜观察结果表明,生石膏的粉末晶体形状结构整齐而紧密,而煅石膏的粉末结晶形状结构疏松而无规则。炮制前后的石膏红外光谱图、X 射线衍射图谱特征有明显差异。生石膏经加热处理后,煅石膏中 H_2O 的吸收峰消失。煅制后石膏中 Ca、Mg、Zn、Na 元素的溶出明显增加,Al、Se 元素的溶出明显减少。

2. 对药理作用的影响　石膏内服经胃酸作用,一部分变为可溶性钙盐,至肠吸收入血能增加血清钙离子浓度,可抑制神经应激能力,减轻血管渗透性。生石膏对内毒素发热有明显解热效果,并可减轻口渴。清热作用与结晶水的存在、钙离子和其他一些无机元素(Fe、Co、S 等)有关,或可能与调节体内 Na/Ca 比例有关。石膏煅制后药效发生改变,具有生肌作用。煅石膏能促进大鼠伤口成纤维细胞和毛细血管的形成,加快肉芽组织增生,从而促进皮肤创口的愈合。煅石膏具有较好的活血化瘀、抗炎消肿等功效,能够显著改善急性软组织损伤的肿胀、瘀斑,促进软组织的修复与再生,其作用机制可能与抑制血清白介素 -1(IL-1)、白介素 -6(IL-6)等炎症因子及抑制前列腺素 E_2(PGE_2)的生成有关。生石膏对乙酸致痛以及热致痛均有镇痛作用,煅石膏仅对乙酸致痛有镇痛作用。生石膏、煅石膏可以减轻大鼠蛋清致足肿胀度,且生石膏作用强于煅石膏。

3. 炮制工艺研究　以酥脆程度、失水率及 $CaSO_4$ 含量为指标优选,以石膏粒度、煅制温度、煅制时间、容器中铺置厚度作为考察因素进行研究获得的优化炮制工艺为:将石膏粒度控制在 100 目至直径 0.5cm,铺置 1~4cm,温度为 650℃,煅制 1.5 小时。

【贮藏】贮干燥容器内,置干燥处。

皂矾(绿矾)

【处方用名】皂矾、煅皂矾、醋皂矾、矾红、绿矾、绛矾、红矾。

【来源】本品为硫酸盐类矿物水绿矾族水绿矾的矿石,主含含水硫酸亚铁($FeSO_4 \cdot 7H_2O$)。采挖后,除去杂石。

【历史沿革】宋代有火煅醋淬、炼、盐与硫黄制、煅等制法;明代有姜制、炒制、醋煮等方法;清代沿用煅、醋淬等炮制方法。现行有煅枯、醋制等炮制方法。《中华人民共和国药典》2020 年版收载皂矾、煅皂矾。

【炮制方法】

1. 皂矾　取原药材,除去杂质,打碎。

2. 煅皂矾　取净皂矾块,置耐火容器内,用武火加热,煅至汁尽、红透,取出。晾凉,碾成粉末。

3. 醋皂矾　取净皂矾块,置耐火容器内,加入醋,盖好,置炉火上武火加热,待皂矾溶解后搅拌均匀,继续煅至汁尽,全部呈绛色为度,取出,晾凉,碾成粉末。

每 100kg 皂矾,用醋 20kg。

【成品性状】

1. 皂矾　为不规则碎块,浅绿色或黄绿色,半透明,具光泽,表面不平坦。质硬脆,断面具玻璃样光泽,有铁锈气,味先涩后微甜。

2. 煅皂矾　为粉末状,绛红色,不透明,玻璃样光泽消失。气微,味涩。

3. 醋皂矾　为粉末状,绛红色或红棕色,不透明,光泽消失。质地酥松,无臭,味涩,有醋气。

拓展阅读
(石膏)

【炮制作用】皂矾性味酸,凉;归肝、脾经;具有解毒燥湿、杀虫补血的功效。

生品一般不内服,多作外用洗涂剂,偏于燥湿止痒杀虫。现在中成药中,生品亦入药。用于血虚萎黄等。如复方皂矾丸(《中华人民共和国药典》)。

皂矾煅后失水变枯,缓和峻烈之性,降低了致吐的副作用。用于燥湿生血等。如和血胶囊(《部颁药品标准》)。

醋皂矾不但降低了致吐的副作用,以利内服,并增强了入肝补血、解毒杀虫的功效。用于黄肿胀满,疳积久痢,肠风便血,血虚萎黄,湿疮疥癣,喉痹口疮。如治臌症、胸腹胀满、四肢浮肿的臌症丸(《部颁药品标准》)。

【炮制研究】皂矾主要成分为含水硫酸亚铁,尚含少量铜、钙、镁等。

皂矾生品及炮制品中的铁基本是以 $FeSO_4$ 形式存在,同时含少量 Fe^{3+}。皂矾生品经酸性溶液浸泡后,其中部分 Fe^{3+} 形成了有机化合物,而且 Fe^{2+}/Fe^{3+} 比值及铁离子的离子性比绿矾生品均有显著提高。

煅皂矾于 800℃煅制 30 分钟时,Fe_2O_3 含量最高,加醋煅淬法质地比加醋明煅法质地疏松,且 Fe_2O_3 含量低,这是因为加醋煅淬是在煅皂矾的基础上进行制备的,趁热用醋淬透可使煅制生成的 Fe_2O_3 有一部分转化为 $Fe(CH_3COO)_3$。

【贮藏】贮干燥容器内,密闭,置阴凉干燥处。防潮。

寒　水　石

【处方用名】寒水石、煅寒水石。

【来源】本品为单斜晶系硫酸盐类矿物红石膏或三方晶系碳酸盐类矿物方解石。前者称北寒水石,主含含水硫酸钙($CaSO_4 \cdot 2H_2O$);后者称南寒水石,主含碳酸钙($CaCO_3$)。

【历史沿革】南北朝有生姜汁煮的炮制方法;宋代有烧法、煅法、淬法、水飞等方法;明清以后基本沿用宋代炮制方法。现行主要用明煅法炮制。

【炮制方法】

1. 寒水石　取原药材,除去杂质,洗净,砸成碎块或碾成粉末。

2. 煅寒水石　取净寒水石碎块或粗粉,置耐火容器内,用武火加热,煅至红透,取出,晾凉,碾成粉末。

【成品性状】

1. 寒水石　北寒水石为不规则块状或粉末,粉红色,半透明,光泽明显。体重,质松,易碎,无臭无味。南寒水石为不规则块状或粉末,无色或黄白色,透明或半透明,有玻璃样光泽。质坚硬,易碎,气微,味淡。

2. 煅寒水石　煅北寒水石为粉末状,黄白色,不透明,光泽消失。质地酥松。煅南寒水石为粉末状,白色或黄白色,不透明。体轻质松。气微,味淡。

【炮制作用】寒水石性味辛、咸,大寒;归肺、胃经;具有清热泻火、除烦止渴的功效。

生品清热泻火、除烦止渴力强。多用于温热证,热入气分,积热烦渴。如治外感时邪引起的高热神昏、头痛脑涨、咽痛口渴的绿雪胶囊(《部颁药品标准》)。

寒水石煅后质地酥松,易于粉碎及煎出有效成分,降低了大寒之性,消除了伐脾阳的副作用,缓和了清热泻火的功效,增加了收敛固涩的作用。用于风热火眼,水火烫伤,诸疮肿毒。如治痈疽疔毒的飞龙夺命丸(《部颁药品标准》)。

【炮制研究】寒水石为红石膏时,入汤剂时水溶出率为 4.8%,与石膏相同;其主要溶出成分,不论在水溶液中还是在酸、碱溶液中,均依黏土矿物含量的改变而有量比的变化。总的规律是:铝和硅与钙相关;本品含镁量高于石膏,其酸溶大于碱溶的趋势更明显。寒水石为方解石时,主要成分为碳酸钙,在加热条件下分解,释放出二氧化碳,生成氧化钙,因此方

ER-14-7

寒水石

解石煅后主要成分为氧化钙,在临床上具有钙剂的全部活性。

寒水石经不同火候煅制后,其外观性状、煅得率、总钙量、煎剂中 Ca^{2+} 溶出量和总成分煎出率等均较炮制前有改变。以煅后性状及 $CaCO_3$ 含量作为优选指标,选择粒度、煅制温度、煅制时间作为考察因素进行研究获得的优化炮制工艺为:粉碎粒度为粉末(过 20 目),煅制温度应控制在 800℃以上,时间 30~60 分钟。

【贮藏】贮干燥容器内,置干燥处,防尘。

花 蕊 石

【处方用名】花蕊石、煅花蕊石。

【来源】本品为变质岩类岩石蛇纹大理岩。主含碳酸钙($CaCO_3$)。采挖后,除去杂石和泥沙。

【历史沿革】宋代有火烧、煅研的方法;元明有醋煅、童便煅、水飞等炮制方法;清代增加了硫黄煅。现行沿用明煅法。《中华人民共和国药典》2020 年版收载花蕊石、煅花蕊石。

【炮制方法】

1. 花蕊石 取原药材,除去杂质,洗净,干燥,砸成碎块或碾成粉末。

2. 煅花蕊石 取净花蕊石碎块或粗粉,置耐火容器内,用武火加热,煅至红透,取出,晾凉,碾成粉末。

【成品性状】

1. 花蕊石 呈不规则块状,具棱角,不锋利,白色或浅灰白色,其中夹有点状或条状蛇纹石,呈浅绿色或淡黄色,习称“彩晕”,对光观察有闪星状光泽。体重,质硬,不易破碎,气微,味淡。

2. 煅花蕊石 为粉末状。类白色或灰白色,无光泽。质地酥松。

【质量要求】煅花蕊石:含碳酸钙($CaCO_3$)不得少于 40.0%。

【炮制作用】花蕊石性味酸、涩,平;归肝经;具有化瘀止血的功效。

生品用于咯血、吐血、外伤出血、跌打伤痛。如止血宁片(《部颁药品标准》)。

煅花蕊石质地松脆,易于粉碎,且能缓和酸涩之性,消除伤脾伐胃的副作用,有利于内服,故一般均煅用。如治咯血、便血的花蕊石止血散(《部颁药品标准》)。

【炮制研究】花蕊石主要成分为含钙、镁的碳酸盐,尚含少量铁盐、铝盐、无机元素和少量酸不溶物等。

1. 对化学成分的影响 花蕊石炮制前后的矿物组分基本相同,炮制后的钙离子浓度增大。钙能降低毛细血管的通透性,使血管致密,有防止血浆渗出和促进血液凝固的作用,这与其煅制后增强固涩收敛作用相符。炮制前后的花蕊石红外光谱图有明显差异,煅制过程中晶体结构发生了改变。花蕊石生、煅品均含有含量较高的 Ca、Mg、Al、Fe 元素,以 Ca 元素含量最高;生品经高温煅制后,该类元素含量均有一定程度升高,而 Cu、Zn、Pb 等有害重金属元素含量显著下降。

2. 对药理作用的影响 生花蕊石炮制后止血作用略有增强,说明花蕊石炮制后不仅易于粉碎,还能提高疗效。花蕊石止血效果明显好于 $CaCO_3$ 及其他矿物药,且止血效果与其所含 $CaCO_3$ 含量多少无关。

3. 炮制工艺研究 以颜色、气味、口感及 CaO 含量为指标优选,选择煅制温度和时间作为考察因素进行研究获得的优化炮制工艺为 800℃煅制 0.5 小时。

【贮藏】贮干燥容器内,置干燥处。

钟 乳 石

【处方用名】钟乳、石钟乳、钟乳石、煅钟乳石。

【来源】本品为碳酸盐类矿物方解石族方解石,主含碳酸钙($CaCO_3$)。采挖后,除去杂石。

【历史沿革】汉代载炼研成粉;南北朝有沉香等多种药汁制法;唐代有酒制法;宋代有银器煮、甘草制、醋制、蒸制、煅研法等方法;明代有药汤煮炼的方法;清代有焙研、水飞及牡丹皮制等炮制方法。现行沿用明煅法。《中华人民共和国药典》2020 年版收载钟乳石、煅钟乳石。

【炮制方法】

1. 钟乳石　取原药材,除去杂质,洗净,干燥,砸成碎块或碾成粉末。

2. 煅钟乳石　取净钟乳石碎块或粗粉,置耐火容器内,用武火加热,煅至红透,取出,晾凉,碾成粉末。

【成品性状】

1. 钟乳石　呈圆锥形或圆柱形,表面白色、灰白色或棕黄色,粗糙,凹凸不平。体重,质硬,断面较平整,白色至浅灰白色,对光观察具闪星状的亮光,近中心常有一圆孔,圆孔周围有多数浅橙黄色同心环层。气微,味微咸。

2. 煅钟乳石　为粉末状,灰白色,无光泽。质地酥松。

【炮制作用】钟乳石性味甘,温;归肺、肾、胃经;具有温肺、助阳、平喘、制酸、通乳的功效。

生品用于寒痰喘咳,阳虚冷喘,腰膝冷痛,胃痛泛酸,乳汁不通。钟乳石以生用为多,如还精煎口服液(《部颁药品标准》)。

煅钟乳石易于粉碎和煎出有效成分,温肾补虚作用增强,也可用于消肿毒。如喉痛丸(《部颁药品标准》)。

【炮制研究】钟乳石主要成分为碳酸钙,尚含少量铁、铜、钠、锰、铬等。

1. 对化学成分的影响　钟乳石生品和炮制品水煎液中有效成分 Ca^{2+} 的煎出率明显升高,所含人体必需元素 Fe、Cu、Na、K、Mn、Cr 等在炮制品水煎液中的溶出率与生品相比有明显提高。钟乳石经炮制后所含元素的数目和比例均发生了改变,在钟乳石炮制品中 Pb、Cd、Hg、Cu、As 均符合限量规定,这说明炮制有减毒作用。经过红外光谱分析发现,钟乳石生品与化学试剂碳酸钙之间有较高相似度,这是因为钟乳石的主要化学成分为 $CaCO_3$,而钟乳石炮制品与化学试剂 CaO 之间相似度不高,说明在其明煅过程中,只有部分 $CaCO_3$ 分解成 CaO。钟乳石的主要化学成分碳酸钙部分分解成氧化钙;物质的物相、晶质发生了较大变化,而不单纯是成分的改变;钟乳石所含元素的数目和比例均发生了改变,均符合国家药典中的限量规定;与钟乳石生品相比,炮制后的钟乳石经灌胃后,血钾、血钠含量均有所降低,并在大鼠血清中检出了元素 Sn,而 Sn 与黄素酶活性有关,能促进蛋白质和核酸代谢,有利于生长发育。所以认为钟乳石炮制后质变疏松,易于粉碎和煎出有效成分,并且炮制有减毒、增效的作用。

2. 炮制工艺研究　以煅后硬度、相对密度、疏松度、水煎液和人工胃液浸提液中 Ca^{2+} 含量等多指标优选,选择粉碎粒径、煅制温度、煅制时间、铺置厚度作为考察因素进行研究获得的优化炮制工艺为:粉碎成小块,铺置 1cm 厚,950℃煅制 20 分钟。

【贮藏】贮干燥容器内,置干燥处。

云　母　石

【处方用名】云母、云母石、银精石、煅云母石、煅银精石。

【来源】本品为硅酸盐类矿物云母族白云母,主含含水铝硅酸钾铝[$KAl_2(AlSi_3O_{10})(OH)_2$]。

【历史沿革】汉代有烧的记载;南北朝有甘草、地黄汁制等法;唐代有烧之令赤的方法;宋代有盐制、煅制等方法;明清有火煅红、醋淬、水飞的方法。现行有明煅法。

【炮制方法】

1. 云母石　取原药材,除去杂质,洗净,干燥,砸成碎块。

2. 煅云母石　取净云母石,置耐火容器内,用武火加热煅至红透,取出,晾凉,碾成粉末。

【成品性状】

1. 云母石　为不规则片状,无色或呈白色,略带浅黄棕色、淡绿色或淡灰色,具玻璃样光泽。质韧,可层层剥离,薄片光滑透明,具弹性。具土腥气,无味。

2. 煅云母石　为灰白色或灰棕色粉末,易破碎,无光泽。略有焦土气,无味。

【炮制作用】云母石性味甘,平;归肺、心、肝经;具有明目退翳、敛疮止血的功效。用于劳伤虚损,瘀血阻络所致骨关节炎、软组织损伤,症见肿胀、麻木、疼痛及活动障碍。如骨质宁搽剂(《中华人民共和国药典》)。

经火煅或醋淬后,质地酥脆,易于粉碎和煎出有效成分,便于制剂与调剂。用于虚喘眩晕,惊悸癫痫,久痢带下,目翳不明,金疮出血,痈疽疮肿等。如蜀漆散(《金匮要略》)。

【贮藏】置干燥处,防尘。

鹅 管 石

【处方用名】鹅管石、煅鹅管石。

【来源】本品为腔肠动物树珊瑚科栎珊瑚 *Balanophyllia* sp. 或笛珊瑚 *Sysingora* sp. 的石灰质骨骼,主含碳酸钙($CaCO_3$)。

【历史沿革】宋代有火煅酒淬法;明清有火煅细研、火煅醋淬的方法。现行主要有明煅法。

【炮制方法】

1. 鹅管石　取原药材,除去杂质,洗净,干燥,砸成碎块或碾成粉末。

2. 煅鹅管石　取净鹅管石碎块或粗粉,置耐火容器内,用武火加热,煅至红透呈灰白色,取出,放冷,碾成粉末。

【成品性状】

1. 鹅管石　为不规则圆管形的块状或粉末,乳白色或白色,具有突起的节状横环纹及多数纵直棱线。质坚硬而脆,易折断,断面有多数中隔,自中心呈放射状排列。无臭,味微咸。

2. 煅鹅管石　为粉末状,灰白色。质酥松。

【炮制作用】鹅管石性味甘,温;归肺、肾、肝经;具有温肺、壮阳、通乳的功效。

鹅管石擅于温肺化痰,通乳。用于肺虚咳喘,乳汁不下。如治支气管哮喘的鹅管石汤(《中药大辞典》);鹅管石水煎服治阳痿、乳汁不下(《全国中草药汇编》)。

煅鹅管石易于粉碎,以温肾壮阳力强。如治冷喘哮嗽的八仙丹(《中医方剂大辞典》)。

【贮藏】贮干燥容器内,置干燥处。

龙 齿

【处方用名】龙齿、生龙齿、青龙齿、煅龙齿。

【来源】本品为古代哺乳动物如三趾马、犀类、鹿类、牛类、象类等的牙齿化石,主含碳酸钙($CaCO_3$)和磷酸钙[$Ca_3(PO_4)_2$]。

【历史沿革】唐代有炙法、研法;宋代有煅法、水飞、醋煮、黑豆蒸等方法;明清以后有酥炙、煅赤醋淬等炮制方法。现行主要有明煅法。

【炮制方法】

1. 龙齿　取原药材,除去泥土及杂质,洗净,砸成碎块。

2. 煅龙齿　取净龙齿小块,置耐火容器内,用武火加热,煅至灰白色,质松酥,取出,晾凉,碾成粉末。

ER-14-10

鹅管石

ER-14-11

龙齿

【成品性状】

1. 龙齿　为不规则碎块,表面青灰色、暗棕色(青龙齿)或黄白色(白龙齿),有的可见具光泽的釉质层。质坚硬,断面粗糙,具吸湿性,有粘舌感。气微,味淡。

2. 煅龙齿　呈灰白色或白色粉末。质酥松,无光泽。

【炮制作用】龙齿性味甘、涩,凉;归心、肝经;具有镇惊安神、解热除烦的功效。

龙齿生品镇惊安神作用较强。用于惊痫、癫狂、怔忡等。如治小儿惊风的八宝惊风散(《部颁药品标准》)。

龙齿煅后质地酥脆,易于粉碎。解热镇惊功效缓和,收敛固涩作用增强,并有较强的宁心安神功效,如健脑胶囊(《中华人民共和国药典》)。

【炮制研究】龙齿中主要成分为磷酸钙、碳酸钙,尚含少量铁、钾、钠等。

不同产地来源的煅龙齿水煎液中钙的煎出率普遍高于生品,煅品中人体必需微量元素 Mn、Cu、Zn、V、Cr 的含量亦有不同程度增加。采用热分析技术研究温度对龙齿特性的影响,在 35~1 000℃的程序升温过程中,龙齿热解峰温值为 88℃和 694℃,热解过程的总失重量为 11.1%,说明龙齿中含有较多易挥发热解的物质。龙齿中 SiO_4^{4-} 取代了部分 PO_4^{3-},羟基磷酸钙以 $Ca_{10}(PO_4)_{6-x}(SiO_4)_x(OH)_{2-x}$ 的形式存在。

【贮藏】贮干燥容器内,置干燥处。

【备注】出于资源保护,《中华人民共和国药典》1985 年版起便不再收载龙齿,《中华人民共和国药典》2020 年版起不再新增含龙齿的中药成方制剂。

龙　骨

【处方用名】龙骨、生龙骨、煅龙骨。

【来源】本品为古代哺乳动物三趾马、犀类、鹿类、牛类、象类等的骨骼化石或象类门齿的化石,主含碳酸钙、磷酸钙。

【历史沿革】晋代有捣碎的炮制方法;宋代有烧赤、煅红、研、酒煮、醋煮、黑豆煮、炒等方法;明代有酒蒸、火煅红、醋淬水飞等方法;清代有栀、柏等药汁制及火煅童便浸等炮制方法。现行主要有明煅法。

【炮制方法】

1. 龙骨　取原药材,除去杂质及灰屑,洗净泥土,干燥,砸成碎块。

2. 煅龙骨　取净龙骨小块,置耐火容器内,用武火加热,煅至红透,质松脆,取出,晾凉,碾碎。

【成品性状】

1. 龙骨　为不规则碎块,表面类白色、灰白色、黄白色或浅淡棕色。质硬脆,具吸舌性,有粘舌感。气微,味淡。五花龙骨表面夹有蓝灰色及红花纹。质硬,较酥脆,易成片状剥落。

2. 煅龙骨　为不规则小碎块状,质轻,呈灰白色或灰绿色。具吸舌性,质酥。

【炮制作用】龙骨性味甘、涩,平;归心、肝经;具有镇静安神、平肝潜阳、收敛固涩的功效。

生龙骨镇惊潜阳作用较强,用于怔忡多梦、惊痫、头目眩晕。如止痫散(《部颁药品标准》)。

煅后增强收敛固涩、生肌的功效,用于盗汗、自汗、遗精、带下、崩漏、白带、久泻久痢、疮口不敛等,如宫血停颗粒(《部颁药品标准》)。外敷用于收湿敛疮,或疮口不敛,如八宝散(《部颁药品标准》)。

【炮制研究】龙骨主要成分为碳酸钙、磷酸钙,尚含少量铁、钾、钠、氯、甘氨酸、胱氨酸等。

ER-14-12

龙骨

龙骨煅后能使部分钙盐受热转化为钙的氧化物。龙骨火煅醋淬后,其煎液中钙离子含量明显高于火煅不淬的龙骨。煅淬龙骨水煎液中 Mg、Zn、Fe、Mn、Cu 等微量元素含量也明显高于生龙骨。X 衍射分析和热分析表明:煅龙骨与生龙骨在矿物组分上无变化(磷灰石、方解石);或有少量 CaO 等形成于煅制过程中,但量极少(<5%)。煅龙骨在偏光显微镜下显示原生物结构已碎裂,但其生物组织的环带结构依然保存,只是变得纹理不清晰。在 35~1 000℃的程序升温过程中,龙骨在 91℃有明显的失重峰,总失重量为 3.5%;龙骨具有羟基磷酸钙的结构特点,主要存在 Ca、P、O、C、Si 5 种元素,煅制过程主要是易挥发物质的分解。

以钙离子含量为指标优选,选择煅制温度、煅制时间、醋淬次数作为考察因素进行研究获得的优化炮制工艺为:煅制温度 660℃,时间 10 分钟,醋淬 1 次。

【贮藏】贮干燥容器内,置干燥处。

【备注】出于资源保护,《中华人民共和国药典》1985 年版起便不再收载龙骨,《中华人民共和国药典》2020 年版起不再新增含龙骨制剂。

牡 蛎

【处方用名】牡蛎、生牡蛎、煅牡蛎。

【来源】本品为牡蛎科动物长牡蛎 *Ostrea gigas* Thunberg、大连湾牡蛎 *Ostrea talienwhanensis* Crosse 或近江牡蛎 *Ostrea rivularis* Gould 的贝壳。全年均可捕捞,去肉,洗净,晒干。

【历史沿革】汉代有熬法;南北朝有盐水煮、煅赤及研粉的方法;宋代有捣粉及米泔水浸、炒黄、火煨通赤、水飞、童便煅、醋煅等方法;明清沿用宋代的方法。现行沿用明煅法。《中华人民共和国药典》2020 年版收载牡蛎、煅牡蛎。

【炮制方法】

1. 牡蛎 取原药材,漂洗干净,晒干,砸成碎块或碾成粉末。

2. 煅牡蛎 取净牡蛎块或粗粉,置耐火容器内,用武火加热,煅至酥脆时取出,晾凉,碾成粉末。

【成品性状】

1. 牡蛎 为不规则的块状或粉末。白色。质硬,断面层状。气微,味微咸。

2. 煅牡蛎 不规则的碎块或粗粉。灰白色。质酥脆,断面层状。

【质量要求】

1. 牡蛎 酸不溶灰分不得过 2.0%;铅不得过 5mg/kg;镉不得过 0.3mg/kg;砷不得过 2mg/kg;汞不得过 0.2mg/kg;铜不得过 20mg/kg;含碳酸钙($CaCO_3$)不得少于 94.0%。

2. 煅牡蛎 质量要求同牡蛎。

【炮制作用】牡蛎性味咸,微寒;归肝、胆、肾经;具有重镇安神、潜阳补阴、软坚散结的功效。

牡蛎生用偏于镇惊安神、潜阳补阴、散结。用于惊悸失眠,眩晕耳鸣,瘰疬痰核,癥瘕痞块。如治肝火亢盛,心神不宁所致失眠多梦、心烦的泻肝安神丸(《中华人民共和国药典》);治乳腺增生的乳康片(《部颁药品标准》)。

煅牡蛎质地酥脆,易于粉碎,利于有效成分的溶出,增强了收敛固涩、制酸止痛的作用。用于自汗盗汗,遗精滑精,崩漏带下,胃痛吞酸。如治肾虚不固,遗精滑泄的金锁固精丸(《部颁药品标准》)。

【炮制研究】

1. 对化学成分的影响 牡蛎主要含碳酸钙,尚含少量磷酸钙、硫酸钙、氧化铁、铝、镁、硅等。牡蛎煅后醋淬水煎液中钙离子和 Zn、Mn、K、Al、P、Fe 的煎出量增加明显,高于煅品

牡蛎

和生品。生品水煎液中蛋白质的含量略高于醋淬品和煅品。红外分析表明,牡蛎壳与煅制牡蛎壳均含有 CO_3^{2-} 的透射峰,但是煅制牡蛎壳中 1 702 cm^{-1} 处 C—N 键透射峰强度明显减弱,所以牡蛎壳与煅制牡蛎壳化学成分之间存在着差异。

2. 对药理作用的影响　煅后醋淬品煎剂对兔正常血压呈现降低作用,生品轻微升压,去钙的煎剂具有明显升压作用。大鼠抗胃溃疡实验表明,牡蛎在 900℃煅 1 小时的工艺条件下能明显提高抗实验性胃溃疡活性。煅牡蛎中钙离子在家兔体内的相对生物利用度为142.5%。

3. 炮制工艺研究　以煎出液中 Ca 离子含量为指标优选,选择煅制温度、煅制时间、煅制方法作为考察因素进行研究获得的优化炮制工艺为:550℃煅 2.5 小时,煅后醋淬。

【贮藏】贮干燥容器内,置干燥处。

石 决 明

【处方用名】石决明、煅石决明。

【来源】本品为鲍科动物杂色鲍 *Haliotis diversicolor* Reeve、皱纹盘鲍 *Haliotis discus hannai* Ino、羊鲍 *Haliotis ovina* Gmelin、澳洲鲍 *Haliotis ruber* (Leach)、耳鲍 *Haliotis asinina* Linnaeus 或白鲍 *Haliotis laevigata* (Donovan) 的贝壳。夏、秋二季捕捞,去肉,洗净,干燥。

【历史沿革】南北朝有盐制、药汁制法;唐代有煅、面裹煨的方法;宋代有烧制、蜜炙等方法;明清有盐炒、盐煅、火煅童便淬、醋煅、水飞等炮制方法。现行沿用明煅法。《中华人民共和国药典》2020 年版收载石决明、煅石决明。

【炮制方法】

1. 石决明　取原药材,除去杂质,漂洗干净,干燥,砸成碎块或碾成粉末。

2. 煅石决明　取净石决明块或粗粉,置耐火容器内,用武火加热,煅至灰白色或青灰色易碎时,取出,晾凉,碾成粉末。

【成品性状】

1. 石决明　为不规则的块状或粉末,灰白色,有珍珠样彩色光泽。质坚硬。气微,味微咸。

2. 煅石决明　为不规则的碎块或粗粉。灰白色,无光泽,质酥脆。断面呈层状。

【质量要求】

1. 石决明　含碳酸钙($CaCO_3$)不得少于 93.0%。

2. 煅石决明　含碳酸钙($CaCO_3$)不得少于 95.0%。

【炮制作用】石决明性味咸,寒;归肝经;具有平肝潜阳、清肝明目的功效。

生石决明偏于平肝潜阳。用于头痛眩晕,目赤翳障,视物昏花,青盲雀目。如治肝火旺盛、眼目昏暗的黄连羊肝片(《部颁药品标准》)。

煅石决明咸寒之性降低,平肝潜阳的功效缓和,增强了固涩收敛、明目的作用。用于目赤,翳障,青盲雀目,痔漏成管。煅后质地酥松,便于粉碎,有利于煎出有效成分。如治痈疽溃烂,久不收口的珍珠散(《部颁药品标准》)。

【炮制研究】

1. 对化学成分的影响　石决明主要成分为碳酸钙,尚含少量无机元素。石决明经煅后,煎液中的钙含量显著增高,为生品的 4.5 倍。煅制处理对石决明外观性状、质地、成品得率、总钙含量和煎出量、成分煎出率、微量元素含量均有影响。煅制品质量优于生品。

2. 对药理作用的影响　煅醋淬品煎剂对兔正常血压呈降低作用,生品微有上升趋向。

3. 炮制工艺研究　800℃以下煅制石决明,pH 变化不大,但高温煅制后其水煎液 pH 显著升高,系 $CaCO_3$ 转化为 CaO 所致,由于 CaO 非其平肝潜阳、明目退翳的药效成分,故石决明不宜高温煅制,以 300℃左右煅制为宜。煅法温度太高,使石决明含有的多种氨基酸及其

ER-14-14

石决明

ER-14-15

拓展阅读
(石决明)

他少量的有机成分部分或完全损失。

【贮藏】贮干燥容器内,置干燥处。

瓦 楞 子

【处方用名】瓦楞子、煅瓦楞子。

【来源】本品为蚶科动物毛蚶 *Arca subcrenata* Lischke、泥蚶 *Arca granosa* Linnaeus 或魁蚶 *Arca inflata* Reeve 的贝壳。秋、冬至次年春捕捞,洗净,置沸水中略煮,去肉,干燥。

【历史沿革】唐代有烧壳醋淬的方法;宋代有细研、炙等方法;元代有煅、醋煮等制法;明清沿用火煅醋淬法。现行沿用明煅法。《中华人民共和国药典》2020 年版收载瓦楞子、煅瓦楞子。

【炮制方法】

1. 瓦楞子 取原药材,洗净,捞出,干燥,砸成碎块或碾成粉末。

2. 煅瓦楞子 取净瓦楞子块或粗粉,置耐火容器内,用武火加热,煅至酥脆,取出,晾凉,碾成粉末。

【成品性状】

1. 瓦楞子 为不规则的块状或粉末,白色或灰白色,较大碎块外表可见放射状肋线(习称"瓦楞线")。质坚硬。气微,味淡。

2. 煅瓦楞子 呈粉末状,灰白色。质地酥松。

【质量要求】

1. 瓦楞子 含碳酸钙($CaCO_3$)不得少于 93.0%。

2. 煅瓦楞子 含碳酸钙($CaCO_3$)不得少于 95.0%。

【炮制作用】瓦楞子性味咸,平;归肺、胃、肝经;具有消痰化瘀、软坚散结、制酸止痛的功效。

瓦楞子偏于消痰化瘀,软坚散结。用于顽痰胶结,黏稠难咳,瘿瘤,瘰疬,癥瘕痞块,胃痛泛酸。如治胃脘疼痛,呕恶泛酸,胃及十二指肠溃疡的溃疡胶囊(《部颁药品标准》)。

煅瓦楞子制酸止痛力强,且煅后质地酥脆,便于粉碎,用于胃痛泛酸。如治消化性溃疡及胃痛腹胀、嗳气反酸、恶心呕吐等症的和胃片(《部颁药品标准》)。

【炮制研究】瓦楞子主要成分为碳酸钙,尚含少量无机元素。

1. 对化学成分的影响 瓦楞子煅品水煎液中钙盐和锌、锰、铁含量增加明显,说明瓦楞子煅后,质地酥脆,利于有效成分煎出,并提高药效。瓦楞子生品经煅制后,其砷含量均有不同程度的下降。瓦楞子的煅制时间越长,有害元素砷越易除去。但煅制时间过长可能会损失有效成分,影响疗效;以煅 1 小时比较适宜。

2. 炮制工艺研究 制备 300~900℃的系列煅制品,分析其性状、得率、水浸液 pH、水浸出物、总钙、水煎液中 Ca^{2+} 含量及代表样品的 X 线分析,结果证明瓦楞子宜在 700~750℃内优选煅制工艺,以符合"灰白色、质地酥松"的炮制要求。

【贮藏】贮干燥容器内,置干燥处,防尘。

蛤 壳

【处方用名】蛤壳、海蛤壳、煅蛤壳。

【来源】本品为帘蛤科动物文蛤 *Meretrix meretrix* Linnaeus 或青蛤 *Cyclina sinensis* Gmelin 的贝壳。夏、秋二季捕捞,去肉,洗净,晒干。

【历史沿革】汉代载杵为散;唐代有研炼的方法;宋代有烧通赤细研、煅制等制法;明代又增加了醋淬、醋煮、炒法等方法;清代增加了火煨、醋炒、水飞等炮制方法。现行沿用明煅法。《中华人民共和国药典》2020 年版收载蛤壳、煅蛤壳。

【炮制方法】

1. 蛤壳 取原药材,漂洗干净,干燥,砸成碎块或碾成粉末。

2. 煅蛤壳 取净蛤壳块或粗粉,置耐火容器内,用武火加热,煅至酥脆,取出,晾凉,碾成粉末。

【成品性状】

1. 蛤壳 不规则碎片,碎片外面黄褐色或棕红色,可见同心生长纹,内面白色。质坚硬。断面有层纹,气微,味淡。

2. 煅蛤壳 不规则碎片或粗粉,灰白色,碎片外面有时可见同心生长纹。质酥脆,断面有层纹。

【质量要求】煅蛤壳:含碳酸钙($CaCO_3$)不得少于 95.0%。

【炮制作用】蛤壳性味苦、咸,寒;归肺、胃、肾经;具有清热化痰、软坚散结、制酸止痛的功效。外用收湿敛疮。

蛤壳偏于软坚散结,用于瘰疬、瘿瘤、痰核等。如消瘿瘤的消瘿丸(《中华人民共和国药典》)。

煅蛤壳质酥脆,易于粉碎,化痰制酸作用增强。用于痰火咳嗽,胸胁疼痛,痰中带血,胃痛吞酸。如治肝火毒盛所致咳嗽痰多的海蛤散(《部颁药品标准》)。外治湿疹、烫伤,如治皮肤湿疮、黄水疮的青蛤散(《部颁药品标准》)。

【贮藏】贮干燥容器内,置干燥处,防尘。

珍 珠 母

【处方用名】珍珠母、珠母、明珠母、煅珍珠母

【来源】本品为蚌科动物三角帆蚌 *Hyriopsis cumingii* (Lea)、褶纹冠蚌 *Cristaria plicata* (Leach)或珍珠贝科动物马氏珍珠贝 *Pteria martensii* (Dunker)的贝壳。去肉,洗净,干燥。

【历史沿革】宋代有水磨、研粉等制法;明清有研细用的制法。现行沿用明煅法。《中华人民共和国药典》2020 年版收载珍珠母、煅珍珠母。

【炮制方法】

1. 珍珠母 取原药材,除去杂质及灰屑,漂洗干净,干燥,砸成碎块或碾成粉末。

2. 煅珍珠母 取净珍珠母块或粗粉,置耐火容器内,用武火加热,煅至酥脆,取出,晾凉,碾成粉末。

【成品性状】

1. 珍珠母 为不规则碎块状,黄玉白色或银灰白色,有光彩,习称“珠光”,表面多不平整,呈明显的颗粒性,有的呈层状结构,边缘多数为不规则锯齿状,棱柱形碎块少见,断面观呈棱柱状,断面大多平截,有明显的横向条纹,少数条纹不明显。质硬而重。气微,味淡。

2. 煅珍珠母 为粉末状,青灰色,“珠光”少见或消失。质松酥脆,易碎。

【炮制作用】珍珠母性味咸,寒;归肝、心经;具有平肝潜阳、安神定惊、明目退翳的功效。

生品用于头痛眩晕,惊悸失眠,目赤翳障,视物昏花。如治肝阳、肝火上炎所致头痛眩晕、目赤耳鸣、血压升高的降压丸(《部颁药品标准》)。

煅珍珠母质地酥脆,易于粉碎,有利于成分的溶出。细研吞服,能治胃酸过多;同植物油、凡士林调和成油膏,可外涂治疗烫伤。用于湿疮溃疡,久不敛口。如治急、慢性湿疹的湿疹散(《部颁药品标准》)。

【炮制研究】珍珠母主要成分为碳酸钙、贝壳硬蛋白和角壳蛋白,尚含少量无机元素。

珍珠母经加热煅后,性状有明显改变,质地变酥脆,易于粉碎,碳酸钙含量增加。珍珠母

煅后总氨基酸含量明显下降,其原因可能是珍珠母经火煅后,部分氨基酸被破坏所致。所以临床治疗虚阳上亢之疾,仍以生用为宜。火煅后碳酸钙被分解成氧化钙,煎汁时,钙离子在水中的溶解度增大,使定惊、止血作用增强。

【贮藏】贮干燥容器内,置干燥处,防尘。

禹 余 粮

【处方用名】禹余粮、煅禹余粮、醋禹余粮。

【来源】本品为氢氧化物类矿物褐铁矿,主含碱式氧化铁[FeO(OH)]。采挖后,除去杂石。

【历史沿革】汉代有炼、烧的制法;南北朝有黑豆、黄精煮制法;唐宋有细研、火烧令赤、醋淬、酒淬、水飞等炮制方法;明清沿用研细生用或火煅醋淬的方法。现行有明煅、煅后醋淬等炮制方法。《中华人民共和国药典》2020年版收载禹余粮、醋禹余粮。

【炮制方法】

1. 禹余粮 取原药材,除去杂质,洗净,干燥,砸成碎块。

2. 煅禹余粮 取净禹余粮块,置耐火容器内,用武火加热,煅至红透,取出,晾凉,碾成粉末。

3. 醋禹余粮 取净禹余粮块,置耐火容器内,用武火加热,煅至红透,取出后立即倒入醋中浸淬,如此反复煅淬至酥脆,取出,干燥,碾成粉末。

每100kg禹余粮块,用醋30kg。

【成品性状】

1. 禹余粮 为不规则的斜方块状,表面红棕色、灰棕色或浅棕色,多凹凸不平或附有黄色粉末,断面多显深棕色与淡棕色或浅黄色相间的层纹。体重,质硬,气微,味淡,嚼之无砂粒感。

2. 煅禹余粮 为粉末状,呈铁黑色失去光泽,表面粉性消失。质较酥脆,轻砸即碎,基本不染指。

3. 醋禹余粮 为粉末状,黄褐色或褐色。具醋气。

【炮制作用】禹余粮性味甘、涩,微寒;归胃、大肠经;具有涩肠止泻、收敛止血的功效。

生品与制品作用基本相同,用于久泻久痢、大便出血、崩漏带下。如禹余粮丸(《中医方剂大辞典》)。

煅禹余粮质地脆松,便于粉碎,易于煎出有效成分,并能增强收敛作用。多用于久泻不止,赤白带下。如治妇人带下虚脱证的秘验带下丸(《中医方剂大辞典》)。

醋禹余粮收敛止血益血作用增强。如治疗崩漏、吐血、咯血的震灵丸(《部颁药品标准》)。

【炮制研究】

1. 对化学成分的影响 禹余粮主要成分为碱式氧化铁、碱式含水氧化铁,尚含多量磷酸盐及铝、镁、钾等元素。禹余粮生品主含针铁矿、方解石及赤铁矿,并含少量石英,煅制品及醋制品均含赤铁石、方解石。炮制品与生品中铁的含量顺序为明煅品>煅淬品>生品。

2. 炮制工艺研究 以水溶性成分煎出率为指标优选,选择样品粒径、煅制温度、时间、淬液及煅淬的次数等因素进行研究获得的优化炮制工艺为:粒径0.5cm样品,煅制温度550℃,时间25分钟,醋淬3次为较好炮制工艺。该工艺炮制品水煎液中Fe、Cu、Zn的含量明显高于生品。

【贮藏】贮干燥容器内,置干燥处。

石　燕

【处方用名】 石燕、煅石燕、醋石燕。

【来源】 本品为古代腕足类石燕科动物中华弓石燕 *Cyrtiospirifer sinensis*（Graban）与多种近缘动物弓石燕 *Cyrtiospirifer* sp. 的化石，主含碳酸钙（$CaCO_3$）。

【历史沿革】 唐代有炒热、酒浸煅等方法；宋代有捣末、火煅、醋淬、酒淬等炮制方法；明清有研细生用或火煅醋淬后用。现行有明煅、火煅醋淬等炮制方法。

【炮制方法】

1. 石燕　取原药材，除去杂质，洗净，干燥，砸成碎块或碾成粉末。

2. 煅石燕　取净石燕碎块或粗粉，置耐火容器内，用武火加热，煅至红透，取出，晾凉，碾成粉末。

3. 醋石燕　取净石燕块，置耐火容器内，用武火加热，煅至红透，取出后立即投入醋中浸淬，取出，干燥，碾成粉末。

每 100kg 石燕块，用醋 30kg。

【成品性状】

1. 石燕　为不规则的块状或粉末，青灰色或土棕色。质硬，可打碎，气微，味淡。

2. 煅石燕　为粉末状，青灰色或灰褐色。质酥松。

3. 醋石燕　为粉末状，棕褐色。质酥松。具醋气。

【炮制作用】 石燕性味咸，凉；归肾、膀胱经；具有清湿热、利小便、退目翳的功效。

生品用于淋病，小便不利，湿热带下，目翳内障。如双金颗粒（《新药转正标准》）。

煅石燕、醋石燕质地酥脆，便于粉碎，利于有效成分煎出。如治不思乳食、面黄肌瘦、腹部膨胀、消化不良的疳积散（《中华人民共和国药典》）。

【贮藏】 贮干燥容器内，置干燥处，防尘。

阳　起　石

【处方用名】 阳起石、煅阳起石、酒阳起石。

【来源】 本品为硅酸盐类矿物角闪石族透闪石及其异种透闪石石棉，主含碱式硅酸镁钙 $[Ca_2Mg_5(Si_4O_{11})_2(OH)_2]$。

【历史沿革】 唐代有酒渍的炮制方法；宋代有火煅研、醋淬的方法；明清沿用火煅酒淬的炮制方法。现行有明煅、煅制酒淬的炮制方法。

【炮制方法】

1. 阳起石　取原药材，除去杂质，洗净，干燥，砸成碎块。

2. 煅阳起石　取净阳起石块，置耐火容器内，用武火加热，煅至红透，取出，放冷，碾成粉末。

3. 酒阳起石　取净阳起石块，置耐火容器内，用武火加热，煅至红透，立即倒入黄酒中浸淬，如此反复煅淬至药物酥脆、酒尽为度，取出，干燥，碾成粉末。

每 100kg 阳起石块，用黄酒 20kg。

【成品性状】

1. 阳起石　为不规则碎块状，灰白色、暗灰色或浅绿色，多夹有浅黄棕色条纹或花纹，有丝样光泽。体重，味淡。

2. 煅阳起石　为粉末状，青灰色，无光泽，质地松脆。

3. 酒阳起石　为粉末状，灰黄色，无光泽，质地松脆。略具酒气。

【炮制作用】 阳起石性味咸，温；归肾经；具有温肾壮阳的功效。如黑锡丹（升降阴阳，坠痰定喘。用于真元亏惫，上盛下虚）、白脉软膏（舒筋活络，用于白脉病）（《部颁药品标准》）。

煅阳起石质地酥脆,易于粉碎,便于煎出有效成分。补肾壮阳,益精补虚。主治阳痿、早泄及由此引起的头昏耳鸣、腰膝酸软、神疲健忘等症。如阳春胶囊(《部颁药品标准》)。

酒阳起石质地酥脆,利于粉碎,便于煎出有效成分,并可增强温肾壮阳的作用。用于下焦虚寒,腰膝酸软,遗精,阳痿,宫冷不孕,崩漏。如治遗精、白浊的白华玉丹(《不居集》)。

【炮制研究】

对化学成分的影响 阳起石主要成分为碱式硅酸镁钙,尚含少量锰、铝、钛等。阳起石的温肾、壮阳作用与其富含微量元素有关。以阳起石中含量较高的 Ca、Mg、Zn、Fe、Cu、Al、Mn 元素在水煎液中的含量作为测定指标,其炮制方法的优劣顺序为煅赤酒淬 7 次 > 煅赤酒淬 3 次 > 煅赤酒淬 1 次 > 煅赤水淬 3 次 > 生品,所以以黄酒作淬液,煅淬 7 次为佳。

【贮藏】贮干燥容器内,置干燥处。

青 礞 石

【处方用名】青礞石、煅青礞石。

【来源】本品为变质岩类黑云母片岩或绿泥石化云母碳酸盐片岩。采挖后,除去杂石和泥沙。

【历史沿革】宋代有研细为粉、炭火烧的制法;元代有硝煅的方法;明清有生姜汁淬、藜芦汁淬等炮制方法。现行采用明煅法。《中华人民共和国药典》2020 年版收载青礞石、煅青礞石。

【炮制方法】

1. 青礞石 取青礞石原药材,除去杂质,砸成小块。

2. 煅青礞石 取净青礞石或金礞石小块,置耐火容器内,用武火加热,煅至红透,取出,晾凉,碾成粉末。

【成品性状】

1. 青礞石 为不规则块状,褐黑色或绿黑色(黑云母片岩)或灰色、绿灰色中夹有银色或淡黄色鳞片(绿泥石化云母碳酸盐片岩),具玻璃样光泽,断面呈层片状,可见多数鳞片状闪光点。质松、易碎,气微,味淡。

2. 煅青礞石 为粉末状,褐绿色中夹杂黄棕色或黄褐色至棕褐色,质松软,易碎。

【炮制作用】青礞石性味甘、咸,平;归肺、心、肝经;具有坠痰下气、平肝镇惊的功效。用于顽痰胶结,咳逆喘急,癫痫发狂,烦躁胸闷,惊风抽搐。如金振口服液(《中华人民共和国药典》)。

煅青礞石质地酥松,便于粉碎,易于煎出有效成分。如治小儿哮喘,手足搐搦的瓜子锭(《部颁药品标准》)。

【炮制研究】

1. 化学成分研究 青礞石中含有的铅、铬、钡、锶、锰等,经高温煅制后均有不同程度减少,故煅制对消除礞石的毒性具有一定意义。Si、Fe、Mg、Al、Ca、K、Na 7 种元素为青礞石、煅青礞石的主要成分。

2. 炮制工艺研究 以青礞石炮制品的外观颜色、疏松度、溶出率为指标优选,选择摊层厚度、青礞石与火硝比例(质量比)、炮制温度、炮制时间为考察因素进行研究获得的优化炮制工艺为:在 700℃、青礞石与火硝质量配比 1:0.4、摊层厚度 2cm 条件下煅制 2 小时。

【贮藏】贮干燥容器内,置干燥处,防尘。

金 礞 石

【处方用名】金礞石、煅金礞石

【来源】本品为变质岩类蛭石片岩或水黑云母片岩。采挖后,除去杂石和泥沙。

【历史沿革】 金礞石之名首见于清《目经大成》,始载于现代文献《药材学》。古代本草无金礞石记载。现行采用明煅法。《中华人民共和国药典》2020 年版收载金礞石、煅金礞石。

【炮制方法】

1. 金礞石　取金礞石原药材,除去杂质,砸成小块。

2. 煅金礞石　取净金礞石小块,置耐火容器内,用武火加热,煅至红透,取出,晾凉,碾成粉末。

【成品性状】

1. 金礞石　为鳞片状集合体,呈不规则块状或碎片,棕黄或黄褐色,带有金黄色或银白色光泽,质脆,用手捻之,易碎成金黄色闪光小片,具滑腻感。气微,味淡。

2. 煅金礞石　为粉末状,黄褐色至棕褐色,具金黄色光泽。具滑腻感。质地疏松。

【炮制作用】 金礞石性味甘、咸,平;归肺、心、肝经;具有坠痰下气、平肝镇惊的功效。用于顽痰胶结,咳逆喘急,癫痫发狂,烦躁胸闷,惊风抽搐。如八味金礞石散(《中华人民共和国药典》)。

煅金礞石质地酥松,便于粉碎,易于煎出有效成分。用于治疗癫狂惊悸或喘咳痰稠,如礞石滚痰丸(《中华人民共和国药典》);用于中暑昏厥,头晕胸闷,如红灵散(《中华人民共和国药典》)。

【炮制研究】 金礞石是一种变质岩类蛭石片岩或水黑云母片岩,其中所共有的蛭石晶层结构与金礞石药性药效具有密切的关联。金礞石炮制后,部分八面体结构羟基脱失,八面体结构遭到破坏,使得其阳离子具有了可交换性;蛭石层间结构中自由水及部分结合水脱失,层间阳离子的可交换性降低;部分四面体结构被破坏,导致四面头片结构的有序性有所降低。金礞石的炮制原理主要在于破坏其矿物结构并改变其中各主要金属离子的可交换性,进而改善其药性药效。

【贮藏】 贮干燥容器内,置干燥处,防尘。

赤 石 脂

【处方用名】 赤石脂、煅赤石脂、醋赤石脂

【来源】 本品为硅酸盐类矿物多水高岭石族多水高岭石,主含四水硅酸铝$[Al_4(Si_4O_{10})(OH)_8 \cdot 4H_2O]$。采挖后,除去杂石。

【历史沿革】 汉代有碎法;南北朝有研粉水飞等制法;宋代有烧赤投醋中、烧灰和煅等方法;明代有火煅醋淬的方法;清代沿用煅、研粉水飞等炮制方法。现行有明煅、火煅醋淬等炮制方法。现行采用明煅法。《中华人民共和国药典》2020 年版收载赤石脂、煅赤石脂。

【炮制方法】

1. 赤石脂　取原药材。除净杂质,捣碎或研粉。

2. 煅赤石脂　取净赤石脂细粉,用醋调匀,搓条,切段,干燥,置耐火容器内,用武火加热,煅至红透,取出,晾凉,碾成粉末。

每 100kg 赤石脂粉,用醋 40kg。

【成品性状】

1. 赤石脂　为不规则块状,粉红色、红色至紫色,或有红白相间的花纹。质软,易碎,断面有的具蜡样光泽。吸水性强,具黏土气,味淡,嚼之无沙粒感。

2. 煅赤石脂　为圆柱形段状,深红色或红褐色细粉,吸水性强。略有醋酸气。

【炮制作用】 赤石脂性味甘、酸、涩,温;归大肠、胃经;具有涩肠、止血、生肌敛疮的功效。

ER-14-18

赤石脂

生品用于久泻久痢,大便出血,崩漏带下。外治疮疡不敛,湿疹脓水浸淫。如八宝散(《部颁药品标准》)。

煅赤石脂质地酥松,便于粉碎,易于煎出有效成分,醋淬法借醋收涩祛瘀,增强止痢止血作用。如调经止带丸(《部颁药品标准》)。

【贮藏】置干燥处,防潮。

金　精　石

【处方用名】金精石、煅金精石。

【来源】本品为硅酸盐类矿物蛭石族蛭石,主含含水硅铝酸铁镁。

【历史沿革】明代始有火煅、研细、水飞的炮制方法。现行主要有明煅法。

【炮制方法】

1. 金精石　取原药材,除去杂质,洗净,干燥,砸碎。

2. 煅金精石　取净金精石,置耐火容器内,用武火加热,煅至红透,取出,晾凉,碾成粉末。

【成品性状】

1. 金精石　为不规则片状,呈金黄色、褐黄色至暗棕色,略具光泽,断面呈明显层片状,可层层剥离,薄片光滑。质较柔软,气微,味淡。

2. 煅金精石　为粉末状,表面有黄色无光的斑点。体轻,质酥松。

【炮制作用】金精石咸,寒;有小毒。归心、肝、肾经。具有镇静安神,明目祛翳的功效。

生品用于心悸怔忡,夜不安眠,目生翳障。如十五味赛尔斗丸(《国家中成药标准汇编》)。

煅后质地脆松,易于粉碎和煎出有效成分。如配伍龙眼肉可治疗心悸失眠,配伍蝉蜕等可治目生翳障、视物模糊。

【贮藏】贮干燥容器内,置干燥处。

第二节　煅　淬　法

将药物按明煅法煅烧至红透后,立即投入规定的液体辅料中骤然冷却的方法,称煅淬法。煅后趁热投入液体中的操作程序称"淬",所用的液体辅料称"淬液"。常用的淬液有醋、黄酒、药汁等,按临床需要而选用。煅淬法适用于质地坚硬,经过高温煅制仍不能酥脆的矿物药,以及临床上因特殊需要而必须煅淬的药物。

某些矿物药由于质地均一,膨胀系数相同或相似,煅制时的受热未能使晶格间形成足以裂解的缝隙,冷却后仍保持原形,未能达到酥脆。若在受热后立即投入淬液中迅速冷却,则表面晶格迅速缩小,内部晶格仍处在原状态,从而产生裂隙,淬液浸入裂隙继续冷却,产生新的裂隙,反复煅淬使内外晶格胀缩产生差异而导致药物酥脆。

(一)炮制目的

1. 使药物质地酥脆,易于粉碎,利于有效成分煎出　如代赭石、磁石。

2. 改变药性,增强疗效　如炉甘石。

3. 清除杂质,洁净药物。

(二)操作方法

取药物净制,大小分档,按明煅法煅烧至红透时,取出,立即投入规定的液体辅料中浸泡,使之酥脆,可反复进行几次至完全酥松,取出,干燥,打碎或研粉。

（三）注意事项

1. 质地坚硬的矿物药煅淬时要反复进行,使淬液全部吸尽、药物完全酥脆为度。

2. 控制好煅制温度和时间,避免生熟不均。

3. 所用的淬液种类和用量,应根据药物的性质和煅淬目的要求而定。

自 然 铜

【处方用名】自然铜、煅自然铜。

【来源】本品为硫化物类矿物黄铁矿族黄铁矿,主含二硫化铁（FeS_2）。采挖后,除去杂石。

【历史沿革】南北朝刘宋时代有甘草、醋制的方法；唐代有煅、火煅醋淬法等法；宋代有酒磨、醋炒、干研等方法；元代有煨、水飞等法；明代有煅后童便浸醋淬、火煅水淬法；清代有火煅醋淬、研细水飞法。现行沿用煅法。《中华人民共和国药典》2020 年版收载自然铜、煅自然铜。

【炮制方法】

1. 自然铜 取原药材,除去杂质,洗净,干燥,砸成碎块。

2. 煅自然铜 取净自然铜块,置耐火容器内,用武火加热,煅至红透,立即倒入醋中浸淬,如此反复煅淬至黑褐色,外表脆裂,光泽消失,质地酥脆,取出,晾凉,干燥后碾成粗粉。

每 100kg 自然铜块,用醋 30kg。

【成品性状】

1. 自然铜 为立方体,集合体呈致密块状,表面亮淡黄色,有金属光泽；有的黄棕色或棕褐色,无金属光泽。具条纹,条痕绿黑色或棕红色。体重,质坚硬或稍脆,易砸碎,断面黄白色,有金属光泽；或断面棕褐色,可见银白色亮星。

2. 煅自然铜 为粉末状,黑褐色或黑色,无金属光泽。质地酥脆,有醋气。

【质量要求】

1. 自然铜 含铁应为 40.0%~55.0%。

2. 煅自然铜 含铁不得少于 40.0%。

【炮制作用】自然铜性味辛,平；归肝经；具有散瘀止痛、续筋接骨的功效。

生品多外用,用于头风疼痛、项下气瘿。如治风寒湿痹所致肩臂腰腿疼痛、肢体麻木的东方活血膏（《部颁药品标准》）。

煅自然铜质地酥脆,便于粉碎,利于煎出有效成分,可增强散瘀止痛的作用。临床多煅用,用于跌打肿痛,筋骨折伤,关节疼痛,心气刺痛。如用于跌打损伤的接骨丸（《部颁药品标准》）、大七厘散（《部颁药品标准》）。

【炮制研究】

1. 对化学成分的影响 自然铜主要成分为二硫化铁,尚含少量铜、镍、砷、锑等。自然铜经火煅后使药物质地松脆易碎,二硫化铁分解成硫化铁,经醋淬后表面部分生成乙酸铁,使药物中铁离子溶出量增加,有利于发挥铁离子的作用。自然铜煅烧后成分发生较大变化,生品主要物相为 FeS_2,煅品出现了 Fe_7S_8、$FeO(OH)$、Fe_2O_3、Fe_3O_4 等复杂物相。全铁含量由 400℃煅制 3 小时的 47.10% 升高至 900℃煅制 3 小时的 65.81%；由 600℃煅制 1 小时的 52.55% 升高至 600℃煅制 4 小时的 62.18%。所以认为自然铜在不同温度和不同时间煅制,其物相及铁含量变化较大。其中,以煅制温度的影响最大,醋淬次数对于物相转化为氧化物的影响大于炮制时间。自然铜经煅淬后铅、砷元素含量降低,其他如钙、铬、锰、铁、钴、镍、铜、锌等被测元素的含量均有不同程度增加。

2. 对药理作用的影响 自然铜煅品促进骨折愈合的疗效显著优于生品,且主要作用于骨折中期,其作用机制可能是通过促进成骨细胞合成、分泌血清碱性磷酸酶,增加血磷含量,促进钙盐沉积,增加微量元素的吸收、增强骨密度,从而促进骨折愈合。

3. 炮制工艺研究　通过对不同炮制条件下煅自然铜总硫量、总铁量等进行比较,发现400℃煅 4 小时,仅表面层呈黄褐色,总硫量、总铁量和生品接近,无失重现象,表明 FeS_2 成分基本未分解。自然铜 700℃煅 1 小时、2 次醋淬和 800℃煅 1 小时、1 次醋淬均可使其质地酥脆,内心无金属光泽,符合传统煅制品外观性状要求,FeS_2 已较完全转变为 FeS,在 800℃煅时自然铜呈现红色。900℃煅 1 小时、2 次醋淬样品的总硫量比生品下降 57%,FeS 转化为 Fe_3O_4,提示在过高温度煅制自然铜将对有效成分的溶出产生不利影响。

【贮藏】贮干燥容器内,置干燥处。

赭　石

【处方用名】赭石、代赭石、生赭石、煅赭石。

【来源】本品为氧化物类矿物刚玉族赤铁矿,主含三氧化二铁(Fe_2O_3)。采挖后,除去杂石。

【历史沿革】汉代有碎法;南北朝刘宋时代有煮法、水飞等方法;宋代有火煅醋淬、水飞、烧制、煅等方法;明清有煨赤,并沿用了研、煅淬、水飞的炮制方法。现行采用煅淬法。《中华人民共和国药典》2020 年版收载赭石、煅赭石。

【炮制方法】

1. 赭石　取原药材,除去杂质,洗净,晒干,砸成碎块。

2. 煅赭石　取净赭石块,置耐火容器内,用武火加热,煅至红透,立即倒入醋中浸淬,如此反复煅淬至质地松脆,淬液吸尽为度,干燥,碾成粗粉。

每 100kg 代赭石块,用醋 30kg。

【成品性状】

1. 赭石　为不规则扁平块状,红棕色,条痕樱红色或红棕色。表面有圆形乳头状突起,习称"钉头",与之相对的另一面相对应处有同样大小的凹窝。质坚,体重,气微味淡。

2. 煅赭石　为粉末状,暗褐色或紫褐色,光泽消失。质地酥脆,略带醋气。

【炮制作用】赭石性味苦,寒;归心、肝经;具有平肝潜阳、重镇降逆、凉血止血的功效。

生赭石性寒,偏于平肝潜阳、重镇降逆、凉血止血,用于眩晕耳鸣、呕吐、噫气、呃逆、喘息,以及血热所致的吐血、衄血。如治内耳晕症、头晕、目眩的晕可平冲剂(《部颁药品标准》)。

煅赭石质地松脆,易于粉碎和煎出有效成分,降低了苦寒之性,缓和重镇降逆之功,增强了平肝止血作用。如治疗痔疮突然发作,下血不止或吐血、衄血、尿血的固荣丹(《中医方剂大辞典》)。

【炮制研究】

1. 对化学成分的影响　赭石主要成分为三氧化二铁,尚含少量钙、镁、铁、铝、硅等。生、煅赭石除主成分 Fe 元素含量高外,Ca 元素含量位居其次。与生赭石相比,煅赭石中Mn、Fe、Ca、Mg、Si 等成分溶出量都有较大增加,尤其是 Ca 的溶出量增加 30 倍,而对人体有害成分 As 的溶出量大大减少,毒性降低。煅赭石比生赭石的平肝止血作用强,可能与 Ca^{2+}、Fe^{2+} 的大量溶出有关。赭石经醋淬一次,水煎液中测不出亚铁盐,亚铁含量与煅淬次数成正比,合理增加煅淬次数可提高亚铁含量,并降低砷含量。以含砷量为指标,由高到低顺序为生品干研 > 煅干研 > 煅醋淬干研 > 生品水飞 > 煅水飞 > 煅醋淬水飞,其中煅淬水飞是最好的除砷方法。

2. 对药理作用的影响　生、煅赭石能提高入睡动物百分率,且煅赭石能拮抗戊四氮致惊作用,说明赭石对中枢神经有一定抑制作用。生、煅赭石均能显著降低角叉菜胶引发的足肿胀度,缩短止凝血时间,说明二者均具有抗炎、止凝血作用,且生赭石优于煅赭石。煅赭石

314

高剂量水煎液能明显缩短小鼠出血时间和凝血时间、大鼠凝血酶原时间、活化部分凝血活酶时间、凝血酶时间,增加大鼠血浆纤维蛋白原含量,所以煅赭石的促凝、止血作用机制可能是通过激活内、外源性凝血系统而止血。

3. 炮制工艺研究　以煅赭石的硬度、疏松度、煎液中 Fe^{2+} 和 As 的含量为指标优选,选择煅制温度、醋浓度、程序升温时间、煅制时间 4 个因素进行研究获得的优化炮制工艺为:煅制温度 850℃,醋浓度 5.5g/100ml,程序升温时间 20 分钟,煅制时间 2 小时。

【贮藏】贮干燥容器内,置干燥处,防尘。

ER-14-20
拓展阅读
(赭石)

磁　石

【处方用名】磁石、灵磁石、煅磁石。

【来源】本品为氧化物类矿物尖晶石族磁铁矿,主含四氧化三铁(Fe_3O_4)。采挖后,除去杂石。

【历史沿革】南北朝有药汁煮、研细、水飞的制法;唐宋有烧、醋淬、酒淬等炮制方法;明清以后沿用上述方法。现行采用煅淬法。《中华人民共和国药典》2020 年版收载磁石、煅磁石。

【炮制方法】

1. 磁石　取原药材,除去杂质,洗净,干燥,砸成碎块。

2. 煅磁石　取净磁石块,置耐火容器内,用武火加热,煅至红透,立即倒入醋中浸淬,如此反复煅淬至松脆,取出干燥,碾成粉末。

每 100kg 磁石块,用醋 30kg。

【成品性状】

1. 磁石　为不规则块状,表面灰黑色或褐色,条痕黑色,具金属样光泽。质坚硬,具磁性,有土腥气,味淡。

2. 煅磁石　为粉末状。表面黑色,质硬而酥。无磁气,有醋香气。

【质量要求】

1. 磁石　含铁不得少于 50.0%。

2. 煅磁石　含铁不得少于 45.0%。

【炮制作用】磁石性味咸,寒;归肝、心、肾经;具有平肝潜阳、聪耳明目、镇惊安神、纳气平喘的功效。

生品偏于平肝潜阳,镇惊安神。用于惊悸失眠,头晕目眩。如治肝阳上亢、头目眩晕的脑立清丸(《中华人民共和国药典》)。

煅磁石聪耳明目,补肾纳气力强,缓和了重镇安神的功效,并且质地酥脆,易于粉碎及煎出有效成分。用于耳鸣,耳聋,视物昏花,白内障,肾虚气喘,遗精等。如治肝肾阴虚、耳鸣耳聋的耳聋左慈丸(《中华人民共和国药典》);治心肾阴虚,心阳偏亢,心悸失眠,耳鸣耳聋,视物昏花的磁朱丸(《部颁药品标准》)。

【炮制研究】

1. 对化学成分的影响　磁石主要成分为四氧化三铁,尚含少量硅、铅、钛、镁、砷等。与生品比较,磁石煅醋淬后含铁量显著增加,含砷量显著降低,有害元素钛、锰、铝、铬、钡、锶等均有变化,尤其锶煅制后未检出,说明磁石煅制对消除其有害元素具有一定意义。磁石煅烧后保持了原有的主要物相 Fe_3O_4,而 Fe_2O_3 基本消失。

2. 对药理作用的影响　磁石炮制后镇静及抗惊厥作用明显增强。煅磁石能显著延长异戊巴比妥钠对小鼠的睡眠作用,对士的宁引起的小鼠惊厥有对抗作用,使惊厥潜伏期明显延长。

ER-14-21
磁石

3. 炮制工艺研究 以水溶性铁、重金属(铜、镉、汞、铅)和有害元素(砷)的溶出量为指标优选,选择煅制温度、时间、煅淬次数 3 个因素进行研究获得的优化炮制工艺为:600℃炮制 0.5 小时,煅淬 3 次。

【贮藏】贮干燥容器内,置干燥处。

紫 石 英

【处方用名】紫石英、煅紫石英。

【来源】本品为氟化物类矿物萤石族萤石,主含氟化钙(CaF_2)。采挖后,除去杂石。

【历史沿革】唐代有研、醋淬的炮制方法;宋代有火煅醋淬、水飞、煅制、葵菜煮等方法;明代有煨制法;清代以后多沿用火煅醋淬的方法。现行采用煅淬法。《中华人民共和国药典》2020 年版收载紫石英、煅紫石英。

【炮制方法】

1. 紫石英 取原药材,除去杂质,洗净,干燥,砸成碎块。

2. 煅紫石英 取净紫石英块,置耐火容器内,加盖,用武火加热,煅至红透,立即倒入醋中浸淬,取出,再煅淬 1 次,冷却后取出,干燥,碾成粉末。

每 100kg 紫石英块,用醋 30kg。

注意事项:淬制时药物冷却后迅速取出,不宜长期浸泡,否则时间过长导致药物颜色转白,影响质量。

【成品性状】

1. 紫石英 不规则碎块,紫色或绿色,条痕白色,半透明至透明,有玻璃样光泽。气微,味淡。

2. 煅紫石英 不规则碎块或粉末。表面黄白色、棕色或紫色,无光泽。质酥脆。有醋香气,味淡。

【质量要求】

1. 紫石英 含氟化钙(CaF_2)不得少于 85.0%。

2. 煅紫石英 含氟化钙(CaF_2)不得少于 80.0%。

【炮制作用】紫石英性味甘,温;归肾、心、肺经;具有温肾暖宫、镇心安神、温肺平喘的功效。

生紫石英偏于镇心安神。多用于心悸易惊,失眠多梦。如治各种类型癫痫的止痫散(《部颁药品标准》)。

煅紫石英质地松脆,便于粉碎,易于煎出有效成分,温肺降逆、散寒暖宫力强。多用于肺虚寒咳,宫冷不孕等。还用于崩漏,吐血,咳血,便血,尿血。如震灵丸(《部颁药品标准》)。

【炮制研究】紫石英主要成分为氟化钙,尚含氧化铁、稀土元素等。

1. 对化学成分的影响 紫石英经醋淬或煅制后光学特性、物相组成,以及所含微量元素的种类及数量均没有发生本质变化。生品经煅或醋淬后,沿一定裂解方向裂成小块,这些小块变得酥脆,用手捏即可变成粗颗粒。通过对紫石英不同炮制品 CaF_2 含量及各样品水煎液中 Ca 含量比较,煅醋淬品和煅醋淬水飞品含量明显高于生品和煅制品,说明煅醋淬有利于紫石英主成分 CaF_2 的保留及 Ca 的溶出。经煅淬后,紫石英中所含铅、镉、砷、汞、铜等有害元素含量均有不同程度降低。

2. 炮制工艺研究 以水煎液及人工胃液浸液中钙离子含量指标优选,选择煅制温度、煅制时间、醋含酸量和煅淬次数 4 个因素进行研究获得的优化炮制工艺为:煅制温度 600℃,煅制 30 分钟,以米醋(含醋量 5%)淬 1 次,每 100kg 紫石英用醋 30kg。

【贮藏】贮干燥容器内,置干燥处。

炉 甘 石

【处方用名】炉甘石、煅炉甘石、制炉甘石。

【来源】本品为碳酸盐类矿物方解石族菱锌矿,主含碳酸锌($ZnCO_3$)。采挖后,洗净,晒干,除去杂石。

【历史沿革】唐代有火煅、黄连水淬的方法;宋代有火煅童便淬、黄连汁童便淬等方法;明清有三黄汤制、童便黄连龙胆当归制、黄连黄柏黄芩甘菊薄荷童便制、黄连归身木贼羌活麻黄制、火煅醋淬等方法。现行有煅淬、黄连汤及三黄汤制等炮制方法。《中华人民共和国药典》2020年版收载炉甘石、煅炉甘石。

【炮制方法】

1. 炉甘石　取原药材,除去杂质,砸成碎块。

2. 煅炉甘石　取净炉甘石块,置耐火容器内,用武火加热,煅至红透,取出,立即倒入水中浸淬,搅拌,倾取上层水中混悬液,残渣继续煅淬3~4次,至不能混悬为度,合并混悬液,静置,待澄清后倾去上层清水,残渣再按水飞法水飞成细粉,晒干。

3. 制炉甘石

(1)黄连汤制炉甘石:取黄连加水煎汤2~3次,滤过去渣,合并药汁浓缩,加入煅淬炉甘石细粉中拌匀,吸尽后,干燥。

每100kg炉甘石细粉,用黄连12.5kg。

(2)三黄汤制炉甘石:取黄连、黄柏、黄芩,加水煮汤2~3次,至苦味淡薄,过滤去渣,加入煅淬炉甘石细粉中拌匀,吸尽后,干燥。

每100kg炉甘石细粉,用黄连、黄柏、黄芩各12.5kg。

注意事项:本品多作眼科外用药,临床要求用极细药粉,大多煅淬后还需水飞制取,制炉甘石应选用水飞后的细粉。

【成品性状】

1. 炉甘石　为不规则块状,表面白色或淡红色,显粉性,无光泽,凹凸不平,多孔,似蜂窝状。体轻,易碎。气微,味微涩。

2. 煅炉甘石　为细粉状,白色、淡黄色或粉红色。体轻,质松软而细腻光滑。气微,味微涩。

3. 制炉甘石　为细粉状,黄色或深黄色。质轻松细腻,味苦。

【质量要求】

1. 炉甘石　含氧化锌(ZnO)不得少于40.0%。

2. 煅炉甘石　含氧化锌(ZnO)不得少于56.0%。

【炮制作用】炉甘石性味甘,平;归肝、脾经;具有解毒明目退翳、收湿止痒敛疮的功效。如用于疯狗毒蛇咬伤,疮疡惊风,危急痧症的蛇犬化毒散(《中华人民共和国药典》)。

煅炉甘石质地纯洁细腻,适合眼科及外敷用,消除了由于颗粒较粗而造成的对局部黏膜的刺激性。如治风火烂眼、暴发赤肿、眼涩眼痒、视物不清的紫金锭眼药(《部颁药品标准》);治耳内生疮,破流脓水,痛痒浸淫的红棉散(《部颁药品标准》);治疮疡溃烂,腐肉将尽,疮口不收的生肌八宝散(《部颁药品标准》)。

制炉甘石可增强清热明目、敛疮收湿的功效。用于目赤肿痛,睑弦赤烂,翳膜遮睛,胬肉攀睛,溃疡不敛,脓水淋漓,湿疮瘙痒。如治目赤肿痛,眼缘溃烂的八宝眼药(《部颁药品标准》)。

【炮制研究】

1. 对化学成分的影响　炉甘石主要成分为碳酸锌,尚含少量氧化铝、氧化铁、氧化镁、氧

ER-14-22

炉甘石

化锰及铅等。炉甘石炮制使部分碳酸锌分解为氧化锌,且粒径变小。炉甘石抑菌活性主要取决于氧化锌的含量和粒径大小,与碳酸锌无关。氧化锌含量越高、粒径越小,抑菌活性越强。炉甘石煅制后氧化锌含量约提高 36%,三黄汤拌品及三黄汤淬后水飞品约提高 18%。

炉甘石药用均为煅烧后入药。作为炉甘石基源的水锌矿与菱锌矿,经炮制后其化学成分均转变为氧化锌,两者化学本质相同。故在保证原矿品质的前提下,建议两者可共同作为炉甘石的基源矿物。炉甘石经炮制后主要物相从单斜晶系的 $Zn_5(CO_3)_2(OH)_6$ 转化成六方晶系的 ZnO,碳酸根的伸缩振动及弯曲振动明显减弱;氧化锌的质量分数从 63.36% 增高到 82.95%;样品升温至约 250℃时放热,当接近 315℃左右时热量不再变化。所以,炉甘石的炮制不仅使化学成分发生变化,而且物相也发生变化。

2. 对药理作用的影响 氧化锌内服不吸收,外敷于黏膜疮疡面有收敛、吸湿、消炎作用。在眼内吸收还可参与维生素 A 还原酶的构成,因而可治疗暗适应能力下降等。用黄连汤等药汁制可增加新的成分,并可形成络合物促进锌吸收。炉甘石、煅炉甘石均能促进大鼠伤口成纤维细胞和毛细血管的形成,加快肉芽组织增生,从而加速皮肤创口的愈合;煅炉甘石生肌作用更强。

【贮藏】贮干燥容器内,置干燥处,防尘。

第三节 扣锅煅法

药物在高温缺氧条件下煅烧成炭的方法,称扣锅煅法,又称闷煅法、密闭煅法、暗煅法、煅炭法。

扣锅煅法多适用于煅制质地疏松、炒炭时易灰化和较难成炭或有特殊需要的药物,以及某些中成药在制备过程中需要综合制炭的药物。

(一) 炮制目的

1. 改变药物性能,产生新的疗效 如血余炭和棕榈炭,生品一般不入药,煅炭后,能产生止血作用。

2. 增强或产生止血作用 如荷叶煅成炭后,增强止血作用;丝瓜络煅成炭后,产生止血作用。

3. 降低毒性和刺激性 如干漆等有毒药物,煅后降低或消除毒性和刺激性。

(二) 操作方法

将净药物置锅内,上盖一较小的锅,两锅结合处先用湿纸封堵,再用盐泥封严,盖锅上压一重物(防止锅内气体膨胀而冲开盖锅),盖锅底部贴一白纸条,或放几粒大米。待盐泥稍干后,先用文火再用武火加热,煅烧至白纸或大米呈焦黄色,离火,待冷却后,取出药物。

亦可在两锅盐泥封闭处留一小孔,用筷子塞住,在炉火上煅烧过程中,不时观察小孔处的烟雾,当由白烟至黄烟转呈青烟减少时,降低火力,煅至基本无烟时,离火,冷却后取出药物。滴水于盖锅底部,若立即沸腾,即为煅制程度适中。

(三) 注意事项

1. 锅内药量不可装得过多、过紧,以免煅制不透,影响煅炭质量。一般最多为锅容量的 2/3。煅烧时变化剧烈的血余、干漆等,不能超过锅容量的 1/3。

2. 待封堵的盐泥半干时再煅烧。煅烧中若有大量气体或浓烟从锅缝中逸出,应立即用盐泥封堵,防止空气进入,使药物灰化。

3. 煅透后,应放冷后再开锅,以免药物遇空气燃烧而灰化。

4. 煅后的药物应符合"煅炭存性"的质量要求。即药材基本炭化,色黑而有光泽,保持一定形状而不灰化,如果成品碰之即成粉状、色白便已灰化,不能药用。

血 余 炭

【处方用名】 血余炭

【来源】 本品为人发制成的炭化物。取头发,除去杂质,碱水洗去油垢,清水漂净,晒干,焖煅成炭,放凉。

【历史沿革】 汉代以前载有"燔发";汉代有烧灰等制法;唐代有炙等炮制方法;宋代有"烧灰存性"的记载;明代载有"用皂角水洗净,入罐内,烧存性,止血"。现行沿用焖煅法。《中华人民共和国药典》2020 年版收载血余炭。

【炮制方法】 血余炭:取头发,除去杂质,用稀碱水洗去油垢,漂净,干燥后置锅内,上盖一较小的锅,两锅结合处先用湿纸再用盐泥封固,上压重物。盖锅底部贴一白纸条,或放几粒大米,用文武火加热,煅至白纸或大米呈焦黄色为度,停火,放冷后取出,剁成小块。

【成品性状】 血余炭:为不规则块状,乌黑光亮,有多数细孔,呈蜂窝状,体轻,质脆,研之有清脆声,用火烧之有焦发气味,味苦。

【质量要求】 血余炭酸不溶性灰分不得过 10.0%。

【炮制作用】 血余炭性味苦,平;归肝、胃经;具有收敛止血、化瘀、利尿的功效。

本品不生用,入药必须煅成炭,煅成炭后产生止血作用。用于吐血,咯血,衄血,血淋,尿血,崩漏下血,外伤出血,小便不利。如用于功能失调性子宫出血、崩中下血、衄血、咳血、吐血等的止血宁片(《部颁药品标准》)。

【炮制研究】

1. 对化学成分的影响 血余炭化学成分主要包括胱氨酸、脂肪、黑色素、灰分等;灰分中有钠、钾、钙、铁、铜、锌等 30 多种元素。

2. 对药理作用的影响 实验表明,血余炭可显著缩短实验动物的出、凝血时间。血余炭的水和乙醇煎出液,能显著缩短小鼠和大鼠的出血时间,醇煎出液还能缩短大鼠的凝血时间,而人发的水和乙醇煎出液则无此作用。从血余炭中提得的粗结晶止血作用更强。血余炭粗结晶具有内源性系统止血功能,其止血原理与血浆中 cAMP 含量降低有关。除去血余炭中的钙、铁离子后,其凝血时间延长,说明血余炭止血与其所含的钙、铁离子有关。不同年龄的人发炮制成的血余炭,其缩短实验动物凝血时间的作用不同,以青、中年人的头发最佳。

血余炭的药理活性与炮制温度有关。炮制温度为 350℃制得的血余炭,口服止血作用最强,300℃以下制得的血余炭,煎剂注射给药表现为中枢兴奋作用。

3. 炮制工艺研究 血余炭最佳制炭工艺为 300℃扣锅煅 20 分钟;该炮制品的浸出物及钙元素含量高,具有明显止血作用。

【贮藏】 贮干燥容器内,密闭,置干燥处。

棕 榈

【处方用名】 棕榈、棕板、棕板炭、棕榈炭、陈棕炭。

【来源】 本品为棕榈科植物棕榈 *Trachycarpus fortunei* (Hook.f.) H.Wendl. 的干燥叶柄。采棕时割取旧叶柄下延部分和鞘片,除去纤维状的棕毛,晒干。

【历史沿革】 唐代有"烧灰"等制法;宋代有煅炭等制法;明清有炒炭、"炒焦存性"等方法。现行有焖煅、炒炭等炮制方法。《中华人民共和国药典》2020 年版收载棕榈、棕榈炭。

【炮制方法】

1. 棕榈 取原药材,除去杂质,洗净,切段,干燥,筛去灰屑。

拓展阅读
(血余炭)

笔记栏

2. 棕榈炭

(1)煅炭：取净棕榈段,置锅内,上扣一较小锅,两锅结合处先用湿纸再用盐泥封固,扣锅上压一重物,扣锅底部贴以白纸或放数粒大米,以文武火加热,煅至白纸条或大米呈焦黄色时,停火,冷却后取出。

(2)炒炭：取净棕榈段,置预热的炒制容器内,用武火炒至表面黑褐色、内部焦褐色时,喷淋清水少许,灭尽火星,取出,摊凉,凉透。

【成品性状】

1. 棕榈 为长条板状,一端较窄而厚,另端较宽而稍薄,大小不等。表面红棕色,粗糙,有纵直皱纹。一面有明显的凸出纤维,纤维的两侧附有多数棕色茸毛。质硬而韧,不易折断,断面纤维性。气微,味淡。

2. 棕榈炭 为不规则块状,大小不一。表面黑褐色至黑色,有光泽,有纵直条纹。触之有黑色炭粉。内部焦黄色,纤维性。略具焦香气,味苦涩。

【炮制作用】棕榈性味苦、涩,平;归肺、肝、大肠经;生棕榈不入药。

棕榈炭具有收敛止血的功效。用于吐血,衄血,尿血,便血,崩漏。如治血热妄行,血不归经而无瘀滞的各种出血的十灰丸(《部颁药品标准》)。

【炮制研究】棕榈主要含有对羟基苯甲酸、原儿茶酸、原儿茶醛、*d*-儿茶素、没食子酸等成分。

1. 对化学成分的影响 棕榈制炭后所含化学成分的组成和含量发生了复杂变化,总鞣质含量有所下降,但棕榈炭的主要止血有效成分之一 *d*-儿茶素在生品中未检出,制炭后则可检出,且没食子酸等成分含量制炭后升高。高效液相色谱法初步分析,棕榈中检出 19 个成分,棕榈炭中检出 26 个成分,且对羟基苯甲酸的含量成倍增长。

2. 对药理作用的影响 动物实验表明,棕榈炭能缩短出血时间和凝血时间。凝血试验结果显示,新棕皮炭或新棕板炭均无作用,陈棕炭、陈棕皮则有明显作用,尤其是破旧陈棕作用明显。

【贮藏】贮干燥容器内,密闭,置通风干燥处。

荷 叶

【处方用名】荷叶、荷叶炭。

【来源】本品为睡莲科植物莲 *Nelumbo nucifera* Gaertn. 的干燥叶。夏、秋二季采收,晒至七八成干时,除去叶柄,折成半圆形或折扇形,干燥。

【历史沿革】唐代有炙、炒令黄等制法;宋代有烧令烟尽,细研、熬令香,为末、爁、烧烟欲尽,以碗盖灭火,研等制法;明清以炒、煅法为主。现行有闷煅法、炒法。《中华人民共和国药典》2020 年版收载荷叶、荷叶炭。

【炮制方法】

1. 荷叶 取原药材,除去杂质及叶柄,抢水洗净,稍润,切丝,干燥。

2. 荷叶炭 取净荷叶,置锅内,上扣一小锅,两锅结合处先用湿纸再用盐泥封固,上压一重物,并贴一白纸条或放大米数粒,用文武火加热,煅至白纸条或大米呈焦黄色时,停火,冷却后取出。

【成品性状】

1. 荷叶 为不规则的丝状。上表面深绿色或黄绿色、较粗糙,下表面淡灰棕色、较光滑,叶脉明显凸起。质脆,易碎,稍有清香气,味微苦。

2. 荷叶炭 为不规则的片状,表面棕褐色或炭黑褐色。气焦香。味涩。

【质量要求】荷叶水分不得过 15.0%,总灰分不得过 12.0%;醇溶性浸出物不得少于 10.0%;

ER-14-24

荷叶

含荷叶碱不得少于 0.070%。

【炮制作用】荷叶性味苦,平;归肝、脾、胃经;具有清热解暑,升发清阳,凉血止血的功效。

生品用于暑热烦渴,暑湿泄泻,脾虚泄泻,血热吐血、衄血,便血崩漏。如暑热感冒颗粒(《部颁药品标准》)。

荷叶炭收涩化瘀止血力强。用于多种出血及产后血晕。如治血热妄行,血不归经而无瘀滞的各种出血的十灰丸(《部颁药品标准》)。

【炮制研究】荷叶含有荷叶碱、去甲荷叶碱、荷梗碱等多种生物碱,并含有荷叶苷、鞣质、维生素 C、枸橼酸、酒石酸、苹果酸、草酸、琥珀酸及黄铜苷类等成分。

1. 对化学成分的影响　荷叶经煅炭和炒炭后,荷叶碱含量较生品依次降低,槲皮素含量较生品依次增加,说明加热炮制对荷叶中荷叶碱和槲皮素含量有显著影响。

2. 对药理作用的影响　生长末期的荷叶可明显缩短小鼠凝血时间,制炭后作用显著,与相关止血作用考察结果一致。荷叶炭正丁醇部位可明显缩短小鼠凝血时间。荷叶生、炭品均具有止血作用,制炭后止血作用增强,但不同制炭方法对荷叶炭的止血作用无明显影响。

3. 炮制工艺研究　优选工艺为 140℃,20 分钟,炮制品符合相关规定。

【贮藏】贮干燥容器内,密闭,置干燥处。

干　　漆

【处方用名】干漆、煅干漆、干漆炭。

【来源】本品为漆树科植物漆树 *Toxicodendron vernicifluum*(Stokes)F.A.Barkl. 的树脂经加工后的干燥品。一般收集盛漆器具底留下的漆渣,干燥。

【历史沿革】晋代载熬烟绝;唐代有烧灰等制法;宋代有重汤煮一半日令香、酒炒令烟出、捣末点醋炒烟尽为度等炮制方法;明清沿用制法并阐述炮制作用。现行有闷煅法、炒法。《中华人民共和国药典》2020 年版收载干漆炭(炒枯)。

【炮制方法】

1. 煅干漆　取净干漆块,置锅内,上扣一较小的锅,两锅结合处先用湿纸再用盐泥封固,盖锅上压一重物,并贴一白纸条或放几粒大米,用文武火加热,煅至白纸条或大米呈焦黄色时,停火,冷却后取出,碾碎。亦可置无烟火上烧至体枯,烟尽。

2. 炒干漆　取净干漆块,置预热的炒制容器内,用中火加热,炒至焦枯黑烟尽,取出,晾凉。

【成品性状】

1. 煅干漆　呈大小不一的块状,黑色或棕褐色,有光泽,质松脆,断面多孔隙,气微,味淡,嚼之有粒感。

2. 炒干漆　呈大小不一的颗粒状,焦黑色,质坚硬,具孔隙,无臭,味淡。

【炮制作用】干漆性味辛,温;有毒。归肝、脾经。具有破瘀血,消积,杀虫的功效。

生干漆辛温有毒,伤营血,损脾胃,故不宜生用。

干漆煅炭降低其毒性和刺激性。用于妇女经闭,瘀血癥瘕,虫积腹痛。如大黄䗪虫丸(《中华人民共和国药典》)。

【炮制研究】

1. 对化学成分的影响　干漆主含漆酚,约 50%~60%,最高可达 80%,可导致过敏性皮炎。生漆中尚含一种漆敏内酯,也可产生过敏性皮炎。漆酚与漆敏内酯为干漆中具有刺激性、毒性的物质,经煅制后破坏,使干漆毒性、刺激性下降。

2. 对药理作用的影响　相关研究表明,干漆炭能缩短实验动物的出血和凝血时间。

【贮藏】贮干燥容器内,密闭,置干燥处。

笔记栏

蜂 房

【处方用名】蜂房、露蜂房、煅蜂房。

【来源】本品为胡蜂科昆虫果马蜂 *Polistes olivaceous* (De Geer)、日本长脚胡蜂 *Polistes japonicus* Saussure 或异腹胡蜂 *Parapolybia varia* Fabricius 的巢。秋、冬二季采收,晒干,或略蒸,除去死蜂死蛹,晒干。

【历史沿革】汉代有火熬、炙等方法;唐代有微炒、烧制、炙制、熬制等方法;宋代有煅制等方法;明代有蒸制、蜜制、猪脂制等方法;清代又有乳制、焙制、酒制、盐制、醋制、蛇蜕制等方法。现行沿用煅法、炒法。《中华人民共和国药典》2020 年版收载蜂房。

【炮制方法】

1. 蜂房　取原药材,刷尽泥灰,除去杂质,切块,筛去灰屑。

2. 煅蜂房　取净蜂房,置锅内,上扣一小锅,两锅结合处先用湿纸再用盐泥封固,上压一重物,并贴一白纸条或放大米数粒,用文武火加热,煅至白纸条或大米呈焦黄色时,停火,冷却后取出。用时掰碎或研细入药。

【成品性状】

1. 蜂房　呈圆盘状或不规则的扁块状,大小不一,表面灰白色或灰褐色。气微,味辛淡。

2. 煅蜂房　呈圆盘状或不规则的块状,大小不一,黑褐色,质轻,无臭,味涩。

【质量要求】蜂房:水分不得过 12.0%,总灰分不得过 10.0%;每 1 000g 含黄曲霉毒素 B_1 不得过 5μg,含黄曲霉毒素 G_2、黄曲霉毒素 G_1、黄曲霉毒素 B_2 和黄曲霉毒素 B_1 的总量不得过 10μg。

【炮制作用】蜂房性平,味甘辛,归胃经,具有攻毒杀虫、祛风止痛的功效。

蜂房生品一般多外用,经过配伍可用于风疹瘙痒、乳痈、恶疮、风湿痹痛。如口腔炎喷雾剂(《部颁药品标准》)。

煅后可降低毒性,增强疗效,利于粉碎和制剂。内服多用炮制品。用于痈疽,瘰疬,牙痛,癣疮,风湿痹痛,瘾疹瘙痒等。如治疗头生瘰疬,脓血不止,疼痛难忍的蜂房膏(《太平圣惠方》)。

【炮制研究】蜂房含蜂蜡及树脂,并含有毒的露蜂房油(挥发油)。经过炮制后,部分有毒成分散失,毒性降低。

【贮藏】贮干燥容器内,密闭,置通风干燥处,防潮。

丝 瓜 络

【处方用名】丝瓜络、炒丝瓜络、丝瓜络炭。

【来源】本品为葫芦科植物丝瓜 *Luffa cylindrica* (L.) Roem. 的干燥成熟果实的维管束。夏、秋二季果实成熟、果皮变黄、内部干枯时采摘,除去外皮和果肉,洗净,晒干,除去种子。

【历史沿革】宋代有煅法;明代有连子烧灰存性等方法;清代有焙为末等制法。现行有煅、炒等炮制方法。《中华人民共和国药典》2020 年版收载丝瓜络。

【炮制方法】

1. 丝瓜络　取原药材,除去杂质及残留种子,击扁,切小块。

2. 炒丝瓜络　取净丝瓜络小块,置预热的炒制容器内,用文火加热,炒至表面深黄色,取出,晾凉。

3. 丝瓜络炭

(1) 炒炭:取净丝瓜络小块,置预热的炒制容器内,用武火加热,炒至表面焦黑色、内部焦褐色时,喷淋清水,取出,晾干。

(2)煅炭:取净丝瓜络小块,置锅内,上扣一小锅,两锅结合处先用湿纸再用盐泥封固,上压一重物,并贴一白纸条或放大米数粒,用文武火加热,煅至白纸条或大米呈焦黄色时,停火,冷却后取出。

【成品性状】

1. 丝瓜络 丝状维管束交织而成,多呈长棱形或长圆筒形,略弯曲,表面黄白色。体轻,质韧,有弹性,不能折断。横切面可见子房3室,呈空洞状。气微,味淡。

2. 炒丝瓜络 表面黄褐色,微焦。

3. 炒丝瓜络炭 表面焦黑色,内部焦褐色。

4. 煅丝瓜络炭 炭黑色,有光泽。

【炮制作用】丝瓜络性味甘,平;归肺、胃、肝经;具有祛风,通络,活血,下乳的功效。

生品长于祛风化痰,通络除痹。可用于肺热咳嗽,热痹疼痛,血滞经闭,乳汁不通,乳痈肿痛。如乳核内消液(《部颁药品标准》)。

丝瓜络炭微具涩性,有止血作用。用于崩中漏下,肠风下血。如治妇女血脉壅滞,乳汁不通,以之烧炭存性研末酒服(《简便单方集》);治痰多咳嗽,以之烧炭存性为末,枣肉为丸(《摄生众妙方》)。

【贮藏】贮干燥容器内,密闭,置通风干燥处。

(孙连娜)

复习思考题

1. 简述煅法炮制适用的药物。
2. 简述煅淬法的炮制目的。
3. 试述枯矾的炮制方法、注意事项和炮制作用。
4. 简述石膏和煅石膏的功效。
5. 简述扣锅煅法的注意事项。

扫一扫
测一测

◆◆◆ 第十五章 ◆◆◆

蒸 煮 焯 法

📐 学习目标

　　蒸、煮、焯法属于水火共制的炮制方法,主要适用于补益类药物、毒副作用大的药物或需改变药性、增加疗效的药物,以及需要分离不同药用部位的果实种子类药物。通过学习本章内容,掌握蒸、煮、焯法技术及其炮制药物的炮制作用、质量要求等,熟悉并了解炮制研究概况,为饮片的蒸、煮、焯炮制生产及临床应用奠定理论和实践基础。

　　蒸、煮、焯法为一类"水火共制"法。在炮制过程中,既要用清水或液体辅料如酒、醋、药汁等,又要用火加热。某些药物如制藤黄、制硫黄,虽用固体辅料豆腐,但操作时仍需用水来进行煮制。

　　目前,用于蒸、煮、焯法的生产设备包括蒸煮罐、蒸药箱或高压蒸煮设备等,多用于规模生产。蒸煮罐结构示意图及设备图见图 15-1。

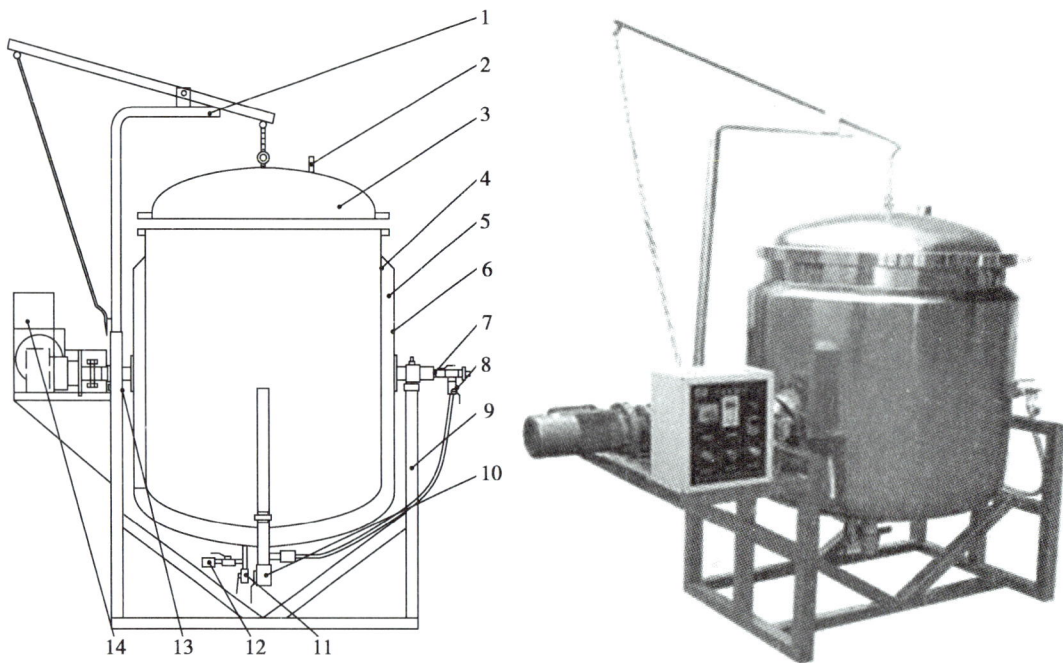

图 15-1　蒸煮罐结构示意图及设备图

1. 揭盖机构　2. 放气阀　3. 锅盖　4. 内胆　5. 夹层外腔　6. 外壳　7. 夹层进气阀门　8. 中心进气阀门
9. 支架　10. 放药液阀门　11. 放冷凝水小阀门　12. 疏水阀　13. 限位开关　14. 电控箱

知识链接

蒸煮焯制技术标准操作规程（SOP）

1. 炮制技术名称　蒸煮焯制。

2. 生产依据　依照《中华人民共和国药典》有关工艺要求及标准，以及拟定的饮片品种炮制规范执行。

3. 工艺流程

(1) 蒸制：生饮片→(加辅料)→(闷润)→蒸制→(切制)→干燥→筛选→包装

(2) 煮制：生饮片→加水→(加辅料)→煮制→(切制)→干燥→筛选→包装

(3) 焯制：生饮片→投入沸水→捞起→冷水浸→去皮→干燥→筛选→包装

ER-15-1

蒸、煮、焯制
岗位标准操
作规程

第一节　蒸　法

将净选或切制后的药物加辅料或不加辅料，装入蒸制容器内隔水加热至一定程度的方法，称"蒸法"。其中，不加辅料蒸者为"清蒸"，加辅料蒸者为"加辅料蒸"，如酒蒸、醋蒸、盐蒸等。

(一) 炮制目的

1. 改变药物性能，扩大用药范围　如地黄生品清热凉血，蒸制后药性转温，功能由清变补。

2. 减少副作用　如大黄生品气味重浊，走而不守，直达下焦，泻下作用峻烈，易伤胃气，酒蒸后泻下作用缓和，能减轻腹痛等副作用；黄精生品刺激咽喉，蒸后可消除其副作用。

3. 保存药效，利于贮存　如桑螵蛸生品经蒸后杀死虫卵，便于贮存；黄芩蒸后破坏酶类，保存苷类有效成分。

4. 便于软化切片　如木瓜、天麻等或质地坚硬，或含糖类较多的药物，若用水浸润则水分不易渗入，久泡则损失有效成分，而采用蒸后切片的方法软化效果好，效率较高，饮片外表美观，容易干燥。

(二) 操作方法

蒸法根据中药的性质和要求不同，分为清蒸、加辅料蒸和炖 3 种炮制方法。

1. 清蒸法　取净药材，大小分档，置适宜的蒸制容器内，用蒸汽加热蒸至规定程度，放凉，取出，晾至六成干，切片或段，干燥。

2. 加辅料蒸　取净药材，大小分档，加入规定量的液体辅料与药物拌匀，润透，置适宜的蒸制容器内，用蒸汽加热蒸至规定程度，取出，放凉，晾至六成干，切片或段，干燥。

3. 炖　取净药材，大小分档，加入液体辅料，置适宜的容器内，密闭，隔水或用蒸汽加热炖透，或炖至辅料完全被吸尽时，放凉，取出，晾至六成干，切片，干燥。

(三) 注意事项

1. 质地坚硬的药物，可先用水拌匀、润透后再蒸制，以加速蒸制效果；须用液体辅料拌蒸的药物应待辅料被吸尽后再蒸制。

2. 蒸制时一般先用武火，待"圆气"后改为文火，保持锅内有足够的蒸汽即可。但在非密闭容器中酒蒸时，要先用文火，防止酒很快挥发，达不到酒蒸的目的。

3. 蒸制时要注意火候,根据蒸制药物的程度调整火力和时间。若时间太短则达不到蒸制目的;若蒸得太久则影响药效,有的药物可能"伤水",难以干燥;有些药物需反复蒸制。

4. 须长时间蒸制的药物应注意添加开水,以免蒸汽中断,影响药物质量;需日夜连续蒸制者应有专人值班,以保安全。

5. 加辅料蒸后,若容器内有剩余的液体辅料,应将其均匀拌入药物后再干燥。

何 首 乌

【处方用名】何首乌、首乌、生首乌、制何首乌、制首乌。

【来源】本品为蓼科植物何首乌 *Polygonum multiflorum* Thunb. 的干燥块根。秋、冬二季叶枯萎时采挖,削去两端,洗净,个大者切成块,干燥。

【历史沿革】唐代有黑豆蒸制、黑豆酒煮、醋煮、水煮等制法;宋代增加了单蒸、米泔浸后九蒸九曝、麸炒、酒炒等炮制方法;明清以后又增加了乳拌蒸法。现行黑豆汁蒸。《中华人民共和国药典》2020 年版收载何首乌、制何首乌。

【炮制方法】

1. 何首乌 取原药材,除去杂质,洗净,稍浸,润透,切厚片或块,干燥。

2. 制何首乌 取何首乌片或块,照炖法(通则 0213)用黑豆汁拌匀,置非铁质的适宜容器内,炖至汁液吸尽;或照蒸法(通则 0213),清蒸或用黑豆汁拌匀后蒸,蒸至内外均呈棕褐色,或晒至半干,切片,干燥。

每 100kg 何首乌片(块),用黑豆 10kg。

黑豆汁制法:取黑豆 10kg,加水适量,煮约 4 小时,熬汁约 15kg,豆渣再加水煮约 3 小时,熬汁约 10kg,合并得黑豆汁约 25kg。

【成品性状】

1. 何首乌 呈不规则厚片或块。外表皮红棕色或红褐色,皱缩不平,有浅沟,切面浅黄棕色或浅红棕色,质坚硬,粉性,气微,味微苦而甘涩。

2. 制何首乌 呈不规则皱缩状块片,片厚约 1cm。表面黑褐色或棕褐色,质坚硬,断面角质样,棕褐色或黑色,气微,味微甘而苦涩。

【质量要求】

1. 何首乌 水分不得过 10.0%,总灰分不得过 5.0%;二苯乙烯苷含量不得少于 1.0%,结合蒽醌以大黄素和大黄素甲醚的总量计,含量不得少于 0.05%。

2. 制何首乌 水分不得过 12.0%,总灰分不得过 9.0%;醇溶性浸出物不得少于 5.0%;二苯乙烯苷不得少于 0.70%,游离蒽醌以大黄素和大黄素甲醚的总量计,不得少于 0.10%。

【炮制作用】何首乌味苦、甘、涩,性微温。归肝、心、肾经。具有解毒,消痈,截疟,润肠通便的功效。

生首乌苦泻性平兼发散,具有解毒消痈、截疟、润肠通便功能。常与防风等配伍,用于遍身疮肿痒痛等。如何首乌丸(《太平圣惠方》)。

制何首乌味转甘厚而性转温,增强了补肝肾、益精血、乌须发、强筋骨的作用。常与当归等配伍,用于精血亏虚,腰膝酸软及肾虚无子等。如七宝美髯丹(《医方集解》)。

【炮制研究】何首乌主要含有蒽醌类化合物如大黄素、大黄酚以及大黄素甲醚等,芪类化合物如白藜芦醇,以及磷脂酰胆碱等成分。其中,蒽醌类化合物以结合状态存在时具有泻下作用,游离型蒽醌泻下作用弱,磷脂酰胆碱具有补益作用。

1. 对化学成分的影响 何首乌经蒸制后,总蒽醌、结合蒽醌含量随着蒸制时间延长而减少,游离蒽醌开始增加;制何首乌中游离蒽醌的含量略高于生何首乌,而结合蒽醌的含量则明显低于生何首乌,磷脂类成分和糖的含量增加。二苯乙烯苷含量随蒸制时间延长而

ER-15-2
何首乌

ER-15-3
制何首乌

326

降低。

炮制工艺条件对制何首乌总糖含量的影响程度为蒸制温度 > 蒸制时间 > 粒度 > 吸水量。清蒸品的总糖含量高于黑豆汁拌蒸品，黑豆汁拌蒸品的磷脂含量高于清蒸品。随蒸制时间延长、蒸制温度增高，制何首乌的总糖增加，磷脂减少。厚片生何首乌炮制后的磷脂含量高于薄片。何首乌炮制后产生 5- 羟基麦芽酚和 5- 羟甲基糠醛。

以何首乌生品及黑豆汁蒸制不同时间的炮制品为研究对象，采用 UPLC-Q/TOF-MS 技术表征各样品的化学信息，并结合文献初步指认其主要成分；再以正常人肝细胞(Lo2 细胞系)为模型，细胞抑制率为评价指标，采用简单相关分析及多元线性相关分析方法，筛选何首乌致肝毒性的主要成分。结果共指认出何首乌生品及炮制品中的 7 种主要共有成分(反式二苯乙烯苷、没食子酸、大黄素、大黄素甲醚、大黄素 -8-O-β-D- 葡萄糖苷、顺式二苯乙烯苷、儿茶素)，并基于谱 - 效简单相关分析发现反式二苯乙烯苷、大黄素甲醚、大黄素 -8-O-β-D- 葡萄糖苷、顺式二苯乙烯苷、儿茶素 5 个成分与何首乌毒性相关性较强。通过进一步主成分回归分析发现，大黄素甲醚与顺式二苯乙烯苷对何首乌毒性贡献度较大，提示这 2 个成分可能是何首乌的主要毒性成分。

2. 对药理作用的影响　制何首乌具有增强免疫、改善记忆障碍及抗衰老等作用。何首乌经蒸制后致泻作用减弱，补益作用以及抗衰老、升血糖、减轻动脉硬化等作用更加突出。何首乌生品、黑豆汁蒸品、清蒸品、酒蒸品及熟地汁蒸品水煎剂均有不同程度的体外抑菌作用。生何首乌和制何首乌均具有降低血清总胆固醇水平的作用。

3. 对毒性的影响　近年来，有关何首乌不良反应的报道日益增加，引起广泛关注。生何首乌有一定的毒性，长时间服用可引起动物消瘦、倦怠、动作迟缓和死亡，制何首乌毒性甚小。但观察制何首乌对大鼠的长期毒性作用，各给药组肉眼观察可见部分肝表面有脂肪颗粒，病理切片显示有不同程度的脂变，肝血窦扩张充血，偶见炎细胞浸润；各剂量组给药期间大鼠精神较差，进食量减少，体重增加较慢，停药后均减轻或消失。故制何首乌长期灌胃对大鼠肝有一定的毒副作用，但属可逆性损伤。何首乌生制不分，且长期大剂量服用是造成肝损伤的主要原因。

研究发现，何首乌中的二苯乙烯苷是引起肝损伤的主要成分；蒽醌类主要成分大黄素和大黄酸具有明显肝细胞毒性，可能是导致肝损伤的毒性物质基础。何首乌经过炮制后结合蒽醌会大量水解成游离蒽醌，制首乌中结合蒽醌的含量远远低于生首乌，大黄素等游离蒽醌量上升，没食子酸量显著增高，二苯乙烯苷量下降。何首乌炮制后主要化学成分含量改变明显，同时肝毒性显著下降。

4. 炮制工艺研究　以吸水率为指标，采用旋转响应表面试验设计对何首乌饮片的润制工艺进行研究。结果表明，何首乌饮片在润制过程中，吸水率达 51% 时，饮片完全润透，润制可达到工艺要求。

对于沿用至今的何首乌与黑豆汁拌蒸法，实验表明蒸 32 小时制品颜色乌黑发亮，外观质量最好。但制品中的大黄素、大黄素甲醚含量随着炮制时间的延长而减少，结合药理作用提示，炮制时间以常压下蒸制 32 小时为好。

通过正交设计，以水浸出物、二苯乙烯苷、水溶性糖含量为指标优化何首乌高压炮制工艺；结果表明，压力与蒸制温度密切相关，不同压力下温度不同，高压炮制何首乌影响因素大小依次为蒸制温度 > 蒸制时间 > 干燥温度。

不同采收季节的何首乌炮制品比较结果显示，秋季产制何首乌(10 月)中蒽醌类衍生物含量比春季产制何首乌(4 月)含量高，认为何首乌以秋季采收为佳。

【贮藏】贮干燥容器内，密闭，置通风干燥处。防霉、防蛀。

知识链接

何首乌的九蒸九晒

　　自《太平圣惠方》首次记载何首乌九蒸九晒后,九蒸与九晒的炮制工艺不断细化完善,"九"成为何首乌传统炮制工艺的一个关键量词,但是也有其他量词在文献中记载。如张洁《仁术便览》载:"何首乌酒浸软,切大片,黑豆一层,何首乌一层,蒸晒各七遍,听用。"在古代,"九"代表的含义丰富,有表示确为九次的,有表示多次的,因音同"久",也有表示长时间的。

黄　芩

　　【处方用名】黄芩、酒黄芩、黄芩炭。

　　【来源】本品为唇形科植物黄芩 *Scutellaria baicalensis* Georgi 的干燥根。春、秋二季采挖,除去须根和泥沙,晒后撞去粗皮,晒干。

　　【历史沿革】唐代有净制、切制、清炒、酒炒等炮制方法;宋元增加了煅炭、姜汁制、土炒、酒煮、醋炙、蜜炙等炮制方法;明清增加猪胆汁炙、麦冬汁炙、米泔水炙、童便制、盐炙、大黄制等炮制方法。现行主要有蒸、煮、酒炙和炒炭等。《中华人民共和国药典》2020 年版收载黄芩、酒黄芩。

　　【炮制方法】

　　1. 黄芩　取原药材,除去杂质,置沸水中煮 10 分钟,取出,闷透,切薄片,干燥;或蒸半小时,取出,切薄片,干燥(注意避免暴晒)。

　　2. 酒黄芩　取黄芩片,加黄酒拌匀,闷透,用文火加热炒至药物表面微干,深黄色,嗅到药物与辅料的固有香气,取出,晾凉。

　　每 100kg 黄芩片,用黄酒 10kg。

　　3. 黄芩炭　取黄芩片,置预热的炒制容器内,用武火加热,炒至药物外面黑褐色,内部深黄色,取出,晾凉。

　　【成品性状】

　　1. 黄芩　呈圆形或不规则形薄片。外表皮黄棕色或棕褐色。切面黄棕色或黄绿色,具放射状纹理。

　　2. 酒黄芩　形如黄芩。略带焦斑,微有酒香气。

　　3. 黄芩炭　形如黄芩,表面黑褐色,体轻,有焦炭气。

　　【质量要求】

　　1. 黄芩　水分不得过 12.0%,总灰分不得过 6.0%;醇溶性浸出物不少于 40.0%;含黄芩苷不得少于 8.0%。

　　2. 酒黄芩　同黄芩。

　　【炮制作用】黄芩味苦,性寒。归肺、胆、脾、大肠、小肠经。具有清热燥湿、泻火解毒、止血、安胎的功效。

　　黄芩蒸制或沸水煮的目的是使酶灭活,保存药效,又能软化药物,便于切片。生黄芩清热泻火解毒力强,常与黄连等配伍,用于热病、湿温、黄疸、泻痢等。如黄连解毒汤(《外台秘要》)。

　　黄芩酒制可缓和苦寒之性,以免伤害脾阳,导致腹泻;同时,黄芩酒制入血分,并可借黄酒升腾之力,常与酒大黄等配伍,用于上焦肺热及四肢肌表之湿热。如黄芩泻肺汤(《张氏

黄芩片

酒黄芩

黄芩炭

医通》)。

黄芩炭以清热止血为主,常与大蓟炭、小蓟炭等配伍,用于崩漏下血、吐血衄血。如荷叶丸(《中华人民共和国药典》)。

【炮制研究】

1. 对化学成分的影响　黄芩用冷水软化,易变绿色(图 15-2)。其原因是黄芩中所含的酶在一定温度和湿度下,可酶解黄芩中的黄芩苷和汉黄芩苷,产生葡萄糖醛酸及性质不稳定的邻三羟基黄酮苷元(黄芩素、汉黄芩素),容易被氧化成醌类物质而变绿,使疗效降低。

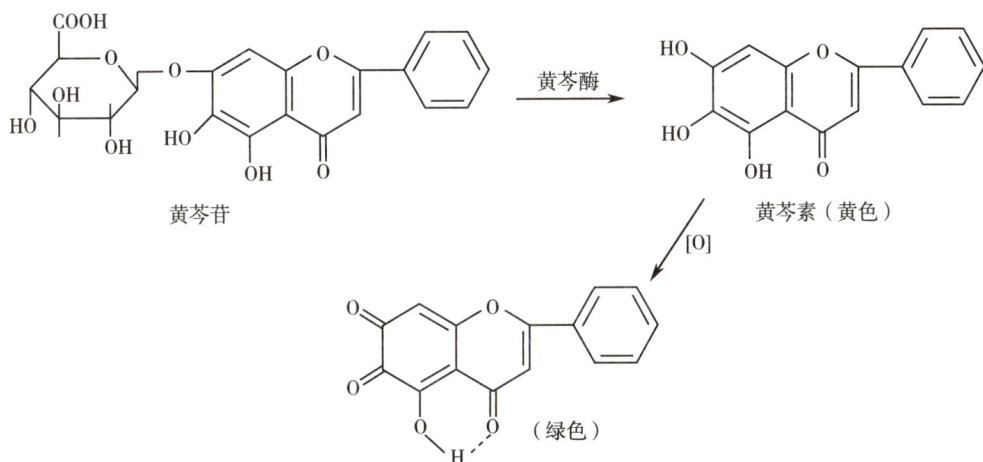

图 15-2　黄芩苷结构变化图

2. 对药理作用的影响　黄芩中的黄芩苷与汉黄芩苷均有解热、利胆、利尿、降压、镇痛、抗菌作用。生黄芩抗炎作用明显强于制品,而酒炙黄芩则能增强免疫吞噬能力。

体外实验表明,生黄芩具有清除次黄嘌呤 - 黄嘌呤氧化系统中产生的超氧阴离子的能力和 Fenton 反应生成羟自由基的能力。炒黄芩和酒黄芩清除次黄嘌呤 - 黄嘌呤氧化系统中产生的超氧阴离子的能力与生黄芩相当,而清除 Fenton 反应生成羟自由基的能力较弱。黄芩炭在这两方面的能力更弱。

3. 炮制工艺研究　以黄芩中黄芩苷的含量作为内在质量指标,以外观性状为辅助指标,研究酒黄芩的炮制工艺为:加入黄酒 10%,闷润时间 6 小时,炒药机转速 600r/min,炙炒温度 200℃,炙炒时间 8 分钟。

【贮藏】贮干燥容器内,酒黄芩密闭,置通风干燥处,防潮。

地　黄

【处方用名】鲜地黄、生地黄、熟地黄、生地炭、熟地炭。

【来源】本品为玄参科植物地黄 *Rehmannia glutinosa* Libosch. 的新鲜或干燥块根。秋季采挖,除去芦头、须根及泥沙,鲜用;或将地黄缓缓烘焙至约八成干。前者习称"鲜地黄",后者习称"生地黄"。

【历史沿革】汉代有蒸制法;梁代增加了酒浸法;南北朝刘宋时代增加了酒蒸法;唐代增加了熬法、蜜煎等法;宋元增加了酒九蒸九曝法、酒洗、制炭、醋炒、姜制、酒炒、酒煮、盐水炒等法;明清以后又增加了盐煨浸炒、蜜制、砂仁酒蒸制、砂仁酒茯苓制、砂仁茯苓煮、砂仁沉香制、砂仁炒、黄连制、炒焦、砂仁酒姜蒸、乳汁制、童便制、蛤粉炒、红花炒、煨制等炮制方法。现行有清蒸、酒蒸、炒炭、煅炭等炮制方法。《中华人民共和国药典》2020 年版收载鲜地黄、生地黄、熟地黄。

【炮制方法】

1. 鲜地黄　取鲜地黄洗净泥土,除去杂质,用时切厚片。

2. 生地黄　取干地黄,除去杂质,洗净,闷润,切厚片,干燥。

3. 熟地黄

(1)取净生地黄片,加入黄酒拌匀,炖至酒吸尽,取出,晒至外皮黏液稍干,切厚片或块,干燥。

每 100kg 生地黄片,用黄酒 30~50kg。

(2)取净生地,蒸至黑润,取出,晒至八成干时,切厚片或块,干燥。

4. 生地炭　取生地片,置预热的炒制容器内,武火加热炒至焦黑色,发泡,鼓起时,取出,晾凉。或用闷煅法煅炭。

5. 熟地炭　取熟地片,置预热的炒制容器内,武火加热炒至外皮焦黑色为度,取出,晾凉,或用闷煅法煅炭。

知识链接

我国古代最早的中药炮制品实物

2015 年年底,海昏侯刘贺墓中出土了装有半盒疑似虫草类样品的木质漆盒。中国工程院院士黄璐琦科研团队采用显微、质谱、核磁及三维重建等技术,对该样品进行分析研究,发现其为玄参科地黄属植物根的辅料炮制品,外层包裹的辅料有淀粉和蔗糖等。这一发现被认为是迄今发现的我国古代最早的中药炮制品实物。通过对出土样品进行分析,研究团队进一步推测该样品的炮制加工工艺为:地黄蒸或煮制后,再裹以淀粉和蔗糖等辅料。

【成品性状】

1. 鲜地黄　呈纺锤形或条状,外皮薄,表面浅红黄色,具弯曲的纵皱纹、芽痕、横长皮孔样突起及不规则疤痕,肉质,断面皮部淡黄白色,可见橘红色油点,木部黄白色,导管呈放射状排列。气微,味微甜、微苦。

2. 生地黄　为类圆形或不规则厚片。表面棕黑色或棕灰色,极皱缩,具不规则横曲纹。断面棕黄色至黑色或乌黑色,有光泽,具黏性。气微,味微甜。

3. 熟地黄　为不规则块片、碎块,大小、厚薄不一。表面乌黑色,有光泽,黏性大。质柔软而带韧性,不易折断,断面乌黑色,有光泽。气微,味甜。

4. 生地炭　表面焦黑色,质轻松膨胀,外皮焦脆,中心部呈棕黑色并有蜂窝状裂隙,有焦苦味。

5. 熟地炭　表面焦黑色,有光泽,较生地炭色深。

【质量要求】

1. 鲜地黄　水分不得过 15.0%,总灰分不得过 8.0%,酸不溶性灰分不得过 3.0%;水溶性浸出物不得少于 65.0%;梓醇含量不得少于 0.20%,地黄苷 D 含量不得少于 0.10%。

2. 生地黄　检查、浸出物、含量测定同鲜地黄。

3. 熟地黄　检查、浸出物同生地黄,地黄苷 D 含量不得少于 0.050%。

【炮制作用】鲜地黄味甘、苦,性寒,归心、肝、肾经。具有清热生津,凉血,止血的功效,常与鲜茅根汁、鲜生藕汁、鲜淡竹沥等配伍,用于热病伤阴,舌绛烦渴,温毒发斑,吐血,衄血,

ER-15-7

鲜地黄

ER-15-8

生地黄

ER-15-9

熟地黄

咽喉肿痛等。如五汁一枝煎(《重订通俗伤寒论》)。

生地黄味甘,性寒,归心、肝、肾经。具有清热凉血,养阴生津的功效,常与知母等配伍,用于热入营血,温毒发斑,吐血衄血,热病伤阴,舌绛烦渴,津伤便秘,阴虚发热,骨蒸劳热,内热消渴。如青蒿鳖甲汤(《温病条辨》)。

熟地黄味甘,性微温,归肝、肾经,具有滋阴补血、益精填髓的功效。地黄经蒸制后药性由寒转温,味由苦转甜,功能由清转补。清蒸熟地黄质厚味浓,滋腻碍脾,加酒蒸制后性转温,主补阴血,且可借酒力行散,起到行药势、通血脉的作用,使之补而不腻。常与山萸肉、山药等配伍,用于肝肾阴虚,腰膝酸软,骨蒸潮热,盗汗遗精,内热消渴,血虚萎黄,心悸怔忡,月经不调,崩漏下血,眩晕,耳鸣,须发早白。如六味地黄丸(《小儿药证直诀》)。

生地炭入血分,凉血止血,常与侧柏炭配伍,用于吐血、衄血、尿血、崩漏。如八宝治红丹(《全国中药成药处方集》)。

熟地炭以补血止血为主,用于崩漏或虚损性出血。

【炮制研究】

1. 对化学成分的影响 鲜地黄中梓醇、还原糖和多糖的含量高于生地黄。随着鲜地黄干燥温度增高、干燥时间延长,地黄的颜色不断加深,梓醇含量不断降低;地黄炮制为熟地黄后,梓醇含量降低率为 40%~80%。

生地黄经长时间加热蒸熟后,部分多糖和多聚糖可水解转化为单糖。熟地黄中单糖含量比生地黄高 2 倍以上。另有研究认为,生地黄经加热蒸制后一部分多糖和低聚糖水解成还原糖,但地黄炮制前后总糖含量无明显变化。地黄清蒸和九蒸九晒炮制品中还原糖含量,在一定时间和一定蒸晒次数范围内,随着蒸制时间的延长和蒸晒次数的增多而增加,因而应控制蒸晒的时间和次数。在炮制过程中,苷类成分亦有不同程度的分解,以单糖苷分解最多,其次为双糖苷,而三糖苷几乎不分解。

地黄炮制后,氨基酸含量降低。熟地黄中氨基酸含量低,主要是由于糖类生成的果糖或 5-羟甲基糠醛与氨基酸类反应形成蛋白黑素之故。5-羟甲基糠醛是地黄炮制过程中的产物。地黄炮制成熟地黄后,5-羟甲基糠醛含量增加 20 倍左右,且其含量随着蒸制时间的延长而增加,但蒸制 52 小时左右时其含量逐步下降。

另外,生地黄含有环烯醚萜及环烯醚萜苷,而熟地黄则几乎没有;熟地黄与生地黄相比,其水浸出物、醇浸出物的含量明显增加;鲜地黄中麦角甾苷的含量在 0.1% 以上,而干燥后的生地黄中其含量明显降低。

2. 对药理作用的影响 酒熟地黄与蒸熟地黄均有利尿、镇静、降压、降低胆固醇、改善脑血流量的功效,并对心肌劳损的冠状动脉供血不足有一定改善作用,二者之间无明显差异。

熟地黄对红细胞新生有明显促进作用,对血虚所致机体功能低下有改善作用。另有实验表明,熟地黄多糖对于不同血虚模型小鼠外周血象、骨髓有核细胞下降均有拮抗作用,对小鼠造血干细胞具有促进增殖、分化作用。此外,熟地黄中的 5-羟甲基糠醛可增强大鼠红细胞变形性。

3. 炮制工艺研究 研究表明,常压蒸制 24 小时能达到"黑如漆,甜如饴"的传统质量标准。也有学者采用高压蒸制,认为加压蒸制 4 小时,也能达到传统质量标准。

【贮藏】鲜地黄埋在沙土中,防冻;生地黄置通风干燥处,防霉,防蛀;熟地黄置通风干燥处。

ER-15-10

拓展阅读
(地黄)

黄　精

【处方用名】黄精、酒黄精、蒸黄精。

【来源】本品为百合科植物滇黄精 *Polygonatum kingianum* Coll.et Hemsl.、黄精 *Polygonatum sibiricum* Red. 或多花黄精 *Polygonatum cyrtonema* Hua 的干燥根茎。按形状不同,习称"大黄精""鸡头黄精""姜形黄精"。春、秋二季采挖,除去须根,洗净,置沸水中略烫或蒸至透心,干燥。

【历史沿革】南北朝刘宋时代有切制、蒸法;唐代有九蒸九曝法;宋代有蔓荆子水蒸、酒熬、焙制等方法;明代有黑豆煮、酒蒸法;清代有乳浸晒法。现行主要有酒蒸、清蒸等炮制方法。《中华人民共和国药典》2020 年版收载黄精、酒黄精。

【炮制方法】

1. 黄精　取原药材,除去杂质,洗净,略润,切厚片,干燥。

2. 酒黄精　取净黄精,加黄酒拌匀,炖至酒被吸尽,色泽黑润,口尝无麻味时,取出,稍晾,切厚片,干燥。

　　每 100kg 黄精片,用黄酒 20kg。

3. 蒸黄精　取净黄精,蒸至内外呈滋润黑色,切厚片,干燥。

【成品性状】

1. 黄精　为不规则厚片,外表皮淡黄色至黄棕色。切面略呈角质样,淡黄色至黄棕色,可见多数淡黄色筋脉小点。质稍硬而韧。气微,味甜,嚼之有黏性。

2. 酒黄精　为不规则厚片,表面棕褐色至黑色,有光泽,中心棕色至浅褐色,可见筋脉小点。质较柔软。味甜,微有酒香气。

3. 蒸黄精　形如黄精,表面棕黑色、有光泽,质柔软,味甜。

【质量要求】

1. 黄精　水分不得过 15.0%,总灰分不得过 4.0%;醇溶性浸出物不得少于 45.0%;含黄精多糖以无水葡萄糖计不得少于 7.0%。

2. 酒黄精　水分、总灰分、醇溶性浸出物同黄精,含黄精多糖以无水葡萄糖计不得少于 4.0%。

【炮制作用】黄精味甘,性平,归脾、肺、肾经,具有补气养阴、健脾、润肺、益肾的功效。

生黄精具麻味,刺人咽喉。蒸制后增强其补脾润肺益肾作用,并可除去麻味,以免刺激咽喉,酒蒸还可助行药势,使其滋而不腻。常与枸杞子、当归等配伍,用于肺虚燥咳,脾胃虚弱,肾虚精亏。如九转黄精丹(《北京市中药成方选集》)、健脑安神片(《中华人民共和国药典》)。

【炮制研究】黄精主要含有黄精多糖、甾体皂苷、木脂素类、蒽醌、强心苷等类成分,其中黄精多糖具有抗衰老、抗炎、抗病毒作用等。

1. 对化学成分的影响　黄精炮制后总糖含量稍有减少,而还原糖增加 80% 以上,黏多糖大量水解成低聚糖、单糖,游离氨基酸由 4 个增至 10 个,水溶性和醇溶性浸出物大量增加。

2. 对药理作用的影响　黄精炮制后,刺激性消失。将生黄精及清蒸品、酒黄精的水提醇沉液按照 450g/kg(相当于原生药)的剂量给小鼠灌服,结果显示,生品组小鼠全部死亡,而炮制组小鼠均无死亡,且活动正常。研究显示黄精生品有一定的毒性。

黄精炮制前后黄精多糖具有相同的药理作用,均可延长小白鼠游泳时间和常压耐缺氧存活时间;提高血红蛋白水平和白细胞计数;增加胸腺、脾的重量和未成年雄性小鼠睾丸和前列腺贮精囊的重量;提高血清中免疫球蛋白 IgA、IgM、IgG 含量。

3. 炮制工艺研究　采用改良重蒸法炮制黄精,考察蒸制次数和时间,以重量、颜色、品味的变化为指标进行优选,结果显示:炮制后乌黑发亮,质地柔软,有黏性,薄片者光亮透明,无刺激性及副作用,糖性浓烈,口感好,利于服用。现也有采用加压蒸汽法蒸制黄精,温度为120℃,时间为6小时。

【贮藏】贮干燥容器内,酒黄精密闭,置通风干燥处。防霉、防蛀。

肉 苁 蓉

【处方用名】肉苁蓉、大芸、酒苁蓉。

【来源】本品为列当科植物肉苁蓉 *Cistanche deserticola* Y.C.Ma 或管花肉苁蓉 *Cistanche tubulosa*(Schrenk)Wight 的干燥带鳞叶的肉质茎。春季苗刚出土时或秋季冻土之前采挖,除去茎尖。切段,晒干。

【历史沿革】南北朝刘宋时代有酒浸蒸、酒浸酥炙等法;宋代增加了酒浸焙、酒浸煎、酒浸煮、酒蒸、酒洗、酒洗焙、水煮制、焙制等方法;明清增加了酒炒、酒煮焙、酒蒸焙、炒制、酒洗蒸焙等制法。现行主要有酒炖或酒蒸等。《中华人民共和国药典》2020 年版收载肉苁蓉、酒苁蓉。

【炮制方法】

1. 肉苁蓉　取原药材,除去杂质,洗净,润透,切厚片,干燥。盐苁蓉用清水漂净盐后再切厚片,干燥。

2. 酒苁蓉　取肉苁蓉,加黄酒拌匀,隔水炖或蒸至酒被吸尽,表面显黑棕色,取出,干燥。

每 100kg 肉苁蓉,用黄酒 30kg。

【成品性状】

1. 肉苁蓉　呈不规则厚片。表面棕褐色或灰棕色。有的可见肉质鳞叶。切面有淡棕色或棕黄色点状维管束,排列成波状环纹。气微,味甜、微苦。管花肉苁蓉切面散生点状维管束。

2. 酒苁蓉　形如肉苁蓉。表面黑棕色,切面点状维管束,排列成波状环纹。质柔润。略有酒香气,味甜、微苦。酒管花苁蓉切面散生点状维管束。

【质量要求】

1. 肉苁蓉　水分不得过 10.0%,总灰分不得过 8.0%;醇溶性浸出物肉苁蓉不得少于35.0%,管花肉苁蓉不得少于 25.0%;肉苁蓉含松果菊苷和毛蕊花糖苷的总量不得少于 0.30%,管花肉苁蓉含松果菊苷和毛蕊花糖苷的总量不得少于 1.50%。

2. 酒苁蓉　检查、浸出物、含量测定同肉苁蓉。

【炮制作用】肉苁蓉味甘、咸,性温,归肾、大肠经。具有补肾阳、益精血、润肠通便的功效。

肉苁蓉生品补肾止浊、滑肠通便力强,常与麻子仁等配伍,多用于便秘、白浊。如润肠丸(《世医得效方》)。

肉苁蓉酒制后补肾助阳之力增强,常与牛膝、杜仲、续断等配伍,多用于阳痿、腰痛、不孕。如肉苁蓉丸(《太平圣惠方》)、滋阴大补丸(《医方考》录朱丹溪方)。

【炮制研究】肉苁蓉主要含有生物碱、结晶性的中性物质、氨基酸、微量元素、维生素等成分,具有补肾阳、益精血作用。

1. 对化学成分的影响　加热炮制后,肉苁蓉甜菜碱含量明显提高,麦角甾苷含量降低,尤其是高压处理后,降低更多。盐肉苁蓉在漂洗过程中所含水溶性成分会大量流失,将其盐分洗净直接蒸制,既可减轻烦琐工序,又可提高临床疗效。

2. 对药理作用的影响　肉苁蓉生品通便作用强,经炮制后,通便作用减弱。生品和炮制品均可显著提高小鼠的非特异性免疫功能;在促进幼龄小鼠、大鼠的睾丸生长发育、增加精囊前列腺的重量等促激素样作用方面无明显差异。

3. 炮制工艺研究 以甜菜碱、甘露醇、麦角甾苷、氨基酸的含量为指标,筛选肉苁蓉的炮制工艺,最佳技术参数为:加黄酒 30%,水 25%,拌润 3 小时,置密闭罐内隔水炖 12 小时。

【贮藏】贮干燥容器内,酒苁蓉密闭,置于通风干燥处。防受潮后起霜,防霉、防蛀。

人 参

【处方用名】人参、生晒参、红参。

【来源】本品为五加科植物人参 *Panax ginseng* C.A.Mey. 的干燥根和根茎。多于秋季采挖,洗净经晒干或烘干。栽培的俗称"园参";播种在山林野生状态下自然生长的称"林下山参",习称"籽海"。

【历史沿革】汉代载有去芦;南北朝刘宋时代载有去四边芦头并黑者;唐代有切焙法;宋代有制炭、焙、微炒、黄泥裹煨、蒸制等方法;元代有蜜炙法;明代有湿纸裹煨、盐炒、炙制、酒浸、人乳制等方法;清代有五灵脂制、川乌制等炮制方法。现行主要有蒸切、润切等炮制方法。《中华人民共和国药典》2020 年版收载人参、红参。

【炮制方法】

1. 人参 取原药材,除去杂质,洗净,润透,切薄片,干燥。或用时粉碎、捣碎。

2. 红参 取原药材,洗净,经蒸制干燥后即为红参。用时蒸软或稍浸后烤软,切薄片,干燥。或直接捣碎、碾粉。

【成品性状】

1. 人参 为圆形或类圆形薄片,表面灰黄色,显菊花纹,切面淡黄白色或类白色,显粉性,体轻,质脆。香气特异,味微苦、甘。

2. 红参 本品呈类圆形或椭圆形薄片。外表皮红棕色,半透明。切面平坦,角质样。质硬而脆。气微香而特异,味甘、微苦。

【质量要求】

1. 人参 水分不得过 12.0%,总灰分不得过 5.0%,铅不得过 5mg/kg,镉不得过 1mg/kg,砷不得过 2mg/kg,汞不得过 0.2mg/kg,铜不得过 20mg/kg,五氯硝基苯不得过 0.1mg/kg,六氯苯不得过 0.1mg/kg,七氯(七氯、环氧七氯之和)不得过 0.05mg/kg,氯丹(顺式氯丹、反式氯丹、氧化氯丹之和)不得过 0.1mg/kg;含人参皂苷 Rg_1 和人参皂苷 Re 的总量不得少于 0.27%,人参皂苷 Rb_1 不得少于 0.18%。

2. 红参 水分不得过 12.0%;五氯硝基苯不得过 0.1mg/kg;七氯(七氯、环氧七氯之和)不得过 0.05mg/kg,氯丹(顺式氯丹、反式氯丹和氧化氯丹之和)不得过 0.1mg/kg;含人参皂苷 Rg_1 和人参皂苷 Re 的总量不得少于 0.22%,人参皂苷 Rb_1 不得少于 0.18%。

【炮制作用】人参味甘、微苦,性微温,归脾、肺、心、肾经。具有大补元气,复脉固脱,补脾益肺,生津安神的功效。

人参性较平和,不温不燥,偏于补气养阴,宜于气阴两虚之证,以清补为佳。常与麦门冬、五味子等配伍,用于体虚欲脱,肢冷脉微,脾虚食少,肺虚喘咳,津伤口渴,内热消渴,久病虚羸,惊悸失眠,阳痿宫冷,心力衰竭,心源性休克。如生脉散(《内外伤辨惑论》)。

红参味甘、微苦,性温,归脾、肺、心、肾经。经过蒸制,味甘而厚,其性转温,具有大补元气、复脉固脱、益气摄血的功效。宜于阳气不足,脉微欲绝之证,以温补见长。常与附子等配伍,用于体虚欲脱,肢冷脉微,气不摄血,崩漏下血。如参附汤(《妇人大全良方》)。

【炮制研究】

1. 对化学成分的影响 人参在加工成红参过程中,淀粉经过蒸制和烘烤而糊化,转变为白糊精,最后变为红糊精,使人参颜色变红。人参皂苷是人参的主要有效成分,可被人参中含有的酶水解(35℃左右酶的活性最强,70℃以上加热可使酶变性失活),而经蒸制成红参,既可破坏水解酶,防止人参皂苷的水解,又使其质地坚硬,角质透明,对人参皂苷具有机械保护作用。因此,人参和红参在化学成分的种类和数量上都有所不同。有研究表明,人参中人参皂苷含量为 5.61%,红参中为 5.02%,人参产生副作用成分田七素在人参中的含量为 0.491%,而在红参中为 0.261%,说明经过蒸制,除了破坏酶、保存人参皂苷外,其他具有副作用的成分下降较多。

人参中,除人参皂苷 Ro、Rb$_1$、Rb$_2$、Rc、Rd、Re、Rf、Rg$_1$ 和 Rg$_2$ 外,还含特有的天然原形皂苷类,即丙二酸单酰基-人参皂苷 Rb$_1$、Rb$_2$、Rc 和 Rd。

由于经过加工处理,红参中各种皂苷类成分发生不同程度的降解反应,其中糖乙酰化人参皂苷 aRb$_1$、aRc、aRd 和 aRe 的相对含量均高于人参,人参皂苷 Rb$_1$、Rc、Rb$_2$、Rb$_3$、Re 以及 Rd 等的相对含量也高于人参,但齐墩果酸型人参皂苷的相对水平显著降低,多糖含量也低于人参。此外,在炮制过程中还产生了红参的特异成分 20 位异构化 Rg$_2$ 和 Rg$_3$,以及精氨酸双糖苷,后者具有增强免疫、扩血管及抑制小肠麦芽糖活性等生理作用。

2. 对药理作用的影响　麦芽酚是红参的特有成分之一,有显著的抗氧化作用,能起到抗衰老的效果。在不同的人参加工品中,红参中的精氨酸双糖苷含量最高,可增强免疫功能,扩张血管,抑制小肠麦芽糖酶的活性。

药理研究表明,红参比人参有更强的抗肝毒活性,而在降压、抗疲劳和促进小鼠体重增长方面人参强于红参。

人参传统炮制要求去芦,认为参芦有涌吐作用。研究表明,人参根和人参芦有效成分相近,但在人参皂苷、挥发油、无机元素的含量方面人参芦比人参高。目前的实验研究和临床实践均证明,人参芦无催吐作用。但参芦总皂苷有较强的溶血作用,不能供静脉注射使用,故供制剂使用时宜去芦。

3. 炮制工艺研究　对人参炮制前后人参皂苷 Rg$_1$、Re 的含量进行了分析比较,结果表明,加压蒸制与常压蒸制含量相近,而加压蒸制耗时少,效果较好,可作为人参加工的新方法。

采用微波干燥技术,从干燥参片的外形看,微波干燥参片优于自然晾干参片和烘箱烘干参片。

【贮藏】贮干燥容器内,密闭,置阴凉干燥处。防霉、防蛀。

天　麻

【处方用名】天麻。

【来源】本品为兰科植物天麻 *Gastrodia elata* Bl. 的干燥块茎。立冬后至次年清明前采挖,立即洗净,蒸透,敞开低温干燥。

【历史沿革】南北朝刘宋时代有蒺藜子制;唐代有酒浸等方法;宋代有去芦、酒浸湿纸裹煨、酒炙、微炒、炙制、炮、面裹煨等法;明代有酒洗焙、火煨、麸炒、火煅、焙等方法;清代有饭上蒸、姜制等法。现行主要有蒸切或润切等炮制方法。《中华人民共和国药典》2020 年版收载天麻。

【炮制方法】取原药材,除去杂质,洗净,润透或蒸软,切薄片,干燥。

【成品性状】天麻片呈不规则的薄片。外表皮淡黄色至淡黄棕色,有时可见点状排成的横环纹。切面黄白色至淡棕色。角质样,半透明。气微,味甘。

【质量要求】天麻片:水分不得过 12.0%,总灰分不得过 4.5%,二氧化硫残留量不得过 400mg/kg;醇溶性浸出物不得少于 15.0%;含天麻素和对羟基苯甲醇的总量不得少于 0.25%。

【炮制作用】天麻味甘,性平,归肝经。具有息风止痉,平抑肝阳,祛风通络的功效。常与羌活、独活配伍,用于头痛眩晕,肢体麻木,小儿惊风,癫痫抽搐,破伤风。如天麻丸(《圣济总录》)。

天麻蒸制主要是为了便于软化切片,同时可破坏酶,保存苷类成分。

【炮制研究】

1. 对化学成分的影响　鲜天麻直接烘干或晒干,天麻素含量明显减少,而天麻苷元的含量相应增加;蒸制后干燥,天麻素及其苷元含量的变化恰好相反。上述研究说明天麻中的天麻素(天麻苷)在一定条件下会酶解。加热可灭活分解天麻素的酶,保护天麻素不被分解。天麻素及其苷元虽有相同的药理作用,但因苷元易氧化损失,因此天麻加工时加热处理,对保证药材质量有较大意义。新鲜、完整、无创伤的原个天麻中,天麻素的含量随着加工前放置时间的增加而降低,而苷元含量却相反。原皮新鲜天麻中天麻素的含量比去表皮(或因挖掘而损伤外皮)者高。

2. 对药理作用的影响　天麻生药与饮片均可通过调节能量代谢、脂质代谢和氨基酸代谢等途径而发挥作用,但表现出显著差异:天麻生药组小鼠血清中柠檬酸含量显著增高,谷氨酸、蛋氨酸及脂肪酸含量显著下降;天麻饮片组小鼠血清中对羟基苯甲醛含量显著增高,天麻素、腺苷及甘氨酸含量显著下降。

3. 炮制工艺研究　比较蒸切、润切、烘切天麻饮片中天麻素的含量,结果以蒸切片含量最高。水、醇浸出物均以蒸切片为最高。

【贮藏】贮干燥容器内,密闭,置通风干燥处,防霉、防蛀。

五　味　子

【处方用名】五味子、醋五味子、酒五味子、蜜五味子。

【来源】本品为木兰科植物五味子 *Schisandra chinensis*(Turcz.)Baill. 的干燥成熟果实。习称"北五味子"。秋季果实成熟时采摘,晒干或蒸后晒干,除去果梗和杂质。

【历史沿革】南北朝刘宋时代有蜜蒸法;宋代增加了炒、酒浸等制法;元代有炮法;明清增加了米炒、麸炒、酒蒸、蜜蒸淋水浸、蜜酒蒸、炒炭、盐水蒸、盐水炒、焙等法。现行主要有醋蒸、酒蒸、蜜炙等炮制方法。《中华人民共和国药典》2020 年版收载五味子、醋五味子。

【炮制方法】

1. 五味子　除去杂质,用时捣碎。

2. 醋五味子　取净五味子,加醋拌匀,稍闷,炖至醋被吸尽,表面显紫黑色,取出,干燥。

每 100kg 净五味子,用醋 15kg。

3. 酒五味子　取净五味子,加酒拌匀,稍闷,炖至酒尽转黑色,取出,晒干。

每 100kg 净五味子,用黄酒 20kg。

4. 蜜五味子　取炼蜜,用适量开水稀释后,加入净五味子,拌匀,闷透,置炒制容器内,用文火加热,炒至不粘手时,取出,晾凉。

每 100kg 净五味子,用炼蜜 10kg。

【成品性状】

1. 五味子　呈不规则球形或扁球形,直径 5~8mm。表面红色、紫红色或暗红色,皱缩,显油润;有的表面呈黑红色或出现"白霜"。果肉气微,味酸;种子破碎后,有香气,味辛、微苦。

2. 醋五味子　形如五味子,表面乌黑色,油润,稍有光泽。有醋香气。

3. 酒五味子　表面棕黑色或黑褐色,质柔润或稍显油润,微具酒气。

4. 蜜五味子　色泽加深,略显光泽,味酸,兼有甘味。

【质量要求】

1. 五味子　杂质不得过 1%,水分不得过 16.0%,总灰分不得过 7.0%;含五味子醇甲不得少于 0.40%。

2. 醋五味子 检查、含量测定同五味子,醇溶性浸出物不得少于 28.0%。

【炮制作用】五味子味酸、甘,性温,归肺、心、肾经。具有收敛固涩、益气生津、补肾宁心的功效。

生五味子以敛肺止咳止汗为主,常与干姜、麦冬等配伍,用于咳喘、自汗、盗汗、口干作渴。如五味细辛汤(《鸡峰普济方》)、生脉散(《内外伤辨惑论》)。

醋制后酸涩收敛之性及涩精止泻作用增强,常与肉豆蔻、补骨脂等配伍,用于遗精、泄泻。如四神丸(《中华人民共和国药典》)。

酒制后益肾固精作用增强,常与熟地等配伍,用于肾虚遗精。如麦味地黄丸(《寿世保元》)。

蜜炙后补肺肾作用增强,用于久咳虚喘。

【炮制研究】五味子主要含有五味子素及维生素 C、树脂、鞣质及少量糖类,具有调节中枢神经系统、保护肝脏、调节消化系统和心血管系统等作用。

1. 对化学成分的影响 五味子炒制品、酒炙品与醋炙品中五味子甲素的含量较生品偏低,而酒炙品与醋炙品中五味子乙素的含量明显高于生品。药理研究表明,五味子乙素具有降低转氨酶作用,而甲素此作用不明显,故认为在治疗慢性肝炎时应以五味子乙素作为指标性成分,可选用醋炙或酒炙五味子,效果更佳。另外,五味子炮制后,能增加其中所含的木脂素成分的含量。

从南五味子生品挥发油中检出 20 种成分,占总挥发油量的 78.46%;从酒蒸品挥发油中检出 21 种成分,占总挥发油量的 82.99%。酒蒸前后挥发油的含量、种类及组成比例都发生了一定变化,酒蒸后挥发油的含量降低了 35.3%。

2. 对药理作用的影响 实验表明,生五味子、醋五味子、酒五味子不同的炮制品中,以醋制品的抗脂质过氧化及提高免疫作用最为明显。

3. 炮制工艺研究 以五味子醇甲及五味子乙素为指标,选择闷润时间、蒸制时间、醋的用量 3 个因素进行研究,优选出的最佳醋蒸工艺为五味子 100kg,加入 20% 醋,拌润 1.5 小时,蒸制 5 小时,干燥即得。

另外,还有密闭钢制罐高压蒸汽炮制五味子,时间短,且可保留酒味,可以达到炮制品"酒炙升提散寒"的质量要求。

【贮藏】贮干燥容器内,制品密闭,置通风干燥处。防霉,防蛀。

山 茱 萸

【处方用名】山茱萸、枣皮、山萸肉、酒萸肉。

【来源】本品为山茱萸科植物山茱萸 Cornus officinalis Sieb.et Zucc. 的干燥成熟果肉。秋末冬初果皮变红时采收果实,用文火烘或置沸水中略烫后,及时除去果核,干燥。

【历史沿革】南北朝刘宋时代有去内核、熬法;唐代多打碎用;宋元时期增加了酒浸、麸炒、微炒、炮、焙、微烧、酒蒸等制法;明清增加羊油炙、盐炒等炮制方法。现行主要有去核、酒蒸或酒炖、清蒸等炮制方法。《中华人民共和国药典》2020 年版收载山萸肉、酒萸肉。

【炮制方法】

1. 山萸肉 取原药材,洗净,除去杂质及果核。

2. 酒萸肉 取山萸肉,用黄酒拌匀,炖或蒸至酒被吸尽,色变黑润,取出,干燥。

每 100kg 山萸肉,用黄酒 20kg。

3. 蒸山萸肉 取山萸肉,置蒸制容器内,先用武火,"圆气"后改用文火蒸至外皮呈紫黑色,熄火后闷过夜,取出,干燥。

【成品性状】

1. 山萸肉 呈不规则片状或囊状,长 1~1.5cm,宽 0.5~1cm。表面紫红色至紫黑色,皱缩,有光泽。顶端有的有圆形宿萼痕,基部有果梗痕。质柔软。气微,味酸、涩、微苦。

2. 酒萸肉　形如山茱萸,表面紫黑色或黑色,质滋润柔软。微有酒香气。

3. 蒸山萸肉　表面紫黑色,质滋润柔软。

【质量要求】

1. 山萸肉　杂质(果核、果梗)不得过 3%,水分不得过 16.0%,总灰分不得过 6.0%,铅不得过 5mg/kg,镉不得过 1mg/kg,砷不得过 2mg/kg,汞不得过 0.2mg/kg,铜不得过 20mg/kg;水溶性浸出物不得少于 50.0%;含莫诺苷和马钱苷的总量不得少于 1.2%。

2. 酒萸肉　水分、总灰分、浸出物同山萸肉;含莫诺苷和马钱苷的总量不得少于 0.70%。

【炮制作用】山茱萸味酸、涩,性微温,归肝、肾经。具有补益肝肾、涩精固脱的功效。

山茱萸生品敛阴止汗力强,多与炮天雄、白术等配伍,用于自汗、盗汗、遗精、遗尿。如山茱萸散(《太平圣惠方》)。

蒸制后补肾涩精、固精缩尿力胜。酒制后借酒力温通,助药势,降低其酸性,滋补作用强于蒸山萸肉。常与熟地、补骨脂等配伍,用于头目眩晕,腰部冷痛,阳痿早泄,尿频遗尿。如六味地黄丸(《小儿药证直诀》)、草还丹(《扶寿精方》)。

【炮制研究】

1. 对化学成分的影响　不同炮制方法和辅料对齐墩果酸含量的影响较大,其含量顺序为酒蒸品＞酒浸品＞酒炖品＞清蒸品＞生品。炮制能升高山茱萸齐墩果酸的含量。

山茱萸经酒蒸后,环烯醚萜苷、黄酮、皂苷的含量有所下降。除清蒸品外,酒炖品、酒蒸品、酒蒸加压品中莫诺苷含量均低于生品。

生品中没食子酸溶出量明显低于炮制品,炮制辅料对溶出及煎出量影响不大。炮制(蒸)与煎煮均可使山茱萸鞣质水解,各样品没食子酸测得量无明显差异。

2. 对药理作用的影响　山茱萸经酒制后可增加树脂类成分溶解度,使有效成分易于溶出,而发挥其疗效,增强滋补肝肾作用。山茱萸炮制前后水煎液对小鼠免疫器官均有抑制作用,而炮制后作用更明显,在临床上可用于治疗器官移植术后的排斥反应。

3. 炮制工艺研究　成熟的山茱萸坚硬,直接去核不易操作,需要软化。烘法软化优于水烫法软化,60℃烘 10 分钟后去核较适宜。以莫诺苷、马钱素的总量评价酒炖工艺,筛选酒炖山茱萸的炮制工艺为:加 20% 黄酒闷润 1 小时,隔水加热 6 小时。以山茱萸多糖得率为指标,优选酒蒸工艺为:用酒量 25%,闷润 2 小时,蒸制 4 小时。采用热压灭菌柜酒蒸制山茱萸较优的条件是 115℃,30 分钟,60℃干燥 2 小时。

【贮藏】贮干燥容器内,酒山茱萸密闭,置通风干燥处。防霉、防蛀。

女 贞 子

【处方用名】女贞子、酒女贞子。

【来源】本品为木犀科植物女贞 Ligustrum lucidum Ait. 的干燥成熟果实。冬季果实成熟时采收,除去枝叶,稍蒸或置沸水中略烫后,干燥;或直接干燥。

【历史沿革】宋代有蒸法;明代增加了墨旱莲地黄制、黑豆蒸、酒蒸、酒蜜蒸、焙制等方法;清代增加了白芥子车前水浸、酒浸、盐水炒等炮制方法。现行主要有酒炖或酒蒸等炮制方法。《中华人民共和国药典》2020 年版收载女贞子、酒女贞子。

【炮制方法】

1. 女贞子　除去梗叶杂质,洗净,干燥。

2. 酒女贞子　取净女贞子,用适量黄酒拌匀,炖至酒被完全吸尽,或蒸透,女贞子黑润时,取出,干燥。

每 100kg 净女贞子,用黄酒 20kg。

【成品性状】

1. 女贞子　呈卵形、椭圆形或肾形，表面黑紫色或灰黑色，皱缩不平，体轻，外果皮薄，中果皮松软，内果皮木质，气微，味甘、微苦涩。

2. 酒女贞子　形如女贞子，表面黑褐色或灰黑色。常附有白色粉霜。微有酒香气。

【质量要求】

1. 女贞子　杂质不得过 3%，水分不得过 8.0%，总灰分不得过 5.5%；醇溶性浸出物（30% 乙醇作溶剂）不得少于 25.0%；含特女贞苷不得少于 0.70%。

2. 酒女贞子　检查、浸出物同女贞子，红景天苷不得少于 0.20%。

【炮制作用】 女贞子味甘、苦，性凉，归肝、肾经。具有滋补肝肾、明目乌发的功效。

女贞子以清肝明目、滋阴润燥为主，常与川芎、天麻等配伍，用于肝热目眩，阴虚肠燥便秘。

蒸制后滋补肝肾作用增强，并缓和其寒凉之性，常与墨旱莲配伍，多用于肝肾阴虚，头晕耳鸣，视物不清，须发早白。如二至丸（《医方集解》）。

【炮制研究】 女贞子主要含有齐墩果酸、甘露醇、葡萄糖、棕榈酸、硬脂酸、油酸、亚麻酸及微量元素等。具有降血脂及抗动脉硬化、降血糖、抗肝损伤、抗炎、提高免疫功能、促进造血功能等作用，齐墩果酸具有保肝作用等。

1. 对化学成分的影响　实验表明，女贞子经过炮制后，表面析出的一层白色粉霜为齐墩果酸。酒制女贞子提高了齐墩果酸的溶出效率，以黄酒蒸制溶出率最大，其次是蒸制品和醋制品，且蒸制与醋制差异无显著性，这与女贞子的传统用药方法酒制、蒸制、醋制相一致。炮制对女贞子中的微量元素有明显影响，用黄酒、醋等辅料制过的女贞子中的一些微量元素比生品中的含量高。女贞子炮制后水解氨基酸的总量均有不同程度增加，其中以黄酒制及醋制女贞子中水解氨基酸增加较多。女贞子蒸制后多糖含量逐渐降低、5- 羟甲基糠醛（5-HMF）含量逐渐增加。

2. 对药理作用的影响　应用环磷酰胺致白细胞下降模型考察了女贞子酒蒸品、清蒸品和生品升高白细胞作用，结果表明，酒蒸品及清蒸品水提物不具有升白作用，但酒蒸品的醇提物具有升白作用，其作用较生品强。另有研究表明，不同炮制品对环磷酰胺所致白细胞下降作用的影响除单蒸、醋蒸外均有明显提升作用，酒蒸作用为强。

比较女贞子不同炮制品对小鼠免疫功能的影响，结果显示：女贞子酒蒸品水提物，在增加胸腺重量和脾重量、促进植物凝集素（PHA）诱导的淋巴细胞转化率、提高血清溶血素含量、抑制单核 - 吞噬细胞系统活性等方面均较生品显著增加。小剂量即可达到或超过生品大剂量的作用强度，清蒸品具有与酒蒸品相似的增强和调节免疫功能作用，作用强弱顺序为酒蒸品 > 清蒸品 > 生品。故建议在作为补益药应用时，女贞子应以酒蒸品为主。

女贞子酒蒸品、清蒸品大小剂量及生品大剂量均可显著提高小鼠常压耐缺氧能力，在相同剂量下，以酒蒸品作用最强。抗炎抑菌作用以酒蒸品最佳。通过保肝作用的比较，女贞子炮制品以酒蒸品降低谷丙转氨酶的作用最强，并且与齐墩果酸含量成正相关关系。

3. 炮制工艺研究　比色法测定女贞子蒸制品中齐墩果酸的含量，采用正交设计对蒸制工艺进行优选，结果显示：用黄酒 20%、110℃，蒸制 4 小时为最佳工艺参数。

【贮藏】 贮干燥容器内，酒女贞子密闭，置通风干燥处。防霉、防潮。

木 瓜

【处方用名】 木瓜。

【来源】 本品为蔷薇科植物贴梗海棠 *Chaenomeles speciosa*（Sweet）Nakai 的干燥近成熟果实。夏、秋二季果实绿黄时采收，置沸水中烫至外皮灰白色，对半纵剖，晒干。

【历史沿革】隋唐时期有薄切、黄牛乳蒸；宋代有蒸熟、酒浸焙干；明代有酒洗、炒等法；清代有酒炒、姜汁炒等法。现行有蒸切等。《中华人民共和国药典》2020年版收载木瓜。

【炮制方法】取原药材，除去杂质，洗净，润透或蒸透后切薄片，干燥。

【成品性状】本品呈类月牙形薄片。外表紫红色或棕红色，有不规则深皱纹。切面棕红色。气微清香，味酸。

【炮制作用】木瓜味酸，性温。归肝、脾经。具有平肝舒筋、和胃化湿的功效。

木瓜质地坚硬，水分不易渗入，软化时久泡易损失有效成分。蒸木瓜切片较易，其片形美观，容易干燥。

【贮藏】贮干燥容器内，密闭，置通风干燥处。防潮、防蛀。

桑 螵 蛸

【处方用名】桑螵蛸、盐桑螵蛸。

【来源】本品为螳螂科昆虫大刀螂 *Tenodera sinensis* Saussure、小刀螂 *Statilia maculata* (Thunberg)或巨斧螳螂 *Hierodula patellifera* (Serville)的干燥卵鞘。深秋至次春收集，除去杂质，蒸至虫卵死后，干燥。

【历史沿革】汉代有蒸法；南齐时代载有炙制；南北朝刘宋时代有去核子用沸浆水浸淘后熬制等方法；唐宋增加了微炒、火炮、麸炒、酒浸炒、酒炙、酒浸、醋炙、酥制、米泔水煮、焙制等方法；明清增加了蜜炙、面炒制、盐水炒、醋煮等炮制方法。现行主要有蒸制、盐炙等炮制方法。《中华人民共和国药典》2020年版收载桑螵蛸。

【炮制方法】

1. 桑螵蛸 取原药材，除去杂质，用清水洗净泥屑，置蒸制容器内，用武火蒸约1小时，至"圆气"，容器壁有水蒸气凝结成的水珠滴下为度。取出，晒干或烘干。用时剪碎。

2. 盐桑螵蛸 取净桑螵蛸，加入盐水拌匀，闷润，置炒制容器内，用文火加热，炒至有香气逸出时，取出，晾凉。

每100kg净桑螵蛸，用食盐2.5kg。

【质量要求】

1. 桑螵蛸 为圆柱形、半圆形、长条形或类平行四边形。表面浅黄褐色至灰褐色，背面有一带状隆起，腹面平坦或有凹沟。气微腥，味微淡或微咸。蒸桑螵蛸色泽较深。

2. 盐桑螵蛸 形如桑螵蛸，色泽加深，略带焦斑，味微咸。

【炮制作用】桑螵蛸味甘、咸，性平，归肝、肾经。具有益肾固精、缩尿、止浊的功效。

生桑螵蛸令人泄泻，蒸后可消除致泻的副作用，同时经过蒸制，又可杀死虫卵，有利于保存药效。具有益肾固精、缩尿、止浊的功效，用于肾虚阳痿，遗精滑精，尿频遗尿，小便白浊。如首乌枸杞汤（《简明中医妇科学》）、桑螵蛸丸（《杨氏家藏方》）、桑螵蛸散（《本草衍义》）。

盐水制可引药下行入肾，增强益肾固精、缩尿止遗的作用。

【贮藏】贮干燥容器内，盐桑螵蛸密闭，置通风干燥处。防霉、防蛀。

第二节 煮 法

将净制或切制、破碎后的药物加辅料或不加辅料（固体辅料需先捣碎或切制）置适宜容器内，加适量清水共煮至一定程度的炮制方法，称煮法。

煮法最早出现于先秦时期，《五十二病方》中有"煮荆"，桐根"以泽泔煮"等煮制方法。历代记载有清水煮、酒煮、醋煮、甘草汤煮、姜汁煮、豆腐煮、盐水煮、米泔煮、黑豆煮、胆汁煮、羊血煮以及多种辅料共煮等煮制方法。《中华人民共和国药典》收载了水煮川乌、草乌、黄芩,醋煮延胡索、京大戟、莪术,甘草汤煮远志、巴戟天,豆腐煮硫黄等用煮法炮制的品种。

(一) 炮制目的

1. 消除或降低药物的毒副作用　如水煮川乌、豆腐煮藤黄,降低毒性,可供内服;甘草汤煮远志,能消除对咽喉的刺激作用。

2. 增强疗效　如醋煮延胡索,增强止痛功效。

3. 缓和药性　如甘草汤煮远志,可减苦燥之性。

4. 软化药物,便于切制　如水煮黄芩。

(二) 操作方法

煮制的操作方法分为清水煮和加辅料煮(包括加液体辅料煮、豆腐煮)。

1. 清水煮

(1)将药物大小分档,加水浸泡至内无干心,取出,置煮制容器内,加水浸没药物,用武火煮沸后改用文火,煮至药物切开内无白心时,取出,晾至六成干,切片,干燥。如制草乌、制川乌。

(2)将多量水置煮制容器内,武火加热至沸,投入药物,沸水煮制一定时间,取出,闷润至内外湿度一致,切片,干燥。如水煮黄芩。

2. 加液体辅料(药汁)煮　将药物大小分档,加入定量的液体辅料(如用药汁,需先将药物用清水煎煮、去药渣后,合并煎液,适当浓缩)拌匀,置煮制容器内,加水浸没,用武火煮沸后改用文火,煮至药透汁尽,取出晒干或切片后晒干。如甘草汤煮远志。

3. 豆腐煮　将药物置两块豆腐中间或在豆腐上挖一不透底的长方形槽,将药物置于槽中,上盖豆腐,移至煮制容器内,加水浸没,用武火加热煮沸后改用文火,煮至规定程度,取出,放凉,除去豆腐。如豆腐煮藤黄。

(三) 注意事项

1. 煮制时间　药物在煮制前应大小分档,分别炮制,体积大者煮制时间宜长,体积小者煮制时间宜短。

2. 掌握适当的加水量　加液体辅料(药汁)煮时,加水量以刚好浸没药物为度,煮至药透汁尽。加水过多,药透而汁未吸尽,则有损药效;加水过少,汁尽而药未煮透,则影响质量。煮制中途需添加水时,应加入沸水。毒剧药物在清水煮时的加水量宜大,要求药透汁不尽,煮后将药物取出,除去残留水液。

3. 掌握适当的火力　煮制时先用武火煮至沸腾,再改用文火,保持微沸,避免水分迅速蒸发,使辅料缓缓向药物组织内部渗透,充分发挥煮制作用。

4. 及时切制、干燥　药物煮制后,应及时晒干或烘干。如需切片,可闷润至内外湿度一致时切制,再进行干燥。如黄芩。

5. 妥善处理毒性药物煮制后的溶液和辅料　煮过毒性药物的残留水液或辅料,不得随意倾倒,防止污染环境或误食中毒。

川　　乌

【处方用名】生川乌、制川乌。

【来源】本品为毛茛科植物乌头 *Aconitum carmichaelii* Debx. 的干燥母根。6月下旬至8月上旬采挖,除去子根、须根及泥沙,晒干。

【历史沿革】汉代有炮、蜜煎法;南北朝有糟灰火炮炙;唐代有熬、烧作灰、火煨、米炒、醋煮等方法;宋代有冷水浸、沸汤泡、煅存性、微炒、酒浸、酒拌炒、酒煮、姜汁浸、姜汁炒、米泔浸后麸炒、盐炒、黑豆同炒、黑豆煮、乌豆蒸等方法;金元时期有水浸炮裂、土制等法;明清时期有米泔浸、盐姜制、盐酒浸、盐醋制、面炒、蛤粉炒、童便甘草汤煮、湿纸煨后酒煮等方法。现行有蒸、煮以及用甘草、黑豆、生姜、皂角、银花、豆腐、白矾、醋等辅料蒸煮的炮制方法。《中华人民共和国药典》2020年版收载川乌、制川乌。

【炮制方法】

1. 生川乌 取原药材,除去杂质。用时捣碎。

2. 制川乌 取净川乌,大小个分开,用水浸泡至内无干心,取出,加水煮沸4~6小时(或蒸6~8小时)至取大个及实心者切开内无白心,口尝微有麻舌感时,取出,晾至六成干后,切片,干燥。

知识链接

川乌的炮制历史

《五十二病方》始载乌头炮制及使用方法,包括用水煎煮取汁、烘烤研末、酒泡后晒干研末为丸、米汤煎煮等。《金匮要略》云:"川乌五枚,㕮咀,以蜜二升,煎取一升,即出乌头。"该方法为蜜汁煎煮的炮制方法,以液体辅料的量判断炮制适中程度,即"二升"煎至"一升"。《雷公炮炙论》所载"凡使,宜于文武火中炮令皴坼,即劈破用",即乌头用干热法"炮"的具体过程。从古到今,川乌的炮制解毒方法大致可分为水处理(水或其他液体辅料浸、泡、漂)、干热处理(烘、炮、炒、煨等)、湿热处理(蒸、煮或加辅料蒸、煮)3类,其目的都是通过炮制降低毒性。现代研究表明,微生物发酵有助于降低川乌中有毒生物碱的含量。

【成品性状】

1. 生川乌 呈不规则圆锥形,稍弯曲,顶端常有残茎,中部多向一侧膨大。表面棕褐色或灰棕色,皱缩,有小瘤状侧根及子根脱离后的痕迹。质坚实,断面类白色或浅灰黄色,形成层环纹呈多角形。气微,味辛辣、麻舌。

2. 制川乌 为不规则或长三角形的片。表面黑褐色或黄褐色,有灰棕色形成层环纹。体轻,质脆,断面有光泽。气微,微有麻舌感。

【质量要求】

1. 生川乌 水分不得过12.0%,总灰分不得过9.0%,酸不溶性灰分不得过2.0%;本品按干品计算含乌头碱、次乌头碱和新乌头碱的总量应为0.050%~0.17%。

2. 制川乌 水分不得过11.0%;含双酯型生物碱以乌头碱、次乌头碱及新乌头碱的总量计,不得过0.040%;含苯甲酰乌头原碱、苯甲酰次乌头原碱及苯甲酰新乌头原碱的总量应为0.070%~0.15%

【炮制作用】川乌性味辛、苦,热;有大毒。归心、肝、肾、脾经。具有祛风除湿,温经止痛的功效。

生川乌有大毒,多外用。用于风冷牙痛,疥癣,痈肿。如治牙痛的乌头丸(《太平圣惠方》);治久生疥癣,生川乌水煎温洗(《太平圣惠方》)。

制川乌由于煮制后毒性降低,可供内服。用于风寒湿痹,关节疼痛,心腹冷痛,寒疝作痛及麻醉止痛。如治风寒湿邪引起之半身不遂,手足麻木,偏正头痛的愈风丹(《部颁药品标准》);治风寒湿痹、肢体关节疼痛的小活络丸(《中华人民共和国药典》);治阴毒伤寒,手足逆冷,头痛腰重的退阴散(《博济方》);治久患风虚麻痛,行步艰难的乌灵丸(《卫生宝鉴》);

治心痛彻背,背痛彻心的乌头赤石脂丸(《金匮要略》)。

【炮制研究】

1. 川乌的毒性和毒性成分　川乌含二萜生物碱(乌头碱型生物碱)类成分,其中双酯型生物碱类(乌头碱、中乌头碱、次乌头碱)为主要毒性成分,又是镇痛、抗炎的有效成分。乌头碱毒性作用的靶器官主要为心脏与神经系统,可直接对心肌细胞产生毒害作用。乌头碱中毒剂量时对迷走神经有强烈兴奋作用及使心肌细胞 Na^+ 通道开放,加速 Na^+ 内流,促使细胞膜去极化,从而引起心律失常。

2. 川乌的炮制解毒机制　双酯型生物碱类成分性质不稳定,遇水、遇热易被分解或水解。生川乌通过加水、加热炮制处理,使极毒的双酯型生物碱水解,得到苯甲酰单酯型生物碱,毒性较小,约为双酯型生物碱的 1/500~1/50;再进一步水解,得到氨基醇类乌头原碱,其毒性很弱,仅为双酯型生物碱的 1/4 000~1/2 000,从而达到炮制"降低毒性"的目的。

有研究发现双酯型生物碱的水解转化规律与以往认识有所不同:即在加水加热过程中,乌头碱 C8 位上的乙酰基发生水解形成羟基,同时与邻位的羟基缩合成环氧烷,生成焦乌头碱;随后在加热过程中,环氧烷开裂,分别结合一分子羟基与一分子氢,生成苯甲酰乌头原碱,如图 15-3 所示。

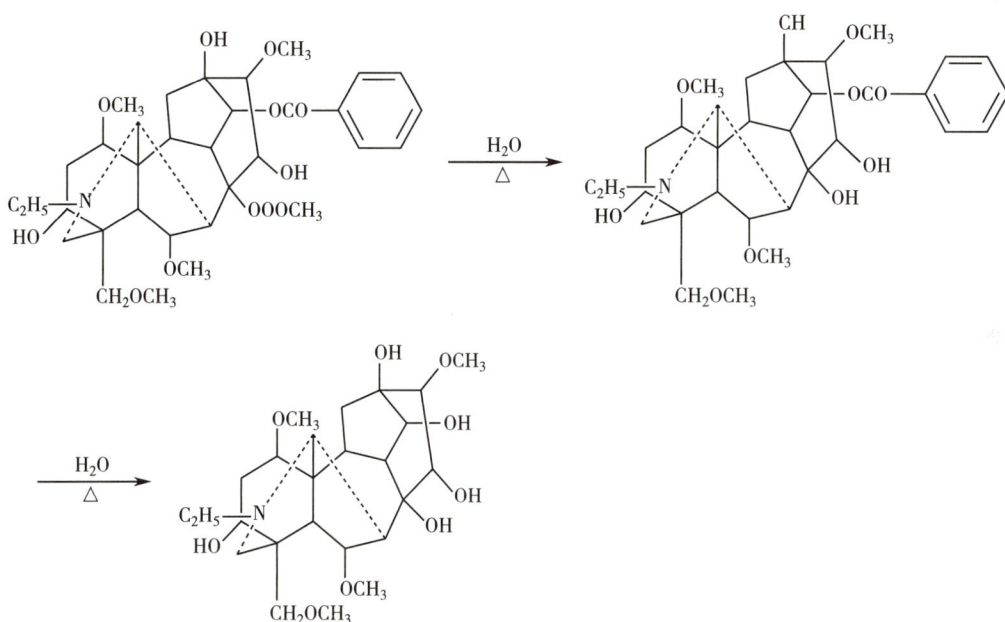

图 15-3　川乌炮制过程中乌头碱的水解

研究表明,通过水和加热的方法促使毒性极大的双酯型生物碱的水解和分解,从而降低了毒性;水处理可使双酯型生物碱水解而减毒,但由于其水解产物在长时间水浸、泡、漂过程中随水流失较多,会影响药效;干热处理可使双酯型生物碱分解而减毒,但加热对乌头总生物碱含量影响不大,而毒性降低与双酯型生物碱含量有关,与加热温度的高低和时间的长短有关;湿热处理是用蒸、煮等方法使双酯型生物碱水解而降低乌头的毒性,其解毒效果较单纯的干热处理或水处理降低毒性效果好、速度快。

将菌种以孢子悬液的形式接入灭菌生川乌药材中,30℃固态发酵培养 7 天后提取生物碱,采用高效液相色谱法测定其含量。研究发现,发酵药材中新乌头碱、乌头碱、次乌头碱质量分数明显低于原药材;生川乌中新乌头碱、乌头碱、次乌头碱的质量分数分别为

0.139 0%、0.019 5%、0.032 0%,而发酵生川乌中分别为 0.023 1%、0.003 9%、0.011 7%,表明微生物发酵有助于降低川乌中有毒生物碱的含量。

3. 对药理作用的影响 药理实验证明,乌头碱具有明显的镇痛作用和表面局部麻醉作用,效力相当于可卡因的 2 倍。制川乌的镇痛效果与生川乌大体相近,而毒性则大大降低。乌头及其生物碱还具有强心、增加冠脉流量、降压、抗炎、抑制呼吸中枢、抗肿瘤等药理作用。

4. 炮制工艺研究 以川乌中 6 种乌头类生物碱的含量作为评价指标,采用正交设计法考察川乌蒸法及煮法,确定最佳炮制工艺参数:川乌蒸制中浸泡时间、蒸制功率、蒸制时间分别为浸泡软化 62 小时,于 600W 下蒸 5 小时;川乌煮制中浸泡时间、煮制时间为浸泡软化 48 小时,煮 7 小时。

【注意】川乌生品需按毒性药品管理。

【贮藏】贮于干燥容器内,置通风干燥处,防蛀。

拓展阅读
（川乌）

草 乌

【处方用名】生草乌、制草乌。

【来源】本品为毛茛科植物北乌头 *Aconitum kusnezoffii* Reichb. 的干燥块根。秋季茎叶枯萎时采挖,除去须根和泥沙,干燥。

【历史沿革】唐以前川乌、草乌统称乌头,自唐代开始单独分出草乌,有醋煮、姜汁煮等方法;宋代有水煮、酒浸、酒煮、酒淬、盐炒、盐水浸后麸炒、米泔浸、黑豆煮、豆腐煮、麻油浸炒等方法;明清时期有水浸、温水浸、姜汁浸、姜汁炒、醋浸、醋淬、醋炒、炮、炒焦、炒黑存性等方法。现行有蒸、煮和用甘草、白矾、黑豆、生姜、皂角、豆腐等辅料蒸煮的炮制方法。《中华人民共和国药典》2020 年版收载草乌、制草乌。

【炮制方法】

1. 生草乌 取原药材,除去杂质,洗净,干燥。

2. 制草乌 取净草乌,大小个分开,用水浸泡至内无干心,取出,加水煮至取大个切开内无白心、口尝微有麻舌感时,取出,晾至六成干后切薄片,干燥。

【成品性状】

1. 生草乌 呈不规则长圆锥形,略弯曲。顶端常有残茎和少数不定根残基。表面灰褐色或黑棕褐色,皱缩,有纵皱纹、点状须根痕及数个瘤状侧根。质硬,断面灰白色或暗灰色,有裂隙,形成层环纹多角形或类圆形,髓部较大或中空。气微,味辛辣、麻舌。

2. 制草乌 呈不规则圆形或近三角形的片。表面黑褐色,有灰白色多角形的形成层环和点状维管束,并有空隙,周边皱缩或弯曲。质脆。气微,味微辛辣,稍有麻舌感。

【质量要求】

1. 生草乌 杂质(残茎)不得过 5%,水分不得过 12.0%,总灰分不得过 6.0%;含乌头碱、次乌头碱及新乌头碱的总量应为 0.15%~0.75%。

2. 制草乌 水分不得过 12.0%;含双酯型生物碱以乌头碱、次乌头碱及新乌头碱的总量计,不得过 0.040%;含苯甲酰乌头原碱、苯甲酰次乌头原碱及苯甲酰新乌头原碱的总量应为 0.020%~0.070%。

【炮制作用】草乌性味辛、苦,热;有大毒。归心、肝、肾、脾经。具有祛风除湿,温经止痛的功效。

生草乌有大毒,以祛寒止痛、消肿为主,多作外用。用于喉痹、痈疽、疔疮、瘰疬以及破伤风。如治肿毒痈疽的草乌头散(《圣济总录》)。

制草乌由于煮制后毒性降低,可供内服。以祛风除湿、温经止痛力胜。用于风寒湿痹,关节疼痛,脘腹冷痛、跌仆肿痛,头风头痛、偏正头痛等。如治风寒湿痹、肢体关节疼痛的小活络丸(《中华人民共和国药典》);治风寒湿邪引起之半身不遂,手足麻木,偏正头痛的愈风丹(《部颁药品标准》);治跌打损伤,急慢性扭挫伤的三七伤药片(《中华人民共和国药典》);治偏正头风的上清散(《仙拈集》)。

【炮制研究】草乌的主要药效成分、毒性成分和炮制解毒机制与川乌相似。

1. 对化学成分的影响 采用高压蒸制或润后加压蒸法炮制,能大幅度降低草乌双酯型生物碱的含量,而总生物碱含量下降甚少。分别测定生草乌和制草乌(高压蒸、煮沸 4 小时)饮片中乌头碱、中乌头碱、次乌头碱的含量,结果以煮沸 4 小时的制草乌的双酯型生物碱含量下降最为明显。

草乌经蒸煮炮制后,双酯型生物碱含量明显减少,转化为相应的单酯型生物碱,在一定炮制时间内,其双酯型生物碱和单酯型生物碱的含量呈一定相关性。制草乌中双酯型生物碱的含量小于 0.04%,而单酯型生物碱含量常高于《中华人民共和国药典》的限度要求(0.02%~0.07%),可能是由于草乌生品中双酯型生物碱含量较高,转化为单酯型生物碱的含量也高,而单酯型生物碱具有一定稳定性,需较高温度、较长时间才能进一步水解。

有研究以炮制前后双酯型生物碱、单酯型生物碱的含量及外观评分为指标,对通过常压蒸制工艺得到的制草乌进行评价。结果表明,通过浸泡 4 天,常压蒸制 8 小时,70℃烘干得到的制草乌饮片质量稳定,符合《中华人民共和国药典》中制草乌的质量标准。与水煮法相比,常压蒸制法能够较大限度保留有效成分,适用于产业化生产。

2. 对药理作用的影响 研究表明,草乌炮制后毒性明显降低,其中以蒸法解毒效果最好,其次为黑豆甘草煮、水煮法,干热法毒性降低甚微,与原生药相近似。草乌润后加压蒸制品具有毒性低、对心律失常影响小、抑制呼吸作用弱的特点,镇痛效果和抗炎作用均优于药典法炮制品。草乌炮制后毒性明显降低,虽然其镇痛效价也有所降低,但药效仍然保持。结合毒效综合分析,制草乌的临床治疗指数(急性毒性剂量除以抗心室颤动最低有效剂量)明显升高,为生草乌的 3.52 倍,达到了减毒存效的目的。

【注意】生品需按毒性药品管理。

【贮藏】贮于干燥容器内,置通风干燥处,防蛀。

附　子

【处方用名】附片、淡附片、炮附片、白附片。

【来源】本品为毛茛科植物乌头 *Aconitum carmichaelii* Debx. 的子根的加工品。6 月下旬至 8 月上旬采挖,除去母根、须根以及泥沙,习称"泥附子"。泥附子在产地可以进一步加工成下列品种。

(1)盐附子:选择个大、均匀的泥附子,洗净,浸入胆巴的水溶液中过夜,再加食盐,继续浸泡,每日取出晒晾,并逐渐延长晒晾时间,直至附子表面出现大量结晶盐粒(盐霜)、体质变硬为止,称"盐附子"。

(2)黑顺片:取泥附子,按大小分别洗净,浸入食用胆巴的水溶液中数日,连同浸液煮至透心,取出,水漂,纵切成厚约 0.5cm 的片,再用水浸漂,用调色液使附片染成浓茶色,取出,蒸至出现油面、光泽后,烘至半干,再晒干或继续烘干,称"黑顺片"。

(3)白附片:取泥附子,按大小分别洗净,浸入食用胆巴的水溶液中数日,连同浸液煮至透心,取出,剥去外皮,纵切成厚约 0.3cm 的片,用水浸漂,取出,蒸透,晒干,称"白附片"。

【历史沿革】汉代有火炮法,晋代有炒炭法;隋唐时期有黑豆水浸、蜜炙、纸裹煨等法;宋代有水浸、烧黑、烧灰存性、醋浸、醋炙、姜汤煮、盐制、黄连制、黑豆青盐制等方法;明清时期有煮、甘草汤浸炒、地黄制、童便制等法。现行有盐制、漂、蒸、煮及用甘草、生姜、豆腐、白矾、黑豆、胆汁等辅料煮制的炮制方法。《中华人民共和国药典》2020 年版收载附片(黑顺片、白附片）、淡附片、炮附片。

【炮制方法】附片（黑顺片、白附片）直接入药，但仍需先煎。

1. 淡附片　取净盐附子，用清水浸漂，每日换水 2~3 次，至盐分漂尽，与甘草、黑豆加水共煮透心，至切开口尝无麻舌感时，取出，除去甘草、黑豆，切薄片，晒干。

每 100kg 净盐附子，用甘草 5kg、黑豆 10kg。

2. 炮附片　照炒法（通则 0213）用砂烫至鼓起并微变色。

【成品形状】

1. 黑顺片　为纵切片，上宽下窄，长 1.7~5cm，宽 0.9~3cm，厚 0.2~0.5cm。外皮黑褐色，切面暗黄色，油润具光泽，半透明状，并有纵向导管束。质硬而脆，断面角质样。气微，味淡。

2. 白附片　无外皮，黄白色，半透明，厚约 0.3cm。

3. 淡附片　呈纵切片，上宽下窄，厚 0.2~0.5cm。外皮褐色。切面褐色，半透明，有纵向导管束。质硬，断面角质样。气微，味淡，口尝无麻舌感。

4. 炮附片　形如黑顺片或白附片，表面鼓起，黄棕色，质松脆。气微，味淡。

【质量要求】

1. 黑顺片　水分不得过 15.0%，总灰分不得过 6.0%，酸不溶性灰分不得过 1.0%；含双酯型生物碱以新乌头碱、次乌头碱和乌头碱的总量计，不得过 0.020%；含苯甲酰新乌头原碱、苯甲酰乌头原碱和苯甲酰次乌头原碱的总量，不得少于 0.010%。

2. 白附片　水分、总灰分、酸不溶性灰分，以及双酯型生物碱限量、含量测定同黑顺片。

3. 淡附片　总灰分不得过 7.0%，酸不溶性灰分不得过 1.0%；水分、含量测定同附片。含双酯型生物碱以新乌头碱、次乌头碱和乌头碱的总量计，不得过 0.010%。

4. 炮附片　水分、双酯型生物碱限量同附片。

【炮制作用】附子性味辛、甘，大热；有毒。归心、肾、脾经。具有回阳救逆，补火助阳，散寒止痛的功效。生附子有毒，多作外用。如治口疮久不愈，为末醋面调，贴脚心（《易简方》）。

附子经炮制后降低毒性，便于内服。产地加工成盐附子，可以防止药物腐烂，利于贮藏。加工成黑顺片、白附片，毒性降低，可直接入药。

淡附片长于回阳救逆，散寒止痛。用于亡阳虚脱，肢冷脉微，阴寒水肿，阳虚感冒，寒湿痹痛，心腹疼痛。如治阳虚欲脱，四肢厥逆的四逆汤（《中华人民共和国药典》）；治脾肾阳虚，血瘀湿阻之水肿的肾康宁片（《中华人民共和国药典》）。

炮附片以温肾暖脾，补命门之火力胜。用于心腹冷痛，虚寒吐泻，冷痢腹痛，冷积便秘或久痢赤白。如治肾阳不足，命门火衰，腰膝酸冷的右归丸（《中华人民共和国药典》）；治脾胃虚寒，呕吐泄泻的附子理中丸（《太平惠民和剂局方》）；治积久冷痢的温脾汤（《外台秘要》）。

【炮制研究】附子与川乌药材为同一植物来源，其有毒成分亦为乌头碱等二萜双酯类生物碱，炮制后毒性明显降低，炮制解毒机制亦与川乌类似。

1. 对化学成分的影响　江油附子在产地传统加工经过洗净、胆巴浸泡、煮制、浸漂、剥皮（黑顺片除外）、切片、水漂、蒸制、干燥等多道工序处理，使其双酯型生物碱水解而降低毒性。附子经过加工过程中的泡、浸、漂工序，生物碱总量减少 80% 以上，其中泡胆巴过程减少 31.6%，胆巴漂煮过程减少 16.1%，水漂过程减少 33.6%。黑顺片、白附片的生物碱平均含量只有生附子的 7%。

有研究提出，以单酯型生物碱与双酯型生物碱的相对比例（MAs/DAs）作为江油附子质量控制的新指标。黑顺片炮制过程中，生附子、胆巴浸泡、煮制、浸漂、水漂、蒸制中间品以及成品的 MAs/DAs 分别为 0.011、0.037、0.160、0.156、0.130、8.500、21.167，而黑顺片的 MAs/DAs 约为生附子的 2 000 倍，可见随着黑顺片炮制过程的进行，其指标成分单酯型生物碱升高而双酯型生物碱降低。

将菌种以孢子悬液的形式接入灭菌生附子药材中,30℃固态发酵培养7天后提取生物碱,采用高效液相色谱法测定其含量。研究发现,发酵药材中新乌头碱、乌头碱、次乌头碱质量分数明显低于原药材:生附子中新乌头碱、乌头碱、次乌头碱的质量分数分别为0.275 0%、0.067 0%、0.055 0%,而发酵生附子中分别为0.063 3%、0.055 2%、0.029 1%,表明微生物发酵有助于降低附子中有毒生物碱的含量。

2. 对药理作用的影响　急性毒性实验结果表明,白附片和黑顺片毒性较小,其最大给药剂量均为20.56g/kg,盐附子有一定毒性,其LD_{50}为11.30g/kg。盐附子、白附片和黑顺片的临床安全指数(急性毒性剂量除以抗心室颤动最低有效剂量)依次为生品的18.08倍、32.89倍和131.79倍。

实验发现,炮附子在5~20分钟内产生明显强心作用,而且强心作用强度和作用范围都比生附子的增大。生附子和炮附子的有效部位对心衰大鼠血流动力学指标都有显著性差异,且对心衰大鼠血流动力学作用较正常大鼠作用显著。盐附子和黑顺片均可抑制乙酸所致小鼠扭体反应次数,黑顺片还可明显降低二甲苯所致的小鼠耳肿胀度。由此可见,附子制后不仅不降低其强心、镇痛、抗炎的作用效果,而且增加了其安全剂量。

将不同炮制过程制出的炒附片、黑顺片、淡附片及蒸附片进行足肿胀度、耳肿胀度及痛阈值试验,对比不同炮制过程中的附子的镇痛、抗炎以及提高免疫功能作用,结果表明,不同附子组相比对照组的耳肿胀度均有明显降低,不同附子组在用药6小时比对照组,除蒸附片组外,足肿胀度均有明显降低,同时在用药1小时炒附片组以及黑顺片组与对照组的差异明显;不同附子组相比对照组的痛阈值变化不明显。由于不同炮制过程中的附子均具有镇痛、抗炎、提高免疫功能等作用,各种附子的效果根据炮制方式的不同,存在一定差异,应该根据实际情况进行使用。

【注意】生品需按毒性药品管理。

【贮藏】盐附子密闭,置阴凉干燥处;附片贮存于干燥容器内,置通风干燥处,防潮。

远　志

【处方用名】远志、制远志、炙远志、远志肉。

【来源】本品为远志科植物远志 *Polygala tenuifolia* Willd. 或卵叶远志 *Polygala sibirica* L. 的干燥根。春、秋二季采挖,除去须根和泥沙,晒干或抽取木心晒干。

【历史沿革】南北朝时期载有去心;隋唐时有熟甘草汤浸,并指出"用时须去心,若不去心,服之令人闷";宋代有炒黄、焙制、甘草水煮、酒浸、酒蒸、酒炒、姜汁淹、生姜汁炒等法;明清时期有微炒、炒炭、炙制、麸拌炒、小麦炒、灯心煮、干姜汁蘸焙、米泔浸、米泔煮、甘草汁浸蒸、甘草黑豆水煮后姜汁炒、猪胆汁煮过晒干再姜汁制等方法。现行有清炒、蒸、煮、蜜炙、甘草制等炮制方法。《中华人民共和国药典》2020年版收载远志、制远志。

【炮制方法】

1. 远志　取原药材,除去杂质,略洗,润透,切段,干燥。

2. 制远志　取甘草,加适量水煎汤,去渣,加入净远志,用文火煮至汤吸尽,取出,干燥。
每100kg远志,用甘草6kg。

3. 蜜远志　取炼蜜,加入少量开水稀释后,淋于净远志段中,稍闷,置预热的炒制容器内,用文火加热炒至蜜被吸尽、药物深黄色、略带焦斑、疏散不粘手为度,取出,放凉。
每100kg净远志,用炼蜜20kg。

【成品形状】

1. 远志段　呈圆柱形,略弯曲,长3~15cm,外表皮灰黄色至灰棕色,有较密并深陷的横皱纹、纵皱纹及裂纹。质硬而脆,易折断,断面皮部棕黄色,木部黄白色,皮部易与木部剥离。气微,味苦微辛,嚼之有刺喉感。

2. 制远志 形如远志段,表面黄棕色,味微甜。

3. 蜜远志 形如远志段,表面棕红色,稍带焦斑,略显黏性,味甜。

【质量要求】

1. 远志段 水分不得过 12.0%,总灰分不得过 6.0%,每 1 000g 含黄曲霉毒素 B_1 不得过 5μg,含黄曲霉毒素 G_1、G_2、B_1、B_2 的总量不得过 10μg;醇溶性浸出物(用 70% 乙醇溶液作溶剂)不得少于 30.0%;含细叶远志皂苷不得少于 2.0%,含远志叫酮Ⅲ不得少于 0.15%,含 3,6′- 二芥子酰基蔗糖不得少于 0.50%。

2. 制远志 酸不溶性灰分不得过 3.0%;水分、黄曲霉毒素限量及浸出物含量同远志;含细叶远志皂苷不得少于 2.0%,含远志叫酮Ⅲ不得少于 0.10%,含 3,6′- 二芥子酰基蔗糖不得少于 0.30%。

【炮制作用】 远志性味苦、辛,温。归心、肾、肺经。具有安神益智,交通心肾,祛痰,消肿的功效。

远志生品"戟人咽喉",多外用涂敷。用于痈疽肿毒,乳房肿痛。如治痈疽肿毒初起的远志膏(《医学心悟》)。

远志制后能缓和苦燥之性,消除麻味,防止刺喉,以安神益智为主。用于心悸,失眠,健忘,精神不安。如治心肾不交,失眠健忘,头晕耳鸣,神疲体倦的孔圣枕中丸(《北京市药品标准》);治心劳虚寒,惊悸恍惚,多忘不安,梦寐惊魇的远志饮子(《济生方》);治失眠健忘的远志丸(《太平惠民和剂局方》)。

蜜炙后增强化痰止咳作用,用于咳嗽痰多、咳吐不爽等。如治咳嗽,痰多黏稠难咳的复方桔梗止咳片(《部颁药品标准》)。

【炮制研究】 远志含三萜皂苷、寡糖酯、叫酮、生物碱、香豆素、木质素等成分。远志皂苷具有较明显的祛痰、镇咳作用,皂苷、寡糖酯类成分具有增强记忆、抗痴呆和脑保护活性。

1. 对化学成分的影响 甘草水制远志,可消除远志对咽喉的刺激感,增加远志皂苷的煎出量。实验考察了添加与不添加辅料共 17 种不同炮制方法对远志中皂苷元组成、含量的影响,结果表明炮制时加辅料能显著促进环远志皂苷元的生成。远志加辅料炮制后,环远志皂苷元含量与生品相比升高 6~8 倍,而远志酸、远志皂苷元与生品含量水平相当,远志炭中皂苷元含量远低于生品。

远志传统加工方法要抽去木心,取根皮入药,称"远志肉"。研究表明,远志皮皂苷含量为 12.1%,远志木心为 0.482%,二者相差 25 倍。

2. 对药理作用的影响 远志根、根皮及木心所含的化学成分类似,各有效成分的含量为根皮 > 根 > 木心。根皮的祛痰作用、抗惊厥作用、溶血作用及急性毒性均强于远志木心。可见远志去心的目的不是降低毒副作用,而是去除去痰作用较弱的部位。远志木心的毒性和溶血作用均小于皮部,又同样有镇静、祛痰作用,为避免资源浪费,且抽去木心较为费工费时,建议远志不去心应用。

制远志、蜜远志与生远志对小鼠自发活动作用相同,入睡潜伏时间仅有缩短的趋势;蜜远志、制远志与生远志的催眠作用相同。生远志、蜜炙远志、姜制远志、甘草制远志对小鼠均有明显的止咳化痰作用。蜜炙远志能加强对胃黏膜及迷走神经的刺激,增加支气管的分泌,使气管内容物易于咳出。

对远志不同炮制品的镇静、镇咳研究表明:在镇静效果上,高剂量的制远志效果最佳;在镇咳效果上,高剂量的蜜远志效果较好;对比化痰作用,以高剂量的蜜远志效果为佳。

3. 炮制工艺研究　以蜜远志中细叶远志皂苷和远志𠮿酮Ⅲ含量为指标,采用响应面法,优化蜜远志的炮制工艺,结果表明:蜜远志最佳炮制工艺为炮制温度100℃,炮制时间3.30分钟,炮制时加炼蜜21%。

【贮藏】贮存于干燥容器内,密闭,置通风干燥处。

吴　茱　萸

【处方用名】吴茱萸、制吴茱萸。

【来源】本品为芸香科植物吴茱萸 *Euodia rutaecarpa*（Juss.）Benth.、石虎 *Euodia rutaecarpa*（Juss.）Benth.var.*officinalis*（Dode）Huang 或疏毛吴茱萸 *Euodia rutaecarpa*（Juss.）Benth.var.*bodinieri*（Dode）Huang 的干燥近成熟果实。8—11 月果实尚未开裂时,剪下果枝,晒干或低温干燥,除去枝、叶、果梗等杂质。

【历史沿革】汉代有汤洗、炒等制法;隋唐时期有熬、盐水洗、酒煮、醋煮、姜汁制等法;宋代有炒熟、炒焦、煨、焙、汤浸、水浸炒、醋浸炒、酒浸炒、汤浸大豆炒、黑豆制、酒醋童便制、盐制等方法;元代有汤洗焙干、酒浸焙、盐炒等法;明清时期有汤浸炒黄、煮、糯米煮、酒洗、黄连炒、黄连水炒、破故纸炒、黄连木香汁炒等方法。现行有酒制、醋制、盐制、姜制、黄连制、甘草制等炮制方法。《中华人民共和国药典》2020 年版收载吴茱萸、制吴茱萸。

【炮制方法】

1. 吴茱萸　取原药材,除去果柄等杂质,洗净,干燥。

2. 制吴茱萸　取甘草捣碎,加适量水,煎汤,去渣,加入净吴茱萸,闷润至汤液吸尽后,炒至微干,取出,干燥。

每 100kg 净吴茱萸,用甘草 6kg。

3. 盐吴茱萸　取净吴茱萸,加入盐水拌匀,置预热的炒制容器内,用文火炒至爆裂、稍鼓起时,取出,晾凉。

每 100kg 净吴茱萸,用食盐 3kg。

【成品形状】

1. 吴茱萸　呈球形或略呈五角状扁球形,表面暗黄绿色至褐色,粗糙,顶端有五角星状裂隙。质硬而脆,气芳香浓郁,味辛辣而苦。

2. 制吴茱萸　形如吴茱萸,表面棕褐色至暗褐色。

3. 盐吴茱萸　形如吴茱萸,表面棕褐色至暗褐色,香气浓郁,味辛辣,微苦咸。

【质量要求】

1. 吴茱萸　杂质不得过 7%,水分不得过 15.0%,总灰分不得过 10.0%;醇溶性浸出物不得少于 30.0%;含吴茱萸碱和吴茱萸次碱的总量不得少于 0.15%,柠檬苦素不得少于 0.2%。

2. 制吴茱萸　水分、总灰分、浸出物及成分含量同吴茱萸。

【炮制作用】吴茱萸性味辛、苦,热;有小毒。归肝、脾、胃、肾经。具有散寒止痛,降逆止呕,助阳止泻的功效。

吴茱萸生品有小毒,多外用。以散寒定痛力强,用于口腔溃疡、牙痛、湿疹。如用吴茱萸煎汤加酒含漱,治风冷牙痛(《食疗本草》);治鹅掌风、脚湿气的癣湿药水(《中华人民共和国药典》)。

制吴茱萸由于甘草制后毒性降低,燥性缓和。用于厥阴头痛,寒疝腹痛,寒湿脚气,经行腹痛,脘腹胀痛,呕吐吞酸,五更泄泻。如治厥阴头痛的吴茱萸汤(《伤寒论》);治气郁不舒,脘腹胀痛的木香顺气丸(《北京市药品标准》);治小肠疝气,偏坠抽痛的疝气内消丸(《北京市中药成方选集》);治月经不调,痛经的艾附暖宫丸(《中华人民共和国药典》)。

盐吴茱萸可引药下行,入肾经,增强疗疝功效。宜用于疝气疼痛,如治疝痛的肾气方

（《丹溪心法》）。

【炮制研究】吴茱萸含生物碱（吴茱萸碱、吴茱萸次碱等）、柠檬苦素（吴茱萸内酯）、挥发油等成分。吴茱萸的生物碱、柠檬苦素具有镇痛、抗炎、降压、抗肿瘤等作用。

1. 对化学成分的影响　有研究比较生吴茱萸、甘草制品、醋制品和盐制品中吴茱萸碱和吴茱萸次碱的含量，发现吴茱萸碱含量最高为醋制品，最低为甘草制品；吴茱萸次碱含量最高为盐制品，最低为醋制品。经盐制后吴茱萸碱与吴茱萸次碱含量均较生品高，说明古人多用盐制吴茱萸治疗寒疝腹痛具有一定道理。

通过研究炮制对吴茱萸碱、吴茱萸次碱和吴茱萸内酯 3 种成分在药材中含量及水煎液中溶出的影响，发现：加热处理药材中吴茱萸碱和吴茱萸次碱含量显著增高，而吴茱萸内酯变化不明显；加甘草汁炮制显著降低吴茱萸内酯含量，而对吴茱萸碱和吴茱萸次碱含量影响不明显；加热处理对 3 种成分在水煎液中的溶出无显著影响，加甘草汁制品吴茱萸碱和吴茱萸次碱的溶出显著增高，吴茱萸内酯变化不明显。

以吴茱萸碱、吴茱萸次碱和柠檬苦素为指标成分，采用 HPLC 法比较吴茱萸不同炮制品指标成分的含量，包括甘草制、姜制、盐制、醋制吴茱萸，结果发现吴茱萸炮制品与吴茱萸药材中，3 个指标性成分含量均下降，其中柠檬苦素含量下降较多；甘草制吴茱萸中吴茱萸碱和吴茱萸次碱总量与吴茱萸药材相比无明显变化，而姜制吴茱萸中 3 种指标成分含量均低于其他炮制品。

总生物碱含量炒制品明显高于烘制品和晒制品。挥发油总量依次为生品 > 醋制品 > 甘草制品 > 盐制品。生品与炮制品的挥发油组成成分及主要成分含量也有较大变化。

2. 对药理作用的影响　急性毒性实验表明，吴茱萸的毒性很小，且炮制前后无显著差异。吴茱萸不同炮制品均有较好的镇痛、抗炎、止泻作用。实验结果显示，镇痛作用强弱依次为盐制品 > 醋制品 > 甘草制品 > 生品，止泻作用强弱依次为生品 > 甘草制品 > 盐制品 > 醋制品，抗炎作用甘草制与生品明显强于醋制与盐制品。

对吴茱萸不同炮制品致小鼠肝毒性的研究表明，生吴茱萸组可显著升高小鼠肝、肾脏器指数，显著升高小鼠血清中 ALT、AST、LDH、AKP 的含量，显著增加肝组织病理损伤程度；与生吴茱萸组比较，甘草制吴茱萸组、盐吴茱萸组可明显降低小鼠肝、肾指数，显著降低小鼠血清中 ALT、AST、LDH、AKP 的含量，降低肝组织病理损伤程度。肝、肾指数和病理形态学的改变具有时间依赖性，吴茱萸各炮制品致小鼠肝毒性的作用顺序为生吴茱萸 > 甘草制吴茱萸 > 盐吴茱萸。给小鼠连续灌胃一定剂量的吴茱萸不同炮制品后，可造成较为显著的肝损伤，毒性呈剂量依赖性，并具一定的肝毒性"量—时—毒"关系，而且炮制品可降低吴茱萸的体内肝毒性作用。

3. 炮制工艺研究　以吴茱萸碱、吴茱萸次碱、吴茱萸内酯的含量为评价指标，对樟帮法泡吴茱萸的炮制工艺进行优化，确定最佳炮制工艺为：取净吴茱萸一定量，用开水泡 1 小时（按照 1 份药材，4 份水的量浸泡），然后取出放入 250℃ 的炒锅中加盐一定量，炒 18 分钟，炒干后捞出，放冷，筛去灰屑。每 100kg 吴茱萸，加盐 3kg。

【贮藏】贮存于干燥容器内，密闭，置通风干燥处。

硫　黄

【处方用名】硫黄、制硫黄。

【来源】本品为自然元素类矿物硫族自然硫，采挖后，加热熔化，除去杂质；或用含硫矿物经加工制得。

【历史沿革】隋唐时期有烧灰、药汁制、甘草汤洗等方法；宋代有水飞、水煮、炒、火炼、密闭煅、酒煮等方法；明清时期有醋煮、豆腐煮、甘草汤煮、萝卜蒸、猪大肠制、硝石制等方法。

现行有萝卜煮、豆腐煮、猪肠内煮等炮制方法。《中华人民共和国药典》2020年版收载硫黄、制硫黄。

【炮制方法】

1. 生硫黄 取原药材,除去杂质,敲成碎块。

2. 制硫黄 取净硫黄块,与豆腐同煮,至豆腐显黑绿色时,取出,漂净,阴干。

每100kg净硫黄,用豆腐200kg。

【成品形状】

1. 生硫黄 呈不规则块状。黄色或略呈绿黄色。表面不平坦,呈脂肪光泽,常有多数小孔。用手握紧置于耳旁,可闻轻微的爆裂声。体轻,质松,易碎,断面常呈针状结晶形。有特异的臭气,味淡。

2. 制硫黄 呈黄褐色或绿黄色结晶块,断面蜂窝状,臭气不明显。

【质量要求】

1. 生硫黄 本品含硫不得少于98.5%。

2. 制硫黄 含量测定同硫黄。

【炮制作用】硫黄性味酸,温;有毒。归肾、大肠经。具有解毒杀虫疗疮,补火助阳通便的功效。

生品有毒,多外用,可以解毒杀虫疗疮。用于疥癣,秃疮,阴疽恶疮。如治干湿癣的如圣散(《圣济总录》);治疥疮的臭灵丹(《外科大成》)。

制后毒性降低,可供内服,能补火助阳通便。用于阳痿足冷,虚喘冷哮,虚寒便秘。如治肾阳不足,命门火衰所致阳痿、遗精、尿频的金液丹(《太平惠民和剂局方》);治老年阳虚便秘的半硫丸(《部颁药品标准》)。

【炮制研究】炮制可降低硫黄中的含砷量,以豆腐制品最显著。硫黄和豆腐以1:1.5~1:2的比例进行炮制,其制品中含硫量可达到98%以上,含砷量≤1μg/ml,符合《中华人民共和国药典》关于砷盐限量的规定。

现代研究表明,硫黄与豆腐同煮显黑绿色,此现象非硫黄与豆腐同煮过程中产生的,而是硫黄与铁锅在加热过程中产生了某种化学反应的结果。当硫黄与豆腐同煮时使用铝制容器、不锈钢制容器或非金属容器时,豆腐不会变绿色。X射线衍射相分析证明,黑色物质是铁的化合物同硫的混合物,其组分除硫以外,主要是硫化亚铁。硫黄在铜锅中炮制,产生的黑色物质,其化学组分主要是硫或硫与铜的化合物。

【贮藏】置干燥处。防火。

藤　黄

【处方用名】生藤黄、制藤黄。

【来源】本品为藤黄科植物藤黄 *Garcinia hanburyi* Hook.f. 的干燥树脂。

【历史沿革】唐代始有藤黄入药的记载,多外用。清代有隔汤煮、山羊血拌晒、荷叶露泡、水蒸焯、隔汤炖、纱包入山羊血内反复炖制等方法。现行有荷叶制、豆腐制、山羊血制、清水煮等炮制方法。

【炮制方法】

1. 生藤黄 取原药材,除去杂质,轧成粗粒或打成小块。

2. 制藤黄

(1)豆腐制:取大块豆腐,中间挖一长方形槽,将净藤黄置槽中,再用豆腐盖严,置煮制容器内加水煮至藤黄全部熔化,取出,放凉,待藤黄凝固,除去豆腐,干燥。或将定量豆腐块置盘内,中间挖槽,将净藤黄粗末放入槽中,上用豆腐盖严,置蒸制容器内隔水蒸约3~4小时,待藤黄全部熔化,取出,放凉,除去豆腐,干燥。

每 100kg 净藤黄,用豆腐 300kg。

(2)荷叶制:取荷叶加 10 倍量水煮 1 小时,捞去荷叶,加入净藤黄煮至烊化,并继续浓缩成稠膏状,取出,凉透,待其凝固,打碎。

每 100kg 净藤黄,用荷叶 50kg。

(3)山羊血制:取净藤黄与鲜山羊血加水共煮 5~6 小时,取出,拣出山羊血,晾干。

每 100kg 净藤黄,用山羊血 50kg。

【质量要求】

1. 生藤黄　呈不规则碎块状、片状或细粉状,表面棕黄色、红黄色或橙棕色,质脆易碎,有光泽,无臭,味辛。

2. 制藤黄　呈黄褐色,表面粗糙,断面显蜡样光泽,质脆易碎,无臭,味辛。

【炮制作用】藤黄性味酸、涩,寒;有大毒。归胃、大肠经。具有消肿排脓,散瘀解毒,杀虫止痒的功效。

生藤黄毒性大,不可内服。外用于痈疽肿毒、顽癣。如治痈疽疮疡的一笔消(《串雅内编》);治顽癣的五黄散(《本草纲目拾遗》)。

制后毒性降低,可供内服,并可保证药材的净度。用于跌打损伤,金疮肿毒,肿瘤。如治金创肿毒的黎峒丸(《外科全生集》)。

【炮制研究】藤黄中主要含有藤黄酸、新藤黄酸、藤黄素、莫里林、莫里林酸等成分。藤黄酸、新藤黄酸具有显著的抗肿瘤活性,藤黄素具有泻下作用。

1. 对化学成分的影响　藤黄炮制前后的化学成分种类无明显变化,豆腐制后藤黄酸等成分含量都有所降低。豆腐为碱性蛋白质,表面积大、空隙多,具有良好的吸附作用;荷叶中含荷叶碱、莲碱等碱性成分,山羊血含大量蛋白质,可中和、吸附藤黄中的酸性树脂。

2. 对药理作用的影响　藤黄炮制品对肿瘤细胞的生长有一定抑制作用,以高压蒸制品和荷叶制品的抑制效果最佳。藤黄各炮制品对金黄色葡萄球菌和白色葡萄球菌有显著的抑菌、杀菌作用,其中以高压制品和荷叶制品效果最好。各炮制品均有抗炎作用,也以高压制品和荷叶制品效果为好。

除水煮品外,藤黄各炮制品均有明显的镇静作用,各炮制品之间差异不明显。除山羊血制品外,各炮制品均有明显镇痛作用。生藤黄具有明显致突变活性,经过炮制后在一定条件下可降低其致变性,且各炮制品同一剂量组之间无显著性差异。

藤黄经炮制后,其毒性均有不同程度的下降,毒性大小顺序为高压蒸制品＜豆腐制品＜荷叶制品＜水煮品＜山羊血制品＜生品。

3. 炮制工艺研究　以抗炎、杀菌、抗肿瘤和藤黄酸含量为指标,采用正交试验法,综合优选藤黄炮制工艺,结果表明,以 126℃高压蒸制 0.5 小时为最佳炮制工艺。

【注意】生品需按毒性药品管理。

【贮藏】贮存于干燥容器内,密闭,置阴凉干燥处。

第三节　燀　法

将药物置沸水中浸煮短暂时间,取出,分离种皮的方法,称燀法。适用于种子类药物去除种皮或分离不同药用部位。

(一) 炮制目的

1. 在保存有效成分的前提下,除去非药用部分　如苦杏仁、桃仁通过"燀"除去非药用部位种皮,并起到杀酶保苷的作用。

2. 分离不同药用部位　如白扁豆通过"燀"分离不同的药用部位扁豆仁、扁豆衣。

(二) 操作方法

先将多量清水加热至沸,再将药物投入沸水中,翻烫 5~10 分钟左右,烫至种皮由皱缩到膨胀,种皮易于挤脱时,立即取出,浸漂于冷水中,捞起,搓开种皮与种仁,晒干,簸去或筛取种皮。

(三) 注意事项

1. 控制用水量　水量要多,以保证水温,一般为药量的 10 倍以上。若水量少,投入药物后,水温迅速降低,酶不能很快被灭活,反而使苷被酶解,影响药效。

2. 避免时间过长　水沸腾后投药,加热时间以 5~10 分钟为宜。以免水烫时间过长,成分损失。

3. 注意干燥方法　燀去皮后,宜当天晒干或低温烘干,否则易泛油,色变黄,影响成品质量。

苦 杏 仁

【处方用名】苦杏仁、杏仁、燀杏仁、炒杏仁。

【来源】本品为蔷薇科植物山杏 *Prunus armeniaca* L.var.*ansu* Maxim.、西伯利亚杏 *Prunus sibirica* L.、东北杏 *Prunus mandshurica*(Maxim.)Koehne 或杏 *Prunus armeniaca* L. 的干燥成熟种子。夏季采收成熟果实,除去果肉和核壳,取出种子,晒干。

【历史沿革】汉代有汤浸去皮尖及双仁、去皮尖炒、熬黑、捣令如膏等方法;晋代有熬法;唐代有麸炒、烧令黑、油煎法;宋代有微炒、炒焦、瓜蒌瓤炒、童便浸后麸炒、蜜制、制霜、炮、米泔浸等炮制方法;元代有焙法;明代有蒜煮、蛤粉炒、牡蛎粉炒、童便浸后蜜炒等炮制方法;清代有姜制、面裹煨等方法。现行有燀制、炒制等炮制方法。《中华人民共和国药典》2020 年版收载苦杏仁、燀苦杏仁、炒苦杏仁。

【炮制方法】

1. 苦杏仁　取原药材,除去杂质。用时捣碎。

2. 燀苦杏仁　取净苦杏仁,照燀法(通则 0213)去皮。用时捣碎。

3. 炒苦杏仁　取燀苦杏仁,照清炒法(通则 0213)炒至黄色。用时捣碎。

【成品形状】

1. 苦杏仁　呈扁心形,表面黄棕色至深棕色,一端尖,另端钝圆肥厚,左右不对称,种皮薄,子叶乳白色,富油性,气微,味苦。

2. 燀苦杏仁　扁心形,表面乳白色或黄白色,一端尖,另端钝圆肥厚,左右不对称,富油性。有特异的香气,味苦。

3. 炒苦杏仁　形如燀苦杏仁,表面黄色至棕黄色,微带焦斑,有香气,味苦。

【质量要求】

1. 苦杏仁　水分不得过 7.0%;过氧化值不得过 0.11;含苦杏仁苷不得少于 3.0%。

2. 燀苦杏仁　同苦杏仁;含苦杏仁苷不得少于 2.4%。

3. 炒苦杏仁　水分不得过 6.0%;含苦杏仁苷不得少于 2.4%。

【炮制作用】苦杏仁性味苦,微温;有小毒。归肺、大肠经。具有降气止咳平喘,润肠通便的功效。

苦杏仁性微温而质润,生用有小毒,剂量过大或使用不当易中毒。长于润肺止咳,润肠通便。多用于外感咳喘,肠燥便秘。如桑菊饮(《温病条辨》)。

燀苦杏仁可除去非药用部位,便于有效成分煎出,提高药效;并可使酶灭活,有利于保存苦杏仁苷。苦杏仁燀后还可降低毒性,使用药安全,其功用与生苦杏仁基本一致。如治肺热咳嗽的麻杏甘石汤(《伤寒论》);治老人肠燥或产后血少便秘的润肠丸(《沈氏尊生书》)。

炒苦杏仁性温,长于温肺散寒,作用与生苦杏仁和燀苦杏仁相同,多用于肺寒咳喘,久患肺喘。如补肺平喘的杏仁煎(《杨氏家藏方》)。

【炮制研究】苦杏仁主要含有苦杏仁苷和野樱苷、脂肪油,并含苦杏仁酶、苦杏仁苷酶、樱叶酶、醇腈酶以及可溶性蛋白质等。苦杏仁苷具有镇咳、平喘、抗肿瘤、降血糖、抗炎、镇痛的作用,脂肪油具有润肠通便的作用。

1. 对化学成分的影响　苦杏仁生品在入汤剂煎煮前浸泡过程,及煎煮开始一段时间内的温度适合苦杏仁中的苦杏仁酶发挥作用,导致苦杏仁苷被共存的苦杏仁酶和野樱酶水解,产生氢氰酸而逸散。苦杏仁经加热炮制后,可以杀酶保苷,使苦杏仁苷在体内胃酸作用下,缓缓分解,产生适量的氢氰酸,起镇咳平喘作用而不致引起中毒。苦杏仁经不同方法炮制后均可起到一定程度的杀酶效果,其中以燀制法效果最好。

采用高效液相色谱法测定了苦杏仁生品及不同炮制品中苦杏仁苷的含量,结果显示生苦杏仁>燀苦杏仁>炒苦杏仁。

燀制和炒制对苦杏仁中的脂肪酸组分基本无影响,但炮制后亚油酸相对含量降低,油酸相对含量升高,这些变化与加热温度和炮制时间呈正相关。

2. 对药理作用的影响　生苦杏仁、炒苦杏仁、燀苦杏仁、后下生苦杏仁不同给药组,都能减少枸橼酸引起的豚鼠咳嗽次数,对氨水引起的小鼠咳嗽均有明显止咳作用,均能延长2%溴化乙酰胆碱和0.4%组胺双盐酸盐引起的豚鼠呼吸痉挛潜伏期。作用的强度为炒苦杏仁>后下生苦杏仁>燀苦杏仁>生苦杏仁。

3. 炮制工艺研究　研究表明,使用沸水,加水量为苦杏仁量的10倍,煮燀时间5分钟可达最佳燀制效果。湿热法中流通蒸汽法、水煮法和高压蒸汽法均能达到既破坏酶又基本保留苦杏仁苷的目的。但水煮时间长则会导致成分流失。采用微波加热炮制苦杏仁的最佳工艺为:温度80℃,加热45分钟,可使苦杏仁酶完全灭活,苦杏仁苷几乎不受损失。

以性状、水分、灭酶程度、苦杏仁苷含量为考察指标,采用四因素三水平正交试验法对苦杏仁炮制工艺中加水量、燀制时间、干燥温度、干燥时间进行优选研究,得出燀苦杏仁最佳炮制工艺为:加水量10倍,煮沸10分钟,电热鼓风恒温干燥箱干燥,温度60℃,时间6小时。

【贮藏】贮干燥容器内,置阴凉干燥处。防蛀。

知识链接

苦杏仁的炮制方法

苦杏仁始载于《神农本草经》,列为下品。《本草经集注》记载的炮制方法为"凡用杏仁,以汤浸,去皮尖,炒黄。或用麦麸炒过",《雷公炮炙论》记载为"凡用以汤浸,去皮尖。每斤入白火石一斤,乌豆三合,以东流水同煮,从巳至午,取出晒干用"。古代对苦杏仁的炮制,采用蒸、煮、炒等不同方法,目的是破坏其中的一部分成分,保持有效部分以发挥其药效。现代研究逐步明确了其原始目的主要是破坏其中的苦杏仁酶,以保持有效成分苦杏仁苷不被酶解。但实际上这些炮制方法有的不能使酶完全被破坏,有的虽能完全破坏,但在炮制中损失了过多的苦杏仁苷。如仿《雷公炮炙论》记载方法所得的苦杏仁,其苦杏仁苷的含量损失达到60%。现代炮制工艺研究,充分利用微生物学、物理化学原理,得到焯法最佳炮制工艺参数。

　　关于苦杏仁炮制是否应该去皮尖,历代本草记载不一致。《本草经集注》《雷公炮炙论》均记载为"以汤浸,去皮尖",但李时珍《本草纲目》记载"治风寒肺病药中,亦有连皮尖用者,取其发散也"。有研究认为,皮尖在苦杏仁中所占比例很小,毒副作用不大,炮制中不必去皮尖。

桃　仁

【处方用名】桃仁、焯桃仁、炒桃仁。

【来源】本品为蔷薇科植物桃 *Prunus persica*（L.）Batsch 或山桃 *Prunus davidiana*（Carr.）Franch. 的干燥成熟种子。果实成熟后采收,除去果肉和核壳,取出种子,晒干。

【历史沿革】汉代有去皮尖、熬法;南北朝刘宋时代有白术黑豆制;唐代有研如膏、酒煮等法;宋代有麸炒、盐炒、面炒、微炒等制法;元代有焙法;明代有吴茱萸炒、酒制、制炭等方法;清代有干漆炒、童便酒炒等方法。现行有焯制、炒制等炮制方法。《中华人民共和国药典》2020 年版收载桃仁、焯桃仁、炒桃仁。

【炮制方法】

1. 桃仁　取原药材,除去杂质。用时捣碎。

2. 焯桃仁　取净桃仁,照焯法（通则 0213）去皮。用时捣碎。

3. 炒桃仁　取焯桃仁,照清炒法（通则 0213）炒至黄色。用时捣碎。

【成品形状】

1. 桃仁　呈扁长卵形,表面黄棕色至红棕色,密布颗粒状突起。一端尖,中部膨大,另端钝圆稍偏斜,边缘较薄,种皮薄,子叶 2,类白色,富油性,气微,味微苦。

2. 焯桃仁　扁长卵形,表面浅黄白色,一端尖,中部膨大,另端钝圆稍偏斜,边缘较薄。子叶 2,富油性。气微香,味微苦。

3. 炒桃仁　呈扁长卵形,表面黄色至棕黄色,可见焦斑,一端尖,中部膨大,另端钝圆稍偏斜,边缘较薄。子叶 2,富油性,气微香,味微苦。

【质量要求】

1. 桃仁　水分不得过 7.0%;酸值不得过 10.0,羰基值不得过 11.0,每 1 000g 含黄曲霉毒素 B_1 不得过 5µg,黄曲霉毒素 G_2、黄曲霉毒素 G_1、黄曲霉毒素 B_2 和黄曲霉毒素 B_1 总量不得过 10µg;含苦杏仁苷不得少于 2.0%。

2. 焯桃仁　水分不得过 6.0%;含苦杏仁苷不得少于 1.50%。

3. 炒桃仁　水分不得过 5.0%;含苦杏仁苷不得少于 1.60%。

【炮制作用】桃仁性味苦、甘,平。归心、肝、大肠经。具有活血祛瘀、润肠通便、止咳平喘的功效。

桃仁生用行血祛瘀力强,多用于血瘀经闭,肺痈肠痈,跌打损伤,产后瘀滞腹痛。如治跌打损伤,腹中瘀血刺痛的桃红四物汤（《医宗金鉴》）。

桃仁焯制后易去皮,可除去非药用部位,使有效成分易于煎出,提高药效。其功用与生桃仁基本一致。

炒桃仁偏于润燥和血,多用于肠燥便秘、心腹胀满等。如治疗年老体衰或久病血虚津亏,或产后失血过多而导致肠燥便秘的润燥丸（《张氏医通》）。

【炮制研究】桃仁主要含有苷类如苦杏仁苷、野樱苷,以及脂质、糖类、蛋白质、氨基酸、苦杏仁酶、尿囊素酶等。具有抗动脉粥样硬化、抗心肌缺血、抗炎、抗过敏等作用。

1. 对化学成分的影响 研究表明,燀制去皮可显著提高桃仁水溶性成分的溶出。桃仁粉碎后,水溶性煎出物含量明显提高。生桃仁入煎剂时,苦杏仁苷在煎液中的留存量甚微,通过燀制可杀酶保苷。在炮制过程中,应选择适宜的炮制条件,既可使酶灭活,又避免处理过程本身导致苦杏仁苷损失。

2. 对药理作用的影响 桃仁的5种炮制品(生品、燀制品、炒制品、蒸制品、皮)对小鼠的抗凝血、抗血栓、抗炎、润肠通便作用,以生桃仁的各种作用最强,燀、炒、蒸后抗凝血作用缓和,炒、蒸桃仁抗血栓作用明显降低。

研究表明,酒炒桃仁具有活血化瘀、清热解毒之功效。临床研究证明,桃仁采用酒炒具有抑制呕吐、腹泻的功效。桃仁经炮制后药物有效性显著高于未经炮制的桃仁原品。

炒桃仁总蛋白能够促进抗体形成细胞的产生、血清溶血素的生成,能够提高机体体液免疫功能。炒桃仁总蛋白对肿瘤坏死因子 α 的产生有明显促进作用。

3. 炮制工艺研究 燀制桃仁的受热时间、冷浸时间对有效成分苦杏仁苷的含量影响较大。以苦杏仁苷为考察指标,采用 HPLC 进行含量测定,结果表明,苦杏仁在沸水受热时间4~10分钟、冷浸时间10分钟以内,比较合理,既容易脱皮,苦杏仁苷含量损失也不会太大,能保证产品质量和疗效。

【贮藏】贮干燥容器内,置阴凉干燥处。防蛀。

白 扁 豆

【处方用名】白扁豆、扁豆、炒扁豆、扁豆衣。

【来源】本品为豆科植物扁豆 *Dolichos lablab* L. 的干燥成熟种子。秋、冬二季采收成熟果实,晒干,取出种子,再晒干。

【历史沿革】宋代有油煎去皮、炒、焙、蒸、炮、姜汁炒等制法;元代有微炒、煮去皮等方法;明代有姜汁浸蒸后微炒、姜汁煮后炒等法;清代有炒炭、陈皮炒、醋制等方法。现行有燀法、炒法等炮制方法。《中华人民共和国药典》2020年版收载白扁豆、炒白扁豆。

【炮制方法】

1. 白扁豆 取原药材,除去杂质,用时捣碎。

2. 扁豆衣 取净扁豆置沸水中,稍煮至皮软后,取出晾凉水中稍泡,取出,搓开种皮与种仁,干燥,筛取种皮。(种仁亦药用)。

3. 炒白扁豆 取净白扁豆,照清炒法(通则0213)炒至微黄色具焦斑。用时捣碎。

【成品形状】

1. 白扁豆 为扁椭圆形或扁卵圆形,表面淡黄白色或淡黄色,平滑,略有光泽,一侧边缘有隆起的白色眉状种阜,质坚硬。种皮薄而脆,种仁黄白色,气微,味淡,嚼之有豆腥气;扁豆衣呈不规则的卷缩状种皮,乳白色,质脆易碎。

2. 炒白扁豆 表面微黄,略具焦斑,有香气。

【质量要求】白扁豆:水分不得过14.0%。

【炮制作用】白扁豆性味甘,微温。归脾、胃经。具有健脾化湿、和中消暑的功效。

白扁豆生用清暑、化湿力强。用于脾胃虚弱,食欲不振,大便溏泻,白带过多,暑湿吐泻,胸闷腹胀。如治夏季伤于暑湿,腹痛吐泻的香薷散(《太平惠民和剂局方》)。

燀白扁豆主要是为了分离不同的药用部位,增加药用品种。扁豆衣气味俱弱,健脾作用较弱,偏于祛暑化湿。可用于暑热所致的身热,头目眩晕。如治暑热所致身热、头目眩晕的清络饮(《温病条辨》);治暑日酒食所伤,伏热,烦渴的如缩脾饮(《太平惠民和剂局方》)。

炒白扁豆性微温,长于健脾化湿。用于脾虚泄泻,白带过多。如治脾胃虚弱,运化失常,大便泄泻,神疲体倦的参苓白术散(《太平惠民和剂局方》)。

【炮制研究】白扁豆主要含有脂肪油、蛋白质、烟酸、氨基酸、维生素、糖类、磷脂类和微量元素钙、铁、磷等成分。具有抗菌、抗病毒、提高免疫功能的作用,并含有对人红细胞有毒性的非特异性植物凝集素。

1. 对化学成分的影响　实验结果表明,白扁豆经炒制后,总磷脂含量减少 6.5%~9.4%。其磷脂成分主要为磷脂酰胆碱,炒制后其摩尔百分比较生品减少 18%~25%,而其他组分的相对摩尔百分比略有增高,推测白扁豆炒制后,氧化分解的主要成分为磷脂酰胆碱。

2. 对药理作用的影响　白扁豆中含有对人红细胞有毒性的非特异性植物凝集素。其中凝集素 A 不溶于水,无抗胰蛋白酶活性,如与饲料相混喂食大鼠,可抑制其生长,甚至引起肝的区域性坏死,加热后毒性大减。一般认为,凝集素 A 是生扁豆的毒性成分,加热后凝固变性失去活力,达到降毒的目的。

【贮藏】贮干燥容器内,置干燥处。防蛀。

(李 凯　王延年)

复习思考题

1. 简述蒸、煮、燀制法炮制的目的、操作方法及注意事项。

2. 试述黄芩、川乌、草乌、附子、苦杏仁的炮制方法、炮制作用及炮制原理。

3. 川乌、草乌、附子在炮制原理方面有何共同点? 谈谈这 3 种药物在汤剂入药中应注意的问题及其原理。

笔记栏

扫一扫
测一测

第十六章

复 制 法

学习目标

复制法主要用于毒性药物的炮制。通过学习本章内容,掌握复制的炮制目的、操作注意事项以及重点毒性药物的炮制方法、炮制作用、质量要求、炮制机制,了解一般药物的炮制方法、炮制作用,为今后的临床应用和饮片生产奠定理论和实践基础。

将净选后的药物加入一种或几种辅料,按规定操作程序,反复炮制的方法,称复制法。

本法在炮制药物的过程中采用多种辅料或多种工艺结合的方法共同处理药物。复制法历史可追溯至唐代,如《千金翼方》中的造熟地黄、造干地黄等。部分药物自古至今有几十种复制的方法,随着时代变化其工艺和辅料多不一致。现代的复制法与历史上曾经用过的复制方法比较,在辅料的种类、用量和炮制工艺程序上都有明显变化,工艺程序趋于简单,辅料种类和用量趋于减少。复制法主要用于半夏、天南星、白附子等有毒中药的炮制。

(一) 炮制目的

1. 降低或消除药物毒性 如半夏、天南星用白矾、石灰水炮制后可降低毒性。

2. 改变药性 如天南星胆汁制,其性味由辛温转苦凉,功效发生变化。

3. 增强疗效 如半夏生姜、白矾制,增强了降逆止呕的功效。

4. 矫臭矫味 一些腥臭味较重的药物经过炮制可除去腥臭味,便于服用,如紫河车。

(二) 操作方法

复制法没有统一的操作程序,不同药物的炮制根据药物的性质和辅料的性质以及炮制目的而定。一般将净选后的药物置一定容器内,加入一种或几种辅料,按炮制工艺,或浸、泡、漂,或蒸、煮,或数法同用,反复炮制达到规定的质量要求。

(三) 注意事项

1. 长时间水处理炮制的药物,其炮制时间可选择在春、秋季,地点应选择在阴凉处,避免暴晒,以避免因气温高而发酵腐烂(传统称之为“化缸”)。浸泡时如有必要,加入适量白矾防腐。

2. 炮制前药物应大小分档处理,以免炮制程度不一,影响效果。

3. 如需长时间煮制处理,应使用武火煮沸后调整火力使保持沸腾,煮制过程中应注意不时加水,以免糊锅。

半 夏

【处方用名】生半夏、半夏、清半夏、姜半夏、法半夏、制半夏。

【来源】本品为天南星科植物半夏 *Pinellia ternata* (Thunb.) Breit. 的干燥块茎。夏、秋二季采挖,洗净,除去外皮和须根,晒干。

【历史沿革】汉以前载有“治半夏”;汉、唐以后有汤洗、姜制、水煮、麸制、姜汁浸炒、制曲等方法;明代以后有吴茱萸制、姜与竹沥制、甘草制、制炭、姜与桑叶及盐制、皂荚白矾煮制、姜汁青盐制等炮制方法。现行主要有白矾制(清半夏)、生姜与白矾制(姜半夏)、石灰与甘草制(法半夏)。《中华人民共和国药典》2020 年版收载生半夏、清半夏、姜半夏和法半夏。

笔记栏

拓展阅读
(半夏)

视频
(姜半夏)

【炮制方法】

1. 生半夏　取原药材,除去杂质,洗净,干燥。用时捣碎。

2. 清半夏　取净半夏,大小分开,用8% 白矾溶液浸泡或煮至内无干心,口尝微有麻舌感,取出,洗净,切厚片,干燥。

每 100kg 净半夏,煮法用白矾 12.5kg,浸泡法用白矾 20kg。

3. 姜半夏　取净半夏,大小分开,用水浸泡至内无干心时取出;另取生姜切片煎汤,加白矾与半夏共煮至透心,取出,晾干或晾至半干,干燥;或切薄片,干燥。

每 100kg 净半夏,用生姜 25kg、白矾 12.5kg。

4. 法半夏　取净半夏,大小分开,用水浸泡至内无干心,取出;另取甘草适量,加水煎煮 2 次,合并煎液,倒入用适量水制成的石灰液中,搅匀,加入上述已浸透的半夏,浸泡,每日搅拌 1~2 次,并保持浸液 pH 12 以上,至剖面黄色均匀,口尝微有麻舌感时,取出,洗净,阴干或烘干。

每 100kg 净半夏,用甘草 15kg、生石灰 10kg。

【成品形状】

1. 生半夏　呈类球形,有的稍偏斜,直径 0.7~1.6cm。表面白色或浅黄色,顶端有凹陷的茎痕,周围密布麻点状根痕;下面钝圆,较光滑。质坚实,断面洁白,富粉性。气微,味辛辣、麻舌而刺喉。

2. 清半夏　呈椭圆形、类圆形或不规则的片。切面淡灰色至灰白色或黄白色至黄棕色,可见灰白色点状或短线状维管束迹,有的残留栓皮处下方显淡紫红色斑纹。质脆,易折断,断面略呈粉性或角质样。气微,味微涩、微有麻舌感。

3. 姜半夏　呈片状、不规则颗粒状或类球形。表面棕色至棕褐色。质硬脆,断面淡黄棕色,常具角质样光泽。气微香,味淡、微有麻舌感,嚼之略粘牙。

4. 法半夏　呈类球形或破碎成不规则颗粒状。表面淡黄白色、黄色或棕黄色。质较松脆或硬脆,断面黄色或淡黄色,颗粒者质稍硬脆。气微,味淡略甘、微有麻舌感。

各炮制品显微鉴别的异同:生半夏粉末类白色,草酸钙针晶束存在于椭圆形黏液细胞中,或随处散在;清半夏的草酸钙针晶量少,可以看到断裂的针晶或无针尖的针晶;姜半夏粉末淡黄色,淀粉粒糊化,针晶量少断裂,黏液细胞中针晶束难以分散;法半夏粉末淡黄色至黄色,炮制后针晶量少,断裂者多,且黏液细胞中的针晶凝固在一起,不易被分散。

【质量要求】

1. 生半夏　水分不得过 13.0%,总灰分不得过 4.0%;水溶性浸出物(冷浸法)不得少于 7.5%

2. 清半夏　水分不得过 13.0%,总灰分不得过 4.5%,白矾限量不得过 10.0%;水溶性浸出物(冷浸法)不得少于 7.0%。

3. 姜半夏　水分不得过 13.0%,总灰分不得过 7.5%,白矾限量不得过 8.5%;水溶性浸出物(冷浸法)不得少于 10.0%。

4. 法半夏　水分不得过 13.0%,总灰分不得过 9.0%;水溶性浸出物(冷浸法)不得少于 5.0%。

【炮制作用】半夏性味辛,温;有毒。归脾、胃、肺经。具有燥湿化痰,降逆止呕,消痞散结的功效。

生半夏具有化痰止咳、消肿散结的功效。生半夏有毒,误食生半夏可致唇舌刺痛、咽喉肿痛,严重者可致失音,使人呕吐,一般不作内服,多外用于疮痈肿毒、湿痰咳嗽。如治痈疽肿硬、厚如牛皮的四虎散(《仁斋直指方》)。

半夏经炮制后,能降低毒性,缓和药性,消除副作用。

清半夏长于化痰,以燥湿化痰为主。用于燥湿咳嗽,痰热内结,风痰吐逆,痰涎凝聚,咳吐不出。如治湿痰咳嗽的二陈汤(《太平惠民和剂局方》)。

姜半夏增强了降逆止呕作用,以温中化痰、降逆止呕为主。用于痰饮呕吐,胃脘痞满。如治痰饮呕吐的小半夏汤(《金匮要略》);治胃脘痞满的半夏泻心汤(《伤寒论》)。

法半夏偏于祛寒痰,同时具有调和脾胃的作用。用于痰多咳嗽,痰饮眩悸。亦多用于中药成方制剂中。如治胃脘满闷疼痛的香砂养胃丸(《中华人民共和国药典》)。

【炮制研究】

1. 半夏的毒性和毒性成分 半夏的"毒性"主要表现为接触性的刺激性和急性致炎毒性。半夏可刺激眼结膜引起水肿;刺激口腔、咽喉引起口舌肿胀、咽喉肿痛、失音、流涎,甚至引起窒息死亡;刺激胃黏膜而导致呕吐。

研究证实,半夏毒性成分主要是毒针晶和凝集素蛋白。毒针晶是草酸钙针晶和凝集素蛋白等成分的复合体。毒针晶肉眼不可见,但显微镜及电镜观察显示针晶极细长、两头尖锐、质地坚韧,表面具倒刺、凹槽。毒针晶可刺入机体组织诱发炎症,凝集素蛋白则被证实具有加重炎症反应的作用。

半夏的毒性机制为,误食鲜半夏或生半夏后,在口腔咀嚼或吞咽的作用力下,大量半夏毒针晶可刺入口腔及咽喉的黏膜组织,而毒针晶刺入的同时针晶上带有的以及块茎中的凝集素蛋白随之进入机体组织,激活机体巨噬细胞,诱导氧化应激释放大量活性氧(ROS),进一步激活下游 MAPK/NF-κB/NLRP3 等炎症信号通路,促使炎症因子大量释放,导致强烈的急性致炎毒性。

2. 炮制解毒机制 炮制半夏的辅料白矾、石灰及甘草汁和加热过程均具有破坏生半夏毒性成分的作用。研究表明,8% 的白矾溶液、pH>12 的碱水甘草混合溶液均可以破坏生半夏中毒针晶及凝集素蛋白的结构,从而降低半夏的毒性。其解毒机制是:清半夏炮制时,白矾溶液中的铝离子可与组成毒针晶草酸钙中的草酸形成络合物,使草酸钙被逐渐溶解,毒针晶刺入机体的刚性物质基础被破坏,同时白矾溶液可以溶解并降解凝集素蛋白;法半夏炮制时,石灰水浸泡可将凝集素蛋白降解为小分子的肽段,甘草汁浸泡可促使凝集素蛋白变性沉淀,同时石灰水碱性溶液可降解组成毒针晶的基质蛋白从而破坏毒针晶晶体结构。姜半夏的加热过程可以促使半夏中凝集素蛋白变性从而降低毒性。此外,清半夏、法半夏炮制时升高温度可以加速炮制解毒的效率。

研究表明,生姜汁及生姜中的姜辣素类成分可以拮抗生半夏中毒后由毒针晶和毒蛋白引起的炎症反应,发挥解毒作用。这也证明了《本草经集注》中"半夏毒,用生姜汁,煮干姜汁并解之"的记载。

3. 对化学成分的影响 半夏不同炮制品的炮制方法包含浸、煮过程并且使用辅料白矾、生姜汁、甘草汁、石灰水。浸、煮过程以及辅料的使用可不同程度改变半夏中的核苷类、有机酸类等成分,特别是易溶于水的核苷类成分在炮制后含量显著降低。有研究发现,姜半夏中的有机酸高于生半夏;生半夏中的有机酸高于清半夏。姜半夏的辅料是生姜、白矾,故姜半夏中含姜辣素类成分;法半夏的辅料是甘草、石灰,故法半夏中含甘草酸、甘草苷等成分,这些成为作为生品和炮制品质量差异的控制指标。

4. 对药理作用的影响 半夏或制半夏对碘液注入猫胸腔或电刺激喉上神经所致的咳嗽有明显的镇咳作用。半夏中的有机酸具有止咳祛痰的作用。有学者研究半夏不同炮制品对小鼠浓氨水引咳模型的止咳效价,其高低顺序为京半夏 > 法半夏 > 清半夏 > 姜半夏 > 生半夏,且不同炮制品的有机酸类成分均具止咳效应。

生、制半夏煎剂灌胃,对鸽、犬用阿扑吗啡、洋地黄、硫酸铜引起的呕吐都有镇吐作用。前列腺素 E_2(PGE$_2$)的含量下降易导致胃黏膜损伤。生半夏能明显抑制大鼠胃液中 PGE$_2$ 的含量和胃蛋白酶活性,且可显著促进小鼠胃肠道的运动,而姜半夏对大鼠胃液中 PGE$_2$ 含量、胃蛋白酶活性均呈促进作用,可显著抑制小鼠胃肠运动,表明炮制可以消除生半夏对胃肠黏膜的刺激,保护胃黏膜正常功能,同时又抑制胃肠运动起到和胃降逆止呕的功效。

有研究分离纯化了清半夏中的两种均质多糖,分子量分别为 8kDa 和 1 250kDa。两者均可抑制脂多糖诱导人气道上皮细胞 NCI-H292 释放的白介素 -4 水平,升高 γ 干扰素水平,同时下调与气道黏液分泌密切相关的黏蛋白 MUC5AC 的表达,表明半夏多糖具有抗炎及抑制黏液分泌的作用,推测清半夏多糖可能是其长于燥湿化痰的大分子效应物质。

5. 炮制工艺研究　高压、加热新工艺:用 1.3~1.5kg/cm^2 高压蒸 2 小时,可消除半夏的麻辣味。将半夏浸透后,经 115℃蒸制 10 分钟,口服无刺激感。生半夏在 120℃焙 2 小时,可去除催吐作用而不损害镇吐作用。

清半夏新工艺:以毒针晶的含量(以草酸钙计)、家兔眼结膜刺激性评分及有机酸的含量为指标,选择白矾浓度、炮制时间及炮制温度 3 因素,正交优选出清半夏的炮制工艺为:半夏在 30℃条件下,用 8% 浓度白矾浸泡 24 小时。研究发现,炮制温度和炮制时间显著影响半夏的毒性,升高温度可缩短消除麻辣感的时间。

法半夏新工艺:将半夏以清水浸泡 1 天至透,加入石灰、甘草混悬液浸渍,每日腌拌 1~2 小时,浸 2~3 天,至口尝微有麻辣感、切面呈黄色均匀为度,再用清水洗净石灰,干燥即可。另外,以毒针晶、水溶性有效成分鸟苷及甘草酸的含量,家兔眼结膜刺激性评分为指标,选择生石灰用量、甘草用量、炮制时间及炮制温度 4 因素,正交优选出法半夏的炮制工艺为:30℃下,每 100kg 半夏,用生石灰 10kg、甘草 15kg,浸泡 48 小时。此工艺显著缩短炮制时间。

采用加压浸泡工艺炮制法半夏,选择浸泡温度、浸泡时间、加水量、压力 4 因素,正交优选出法半夏的最佳炮制工艺为:温度 50℃,浸泡半夏 48 小时,加 4 倍液体辅料(2% 白矾、1.5kg 甘草、1.0kg 石灰的混合液)、压力 1.6 × 10^{5}Pa。

姜半夏新工艺:用清水浸泡 4~8 小时,润至无干心,再以定量白矾粉及干姜煎汁拌和均匀,置缸内,加适量清水浸润,腌泡 2~6 天,以口嚼无麻辣感为准,再以清水洗去白矾粉,切片即可。

以总生物碱含量、刺激性(小鼠腹腔扭体反应次数)的减弱程度及 β- 谷固醇含量为指标,选择姜汁用量、白矾用量、煮制时间 3 因素,正交优选出姜半夏的最佳炮制工艺为:每100kg 半夏浸泡至透后加 15kg 姜汁、8kg 白矾,煮 2~3 小时。此方法炮制的姜半夏混悬液、水煎液灌胃均未发现明显毒性,对动物刺激性、镇咳、胃排空、肠蠕动、催眠等药理作用与药典法相比也无明显差异。同药典法比较,显著缩短了炮制时间,减少了辅料用量。

产地加工炮制一体化工艺:以毒针晶含量、水溶性浸出物及白矾残留量为指标,选择白矾用量、浸泡时间、加热温度、加热时间 4 因素,正交优选出姜半夏的炮制工艺为:每 100g 鲜半夏,加白矾 10g、生姜(捣烂)20g,共同加热至沸腾 30 分钟后浸泡 3 天,再以 120℃加压蒸煮 40 分钟,清水洗净,晾半干,切片后干燥。此方法制备的姜半夏刺激性毒性显著下降,与药典法姜半夏无明显差异。

清蒸半夏工艺:以水溶性浸出物和总有机酸含量综合评分为指标,选择浸润时间、蒸制温度、蒸制时间 3 因素,用 Box-Behnken 响应面法优选出的蒸半夏工艺为:浸润时间 9.5 小时,蒸制温度 118℃,蒸制时间 2 小时。

【注意】生半夏须按毒剧药品管理。

【贮藏】置通风干燥处。防潮,防蛀。

天 南 星

【处方用名】生天南星、生南星、天南星、制天南星、制南星、胆南星。

【来源】本品为天南星科植物天南星 *Arisaema erubescens*（Wall.）Schott、异叶天南星 *Arisaema heterophyllum* Bl. 或东北天南星 *Arisaema amurense* Maxim. 的干燥块茎。秋、冬二季茎叶枯萎时采挖,除去须根及外皮,干燥。

【历史沿革】唐代有石灰炒黄、面裹煨、姜汁浸等方法;宋代以后有酒炒、生姜拌炒、牛乳拌炒、牛胆汁制、酒煮、姜酒制、浆水姜汁煮、羊胆汁煮、白皂荚同煮、九蒸九晒、皂角水浸等方法;明代以后有蜜制、酒制、生姜制、白矾制、胆南星制法、南星曲制法等炮制方法。现行主要有姜与白矾制(制南星)、胆汁制(胆南星)。《中华人民共和国药典》2020 年版收载生天南星、制天南星、胆南星。

【炮制方法】

1. 生天南星　取原药材,除去杂质,洗净,干燥。

2. 制天南星　取净天南星,大小分档,分别用清水浸泡,每日换水 2~3 次,如起白沫,换水后加白矾(每 100kg 天南星,加白矾 2kg),泡一日后,再换水,至切开口尝微有麻舌感时取出。另取适量白矾、生姜片置锅内加适量水煮沸后,倒入天南星共煮至内无干心时取出,除去姜片,晾至四至六成干,切薄片,干燥。

每 100kg 净天南星,用生姜、白矾各 12.5kg。

3. 胆南星

(1)取制天南星细粉,加入胆汁(或胆膏粉及适量清水)拌匀,蒸 60 分钟至透,取出,晾凉,制成小块,干燥。

(2)取天南星细粉,加入净胆汁(或胆膏粉及适量清水)拌匀,放温暖处,发酵 5~7 天后,再连续蒸或隔水炖 9 昼夜,每隔 2 小时搅拌 1 次,除去腥臭气,至呈黑色浸膏状,口尝无麻味为度,取出,晾干。再蒸软,趁热制成小块。

每 100kg 制天南星细粉,用牛(或羊、猪)胆汁 400kg(胆膏粉 400kg)。

【成品形状】

1. 生天南星　扁球形,高 1~2cm,直径 1.5~6.5cm。表面类白色或淡棕色,较光滑,顶端有凹陷的茎痕,周围有麻点状根痕,有的块茎周边有小扁球状侧芽。质坚硬,不易破碎,断面不平坦,白色,粉性。气微辛,味麻辣。

2. 制天南星　呈类圆形或不规则形薄片。黄色或淡棕色,质脆易碎,断面角质状。气微,味涩,微麻。

3. 胆南星　呈方块状或圆柱状。棕黄色、灰棕色或棕黑色。质硬。气微腥,味苦。

【质量要求】

1. 生天南星　水分不得过 15.0%,总灰分不得过 5.0%;醇溶性浸出物(稀乙醇作溶剂)不得少于 9.0%;含总黄酮以芹菜素计,不得少于 0.050%。

2. 制天南星　水分不得过 12.0%,总灰分不得过 4.0%,白矾限量不得过 12.0%。

【炮制作用】天南星性味苦、辛,温;有毒。归肺、肝、脾经。内服散结消肿。外用治痈肿、蛇虫咬伤。

生天南星辛温燥烈,有毒,多外用,治痈肿疮疖,蛇虫咬伤。内服以祛风止痉为主。多用于破伤风,如玉真散(《外科正宗》);治小儿癫痫的南星散(《幼科指南》)。

制天南星毒性降低,燥湿化痰作用增强。多用于顽痰咳嗽,如治肺经伏热、夜卧咳嗽的玉粉散(《圣济总录》)。

胆南星毒性降低,燥烈之性缓和,药性由温转凉,味由辛转苦,功能由温化寒痰转为清化热痰。以清热化痰、息风定惊力强。多用于痰热咳喘,急惊风,癫痫等。如治痰热咳嗽的清气化痰丸(《医方考》);治小儿急惊风的牛黄抱龙丸(《医学入门》);治痫证或癫狂的定痫丸(《医学心悟》)等。

【炮制研究】

1. 天南星的毒性和毒性成分　天南星生品的毒性与半夏相似,主要表现为刺激性毒性。天南星和半夏同属天南星科,均含有特殊晶型的毒针晶(由草酸钙和毒蛋白组成),具有强烈的刺激性毒性,能引起家兔眼结膜强烈水肿,其剂量与刺激性具有确切的量效关系;天南星毒针晶腹腔注射的 LD_{50} 与生品混悬液相比,显示其毒性是生品混悬液的 180 倍,毒性表现及针晶形态均与半夏中的毒针晶相似,且毒针晶的组成也与半夏类似。天南星块茎及毒针晶中均被检出含有大量的天南星凝集素蛋白。与半夏凝集素蛋白相似,天南星凝集素蛋白也具有激活炎症相关信号通路,促进炎症因子释放,加重炎症反应程度的毒性。

2. 炮制解毒机制　天南星经炮制成为制天南星后,刺激性显著下降。与姜半夏的炮制机制相似,辅料白矾和加热是降低天南星毒性的关键辅料,且其矾制解毒的炮制机制同半夏。白矾水浸泡以及加热均可显著降低天南星中活性凝集素蛋白的含量。

3. 对化学成分的影响　天南星炮制工艺中有长时间浸泡。研究表明,采用长时间水浸泡后,天南星中掌叶半夏乙(腺嘌呤)、β-谷固醇、氨基酸含量均有明显下降。同时,黄酮类成分在制天南星中也有较大程度下降。因此,天南星炮制工艺的研究应以减少成分流失同时破坏毒性成分为目的。

胆南星中含有胆汁酸类成分,且胆汁酸含量的高低与投料时使用的胆汁的量相关。胆汁来源有猪、牛、羊胆汁 3 种,其所含的胆汁酸类成分有差异,故胆南星中所含的胆汁酸类成分与胆汁种类相关。胆南星因为炮制方法不同,分为发酵法胆南星和混合蒸制法胆南星。

发酵法胆南星主要含有游离胆汁酸类成分,混合蒸制法胆南星主要含有结合型胆汁酸类成分。当前市场上,胆南星主要是猪胆汁发酵的胆南星,少量为牛胆汁发酵的胆南星。使用胆汁的种类和量,以及采用发酵法还是混合蒸制法,均对胆南星中胆汁酸类成分的种类与含量产生显著影响。

4. 对药理作用的影响　有研究采用氨水诱发小鼠咳嗽考察天南星生制品止咳效应的差异,发现生天南星和制天南星均具有止咳作用,且制天南星的作用更为显著。生、制天南星均可延长尼可刹米诱发的小鼠惊厥潜伏期。以发酵法和混合蒸制法制备胆南星(生天南星细粉、猪胆汁比例为 1:6),两种制品均未见毒副反应;其水浸液腹腔给药,均可增强戊巴比妥钠催眠作用,混合蒸制法醇提物腹腔给药较发酵法醇提物有明显增强作用。

5. 炮制工艺研究　热压新工艺:天南星生品经 8% 白矾溶液加热加压 60 分钟,即可使麻辣感消除,且水浸出物含量大大提高。

制天南星新工艺:以口尝麻辣味为指标,选择白矾用量、浸泡时间、加热温度、加热时间 4 因素,正交优选出制天南星的最佳炮制工艺为:天南星加 12.5% 的白矾辅料,不水漂,100℃加热 4 小时。研究发现,影响天南星饮片炮制效果的最大因素是加热时间。该方法显著缩短了制天南星的炮制时间,炮制后刺激性显著下降。另有研究表明,单独使用白矾为辅料炮制天南星,宜将天南星用水浸润切片后,放入 5% 明矾水中浸泡 5 天,取出干燥。该工艺制品中 β-谷固醇及醇溶性浸出物含量均高于药典法 1 倍以上,而总氨基酸含量与药典法相当。

胆南星新工艺:胆南星采用直接拌合、用浓缩胆汁与白酒等拌制或蒸后烘干的方法,缩短了时间,平均胆酸含量增加了 3 倍。

【注意】生天南星须按毒剧药品管理。

【贮藏】置通风干燥处。防霉,防蛀。

白　附　子

【处方用名】生白附子、禹白附、白附子、制白附子。

【来源】本品为天南星科植物独角莲 *Typhonium giganteum* Engl. 的干燥块茎。秋季采挖,除去须根和外皮,晒干。

【历史沿革】宋代有热灰中炮裂、生姜汁拌炒、米泔浸焙、酒浸炒、酒煮炒、醋拌炒、炮裂捣碎炙微黄、姜汁泡后甘草浸焙、面包煨、煨裂等方法;明代以后有水浸后炒黄、湿纸裹煨、面裹或湿纸包火煨炮、童便酒炒、姜汁蒸等炮制方法。《中华人民共和国药典》2020 年版收载生白附子、制白附子。

【炮制方法】

1. 生白附子　取原药材,除去杂质。

2. 制白附子　取净白附子,大小分开,用清水浸泡,每日换水 2~3 次,数日后如起泡沫,换水后加白矾(每 100kg 白附子,用白矾 2kg)泡一日后再进行换水,至口尝稍有或无麻辣味为度,取出。另取白矾及生姜片加适量水,煮沸后,倒入白附子共煮至内无干心为度,捞出,除去生姜片,晾至六七成干,切厚片,干燥。

每 100kg 净白附子,用生姜、白矾各 12.5kg。

【成品形状】

1. 生白附子　呈椭圆形或卵圆形,长 2~5cm,直径 1~3cm。表面白色至黄白色,略粗糙,有环纹及须根痕,顶端有茎痕或芽痕。质坚硬,断面白色,粉性。气微,味淡、麻辣刺舌。

2. 制白附子　类圆形或椭圆形厚片,外表皮淡棕色,切面黄色,角质。味淡,微有麻舌感。

【质量要求】

1. 生白附子　水分不得过 15.0%,总灰分不得过 4.0%;醇溶性浸出物(70% 乙醇溶液作溶剂)不得少于 7.0%。

2. 制白附子　水分不得过 13.0%,总灰分不得过 4.0%;醇溶性浸出物(稀乙醇作溶剂)不得少于 15.0%。

【炮制作用】白附子性味微辛,温;有毒。归胃、肝经。具有祛风痰,定惊搐,解毒散结止痛的功效。

生白附子一般外用,具有祛风痰、定惊搐、解毒止痛的功效。用于口眼歪斜、破伤风,外治瘰疬痰核、毒蛇咬伤。如治中风、半身不遂的牵正散(《杨氏家藏方》)。

制白附子毒性降低,祛风痰作用增强。多用于偏头痛,痰湿头痛,咳嗽痰多。如治偏头痛的白附子散(《普济本事方》);治痰湿咳嗽的白附丸(《证治准绳》)。

【炮制研究】

1. 炮制解毒机制　白附子与天南星、半夏均同属天南星科有毒中药。制白附子的炮制方法与姜半夏、制天南星工艺相同。白附子中的主要毒性物质也是具特殊晶型的毒针晶及针晶和块茎中的凝集素蛋白,与半夏、天南星的毒性成分性质相同。同时,制白附子与姜半夏、制天南星均采用水浸泡后与白矾、生姜共煮的炮制工艺,三者的炮制解毒机制具有共性规律。白矾具有破坏毒性成分毒针晶和凝集素蛋白的结构的作用,同时加热煮制可以使毒性蛋白变性。有研究发现,经炮制后白附子中未检出活性凝集素蛋白。

2. 对化学成分的影响　生品经过炮制,麻舌感消除,毒性成分毒针晶的含量下降,但其他化学成分如氨基酸、油酸、β- 谷固醇的含量也均明显下降,且这些成分均具有一定的生理活性。另有报道,白附子中含有的桂皮酸具有多种生理活性,经炮制后的制白附子中桂皮酸含量有不同程度的降低。因此,白附子炮制工艺优化时应考虑降低毒性的同时尽可能保留其他成分。

3. 对药理作用的影响　有研究采用氨水诱发小鼠咳嗽考察白附子生制品止咳效应的差异,发现生白附子及制白附子都能显著减少小鼠的咳嗽次数,且制白附子的作用更为显著。生、制白附子均可延长尼可刹米诱发的小鼠惊厥潜伏期。

4. 炮制工艺研究　加压炮制新工艺:以浸出物含量结合药效抗惊厥时间为指标,选择白矾含量、饮片厚度、煎煮时间、加压温度 4 因素,正交优选出制白附子的最佳炮制工艺为:白附子个药(块茎)加 6% 白矾浸泡,115℃加压煎煮 30 分钟。加压炮制可显著缩短炮制时间。

【注意】生白附子须按毒剧药品管理。

【贮藏】置通风干燥处。防霉,防蛀。

松　香

【处方用名】松香、制松香。

【来源】本品为松科植物油松 *Pinus tabulaeformis* Carr.、马尾松 *Pinus massoniana* Lamb. 或云南松 *Pinus yunnanensis* Franch. 树干中取得的油树脂,经蒸馏除去挥发油后的遗留物。

【历史沿革】南齐有炼制;唐代有酒制、煮制等方法;宋代有炙制、炒制等方法;明清有蒸制、炒黑、桑枝汁煮、烟叶制等炮制方法。现行主要有制松香。

【炮制方法】

1. 松香　取原药材,除去杂质,置锅内,用文火加热,熔化后倾入水中,晾凉,取出晾干,捣碎。

2. 制松香　葱煎汁,去渣,加入净松香及适量水,加热,至松香完全熔化,趁热倒入冷水中,待凝固后,取出晾干。

每 100kg 松香块,用鲜葱 10kg。

【质量要求】

1. 松香　呈淡黄色至淡棕色不规则块状,大小不一,断面呈壳状,有玻璃样光泽,质脆易碎,燃烧时产生浅黄色到棕色烟雾。

2. 制松香　颜色加深,味微苦。

【炮制作用】松香性味苦、甘,温。归肝、脾经。具有燥湿祛风,拔毒排脓,生肌止痛的功效。

松香多外用,入膏药或研末贴敷患处。用于风湿痹痛,痈疽,疥癣,湿疮,金疮出血。外敷,可治一切肿毒。

制松香可除去部分油质及杂质,使其品质纯洁,质地酥脆,便于制剂和粉碎,并可矫正其不良气味,减少刺激性。如用于瘙痒疥癣,恶疮,疥毒等。

【炮制研究】松香的有效成分为松香酸类成分,而刺激性成分一般认为是松节油和树脂类成分。经过葱汤炮制后,可以除去部分油脂和杂质,使得松香纯净。

【贮藏】置于阴凉干燥处。防火,防潮。

紫　河　车

【处方用名】紫河车、制紫河车。

【来源】本品为健康人的干燥胎盘。

【历史沿革】宋代有煅制、黑豆制、煨制、酒煮等方法;明代有米泔煮、烘熟、酒蒸、清蒸、酒醋洗、猪肚蒸、乳香酒蒸、烘等制法;清代有蜂蜜煮、白矾与姜汁同制等炮制方法。现行主要有酒炒法。《中华人民共和国药典》2010年版及之前版本均收载紫河车,自2015年版开始不再收载。

【炮制方法】

1. 紫河车 将新鲜胎盘除去膜及脐带,反复冲洗至去尽血液,加适量花椒、黄酒蒸或置沸水中略煮后,干燥,砸成小块或研成细粉。

每100kg紫河车,用黄酒10kg、花椒2.5kg。

2. 酒炒紫河车 取净紫河车块,用酒拌匀,待酒吸尽后,置锅内,用文火加热,炒至酥脆时,取出,晾凉。用时研末。

每100kg紫河车块,用酒10kg。

【质量要求】

1. 紫河车 呈圆形或碟状椭圆形,直径9~15cm,厚薄不一。黄色或黄棕色,一面凹凸不平,有不规则沟纹,另一面较平滑,常附有残余的脐带,其四周有细血管。质硬脆,有腥气。

2. 酒炒紫河车 质地酥脆,腥气较弱,具酒香气。粉末黄棕色。

【炮制作用】紫河车性味甘、咸,温。归心、脾、肾经。具有温肾补精,益气养血的功效。

生紫河车腥气极重,内服易产生恶心呕吐的副作用。一般多入片剂或胶囊剂。

酒制后可去除腥臭味,便于服用,并使其质地酥脆,便于粉碎,增强疗效。用于肺肾两虚,虚劳咳嗽,阳痿遗精。如治虚劳咳嗽的河车大造丸。

【炮制研究】紫河车含有多种氨基酸和免疫球蛋白,具有增强免疫作用,同时具有促进发育和抗过敏作用,对于支气管哮喘、肺结核等具有较好的治疗作用;经过黄酒蒸制后,一方面可以减轻腥臭气味,同时蒸制的过程中,胎盘中的蛋白类成分凝固变性,去污脱脂,便于制剂和调配。有研究提出,紫河车炮制时,高温或沸水浴可导致紫河车中有效成分磷脂类成分的损失,故提出可省去沸水浴过程,80℃直接干燥。

【贮藏】置于阴凉干燥处。防尘、防蛀。

【备注】《中华人民共和国药典》自2015年版开始不收载紫河车,但某些中成药处方中仍含有紫河车饮片,故将紫河车作为复制法的附加品种。

(郁红礼)

复习思考题

1. 简述复制法的目的,并举例说明。
2. 试述半夏毒性成分,以及不同炮制辅料、炮制过程对毒性成分的影响。
3. 试述姜半夏、制天南星、制白附子炮制方法的共性点及炮制解毒共性机制。

◇◇◇ 第十七章 ◇◇◇

发酵及发芽法

📐 学习目标

　　发酵发芽的炮制技术可使药物产生新的疗效,扩大药用品种,在炮制技术中具有独特作用。通过学习本章内容,掌握发酵法、发芽法的炮制目的、操作要点、注意事项,主要炮制品的炮制方法和炮制作用,为今后能够很好地运用发酵、发芽炮制技术进行炮制品的生产和临床应用奠定技术和理论基础。

　　发酵与发芽均系借助于酶和微生物的作用,使药物通过发酵与发芽过程,改变其原有性能,增强或产生新的功效,扩大用药品种,以适应临床用药的需要。发酵法主要利用微生物的作用,发芽法则需要借助种子萌发和生长过程中酶的作用,因此两种炮制方法都必须具备一定的环境条件,如温度、湿度、空气、水分等。

第一节　发　酵　法

　　经净制或处理后的药物,在一定的温度和湿度条件下,利用微生物和酶的催化分解作用,使药物发泡、生衣的方法,称发酵法。

　　微生物的生长、代谢和繁殖,是依靠向外界分泌大量的酶,将周围环境中大分子的蛋白质、糖类、脂肪等营养物质分解成小分子的化合物,再借助细胞膜的渗透作用,吸收这部分小分子营养物质。因此,中药发酵的过程实际上是某些微生物利用中药中的营养物质进行生长、代谢、繁殖的过程。

　　微生物具有非常丰富的酶系统,有强大的分解、转化物质的能力。利用微生物使中药发酵,可使中药化学成分进行生物转化,产生新的化合物或引起中药中一些成分含量的变化;同时,发酵过程中微生物生长、代谢、繁殖产生的代谢产物也可以使发酵的中药增加新的成分,从而增加或产生新的功效。

(一) 发酵的目的

　　1. 改变原有性能,产生新的治疗作用,扩大用药品种　如黑大豆,原来的功效如《本草纲目》所载 "黑豆……入肾……故能治水消胀下气,制风热而活血解毒",但经发酵炮制后的淡豆豉,具有解表、除烦的功效,可用于伤风感冒、头痛以及虚烦不眠等。其他如红曲、六神曲、建神曲等。

　　2. 增强疗效　中药发酵过程中,经微生物代谢后的产物分子量降低,大分子物质减少,更易被人体吸收利用,可使疗效增强。如半夏曲。

（二）发酵的操作方法

1. 药材的处理　根据不同的药物,采用不同的方法进行加工处理。有将药物与辅料汁拌匀,蒸制后直接进行发酵,如淡豆豉、百药煎;有将药物粉碎后与面粉混合进行发酵,如六神曲、半夏曲、红曲等。

处理好的中药物料含有适宜的水分和养分,作为微生物的培养基,置于温度、湿度适宜的环境中即可进行发酵。

常用的方法有药料与面粉混合发酵(如六神曲、建神曲、半夏曲、沉香曲等)和直接用药料进行发酵(如淡豆豉、百药煎等)。

2. 发酵条件的选择　发酵操作时应注意控制影响发酵的各种因素。

(1)菌种:主要是利用环境中的微生物在中药中自然发酵,但有时会因菌种不纯,影响发酵的质量。目前,采用单菌种微生物的纯培养或根据发酵的需要将几个菌种混合在一起培养、接种、发酵是中药发酵的方向之一。

(2)培养基:主要为水、含氮物质、含碳物质、无机盐类等。如六神曲中面粉为菌种提供了碳源,赤小豆为菌种提供了氮源。

(3)温度:一般发酵的最佳温度为 30~37℃。温度太高则菌种中的酶等容易遭到不可逆的破坏,菌种老化、死亡,不能发酵;温度过低,虽能保存菌种,但繁殖太慢,不利于发酵,甚至不能发酵。

(4)湿度:一般发酵的相对湿度应控制在 70%~80%。湿度太大,则药料发黏,且易生虫霉烂,造成药物发暗、霉变;过分干燥,则药物易散不能成形,也不利于菌种的生长、代谢和繁殖。经验认为,药料以"握之成团,指间可见水迹,放下轻击即碎"为宜。

(5)其他:适宜的 pH 是发酵的必备条件,一般 pH 为 4.0~8.0。放线菌的最适 pH 为 7.0~8.0,酵母菌的最适 pH 为 4.0~5.8,霉菌的最适 pH 为 3.8~6.0。此外,发酵需在有充足的氧或二氧化碳的条件下进行。

（三）发酵品质量要求

1. 发酵制品以曲块表面霉衣黄白色,内部有斑点为佳,不应出现黑色。
2. 发酵品应有酵香气味,不应出现霉味及酸败味。

（四）注意事项

1. 原料、设备等在发酵前应进行消毒、灭菌处理,以免杂菌污染,影响发酵质量。
2. 发酵过程须一次完成,不可间断停顿。
3. 发酵时应控制并保持一定的温度和湿度,温度过高会杀死菌种,导致发酵停止;温度过低或过分干燥则发酵速度变慢,不利于菌种的生长。
4. 发酵过程中应对 pH、湿度、有无杂菌污染、空气含氧量等随时进行检查监控,以保证发酵的正常进行。

六 神 曲

【处方用名】六神曲、神曲、六曲、炒六曲、焦神曲、麸炒六曲、焦六曲、酒神曲。

【来源】本品为苦杏仁、赤小豆、鲜青蒿、鲜苍耳草、鲜辣蓼等药加入面粉(或麦麸)混合后经发酵而成的曲剂。

【历史沿革】汉代始见有曲;南北朝时有焙制法;唐代有微炒制、炒黄法;宋代有火炮法、半夏共炒制法;元代有煨制;明清增加了枣肉制、酒制、煮制、制炭等炮制方法,并有"火炒以助天五之气,入足阳明经""味甘气香醒脾,生用消谷力剧""消导炒用,发表生用"等记述。现行有炒黄、麸炒、炒焦等。

【炮制方法】

1. 六神曲 取苦杏仁、赤小豆粉碎,与面粉混匀,加入鲜青蒿、鲜辣蓼、鲜苍耳草药汁,揉搓成捏之成团、掷之即散的粗颗粒状软材,置模具中压制成扁平方块,用鲜苘麻叶包严,放入箱内,按品字形堆放,上面覆盖鲜青蒿。置 30~37℃,经 4~6 天即能发酵,待药表面生出黄白色霉衣时取出,除去苘麻叶,切成 2.5cm 见方的小块,干燥。

每 100kg 面粉,用苦杏仁、赤小豆各 4kg,鲜青蒿、鲜辣蓼、鲜苍耳草各 7kg。药汁为鲜草汁和其药渣煎出液。

注意:在发酵时应充分做好药料的清洗消毒处理;赤小豆、苦杏仁粉应粉碎成细粉;鲜青蒿、鲜辣蓼、鲜苍耳草等榨汁后再将药渣煎汁,与榨汁合并后,与药料混匀。无鲜品时也可以用干品,用量一般为鲜品的 1/3。古时制作神曲,面粉一般用带麸白面,现一般以 40% 面粉、60% 麦麸混合代替。

2. 炒神曲 将曲块投入已经预热的炒制容器中,用文火加热,不断翻炒,至表面呈微黄色,取出,放凉。

3. 麸炒神曲 取麦麸皮均匀撒于已预热的炒制容器中,待烟起,将神曲倒入,快速翻炒至神曲表面呈棕黄色,取出,筛去麸皮,放凉。或用清炒法,炒至表面呈棕黄色。

每 100kg 神曲,用麦麸 10kg。

4. 焦神曲 将神曲块投入已预热的炒制容器内,用文火加热,不断翻炒,至表面呈焦褐色,内部微黄色,有焦香气时,取出,摊开放凉。

【成品性状】

1. 六神曲 为立方形小块,表面灰黄色,粗糙,质脆易断,微有发酵香气。
2. 炒神曲 表面微黄色,偶有焦斑,质坚脆。
3. 麸炒神曲 表面棕黄色,有麸香气。
4. 焦神曲 表面焦黄色,内为微黄色,有焦香气。

【炮制作用】六神曲味甘、辛,性温。归脾、胃经。具有健脾开胃,发散解表的功效。

生六神曲健脾开胃,并有发散作用。用于食滞中焦,脘腹胀满,呃逆或嗳气,不思饮食等。如宽中降逆汤(《温病刍言》)。

炒神曲健脾胃功能增强,发散作用减弱。用于食少难消,脘腹痞闷,大便溏薄,倦怠乏力,脉虚弱等。如健脾丸(《证治准绳》)。

麸炒神曲具有甘香气,以醒脾和胃为主。用于食积不化,脘腹胀满,不思饮食,肠鸣泄泻。如健脾思食方(《太平惠民和剂局方》)。

焦神曲消食化积力强,以治食积泄泻为主。用治时暑暴泻及饮食所伤、胸膈痞闷等。如曲术丸(《太平惠民和剂局方》)。

【炮制研究】六神曲含有蛋白酶、淀粉酶、挥发油等成分。

六神曲中的消化淀粉效价,经炒黄后一般保存了生品的 60%,炒焦后基本消失。焦神曲所含微量元素 Zn、Mn、Fe 较生品高。

研究表明,六神曲麸炒品和炒焦品均能较好地促进胃的分泌功能,增强胃肠的推动功能。

【贮藏】贮干燥容器内,置通风干燥处。防蛀、防潮。

ER-17-1

拓展阅读
(六神曲)

半　夏　曲

【处方用名】半夏曲、炒半夏曲。

【来源】本品为法半夏、赤小豆、苦杏仁和鲜青蒿、鲜辣蓼、鲜苍耳草与面粉经加工发酵而成的曲剂。

【历史沿革】宋代始有半夏合生姜制曲法,并云"半夏汤浸七次,切,焙干,用生姜三钱,同捣成曲,焙干";也有"用生姜和半夏末作曲用……微炒"等炒制法。明代发展有"用半夏细末一斤,白矾半斤,楮叶包,伏日制阴干""半夏研末,以姜汁、白矾汤和作饼,楮叶包置篮中,待生黄衣,日干用,谓之半夏曲"等炮制方法。现行有制成半夏曲后麸炒。

【炮制方法】

1. 半夏曲 取法半夏、赤小豆、苦杏仁一起粉碎成细粉,与面粉混合均匀,加入鲜青蒿、鲜辣蓼、鲜苍耳草榨汁和药渣之煎出液,搅拌均匀,堆置发酵,压成片状,切成小块,晒干。

每 100kg 法半夏,用赤小豆 30kg,苦杏仁 30kg,面粉 400kg,鲜青蒿 30kg,鲜辣蓼 30kg,鲜苍耳草 30kg。

2. 麸炒半夏曲 取麸皮,均匀撒在已预热的炒制容器内,用中火加热,待冒浓烟时加入半夏曲,迅速拌炒至表面呈深黄色时,取出,筛去麸皮,晾凉。

每 100kg 半夏曲,用麸皮 10kg。

【成品性状】

1. 半夏曲 为小立方块,表面浅黄色。质疏松,有细蜂窝眼。

2. 麸炒半夏曲 形如半夏曲,表面呈深黄色,具焦香气。

【炮制作用】半夏曲味甘、微辛,性温。归脾、胃经。具有健脾温胃,燥湿化痰的功效。

半夏经发酵制成曲剂后,可增强健脾温胃、燥湿化痰的功效。临床以化痰止咳、消食积为主。用于中脘气滞,胸膈烦满,痰涎不利,头目不清等。如三仙丸(《百一选方》)。用于心下痞满,不欲饮食,倦怠乏力,大便不畅,苔腻而微黄,脉弦等。如枳实消痞丸(《兰室秘藏》)。

麸炒半夏曲,产生焦香气,健胃消食的作用增强。

【贮藏】贮干燥容器内,置通风干燥处。防蛀、防潮。

红 曲

【处方用名】红曲、制红曲、炒红曲、红曲炭。

【来源】本品为曲霉科真菌紫色红曲霉 *Monascus parpureus* Went 的菌丝及孢子,经人工培养,接种于粳米,经过发酵,使整个米粒成为红色的曲制品。

【历史沿革】宋代始见红曲,有焙制法。元代有炒制法。明代对制曲方法则作详述,云:"白粳米一石五斗,水淘,浸一宿,作饭。分作十五处,入曲母三斤,搓揉令匀,并作一处,以帛密覆。热即去帛摊开,觉温急堆起,又密覆。次日日中又作三堆,过一时分作五堆,再一时合作一堆,又过一时分作十五堆,稍温又作一堆,如此数次。第三日,用大桶盛新汲水,以竹箩盛曲作五六分,蘸湿完又作一堆,如前法作一次。第四日,如前又蘸。若曲半沉半浮,再依前法作一次,又蘸。若尽浮则成矣,取出日干收之。"(《本草纲目》)现行有制曲后炒炭等。

【炮制方法】

1. 红曲

(1)传统发酵法:选择红色土壤地,挖一深坑,在坑上下周围铺以篾席,将粳米倒入其中,上压以重石,使其发酵,经 3~4 天后,米粒外皮变紫红色,内心亦变为红色。

(2)现代发酵法:将白粳米放入发酵容器,加水淹没白粳米,浸泡 12~24 小时,使其充分吸水,然后取出蒸 20 分钟;另将 40℃的无菌水配制成 5% 的乙酸溶液,加入菌种母液,每瓶 100ml,在 32℃孵育 6 小时,待温度降到 40℃时,与上述粳米充分拌匀,使米变为通红色。接下来进行发酵,开始的 24 小时温度控制在 26~30℃,由于曲米发酵产生热量,因此在发酵过程中需要控制温度。48 小时后需要补充纯净水,每隔 2 小时淋水 1 次,使含水量维持在 38%~40%,并适当搅拌使发酵均匀。待粳米完全变为紫色时,倒出,堆积,加盖布袋放置一夜。当掰开米粒,内断面为红色时,晒干,即可。

2. 红曲炭　将净红曲置已预热的炒制容器内,用武火微炒,使外部呈黑色、内部呈老黄色为度,喷淋清水,冷却,取出晾干。

【成品性状】

1. 红曲　呈米粒状,多碎断,表面紫红色或棕红色,断面粉红色。质脆,手捻易粉碎,染指。微有酵酸气,味淡。

2. 红曲炭　形似红曲,外皮呈黑色,内部呈老黄色,有焦香味。

【炮制作用】红曲味甘,性温。归肝、大肠经。具有活血化瘀、健脾消食的功效。

生红曲以活血化瘀、消食健胃见长。治小儿头疮,因伤湿入水成毒,脓汁不止(《百一选方》)。同降香、通草、穿山甲、没药配伍治上部内伤,胸膈作痛;同续断、元胡、当归、红花、牛膝等配伍治内伤瘀血作痛;同泽兰、牛膝、地黄、蒲黄、赤芍等配伍治产后恶露不尽,腹中痛(《本草经疏》)。

红曲炭收涩性强,以收敛止血、止泻见长。治冷滞赤白痢、血痢、跌打损伤、经闭、产后恶血(《本草求原》)。

【炮制研究】

对化学成分的影响　采用紫色红曲霉菌在粳米培养基中发酵后的红曲含有游离态氨基酸,含量可达 8.2~11.5mg/g,而普通粳米含游离态氨基酸约 0.55mg/g。

对福建产古田红曲(又称"福曲")进行氨基酸分析表明:共检出 20 种氨基酸,其中蛋白质氨基酸 17 种,含量为 11.2%;非蛋白质氨基酸有鸟氨酸、牛磺酸和 γ- 氨基丁酸。除色氨酸未测定外,红曲中必需氨基酸占氨基酸总量的 42.0%;红曲中含有 11 种药用氨基酸,含量为 8.6%,其中牛磺酸含量为 0.46mg/g。

对红曲二级代谢产物研究发现,红曲中含有多种生理活性物质。如具降胆固醇功效的洛伐他汀类;降血压有效成分 γ- 氨基丁酸及 Glucosamine(红曲菌细胞壁成分),天然抗氧化物质黄酮酚等。

采用改良选育的紫色红曲霉菌株接种在粳米上固体发酵培养而成的红曲中,洛伐他汀含量高达 4.99~5.33μg/g,而普通商品红曲中的洛伐他汀含量甚微,只有 0.088~0.551μg/g。

【贮藏】置阴凉干燥处。防潮、防蛀。

知识链接

红曲霉菌株的发酵炮制加工方法

利用现代微生物技术,可从优质红曲中直接分离红曲霉菌株,用于现代化发酵炮制加工。分离方法:取 1g 红曲米(或无菌研磨的红曲米粉)加入 9ml 无菌水中,充分摇匀,从中取 0.3ml 加入 9ml 无菌水中,摇匀。依次再做 2 次稀释,共 4 个稀释度分别为 10 倍、300 倍、9 000 倍、270 000 倍。第 3、4 个稀释度各取 1ml,第 1、2 个稀释度各取 0.5ml,加入 9cm 平皿的双抗培养基中,均匀涂布,32℃培养 2~6 天,显微镜观察培养皿中孢子的萌发情况,选择单个孢子进行标记。待其萌发形成小菌落后移接至斜面培养基。将这些红曲霉菌种接种于 Sab 斜面培养基上活化 2 次,之后接种于 Sab 液体培养基上,摇床培养 7 天,得生产菌种。

建　神　曲

【处方用名】建神曲、建曲、炒建神曲、焦建神曲。

【来源】本品为面粉、麸皮与广藿香、青蒿等中药混合后,经发酵而制成的曲剂。

【历史沿革】建神曲见于清代。《药性考》曰:"白酒药曲,松江得名,良姜四两,草乌半斤,吴萸白芷,黄柏桂心,干姜香附,辣蓼苦参,秦椒九味,一两等分,菊花薄荷,二两齐秤,丁皮益智,五钱杏仁,共为细末。滑石五斤,米粉斗八,河水搅匀。造丸干用,酿酒芬馨,炒焦拌食,滞积消灵。"现行主要的炮制方法有炒黄、炒焦等。

【炮制方法】

1. 建神曲　取炒麦芽、炒谷芽、炒山楂(各9kg);青蒿、辣蓼草、苍耳草(各6.5kg);藿香、陈皮、紫苏、香附、苍术(各6kg),苦杏仁、赤小豆(各4kg);槟榔、薄荷、白芷、厚朴、木香、炒枳壳(各3kg);官桂、甘草(各1.5kg)以及生麸皮21kg和面粉10.5kg。各药共研细粉,与生麸皮混匀,再将面粉制成稀糊,趁热与上述药粉揉合制成软材,压成小块状,使充分发酵,外表长出黄色菌丝时,取出,干燥。

2. 炒建神曲　取净建曲碎块,置已预热的炒制容器内,用文火炒至表面呈深黄色,有香气逸出时,取出,放凉。

3. 焦建神曲　取净建曲碎块,置已预热的炒制容器内,用武火炒至表面呈焦黄色,有焦香气逸出时,取出,放凉。

【成品性状】

1. 建神曲　为不规则碎块,土黄色。具清香气,味淡微苦。

2. 炒建神曲　形如建神曲,表面呈深黄色,具香气。

3. 焦建神曲　形如建神曲,表面呈焦黄色,具焦香气。

【炮制作用】建神曲味辛、甘,性温。归脾、胃经。具有消食化积、发散风寒、健脾和胃的功效。

生品以发散风寒、调和脾胃、止呕止泻力强,可用于感冒头痛、宿食积滞、胸腹胀满、脾虚泄泻。如搜风解表,调胃行痰,止嗽、疟、痢、吐泻(《药性考》)。

炒建神曲、焦建神曲可增强消食化积、健脾和胃的功效。常与健脾消食药同用。

【炮制研究】建神曲中含有酵母菌、乳酸菌、霉菌、蛋白酶、淀粉酶,另含挥发油、苷类、脂肪油及维生素B等。本品所含多种消化酶,能促进消化液的分泌。酶的性质不稳定,经过高温炒焦将会失去活性而失效,但临床实践证实炒制后的建神曲健脾消食作用增强,究竟炒制品健脾消食的作用机制如何尚需进一步研究。

【贮藏】贮干燥容器内,密闭,置阴凉干燥处。防潮、防蛀。

知识链接

建神曲临床应用注意事项

建神曲在近代各个地区炮制规范中处方药味不尽相同,如有的含有山楂、麦芽等消食导滞药,有的含有行气除满药如苍术、厚朴等,还有的含有防风、紫苏等解表发散药。处方不同,各发酵的建神曲功效不尽一致,临床使用时需要格外注意。

淡 豆 豉

【处方用名】淡豆豉、豆豉。

【来源】本品为豆科植物黑大豆 *Glycine max* (L.) Merr. 的成熟种子的发酵加工品。

【历史沿革】晋代有熬令黄香法;唐代增加九蒸九曝、酒制、醋制,并记载造豉汁法;宋代有"炒令烟出,微焦"法;明代详细记载了造淡豆豉法,并有"黑豆性平,作豉则温,即经蒸(罨),故能升能散"等记述,还有了醋拌蒸法;清代新增了清蒸法、酒浸制法。现行有桑叶与青蒿制曲等。《中华人民共和国药典》2020年版收载淡豆豉。

【**炮制方法**】淡豆豉:取黑大豆洗净。另取桑叶、青蒿加水煎煮,滤过,将煎汁拌入净大豆中,待汤液被吸尽后,置蒸制容器内蒸透,取出,稍凉,再置容器内,用煎过汁的桑叶、青蒿渣覆盖,在温度25~28℃、相对湿度80%的条件下,使发酵至黄衣上遍时,取出,除去药渣,洗净,置容器内,保持温度50~60℃,闷15~20天,充分发酵,有香气逸出时,取出,略蒸,干燥,即得淡豆豉。

每100kg黑大豆,用桑叶、青蒿各7~10kg。

【**成品性状**】淡豆豉呈椭圆形,略扁,长0.6~1cm,直径0.5~0.7cm。表面黑色,皱缩不平。质柔软,断面棕黑色。气香,味微甘。

【**炮制作用**】淡豆豉味苦、辛,凉。归肺、胃经。

黑大豆具有"治水消胀下气,制风热而活血解毒"的功效。

淡豆豉由于用桑叶、青蒿汁混匀蒸制并经发酵,性变凉,具有香气,能行能散,具有解表、除烦、宣发郁热的功效。用于感冒,寒热头痛,烦躁胸闷,虚烦不眠等。如栀子豉汤(《伤寒论》)。用于风温初期、头痛身热、咳嗽咽干、心烦口渴、胸脘不舒等。如葱豉桔梗汤(《重订通俗伤寒论》)。

【**炮制研究**】淡豆豉的发酵是多种微生物共同作用的结果,除了主要微生物外,还伴随着其他次要微生物的生长。目前,已确定的淡豆豉发酵菌株包括黑曲霉(*Aspergillus niger*)、米曲霉(*Aspergillus oryzae*)、毛霉(*Mucor*)、根霉(*Rhizopus*)、豆豉芽孢杆菌(*Lobster saucesubtilis*)、枯草芽孢杆菌(*Bacillus subtilis*)、乳酸菌(*Lactiacid bacteria*)及微球菌(*Micrococcus*)等。

淡豆豉中游离大豆黄素含量比原料大豆中高94%,游离染料木素含量比原料大豆中高98%,主要是因为发酵过程中微生物将药料中的苷类成分水解成为游离苷元,使游离苷元含量提高。但染料木素、大豆黄素总含量低于原料大豆中的含量,可能是由于制备淡豆豉过程中煎煮、发酵等步骤使大豆黄酮类成分丢失或破坏所致。

【**贮藏**】贮于干燥容器内,密闭,置阴凉干燥处。防潮。

第二节　发　芽　法

将净选后的新鲜成熟的果实或种子,在一定的温度或湿度条件下,促使萌发幼芽的方法,称发芽法。

种子是种子植物特有的延存器官。优质的种子具有较强的活力,其萌发过程中有大量的酶参与,同时含有大量的淀粉、脂肪、蛋白质等物质。种子萌发时,淀粉被酶分解为糊精、葡萄糖等;脂肪被酶解成甘油和脂肪酸;蛋白质被酶解成小分子肽段及氨基酸等。因此,种子萌发过程中生物化学反应活跃,既有大分子物质的分解代谢,又有新物质的合成转化,从而使药物的化学物质基础发生改变、药性发生改变,产生新的疗效。

(一) 发芽的目的

通过发芽,使药效物质基础发生改变,改变原有的性能,产生新的功效,扩大用药品种。

(二) 发芽的操作方法

1. 选种　选择新鲜、粒大、饱满、无病虫害、色泽鲜艳的种子。

2. 浸泡 净选后的种子或果实,用适量清水浸泡适当的时间。每日喷淋清水 2~3 次,保持湿润。

3. 发芽 浸泡后的种子置于能透气的漏水容器中,或已垫好竹席的地面上,用湿物盖严,选择有充足氧气、通风良好的场地或容器进行发芽,温度一般以 18~25℃为宜,约经 2~3 天即可萌发幼芽,待幼芽长出 0.2~1cm 左右时取出立即干燥。

(三) 注意事项

1. 选用新鲜成熟的种子或果实,在发芽前应先测定发芽率,要求发芽率在 85% 以上。

2. 种子的浸泡时间应依气候、环境而定,一般春、秋季宜浸泡 4~6 小时,冬季 8 小时左右,夏季 4 小时左右。浸泡后的种子含水量一般控制在 42%~45% 为宜。

3. 发芽时温度一般控制在 18~25℃为宜,温度过高易腐烂变质,温度过低种子不易萌发。

4. 发芽时先长须根后长芽,不可把须根误认为芽。以幼芽长至 0.2~1cm 为标准,发芽过长则影响药效。

5. 在发芽过程中,要勤加检查、淋水,以保持所需湿度,并防止发热霉烂。

麦 芽

【处方用名】麦芽、大麦芽、炒麦芽、焦麦芽。

【来源】本品为禾本科植物大麦 *Hordeum vulgare* L. 的成熟果实经发芽干燥的炮制加工品。将麦粒用水浸泡后,保持适宜温、湿度,待幼芽长至约 5mm 时,晒干或低温干燥。

【历史沿革】晋代有熬制法;唐宋有微炒、炒黄、微炒黄法;元代又有焙法;明代则有巴豆炒、发芽、炒熟、煨等炮制方法;清代增加了炒焦、炒黑等炮制方法。现行有炒黄、炒焦等。《中华人民共和国药典》列有麦芽、炒麦芽、焦麦芽。

【炮制方法】

1. 麦芽 取新鲜成熟饱满的净大麦,用清水浸泡六七成透,捞出,置能排水容器内,盖好,每日淋水 2~3 次,保持湿润。待叶芽长至 0.5cm 时,取出晒干或低温干燥即得。

2. 炒麦芽 取净麦芽,置已预热的炒制容器内,用文火加热,不断翻动,炒至表面棕黄色,鼓起并有香气时,取出晾凉,筛去灰屑。

3. 焦麦芽 取净麦芽,置以预热的炒制容器内,用中火加热,炒至有爆裂声,表面呈焦褐色,鼓起,并有焦香气时,取出晾凉,筛去灰屑。

【成品性状】

1. 麦芽 呈梭形,长 8~12mm,直径 3~4mm。表面淡黄色,背面为外稃包围,具 5 脉;腹面为内稃包围。除去内外稃后,腹面有 1 条纵沟;基部胚根处生出幼芽和须根,幼芽长披针状条形,长约 5mm。须根数条,纤细而弯曲。质硬,断面白色,粉性。气微,味微甘。

2. 炒麦芽 形如麦芽,表面棕黄色,偶见焦斑,有香气,味微苦。

3. 焦麦芽 形如麦芽,表面焦褐色,有焦斑,有焦香气,味微苦。

【质量要求】

1. 麦芽 水分不得过 13.0%,总灰分不得过 5.0%,出芽率不得少于 85%。

本品每 1000g 含黄曲霉毒素 B_1 不得过 5μg,黄曲霉毒素 G_2、黄曲霉毒素 G_1、黄曲霉毒素 B_2 和黄曲霉毒素 B_1 总量不得过 10μg。

2. 炒麦芽 水分不得过 12.0%,总灰分不得过 4.0%。

3. 焦麦芽 水分不得过 10.0%,总灰分不得过 4.0%。

【炮制作用】麦芽味甘,性平。归脾、胃经。具有行气消食,健脾开胃,回乳消胀的功效。

生用消食、健脾和胃、疏肝通乳。对食积化热者尤宜生用。常与谷芽、山楂、白术、陈皮等配伍,对米、面积滞或果积有化积开胃作用,如小儿消食方(《中药临床应用》)。

炒麦芽偏温而气香,具有行气、消食、回乳之功。常与川芎、当归、白芍、熟地配伍,治妇女产后无儿食乳、乳房肿胀、坚硬疼痛难忍,如回乳四物汤(《疡医大全》)。

焦麦芽偏温而味甘微涩,增强了消食化滞、止泻的作用。常与白术、党参、炮姜、乌梅炭等配伍,治食积泄泻,如三仙散(《万病回春》)。

【炮制研究】麦芽含淀粉酶、转化糖酶、维生素 B、脂肪、磷脂、糊精、麦芽糖、葡萄糖等。

1. 对化学成分的影响　利用分光光度法和高效液相色谱法测定麦芽中总黄酮在不同炮制品中的含量变化,结果发现,炒麦芽和焦麦芽总黄酮的含量均高于生麦芽。

麦芽中所含消化酶、淀粉酶和维生素 B 等有助于消化。大麦发芽过程中,酶活性因发芽程度不同而有显著差异。长出胚芽者酶的活性为 1∶7~1∶10,而无胚芽者酶的活性为 1∶3~1∶5。乳酸含量前者为 0.8%~1.0%,后者为 0.5%~0.75%。芽亦不能太长,太长则其他成分消耗多,纤维素含量高,药效降低。

2. 对药理作用的影响　麦芽加热炮制时,随加热程度的升高,淀粉酶效价降低或消失。但是中医临床用炒麦芽、麦芽入煎剂,均取得了确切的临床疗效。可见,酶类并非其唯一有效成分,还应注意到麦芽中可能有调节机体自身消化功能的物质及维生素 B、乳酸等。临床实践证明,单用炒麦芽回乳,效果强于己烯雌酚,作用快而强。麦芽生、炒品均有回乳作用,关键在于剂量,小剂量时则消食开胃而催乳,大剂量时则耗气散血而回乳。

3. 炮制工艺研究　以淀粉酶为指标,对麦芽发芽工艺及质量标准进行考察,结果表明,最佳发芽长度应为麦粒本身长度的 0.7~0.85 倍,发芽要均匀,发芽率在 95% 以上,长度 0.5~1cm 者应占 80% 以上,若露头芽在 5% 以下则淀粉酶在 300 个糖化力单位以上为佳。

【贮藏】贮干燥容器内,密闭,置阴凉干燥处。防虫蛀。

谷　芽

【处方用名】谷芽、炒谷芽、焦谷芽。

【来源】本品为禾本科植物粟 *Setaria italica*(L.)Beauv. 的成熟果实经发芽干燥的炮制加工品。将粟谷用水浸泡后,保持适宜的温、湿度,待须根长至约 6mm 时,晒干或低温干燥。

【历史沿革】宋代有粟蘖;明代有"凡谷皆可生蘖,有粟黍谷麦豆诸蘖,皆水浸胀,候生芽,曝干去须,取其中米炒,研面用"的记述;清代亦有关于炒法的记载。现行有炒黄、炒焦等。《中华人民共和国药典》2020 年版收载谷芽、炒谷芽、焦谷芽。

【炮制方法】

1. 谷芽　取成熟饱满的净粟谷,用清水浸泡至六至七成透,捞出,置能排水的容器内,覆盖,每日淋水 1~2 次,保持湿润,待须根长至约 0.6cm,取出晒干,除去杂质。

2. 炒谷芽　取净谷芽,置已预热的炒制容器内,用文火加热,不断翻炒,至谷芽呈深黄色,大部分爆裂,并有香气逸出时,取出,晾凉。

3. 焦谷芽　取净谷芽,置已预热的炒制容器内,用中火加热,不断翻炒,至谷芽表面呈焦黄色,大部分爆裂,并有焦香气逸出时,取出,晾凉。

【成品性状】

1. 谷芽　呈类圆球形,直径约 2mm,顶端钝圆,基部略尖。外壳为革质稃片,淡黄色,具点状皱纹,下端有初生的细须根,长约 3~6mm,剥去稃片,内含淡黄色或黄白色颖果(小米)1 粒。气微,味微甘。

2. 炒谷芽　形如谷芽,表面呈深黄色,有香气,味微苦。

3. 焦谷芽　形如谷芽,表面呈焦褐色。有焦香气。

【质量要求】

1. 谷芽　出芽率不得少于 85%;水分不得过 14.0%;总灰分不得过 5.0%;酸不溶性灰

分不得过 3.0%。

2. 炒谷芽 水分不得过 13.0%；总灰分不得过 4.0%；酸不溶性灰分不得过 2.0%。

【炮制作用】谷芽味甘,性温。归脾、胃经。具有消食和中,健脾开胃的功效。

生谷芽长于消食化积,用于食积不消,腹胀口臭,脾胃虚弱,不饥食少。如治脾虚不纳的谷神丸(《澹寮方》);治脾胃虚弱泄泻的健脾止泻汤(《麻疹集成》)。也可单用,代茶饮,有养胃进食之功效,如谷芽露(《中国医学大辞典》)。

炒谷芽具炒香味,能醒脾,偏于开胃消食,用于胃呆不纳,不饥食少,大便不实,或食谷不化。

焦谷芽善消积止泻,用于饮食停积而致的泄泻,如治食积泄泻的焦三仙(《万病回春》)。

【炮制研究】炮制对于谷芽、稻芽和麦芽的成分和功效的影响有很多相似之处。谷芽中含有淀粉、蛋白质、脂肪、淀粉酶以及维生素 B 等。比较谷芽的生品、炒黄、炒焦品淀粉酶的活力,结果表明炒黄不影响淀粉酶的效力,炒焦则降低较多。

此外,由于谷芽消食作用温和,并具有健脾开胃之功效,临床上主要使用的是生谷芽和炒谷芽。

【贮藏】贮干燥容器内,密闭,置阴凉干燥处。防虫蛀、防鼠害、防潮。

知识链接

谷芽的同名异物现象

我国南方和北方地区存在谷芽的同名异物现象。北方地区的谷芽常指粟芽,而全国大部分地区则主要使用稻芽。《中华人民共和国药典》将两者分别收录,但功效、用途和用量是基本相同的。唯稻芽与粟芽的性状有差异。

稻芽性状:呈扁长椭圆形,两端略尖,长 7~9mm,直径 3mm。外稃黄色,有白色细茸毛,具 5 脉。一端有 2 枚对称的白色条形浆片,长 2~3mm,于一个浆片内侧伸出弯曲的须根 1~3 条,长 0.5~1.2cm。质硬,断面白色,粉性。气微,味淡。

大 豆 黄 卷

【处方用名】大豆黄卷、大豆卷、豆黄卷、豆卷、清水豆卷、制豆卷。

【来源】本品为豆科植物大豆 *Glycine max* (L.) Merr. 的成熟种子经发芽干燥的炮制加工品。取净大豆,用水浸泡至膨胀,放去水,用湿布覆盖,每日淋水 2 次,待芽长至 0.5~1cm 时,取出,干燥。

【历史沿革】汉代始见大豆黄卷;唐代有炒法、发芽法,并对发芽方法有所阐述,如"以大豆为芽,蘗生便干之,名为黄卷";宋代增加了焙制;金元时代又增加了煮制;明清时代在继承前法的同时又增加了醋制,对发芽的作用论述也较多。现行有淡竹叶与灯心草制、炒黄等。《中华人民共和国药典》2020 年版收载大豆黄卷。

【炮制方法】

1. 大豆黄卷 取净大豆,用清水浸泡至膨胀,捞出,置于能排水的容器内,上用湿布覆盖,每日淋水 2 次,待芽长至 0.5~1cm 时,取出,干燥。

2. 制大豆黄卷 取灯心草、淡竹叶置锅内,加入适量清水煎煮 2 次(每次 30~60 分钟),过滤去渣。药汁与净大豆黄卷共置锅内用文火加热,煮至药汁被吸尽,取出干燥。

每 100kg 大豆黄卷,用淡竹叶 2kg、灯心草 1kg。

3. 炒大豆黄卷 取净大豆黄卷,置已预热的炒制容器内,用文火加热,微炒至较原色稍深,取出放凉。

【成品性状】

1. 大豆黄卷 略呈肾形,长约 8mm,宽约 6mm。表面黄色或黄棕色,微皱缩,一侧有明显的脐点;一端有 1 弯曲胚根。外皮质脆,多破裂或脱落。子叶 2,黄色。气微,味淡,嚼之有豆腥味。

2. 制大豆黄卷 粒坚韧,豆腥气较轻而微清香。

3. 炒大豆黄卷 质坚韧,颜色加深,偶见焦斑,略有香气。

【质量要求】 大豆黄卷:水分不得过 11.0%,总灰分不得过 7.0%;含大豆苷($C_{21}H_{20}O_9$)和染料木苷($C_{21}H_{20}O_{10}$)的总量不得少于 0.080%。

【炮制作用】 大豆黄卷味甘,性平,归脾、胃、肺经。具有清利湿热、解表祛暑的功效。

生品多用于暑湿感冒、湿温初起、发热汗少,胸闷脘痞,肢体酸重,小便不利;也可用于湿痹、水肿。

制大豆黄卷宣发作用减弱,清热利湿作用增强。如治暑湿、湿温的豆卷汤(《中药临床应用》)。

炒大豆黄卷清解表邪作用极弱,长于利湿舒筋,兼益脾胃。如治头风、湿痹,筋挛膝痛,胃中积热,大便结涩的黄卷散(《普济方》);治水肿胀满的大豆散(《圣济总录》)。

【炮制研究】 大豆黄卷发酵工艺的改进:取灯心草、淡竹叶,置于锅内加水煎煮,去渣,晾凉,加入净选后的大豆,待汤吸尽,置容器内,每日淋水 2~3 次,待芽长 0.5~1cm 时,取出,干燥。每 100kg 大豆黄卷,用淡竹叶 2kg,灯心草 1kg。该工艺简单可行,出芽率均在 90.0% 以上,避免了药材因受热所致损伤,成品颗粒饱满,外观质量较好。

【贮藏】 贮干燥容器内,密闭,置阴凉干燥处。防虫蛀。

(李艳凤)

复习思考题

1. 论述药物发酵应具备的条件、操作注意事项及质量要求。
2. 试述发芽法的操作方法和注意事项。
3. 试述六神曲的炮制工艺。

第十八章

其 他 制 法

■ 学习目标

本章中各法炮制的药物较少,但炮制工艺特殊,在整本教材的内容中属于特殊类别的炮制工艺,一些方法炮制的药物是中医临床的常用药。通过本章内容的学习,掌握本章中一些特殊工艺的炮制方法、炮制品及其炮制作用,为今后实际临床应用和饮片生产奠定基础。

本章包括烘焙、煨制、提净、水飞、制霜、干馏、制绒及拌衣、特殊制法等炮制方法。炮制目的是增强药物的疗效,改变或缓和原有的性能,降低或消除药物的毒性或副作用,使药物达到一定的纯净度,便于粉碎或贮存、制备新药及适应临床用药需要等。

第一节 烘 焙 法

将净选或切制后的药物用文火直接或间接加热,使之充分干燥的方法,称烘焙法。烘焙法主要适用于某些昆虫、动物类和需要干燥的药物。

（一）烘焙法的目的

使药物充分干燥,便于粉碎和贮存。

（二）烘焙法的操作方法

烘焙法实质包含烘和焙两种方法。

烘就是将净选后的药物置于近火处或利用烘箱、干燥室等设备,使之所含水分徐徐蒸发,从而使药物充分干燥。现代饮片大生产中多用大型的烘箱、烘房等干燥设施进行烘制,既可控制烘制时的温度,无须人工不断翻炒,又便于控制饮片干燥的程度,提高饮片质量。

焙则是将净选后的药物置于炒制容器内,用文火经较短时间加热,并不断翻动,焙至药物颜色加深,质地酥脆为度。

（三）注意事项

烘焙法一般用文火,人工烘焙炮制过程中应勤加翻动,以免药物焦化。

虻 虫

【处方用名】虻虫、焙虻虫、米炒虻虫。

【来源】本品为虻科昆虫复带虻 *Tabanus bivittatus* Matsumura 的雌虫干燥全体。

【历史沿革】汉代有熬,去足翅法;宋代有炒黄、炒黑、糯米炒等法;元明时期有麸炒、去足翅焙法;清代有炙法。现行有去足翅焙干或米炒等炮制方法。

【炮制方法】

1. 虻虫 取原药材,除去杂质及足翅,筛去泥屑。

2. 焙虻虫 取净虻虫,置预热的炒制容器内,用文火加热,焙至黄褐色或棕黑色,质地酥脆时,取出,晾凉。

3. 米炒虻虫 取净虻虫与米,置预热的炒制容器内,用文火加热,拌炒至米呈深黄色,取出,筛去米,晾凉。

每 100kg 虻虫,用米 20kg。

【成品性状】

1. 虻虫 为椭圆形,头部呈黑棕色而有光泽,有凸出的两眼及长形的吸吻。背部黑棕色,有光泽;腹部黄褐色,有横纹节。体轻质脆,具腥臭气味。

2. 焙虻虫 形如虻虫,呈黄褐色或棕黑色,无足翅,微有腥臭气味。

3. 米炒虻虫 形如虻虫,呈深黄色,略具米香气。

【炮制作用】虻虫性味苦,微寒;有小毒。归肝经。具有逐瘀消癥的功效。

虻虫生品腥味较强,破血力猛,并有致泻副作用。

焙后或米炒后可降低毒性和腥臭气味,便于粉碎。用于血滞经闭、癥瘕积聚以及跌打损伤等。如治月经不调,瘀结成块的大黄䗪虫丸(《金匮要略》);治跌打损伤,瘀血肿痛的化癥回生丹(《温病条辨》)。

【贮藏】贮干燥容器内,置通风干燥处。防蛀。

蜈 蚣

【处方用名】蜈蚣、焙蜈蚣。

【来源】本品为蜈蚣科动物少棘巨蜈蚣 *Scolopendra subspinipes mutilans* L.Koch 的干燥体。

【历史沿革】南北朝刘宋时期载有木粉制;晋代有烧灰;唐代有炙法;宋代有酒浸、姜制、焙法、薄荷制及酥制等方法;明代有酒焙、炒制、葱制、醋制、火炮等方法;清代有煅制、荷叶制、鱼鳔制等炮制方法。现行的饮片规格主要有蜈蚣、焙蜈蚣。《中华人民共和国药典》2020 年版收载焙蜈蚣。

【炮制方法】

1. 蜈蚣 取原药材,除去竹片及头足,用时折断或捣碎。

2. 焙蜈蚣 取原药材,去竹片,洗净,置适宜容器内,用微火加热,焙黄,剪段。

【成品性状】

1. 蜈蚣 扁平长条形,背部棕绿色或墨绿色、具光泽,腹部棕黄色或淡黄色、皱缩。质脆,断面有裂隙。气微腥,有特殊刺鼻的臭气,味辛、微咸。

2. 焙蜈蚣 形如蜈蚣,呈棕褐色或黑褐色,有焦腥气。

【质量要求】

1. 蜈蚣 水分不得过 15.0%,总灰分不得过 5.0%;每 1 000g 含黄曲霉毒素 B_1 不得过 5μg,黄曲霉毒素 G_2、黄曲霉毒素 G_1、黄曲霉毒素 B_2、黄曲霉毒素 B_1 总量不得过 10μg;醇溶性浸出物不得少于 20.0%。

2. 焙蜈蚣 黄曲霉毒素同蜈蚣。

【炮制作用】蜈蚣性味辛,温;有毒。归肝经。具有息风止痉、解毒散结、通络止痛的功效。

蜈蚣生品多用于小儿惊风,抽搐痉挛,中风口喝,半身不遂,破伤风,风湿顽痹,疮疡,瘰疬,毒蛇咬伤等。如治小儿急惊的万金散(《太平圣惠方》)。另外,还多外用,治疮疡肿毒、

379

瘰疬溃烂、毒蛇咬伤等。

焙后毒性降低,矫味矫臭,并使之干燥,便于粉碎。多入丸散内服或外敷,功用同生品。

【炮制研究】蜈蚣除含有脂肪油、胆固醇、蚁酸以及多种氨基酸外,还含有类似蜂毒样的物质,为组胺样物质和溶血蛋白,具有溶血作用,易引起过敏,严重者可导致过敏性休克。

通过对蜈蚣头、足和体所含成分分析后得知,其所含成分基本一致。另从微量元素成分分析,躯干与头足所含的微量元素相同,唯躯干微高,去头足可提高微量元素含量。

【贮藏】贮干燥容器内,密闭,置阴凉通风处。防霉,防蛀。

第二节 煨 法

将净制或切制后的药物用湿面皮或湿纸包裹,或吸油纸均匀隔层分放,进行加热处理,或将药物与麦麸同置炒制容器内用文火加热至规定程度的方法,称煨法。

(一)煨法的目的

1. 除去药物中部分挥发性及刺激性成分,从而降低副作用 如肉豆蔻。

2. 增强疗效 如肉豆蔻、木香。

3. 缓和药性 如诃子、葛根。

(二)煨法的操作方法

1. 麦麸煨 将药物和麦麸同置预热适度的炒制容器内,用文火加热并适当翻动,至麦麸呈焦黄色,药物颜色加深时取出,筛去麦麸,晾凉,即得。

每100kg药物,用麦麸40~50kg。

2. 面裹煨 取适量的面粉加适量水做成团块,再压成薄片,将药物逐个包裹,或将药物表面用水湿润,如水泛丸法包裹面粉3~4层,晾至半干,投入热滑石粉或热砂中,文火加热,适当翻动,煨至面皮呈焦黄色时取出,筛去滑石粉或砂子,晾凉,剥去面皮,即得。

每100kg药物,用面粉、滑石粉各50kg。

3. 纸裹煨 将净制或切制后的药物用3层湿纸包裹,埋于热滑石粉中,文火加热,煨至纸呈焦黑色、药物表面呈微黄色时,取出,去纸,晾凉,即得。

每100kg药物,用滑石粉50kg。

4. 隔纸煨 药物切片后,趁湿平铺于吸油纸上,一层药物一层纸,如此间隔平铺数层,上下用平坦木板夹住,以绳捆扎结实,使药物与吸油纸紧密接触,置于烘干室或温度较高处,煨至油渗透到纸上,取出,晾凉,除去纸,即得。

5. 滑石粉煨 取滑石粉置预热适度的炒制容器内,加热炒至灵活状态,投入药物,文火加热,翻埋至药物颜色加深,并有香气飘逸时取出,筛去滑石粉,晾凉,即得。

每100kg药物,用滑石粉50kg。

麦麸煨和滑石粉煨是近代利用固体辅料掩埋翻炒缓慢加热,代替传统包裹煨的方法。它们与麦麸炒和滑石粉烫炒的区别是:煨法辅料用量大,在麦麸煨中麦麸和药物同时置于炒制容器,受热程度低、时间长且翻炒频率低。

(三)注意事项

1. 药物应大小分档,以免受热不均匀。

2. 煨制时辅料用量较大,以便于药物受热均匀和吸附油质。

3. 煨制时火力不宜过强,一般以文火缓缓加热,并适当翻动。

肉 豆 蔻

【处方用名】肉豆蔻、肉果、玉果、煨肉豆蔻、麸煨肉豆蔻、煨肉果。

【来源】本品为肉豆蔻科植物肉豆蔻 *Myristica fragrans* Houtt. 的干燥种仁。

【历史沿革】南北朝刘宋时代载糯米作粉搜裹豆蔻,于煻灰中炮;宋代有面裹煨、醋面裹煨、湿纸煨、生姜汁和面裹煨、炒黄、粟米炒等制法;明清有麸炒、醋浸、取霜等法。现行有面裹煨、麦麸煨、滑石粉煨等炮制方法。《中华人民共和国药典》2020 年版收载肉豆蔻、麸煨肉豆蔻。

【炮制方法】

1. 肉豆蔻　取原药材,除去杂质,洗净,干燥。

2. 麸煨肉豆蔻　取净肉豆蔻和麦麸同置炒制容器内,用文火加热,翻炒至麦麸呈焦黄色,肉豆蔻呈棕褐色时,取出,筛去麦麸,晾凉,用时捣碎。

每 100kg 肉豆蔻,用麦麸 40kg。

3. 面裹煨肉豆蔻　取适量面粉加适量清水做成团块,再压成薄片,将净肉豆蔻逐个包裹或用清水将肉豆蔻表面湿润后,如水泛丸法裹面粉 3~4 层,倒入已炒热的滑石粉中,拌炒至面皮呈焦黄色时取出,筛去滑石粉,剥去面皮,放凉。

每 100kg 肉豆蔻,用面粉、滑石粉各 50kg。

【成品性状】

1. 肉豆蔻　为卵圆形或椭圆形。表面灰黄色或灰棕色,有的外被白粉。全体有纵行沟纹及不规则网状沟纹。质坚,断面显棕黄相杂的大理石花纹,宽端可见干燥皱缩的胚,富油性。气香浓烈,味辛。

2. 麸煨肉豆蔻　形如肉豆蔻,表面棕褐色,有裂隙。气香,味辛。

3. 面裹煨肉豆蔻　形如肉豆蔻,表面棕黄色或淡棕色,稍显油性。香气更浓烈,味辛辣。

【质量要求】

1. 肉豆蔻　水分不得过 10.0%;每 1 000g 含黄曲霉毒素 B_1 不得过 5μg,黄曲霉毒素 G_2、黄曲霉毒素 G_1、黄曲霉毒素 B_2、黄曲霉毒素 B_1 总量不得过 10μg;挥发油不得少于 6.0%,含去氢二异丁香酚不得少于 0.10%。

2. 麸煨肉豆蔻　水分同肉豆蔻;挥发油不得少于 4.0%,含去氢二异丁香酚不得少于 0.080%。

【炮制作用】肉豆蔻性味辛,温。归脾、胃、大肠经。具有涩肠止泻、温中行气的功效。

生肉豆蔻辛温气香,长于暖胃消食,下气止呕。如治脾胃虚寒,不思饮食的二神丸(《普济本事方》)。但生肉豆蔻含有大量油质,有滑肠之弊,并具刺激性,一般多制用。

煨制后可除去部分油质,免于滑肠,刺激性减小,增强了固肠止泻作用。用于心腹胀痛,虚弱冷痢,呕吐,宿食不消。如治久泻不止的真人养脏汤(《太平惠民和剂局方》);治脾肾阳虚,五更泄泻的四神丸(《中华人民共和国药典》);治脾胃虚寒气滞所致脘腹胀痛、宿食不消、呕吐等的肉豆蔻散(《圣济总录》)。

【炮制研究】肉豆蔻含有挥发油 8%~15%,其中主要含有肉豆蔻醚、丁香酚、黄樟醚和多种萜类化合物;另含有脂肪油 25%~40%,其中主要含有肉豆蔻酸甘油酯等。

1. 对化学成分的影响　研究表明,肉豆蔻经炮制后挥发油成分发生了质和量的变化,有 13 个新成分增加,4 个成分消失,止泻成分甲基丁香酚、甲基异丁香酚含量增加,毒性成分肉豆蔻醚、黄樟醚含量降低,其中肉豆蔻醚含量依次是面煨 < 麸煨 < 滑石粉煨 < 生品。

通过对肉豆蔻不同炮制品挥发油中丁香酚、甲基丁香酚、甲基异丁香酚的含量分析,发现丁香酚炮制前后变化不大,而甲基丁香酚、甲基异丁香酚含量明显增加。GC-MS 分析说明,无论是生肉豆蔻还是其炮制品,单萜类化合物占绝对优势,为主要化学成分,以麸煨品中含量最高,其次为面炒品;芳香类化合物为次要化学成分,以滑石粉煨品中含量最高,其次为面煨品和土煨品,麸煨品中最低。肉豆蔻、麸炒、面裹煨及滑石粉煨等制品之间鞣质含量无明显差异,麸炒略高。

2. 对药理作用的影响 药理实验研究表明,通过观察对番泻叶所致小鼠急性腹泻以及氢化可的松和大黄造成的脾肾阳虚泄泻模型小鼠泄泻的影响,由盐炙补骨脂和煨炙肉豆蔻组方的"二神丸"止泻作用强于生肉豆蔻的处方组合。

3. 炮制工艺研究 对肉豆蔻进行炮制温度研究的结果表明,麦麸煨以 150~160℃,约 15 分钟为宜;面裹煨以 170~190℃,20 分钟为宜;滑石粉煨以 140~160℃,15 分钟为宜;土炒法以 160~180℃,50 分钟为宜。

【贮藏】贮干燥容器内,置通风干燥处。防蛀。

诃 子

【处方用名】诃子、诃黎勒、诃子肉、炒诃子、煨诃子。

【来源】本品为使君子科植物诃子 *Terminalia chebula* Retz. 或绒毛诃子 *Terminalia chebula* Retz.var.*tomentella* Kurt. 的干燥成熟果实。

【历史沿革】南北朝刘宋时代有酒浸焙干法;唐代有炮半熟去核、去核煨、蒸制等方法;宋代大多采用面裹煨或湿纸煨后去核入药,还有熬制、烧灰及姜制等方法;明代有麸炒、煅制、醋浸等法;清代有酒蒸法。现行有煨制、炒制、蒸制、砂烫制、炒炭等炮制方法。《中华人民共和国药典》2020 年版收载诃子、诃子肉。

【炮制方法】

1. 诃子 取原药材,除去杂质,洗净,干燥,用时捣碎。

2. 诃子肉 取净诃子,稍浸,闷润,去核,干燥。

3. 炒诃子肉 取净诃子肉,置预热的炒制容器内,用文火加热,炒至深棕色时,取出,晾凉。

4. 煨诃子

(1)面裹煨:取净诃子,用水湿润,如水泛丸法包裹面粉 3~4 层或用湿面片逐个包裹,晾至半干,投入已炒热的滑石粉或热砂中,文火加热,翻煨至面皮焦黄色时取出,筛去滑石粉或砂子,剥去面皮,轧开去核取肉,即得。

每 100kg 诃子,用面粉 50kg。

(2)麦麸煨:取净诃子,与麦麸同置预热的炒制容器内,用文火加热,缓缓翻煨至麦麸呈焦黄色、诃子呈深棕色时,取出,筛去麦麸,轧开去核取肉,即得。

每 100kg 诃子,用麦麸 30kg。

【成品性状】

1. 诃子 长圆形或卵圆形,表面黄棕色或暗棕色,略具光泽。有不规则皱纹及 5~6 条纵棱线。质坚实。气微,味酸涩而后甜。

2. 诃子肉 为不规则片块状,外表深褐色或黄褐色。表面有纵皱纹、沟、棱。内表面粗糙,颗粒性,稍有酸气,味酸涩而后甜。

3. 炒诃子肉 形如诃子肉,表面深黄色,有焦斑,断面黄褐色,微有香气,味涩。

4. 煨诃子 形如诃子肉,表面深棕色,偶见附有焦糊面粉(面裹煨者),质地较松脆,味微酸涩,略有焦香气。

【质量要求】诃子:水分不得过 13.0%,总灰分不得过 5.0%;水溶性浸出物不得少于 30.0%。

【炮制作用】诃子性味苦、酸、涩,平。归肺、大肠经。具有涩肠止泻,敛肺止咳,降火利咽的功效。

生诃子长于清金敛肺利咽,用于治疗咽痛失音、肺虚久嗽。如治久咳语言不出的诃子饮(《济生方》)。诃子去核是除去质次部分,提高药效。

炒诃子酸涩之性缓和,具有涩肠止泻的功效。用于消食化积及虚寒久泻、久痢、腹痛等。如治小儿宿食不化,脘腹胀满的诃黎勒散(《太平圣惠方》)。

煨制后药性缓和,涩敛之性增强,用于老人久泻久痢及脱肛。如治脾胃虚寒久泻的诃子皮散(《兰室秘藏》)。

【炮制研究】诃子主要含有鞣质,含量为 20%~40%,其中有诃子酸、诃黎勒酸、没食子酰葡萄糖、原诃子酸等。

1. 对化学成分的影响　鞣质是诃子收敛止泻的有效成分。测定诃子不同炮制品中鞣质的含量,结果:生诃子肉约含 26%,带核生诃子约含 17%,诃子核约含 4%;另有报道,生诃子肉含鞣质 40.6%,带核生诃子含鞣质 15.7%,诃子核为 4.2%,诃子核占诃子总重量的40.2%。可见,诃子去核是除去质次部分,提高药效。实验结果表明,诃子不同炮制品之间鞣质含量并无明显差异,麸炒者略高。各炮制品的成分未见明显变化。

2. 对药理作用的影响　诃子对痢疾杆菌有较强的抑制作用,对菌痢或肠炎所形成的黏膜溃疡有保护作用,并有抗流感病毒作用。诃子不同炮制品(炒诃子、麸煨诃子、去核诃子、面煨去核诃子)对离体肠管自发性活动和乙酰胆碱及氯化钡引起的肠肌收缩均有明显抑制和拮抗作用,对小鼠腹泻有较好的止泻作用。炙诃子对乙酰胆碱诱发的气管平滑肌收缩有明显抑制作用,而生品则无明显作用。

【贮藏】贮干燥容器内,置通风干燥处。

木　香

【处方用名】木香、广木香、云木香、煨木香。

【来源】本品为菊科植物木香 *Aucklandia lappa* Decne. 的干燥根。

【历史沿革】宋代有炙、纸煨、面煨、火炮、炒、焙、黄连制、吴茱萸制等制法;明代有酒制、茶水炒、酥炙、水磨汁等法;清代有姜汁磨、酒汁磨、蒸制等法。现行有煨等炮制方法。《中华人民共和国药典》2020 年版收载木香、煨木香。

【炮制方法】

1. 木香　取原药材,除去杂质,洗净,闷润,切厚片,晾干。

2. 煨木香　取未干燥的木香片,平铺于吸油纸上,用一层木香片,一层纸,间隔平铺数层,置烘干室内,烘煨至木香所含挥发油渗透到纸上,取出木香,晾凉,备用。

【成品性状】

1. 木香　类圆形或不规则厚片。外表皮黄棕色至灰褐色,有纵皱纹。切面棕黄色至棕褐色,中部有明显菊花心状的放射纹理,形成层环棕色,褐色油点(油室)散在。有特异香气,味微苦。

2. 煨木香　形如木香,切面棕黄色。气微香,味微苦。

【质量要求】

1. 木香　水分不得过 14.0%;醇溶性浸出物不得少于 12.0%;含木香烃内酯和去氢木香内酯的总量不得少于 1.5%。

2. 煨木香　总灰分不得过 4.5%。

【炮制作用】木香性味辛、苦,温。归脾、胃、大肠、三焦、胆经。具有行气止痛,健脾消食的功效。

生木香行气作用强,多用于脘腹胀痛。如治食积气滞,湿热郁阻,里急后重的木香槟榔丸(《儒门事亲》);治湿热痢疾的大香连丸(《太平惠民和剂局方》)。

煨后除去部分油质,实肠止泻作用增强。如治痢疾、腹痛、里急后重的痢疾导滞散(《全国中药成药处方集》)。

【炮制研究】

1. 对化学成分的影响　有研究报道,对木香生品、清炒品、麸炒品、麸煨品、纸煨品等不同炮制品中挥发油含量及成分组成进行测定,发现除清炒木香挥发油含量降低较少之外,其他炮制方法都会导致木香挥发油含量明显降低,尤其纸煨品中挥发油含量较之生品降低了近 30%。通过对木香生品及各炮制品的挥发油组分进行分析鉴定,发现炮制使木香挥发油组分发生了很大改变,某些成分消失,如 α- 水芹烯;同时,新生成了多种挥发性组分,如 α- 紫罗兰酮、α- 石竹烯、β- 倍半水芹烯及 α- 长叶松烯等;麸煨品中还生成了名贵香料成分橙花叔醇,并且很多成分如榄香烯、二氢 -α- 紫罗兰酮、β- 石竹烯等的含量增加;麸炒、麸煨、纸煨均使木香中的去氢木香内酯、木香烃内酯等倍半萜内酯的含量降低。

2. 对药理作用的影响　离体肠管实验表明,煨木香水煎剂抑制肠管蠕动的作用显著。通过盐酸 - 乙醇所致大鼠胃黏膜急性损伤模型,考察木香及其麸制品对胃肠功能的影响,发现木香麸煨后对大鼠胃黏膜损伤的保护作用增强。

【贮藏】贮干燥容器内,密闭,置通风干燥处。防霉,防蛀。

葛 根

【处方用名】葛根、煨葛根。

【来源】本品为豆科植物野葛 *Pueraria lobata*(Willd.)Ohwi 的干燥根。

【历史沿革】唐代有蒸制、切制等法;宋代有醋制、炙、焙制等法;元代增加炒制;明代出现微炒、干煮、炒黑等炮制方法;清代首次提出煨熟用。现行有湿纸煨、麦麸煨等炮制方法。《中华人民共和国药典》2020 年版收载葛根。

【炮制方法】

1. 葛根　取原药材,除去杂质,洗净,润透,切厚片或块,晒干。

2. 煨葛根

(1)湿纸煨:取葛根片或块,用 3 层湿纸包好,埋入无烟热火灰或热滑石粉中,煨至纸呈焦黑色、葛根呈微黄色时,取出,去纸晾凉,即得。

(2)麦麸煨:取麦麸撒入预热的炒制容器内,用中火加热,待冒烟后,加入葛根片或块,上面再撒麦麸,煨至下层麦麸呈焦黄色时,不断翻炒葛根与麦麸,至葛根片呈焦黄色时取出。筛去麦麸,晾凉。

每 100kg 葛根片或块,用麦麸 30kg。

【成品性状】

1. 葛根　不规则的厚片、粗丝或边长为 5~12mm 的方块。切面浅黄棕色至棕黄色。质韧,纤维性强。气微,味微甜。

2. 煨葛根　形如葛根,表面焦黄色,气微香。

【质量要求】葛根:水分不得过 13.0%,总灰分不得过 6.0%;醇溶性浸出物不得少于 24.0%;含葛根素不得少于 2.4%。

【炮制作用】葛根性味甘、辛,凉。归脾、胃、肺经。具有解肌退热,生津止渴,透疹,升阳止泻的功效。

生葛根长于解肌退热、生津止渴、透疹,用于外感表证及消渴。如治发热口渴的柴葛解肌汤(《医学心悟》);治消渴证的玉泉丸(《万病回春》)。

煨后发散作用减弱,止泻作用增强。治形寒发热,痧不出肌,上吐下泻,腹痛如绞的藿香正气散(《痧喉证治汇言》)。

【炮制研究】葛根主要含有黄酮类成分,有葛根素、大豆苷等。

1. 对化学成分的影响 有研究报道,葛根炮制品中总黄酮和葛根素含量不同,总黄酮含量依次是醋制品＞米汤煨品＞滑石粉煨品＞麦麸煨品＞湿纸煨品＞炒制品＞生品;葛根素含量依次是醋炙品＞炒黄品＞麸煨品＞米汤煨品＞生品＞炒炭品。研究结果表明,葛根煨制品中黄酮类成分的含量高于生品。另有研究报道,葛根鲜切品中葛根素含量较干切品高。

亦有研究通过建立生、煨葛根的 HPLC 指纹图谱,对葛根煨制前后成分进行比较研究,发现炮制后葛根素、大豆苷和大豆苷元的量分别增加 1 倍多,提示可能是葛根煨制后疗效增强的原因之一。

2. 对药理作用的影响 通过小鼠胃排空及小肠推进率实验结合腹泻指数的测定,对葛根生品、麸煨品及清炒品的止泻作用进行研究,发现麸煨葛根止泻作用最强。随着给药剂量的增加,葛根生品、麸煨品及清炒品等各样品的胃内残留率呈增高趋势、小肠推进率腹泻指数呈减弱或降低趋势;而样品同剂量之间比较,胃内残留率由高到低为麸煨葛根＞清炒葛根＞葛根生品,小肠推进率由高到低为葛根生品＞清炒葛根＞麸煨葛根;腹泻指数由低到高为麸煨葛根＜清炒葛根＜葛根生品。亦有研究发现,葛根能缓解番泻叶引起的腹泻,且煨葛根的止泻作用强于生葛根,其机制可能是通过调节炎症因子来避免肠道的损伤,同时调节胃肠激素分泌使肠道功能趋于正常。

【贮藏】贮干燥容器内,置通风干燥处。

第三节 提 净 法

一些矿物药,特别是可溶性无机盐类药物,需经过溶解、过滤、除净杂质后,再进行重结晶,以达到进一步纯净的目的,这种方法称提净法。

(一) 提净的目的

1. 使药物纯净,提高疗效 如芒硝。

2. 缓和药性 如芒硝。

3. 降低毒性 如硇砂。

(二) 提净的操作方法

1. 降温结晶 又称冷结晶法,将药物与辅料加水共煮后,过滤除去杂质,将滤液置阴凉处,使之冷却重新结晶。如芒硝。

2. 蒸发结晶 又称热结晶法,将药物先适当粉碎,加适量水加热溶化后,过滤除去杂质,于滤液中加入定量醋,再将容器隔水加热,使液面析出结晶物,随析随捞取,至析尽为止;或将原药与醋共煮后,滤去杂质,将滤液加热蒸发至一定体积后再使之自然干燥。如硇砂。

(三) 注意事项

提净法加水量不宜太多,以免结晶不易析出。

芒硝(附:玄明粉)

【处方用名】芒硝。

【来源】本品为硫酸盐类矿物芒硝族芒硝,经加工精制而成的结晶体。主含含水硫酸钠($Na_2SO_4 \cdot 10H_2O$)。

【历史沿革】汉代有炼法;晋代有熬制;唐代有煮制、蒸制等法;宋代出现烧制、炒制;明代有火炮、萝卜制、豆腐制、甘草制,以及加萝卜、冬瓜和豆腐共煮等制法;清代多采用辅料(豆腐、萝卜、甘草)合制。现行用朴硝与萝卜共煮后,去渣重结晶入药。《中华人民共和国药典》2020年版收载芒硝。

【炮制方法】取适量鲜萝卜,洗净,切成片,置煮制容器内,加适量水煮透,捞出萝卜,再投入适量天然芒硝(朴硝)共煮,至全部溶化,过滤或澄清以后取上清液,放冷。待结晶大部析出,取出置避风处适当干燥即得。其结晶母液经浓缩后可继续析出结晶,直至不再析出结晶为止。

每100kg朴硝,用萝卜20kg。

【成品性状】芒硝呈棱柱状、长方形或不规则块状及粒状。无色透明或类白色半透明。质脆,易碎,断面显玻璃样光泽。气微,味咸。

【质量要求】铁盐与锌盐检查不得发生混浊或显蓝色,镁盐检查不得发生混浊,与标准氯化钠溶液相比不得更浓,干燥失重减失重量为51.0%~57.0%,含重金属不得过10mg/kg,含砷盐不得过10mg/kg,酸碱度检查不得显蓝色;含硫酸钠不得少于99.0%。

【炮制作用】芒硝性味咸、苦,寒。归肺、胃、大肠经。具有泻热通便,润燥软坚,清火消肿的功效。

芒硝的粗制品(朴硝)杂质较多,不宜内服,以消积散痞见长,多外用于乳痈。

朴硝经用萝卜煮制、重结晶后,可提高药物纯净度,同时缓和咸寒之性,并借萝卜消积滞、化痰热、下气、宽中作用,以增强芒硝润燥软坚、消导、下气通便之功。用于实热便秘,大便燥结,积滞腹痛,肠痈肿痛。如治胃肠实热积滞、热结便秘的调胃承气汤(《伤寒论》);治阳明腑实证的大承气汤(《伤寒论》);治水饮与热邪结聚所致结胸证或夹痰夹食,结于胸腹,胸闷气短,脘腹硬满疼痛,口燥而渴,大便闭结的大陷胸汤(《伤寒论》)。

【炮制研究】芒硝的主要成分为含水硫酸钠,还含有食盐、硫酸钙、硫酸镁等。

1. 对化学成分的影响 朴硝经不同工艺炮制后钠元素含量变化不明显,钙、镁离子含量显著下降,加萝卜制芒硝中钾元素含量明显升高。同一条件下,10~15℃结晶比2~4℃结晶无机元素含量低。经萝卜提净后,萝卜的锌、锰、铁等元素进入芒硝,成为炮制后芒硝的组成成分,同时萝卜也吸附了铜、铅、铬等离子,从而降低了对人体健康不利的成分的含量,尤其是炮制后芒硝与萝卜残渣中钙、镁离子含量都下降。不同产地的天然芒硝矿石中镁离子含量差别较大。芒硝经过炮制后,可大幅度降低镁离子含量,加萝卜炮制的芒硝中镁离子含量明显小于不加萝卜炮制制得的样品。

2. 炮制工艺研究 将芒硝中镁离子质量分数作为指标,以正交试验考察芒硝炮制过程中萝卜用量、加水量、芒硝-萝卜共煮时间对炮制工艺的影响,结果显示优化的炮制工艺条件为:天然芒硝矿石末加5倍量水于40℃水浴下搅拌溶解,过滤,滤液静置30分钟,加0.1倍量萝卜煎煮60分钟,在低于4℃环境中结晶12小时。

【贮藏】贮干燥容器内,密闭,置阴凉处。防潮,防风化。

附:玄明粉

【来源】为芒硝经风化干燥制得。主要含硫酸钠(Na_2SO_4)。

【处方用名】玄明粉、风化硝。

【历史沿革】元代有芒硝风化的记载;明代《本草纲目》载:"以芒消于风日中消尽水气,自成轻飘白粉也。"现代用萝卜与朴硝共煮,去滓重结晶,风化成白粉供药用。《中华人民共和国药典》2020年版收载玄明粉。

【炮制方法】取重结晶之芒硝,打碎,包裹悬挂于阴凉通风处,令其自然风化成白色质轻粉末,或取芒硝置平底盆内,露放通风处,令其风化,消失水分,成为白色粉末,即得。

【成品性状】白色粉末,气微,味咸。有引湿性。

【质量要求】铁盐与锌盐、镁盐检查应符合规定,含重金属不得过 20mg/kg,含砷量不得过 20mg/kg,酸碱度检查不得显蓝色;含硫酸钠不得少于 99.0%。

【炮制作用】玄明粉性味咸、苦,寒。归胃、大肠经。具有泻热通便,润燥软坚,清火消肿的功效。

玄明粉为芒硝经风化作用,失去结晶水后的无水硫酸钠,其性缓和而不泄利。用于实热便秘,大便燥结,积滞腹痛。外治咽喉肿痛,口舌生疮,牙龈肿痛、目赤,丹毒。

【贮藏】瓶装或缸、坛装,密闭,置阴凉干燥处。防潮。

【备注】现今视风化硝与玄明粉为一物,古代两者有别。风化硝是朴硝用萝卜汁制,重结晶所得的结晶经风化而成;玄明粉是朴硝以萝卜加甘草等制,重结晶所得结晶经风化而成。风化温度一般不宜超过 30℃,否则易液化。自然风化需时较长,常因风化不完全而残留部分水分。欲求快速风化,可将芒硝置搪瓷盘中,放水浴锅上加热,使结晶体溶化,水分逐渐蒸发,即可得到白色粉末状风化硝。

硇 砂

【处方用名】硇砂、白硇砂、紫硇砂、醋硇砂。

【来源】本品为氯化物类硇砂族硇砂或紫色石盐的晶体,前者主含氯化铵(NH_4Cl),后者主含氯化钠($NaCl$)。

【历史沿革】唐代有浆水浸晒取霜法;宋代有醋提净、醋与浆水制、水飞后重汤提净、煅制、皂角汁加酒与童便制等制法;明代有煨制、炒制、枫树皮制等方法;清代有豆腐煎。现行主要为提净法炮制。

【炮制方法】

1. 硇砂 取原药材,除去杂质,砸成小块。

2. 醋硇砂 取净硇砂块,置沸水中溶化,过滤后的滤液加入适量醋,隔水加热蒸发,当液面出现结晶时随时捞起,直至无结晶析出为止,干燥。或将上法滤过所得的滤液置煮制容器中,加入适量醋,加热蒸发至干,取出。

每 100kg 硇砂,用醋 50kg。

【成品性状】

1. 硇砂 白硇砂为不规则碎块状结晶,表面灰白色或暗白色,有部分呈黄色;质酥脆,易打碎,断面显束针状纹理;有土腥气,味咸、苦,刺舌。紫硇砂为不规则块状,质坚而脆,断面平滑光亮,具玻璃样光泽,有臭气,味极咸而刺舌;手摸之有凉感,易潮解。

2. 醋硇砂 灰白色或微带黄色或紫红色的结晶性粉末,味咸、苦。

【炮制作用】硇砂性味咸、苦、辛,温;有毒。归肝、脾、胃经。具有消积软坚、破瘀散结的功效。

生硇砂具有腐蚀性,只限外用,用于息肉、疣赘、瘰疬、痈肿、恶疮。如治息肉、耳挺、鸡眼的硇砂散(《外科正宗》)。

醋制后使药物纯净,并能降低毒性,同时借助醋散瘀之性,增强软坚化瘀、消癥瘕积块之功。用于癥瘕积聚、噎膈反胃,外治目翳。如治癥瘕积聚的硇砂丸(《太平圣惠方》)。

【炮制研究】紫硇砂主要含有氯化钠,还含有多种无机离子,如铁、镁、硫、硫酸根离子等;白硇砂主要含有氯化铵,另含有铁、钙、镁、硫酸根离子等。

1. 对化学成分的影响 通过对白硇砂、紫硇砂及其炮制品中微量元素进行测定,白硇砂生品共检出 Al、As、B 等 20 种微量元素,紫硇砂生品共检出 Al、As、B 等 19 种元素。白硇砂和紫硇砂中 As、Fe、K、Mg、Ti、Zn 等元素的量差异较大。不同产地的硇砂中微量元素的量差异较大。各炮制品中检出的微量元素种类与生品基本相同。对比分析发现,硇砂炮制以后对人体有害的 As、Cd、Cr、Pb 等元素的量下降,尤其是 As 的量减少十分显著,推测亦可能是其炮制后毒性变小的原因之一。

2. 对药理作用的影响　通过生紫硇砂、醋制紫硇砂、氯化钠和硫溶液对小鼠胃肠运动及黏膜损伤作用的研究,发现紫硇砂腐蚀性刺激胃和小肠黏膜并引起胃体水肿膨大,使胃和小肠 PGE$_2$ 含量降低,抑制胃排空及促进小肠运动,但醋制品对胃肠黏膜损伤较轻、影响程度较弱;醋制紫硇砂可降低对小鼠胃肠的毒性,推测硫是其造成胃肠毒性的作用成分之一,其主成分氯化钠可加重大剂量给药时对胃肠的损伤。

通过二甲苯致小鼠耳廓肿胀、小鼠腋窝皮下置无菌棉球致炎和小鼠体内急性毒性实验,对白硇砂醋捞品、白硇砂醋煮品、紫硇砂醋捞品及紫硇砂醋煮品等不同炮制品的抗炎作用和安全性进行研究,发现紫硇砂不同炮制品对急性和亚急性动物炎症模型有对抗作用,白硇砂各炮制品无明显作用;白硇砂、紫硇砂不同炮制品的急性毒性差异不大,在药典推荐剂量内应用是安全的。

3. 炮制工艺研究　研究以小鼠耳肿胀抑制率、半数致死量(LD$_{50}$)和氯化钠质量分数作为指标,选择加水量、醋用量、粒度及析晶时间 4 因素,优选出醋制紫硇砂的炮制工艺为:选择过 40 目筛的紫硇砂,加 5 倍量水,加饮片总量 50% 的醋,控制析晶时间为 60 分钟。

【贮藏】贮干燥容器内,密闭,置阴凉干燥处。防潮。

第四节　水　飞　法

某些不溶于水的矿物类、贝壳类药物利用粗细粉末在水中悬浮性不同,经与水反复研磨、混悬、静置,分离制备极细腻粉末的方法,称水飞法。

(一) 水飞的目的

1. 去除杂质,洁净药物　如朱砂、雄黄等。
2. 使药物质地细腻,便于内服和外用　如珍珠、滑石等。
3. 防止药物在研磨过程中粉尘飞扬,污染环境　如朱砂、滑石等。
4. 除去药物中可溶于水的毒性物质　如雄黄和朱砂去除砷、汞等。

(二) 水飞的操作方法

将药物适当粉碎,置乳钵中或适宜容器内,加入适量清水,研磨成糊状,再加多量水搅拌,粗粉即下沉,立即倾出混悬液,下沉的粗粒再进行研磨,如此反复操作,至研细为止。最后将不能混悬的杂质弃去。合并所有混悬液,静置后,倾去上清液,取沉淀物,干燥,再研磨成极细粉末。

目前,大生产多采用球磨机湿法粉碎。方法是将药料和水加入球磨机圆筒内,投料量一般为圆筒容积的 1/4~1/3,加水量为投料量的 1 倍。研磨至所需程度,取出,静置,倾去上清液,沉淀物干燥,或用清水漂洗数次,干燥。

(三) 注意事项

1. 在研磨过程中,水量宜少。搅拌混悬时加水量宜大,以除去有毒物质或杂质。
2. 朱砂、雄黄等药物干燥时,温度不宜过高,以低温干燥或晾干为宜。
3. 朱砂和雄黄粉碎时要忌铁器,并要注意控制温度。

朱　砂

【处方用名】朱砂、辰砂、丹砂、朱砂粉。

【来源】本品为硫化物类矿物辰砂族辰砂,主含硫化汞(HgS)。

【历史沿革】南北朝时代有研法,其后历代均沿用;唐代有炼制;宋代有水飞法,尚有煮制、醋浸、黄松节酒煮、蜜煮等方法;明代有黄芪当归煮熟、蒸、煅、荔枝壳水煮、麻黄水煮、酒蒸、炒制等炮制方法;清代有猪心血和湿纸包煨、猪心血酒蒸研等方法。现行炮制方法为水飞法。《中华人民共和国药典》2020年版收载朱砂粉。

【炮制方法】取原药材,用磁铁吸尽铁屑,置乳钵内,加适量清水研磨成糊状,然后加多量清水搅拌,倾取混悬液。下沉的粗粉再如上法,反复操作多次,直至手捻细腻、无亮星为止,弃去杂质,合并混悬液,静置后倾去上面的清水,取沉淀晾干或40℃以下干燥,再研细即可。或取朱砂用磁铁吸除铁屑,球磨水飞成细粉,40℃以下干燥,过200目筛。

【成品性状】朱红色极细粉末,体轻,以手指捻之无粒状物,以磁铁吸之,无铁末。气微,无味。

【质量要求】铁盐颜色比规定不得更深;含二价汞以贡(Hg)计,不得过0.10%;含硫化汞不得少于96.0%。

【炮制作用】朱砂性味甘,微寒;有毒。归心经。具有清心镇惊,安神,明目,解毒的功效。

朱砂经水飞后可达到纯净、极细,便于制剂及服用。内服多用于心悸易惊,失眠多梦,癫痫肿毒等。如治心火亢盛,灼伤阴血所致心神不安的朱砂安神丸(《兰室秘藏》);治心肾不交所致心悸失眠,耳鸣耳聋,视物昏花及癫痫的加味磁朱丸(《世医得效方》);以及主治喉咽肿痛的朱砂散(《圣济总录》)。

【炮制研究】朱砂主要含有硫化汞,另含有游离汞和其他汞盐。

朱砂中的杂质主要是游离汞和可溶性汞盐,后者毒性极大,为朱砂中的主要毒性成分。水飞可使朱砂中毒性汞含量下降,亦可降低铅和铁等金属的含量。同时还发现,晒干品中游离汞的含量较60℃烘干者高出约1倍,因此水飞后,朱砂粉应晾干的传统炮制要求是有科学道理的。

通过X射线衍射和电镜分析法分析水飞工艺对朱砂成分的影响,结果表明,水飞后除了能去除少量氯化汞等有很强毒性的组分,还可去除朱砂中不稳定的β-HgS(黑色),提高稳定的α-HgS(红色)的量。通过测定朱砂水飞法炮制前后可溶性硫和汞的含量,发现朱砂水飞后硫离子含量升高,同时汞离子含量降低,推测是朱砂炮制减毒增效的原因之一。另有研究通过建立朱砂中可溶性汞盐在水飞过程中的溶出动力学模型,发现随着水飞中研磨时间和研磨温度的增加,可溶性汞盐的溶出量有所增加;同时,随着研磨温度的提高,可溶性汞盐的溶出量虽有增加,但当研磨时间和温度提高到一定程度时,增加量基本稳定。

【贮藏】瓷瓶装,置阴凉干燥处。

雄　黄

【处方用名】雄黄、雄黄粉。

【来源】本品为硫化物类矿物雄黄族雄黄,主含二硫化二砷(As_2S_2)。

【历史沿革】汉代有炼法、研法;宋代出现了水飞法,一直沿用至今,还有醋煮或醋浸、醋研等法;明代有炒法;清代增加蜜煎、猪脂裹蒸、松脂和、白萝卜蒸、竹筒蒸等炮制方法,并提出"忌火煅"的注意事项。现行炮制方法有水飞法。《中华人民共和国药典》2020年版收载雄黄粉。

【炮制方法】取净雄黄,置乳钵内,加适量清水共研至细,然后加多量清水搅拌,倾取混悬液,下沉部分再如上法反复操作多次,除去杂质,合并混悬液,静置后分取沉淀,晾干,研细。

【成品性状】

1. 雄黄　块状或粒状集合体,呈不规则块状。深红色或橙红色,条痕淡橘红色,晶面有金刚石样光泽。质脆,易碎,断面具树脂样光泽。微有特异的臭气,味淡。

2. 雄黄粉　极细腻的粉末,橙红色或橙黄色。质重。气特异而刺鼻,味淡。

【质量要求】 本品含三价砷和五价砷的总量以砷(As)计,不得过 7.0%;含砷量以二硫化二砷(As_2S_2)计,不得少于 90.0%。

【炮制作用】 雄黄性味辛,温;有毒。归肝、大肠经。具有解毒杀虫、燥湿祛痰,截疟的功效。

水飞后使药粉达到极细和纯净,毒性降低,便于制剂。用于疮疖疔毒,疥癣,蛇虫咬伤,疟疾等。如治湿疹、疥癣、皮肤瘙痒的二味拔毒散(《医宗金鉴》);治喉痹之证的雄黄解毒丸(《丹溪心法》)等。

【炮制研究】 雄黄主要含有硫化砷,另含有少量的三氧化二砷,为剧毒成分。

1. 对化学成分的影响　水飞法能降低雄黄中 As_2O_3 含量,水飞时用水量愈多,As_2O_3 去除得愈净,当用水量为药材的 300 倍时,去除效果较好。亦有报道,雄黄通过 10% 醋飞制、醋牛奶水飞及 3%NaOH 碱洗法,均可有效除去 As_2O_3,使毒性降低。

研究发现,雄黄在空气中受热,当温度上升至 200~250℃时,As_2S_2 大量转化生成 As_2O_3,而 As_2O_3 是砒霜的成分,使得雄黄毒性大大增加,故雄黄不能在有氧情况下加热炮制,印证了"雄黄见火毒如砒"之说;且水飞后宜低温干燥或晾干。

雄黄经 5% 草酸溶液研磨、搅拌、洗涤等处理,能使其中可溶性砷含量大量减少。雄黄超微粉体与常规粉体比较,砷溶出的 T_{50}、T_d 由 113.61 分钟、176.22 分钟下降到 46.38 分钟、79.16 分钟,由此可见,超微粉体技术能显著加快雄黄中可溶性砷在水中的溶出速率。

2. 对药理作用的影响　雄黄中的有效物质是 As_2S_2,所含的 As_2O_3 是毒性成分,进入机体后作用于酶系统,可抑制酶蛋白的巯基,特别易与丙酮酸氧化酶的巯基结合,使之失去活性,从而减弱了酶的正常功能,阻止了细胞的氧化和呼吸,严重干扰组织代谢,造成胃肠道不适、呕吐、血尿、抽搐、昏迷乃至死亡。

天然雄黄和精制雄黄(5% 草酸处理)均能极显著提高正常小鼠单核 - 吞噬细胞系统(RES)的吞噬功能,二者本身无显著性差异。精制雄黄能显著增强 PC 诱导小鼠迟发型变态反应,表明其能明显提高小鼠细胞免疫功能,而天然雄黄则无明显影响。天然雄黄混悬液灌胃给予小鼠的 LD_{50} 为 3.21g/kg,精制雄黄的 LD_{50} 为 25g/kg,表明雄黄精制后毒性明显降低。

【贮藏】 贮干燥容器内,密闭,置通风干燥处。

滑 石

【处方用名】 滑石、滑石粉。

【来源】 本品为硅酸盐类矿物滑石族滑石,主含含水硅酸镁 $[Mg_3(Si_4O_{10})(OH)_2]$。

【历史沿革】 汉代载捶碎、研法;南北朝刘宋时代有丹皮煮制;唐代有炼制等法;宋代有水飞法,还有炒法、煅法等;元、明、清各代沿用水飞法。现行有研粉、水飞等炮制方法。《中华人民共和国药典》2020 年版收载滑石、滑石粉。

【炮制方法】

1. 滑石　取原药材,除去杂石,洗净,干燥,捣碎。

2. 滑石粉　取净滑石,砸碎,粉碎成细粉。或取净滑石粗粉,加水少量,碾磨至细,再加适量清水搅拌,倾出上层混悬液,下沉部分再按上法反复操作数次,合并混悬液,静置沉淀,倾去上清液,将沉淀物干燥后再研细粉。

【成品性状】

1. 滑石　不规则小块。白色、黄白色或淡蓝灰色,有蜡样珍珠光泽。体较重,质软细腻,手摸有滑润感。无吸湿性,置水中不崩散。气微,味淡。

2. 滑石粉　白色或类白色、微细、无砂性的粉末,质细腻,手捻有滑润感。气微,无味。

【质量要求】滑石粉遇中性石蕊试纸应显中性反应;水中可溶物在105℃干燥1小时,遗留残渣不得过5mg(0.1%);酸中可溶物灼烧至恒重遗留残渣不得过10.0mg(2.0%);铁盐遇稀盐酸与亚铁氰化钾不得即时显蓝色,炽灼失重量不得过5.0%;含重金属不得过40mg/kg;含砷盐不得过2mg/kg;含硅酸镁[$Mg_3(Si_4O_{10})(OH)_2$]不得少于88.0%。

【炮制作用】滑石性味甘、淡,寒。归膀胱、胃经。具有利尿通淋,清热解暑,祛湿敛疮的功效。

滑石多水飞后入药。水飞后使药物极细和纯净,便于内服及外用。用于热淋、石淋、尿热涩痛、暑湿烦渴、湿热水泻,外治湿疹、湿疮、痱子。如治湿热下注,小便淋涩赤痛的八正散(《太平惠民和剂局方》);治夏季感受暑邪,多汗烦躁,口渴喜饮,湿热泄泻的益元散(《中华人民共和国药典》)等。

【贮藏】贮干燥处,粉末瓷瓶装,防尘。

玛　瑙

【处方用名】玛瑙。

【来源】本品为氧化物类矿物石英族石英的亚种玛瑙,主含二氧化硅(SiO_2)。

【历史沿革】宋代有细研;明代有犬肉煮后煅醋淬、研、飞、煅醋淬等法。现行有水飞法、研磨等炮制方法。

【炮制方法】取原药材,除去杂质,洗净,干燥,研或水飞成极细粉。

【成品性状】玛瑙:细粉状,浅红色、橙红色或深红色,具光泽。无臭,味淡。

【炮制作用】玛瑙性味辛,寒。归肝经。具有清热明目、拨云退翳的功效。

水飞后使药物纯净细腻,主要用于目生翳障。

【贮藏】贮干燥处,粉末瓷瓶装,防尘。

珍　珠

【处方用名】珍珠、珍珠粉。

【来源】本品为珍珠贝科动物马氏珍珠贝 *Pteria martensii*(Dunker)、蚌科动物三角帆蚌 *Hyriopsis cumingii*(Lea)或褶纹冠蚌 *Cristaria plicata*(Leach)等双壳类动物受刺激形成的珍珠。

【历史沿革】唐代有研粉的炮制方法;宋代有豆腐蒸、水飞、牡蛎煮、煅等制法;明代有乳浸后煮、鸡与豆腐煮及炒等炮制方法。现行有水飞法、豆腐煮等。《中华人民共和国药典》2020年版收载珍珠、珍珠粉。

【炮制方法】

1. 珍珠　取原药材,除去杂质,洗净,晾干。

2. 珍珠粉　取净珍珠,粉碎,置乳钵中或适宜容器内,加入适量清水,研磨成糊状,再加多量的水,搅拌,倾出混悬液,下沉部分再行研磨,如此反复操作数次,除去杂质,合并混悬液,静置,分取沉淀物,干燥,再研磨成极细粉末。

【成品性状】

1. 珍珠　类球形、长圆形、卵圆形或棒形,直径1.5~8mm。表面类白色、浅粉红色、浅黄绿色或浅蓝色,半透明,光滑或微有凹凸,具特有的彩色光泽。质坚硬,破碎面显层纹。气微,无味。

2. 珍珠粉　白色粉末,无光点,质重。气微腥,味微咸,尝之无渣。

【质量要求】酸不溶性灰分不得过 4.0%,铅不得过 5mg/kg,镉不得过 0.3mg/kg,砷不得过 2mg/kg,汞不得过 0.2mg/kg,铜不得过 20mg/kg。

【炮制作用】珍珠性味甘、咸,寒。归心、肝经。具有安神定惊、明目退翳、解毒生肌、润肤祛斑的功效。

珍珠粉用于惊悸失眠、惊风癫痫、目生云翳、疮疡不敛、皮肤色斑。如治小儿惊啼的真珠丸(《圣济总录》);治口内诸疮的珍宝散(《丹台玉案》)。

珍珠质地坚硬,不溶于水,所以水飞成极细粉,才能被人体吸收。

【炮制研究】有研究报道,珍珠各炮制品中总氨基酸含量依次为豆浆煮水飞珍珠 > 豆腐煮水飞珍珠 > 牛乳煮水飞珍珠 > 水飞珍珠 > 炒爆研细珍珠。前 4 个品种均含 17 种以上氨基酸,其中以甘氨酸和丙氨酸的含量最多,天门冬氨酸、丝氨酸、精氨酸次之;炒爆研细珍珠在炒制过程中由于温度较高,所含部分氨基酸被破坏。

【贮藏】阴凉干燥处密闭存放。

【备注】作过装饰品的珍珠(习称"花珠")外有油垢,须用豆腐煮制,令其洁净。方法:取原药材,洗净污垢(垢重者,先用碱水洗涤,再用清水漂去碱性),用纱布包好,再用豆腐置加热容器内,一般 300g 珍珠用两块 250g 豆腐,下垫一块,上盖一块,加清水淹没豆腐寸许,煮制 2 小时,至豆腐呈蜂窝状为止。取出,去豆腐,用清水洗净晒干,以冷水水飞至舌舔无渣感为度。取出放入铺好纸的竹筐内晒干或烘干。

第五节　制　霜　法

药物经过去油制成松散粉末、或析出细小结晶、或升华成为结晶或粉末、或煎熬成粉渣的方法,称制霜法。根据操作方法不同,制霜法可分为去油制霜、渗析制霜、升华制霜、煎煮制霜等。

一、去油制霜法

将净选或切制后的药物经过去除部分脂肪油并制备成松散粉末的方法,称去油制霜法。去油制霜法主要适用于油脂含量较高的种子类药物。

(一) 炮制目的

1. 降低毒性,缓和药性　如巴豆、千金子等。

2. 消除副作用　如柏子仁。

(二) 操作方法

取净药材,除去外壳,取种仁,碾成细末或捣烂如泥,用布包裹,蒸热,置压榨器中榨去油,至均匀、松散成粉,不再黏结为度。少量者亦可用数层吸油纸包裹,置炉边或烈日曝晒后,压榨去油,反复压榨换纸,至纸不显油迹为度。生产中使用去油制霜机。去油制霜机结构示意图及设备图见图 18-1。

(三) 注意事项

1. 药物加热时所含油质易于渗出,故去油制霜时多加热或放置热处。

2. 去油制霜如用粗纸包压时要勤换纸,以使油充分渗在纸上。

3. 有毒药物去油制霜用过的布或纸要及时烧毁,以免误用。

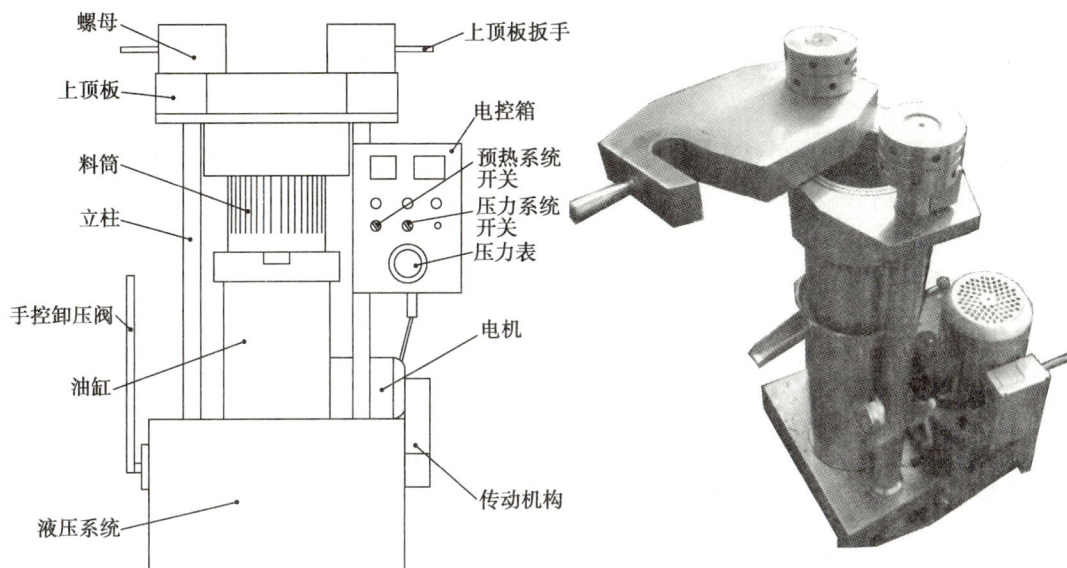

图 18-1　去油制霜机结构示意图及设备图

巴　豆

【处方用名】生巴豆、巴豆霜。

【来源】本品为大戟科植物巴豆 *Croton tiglium* L. 的干燥成熟果实。秋季果实成熟时采收，堆置 2~3 天，摊开，干燥。

【历史沿革】汉代有"去皮心复熬变色"及"去皮细研取霜"的炮制方法；南北朝时期有麻油和酒煮的记载；唐代有熬制、火炮、烧令烟断等法；宋代有"炒微黑黄"、醋煮、油煎、面炒、面煨、麦麸水煮、火炮、酒煮、黄连制等制法；明代巴豆的用法和炮制方法更趋多样，如"巴豆有用仁者，用壳者，用油者，有生用者，麸炒者，醋煮者，烧存性者。有研烂以纸包压去油者，谓之巴豆霜"、炼、薄荷汁制、甘草制法；清代基本沿用前法，并增加了沉香制、雄黄制、隔纸炒令油出、煅、蒸等方法。现行主要用制霜法。《中华人民共和国药典》2020 年版收载巴豆、巴豆霜。

【炮制方法】

1. 生巴豆　取原药材，除去杂质，浸湿后用稠米汤或稠面汤拌匀，置日光下曝晒或烘干后去种皮，取仁。

2. 巴豆霜　取净巴豆仁，碾如泥状，里层用纸，外层用布包严，蒸热，压榨去油，如此反复数次，至药物均匀、松散成粉，不再黏结成饼为度。或取净巴豆仁碾细，测定脂肪油含量，加适量的淀粉稀释，使脂肪油含量符合规定，混匀，即得。

注意事项：①生巴豆有剧毒，在制霜过程中，往往由于接触巴豆种仁、油蒸气而引起皮炎，局部出现红斑或红肿等不适症状，操作时注意防护，如戴手套及口罩。②工作结束时，用冷水洗涤裸露部分。如有皮炎症状时，可用绿豆、防风、甘草煎汤内服。③压榨去油时，药物要加热一是易出油，二是毒性蛋白受热变性失去活性；如用粗纸包压时要勤换纸，以使油充分渗在纸上。④用过的布或纸立即烧毁，以免误用。

【成品性状】

1. 生巴豆　略扁的椭圆形，表面棕色或灰棕色，有隆起的种脊，外种皮薄而脆，内种皮呈白色薄膜，种仁黄白色，富油性，气微，味辛辣。

2. 巴豆霜　粒度均匀、疏松的淡黄色粉末，显油性。

【质量要求】

1. 生巴豆　水分不得过 12.0%,总灰分不得过 5.0%;含脂肪油不得少于 22.0%,含巴豆苷不得少于 0.80%。

2. 巴豆霜　水分不得过 12.0%,总灰分不得过 7.0%;含脂肪油应为 18.0%~20.0%,含巴豆苷不得少于 0.80%。

【炮制作用】巴豆性味辛,热;有大毒。归胃、大肠经。具有峻下冷积,逐水消肿,豁痰利咽,蚀疮的功效。

生巴豆毒性强烈,仅供外用蚀疮。用于恶疮疥癣、疣痣。如巴豆捣泥,绢包擦患处,可治恶疮、疥癣。

巴豆去油制霜后,能降低毒性,缓和泻下作用。用于寒积便秘,乳食停滞,腹水,二便不通,喉风,喉痹。如三物备急丸(《金匮要略》)。

【炮制研究】巴豆主要含有巴豆脂肪油 34%~57%,其中主要含有巴豆油酸、巴豆酸,以及由棕榈酸、硬脂酸、油酸、巴豆醇等形成的甘油酯,还有巴豆醇 -12,13- 二酯、巴豆醇三酯等;另含有巴豆毒蛋白(巴豆毒素 I、II)、巴豆苷、生物碱等。

1. 巴豆的毒性和毒性成分　巴豆毒性非常大,毒性成分主要是巴豆脂肪油和巴豆毒蛋白。

内服巴豆油 1 滴立即出现中毒症状,20 滴可致死。人口服半滴或 1 滴巴豆油,即可产生口腔、咽喉、胃部灼热感,并有催吐作用;至肠内遇碱性肠液水解后释放出巴豆酸,刺激肠黏膜促发炎症,增加分泌,促进肠蠕动,导致剧烈腹泻,并伴有剧烈腹痛,里急后重,消化道腐蚀出血,并损坏肾脏,出现尿血,外用过量能引起急性皮炎。巴豆中的毒性球蛋白,能溶解红细胞,使局部细胞坏死。

2. 炮制解毒机制　巴豆经去油制霜可大大降低巴豆油的含量,并在加热过程中破坏毒性蛋白,使毒性大大下降。巴豆霜中含有少量的脂肪油可促使肠道蠕动增加,具有缓泻作用。

巴豆霜大剂量(1.5g/kg)可以明显增加小鼠的胃肠推进作用,并具有镇痛作用,而小剂量无明显影响。

巴豆和巴豆霜石油醚提取物经 GC-MS 分析,鉴定了 14 种组分,其中有 10 个化合物相同,4 个化合物不同。10 个相同的化合物相对百分含量都有不同程度的变化,其中炮制后相对质量百分数显著增加的有肉豆蔻酸、棕榈酸、亚油酸、硬脂酸,炮制后相对百分含量显著降低的有癸酸、9,12- 十六碳二烯酸甲酯、9- 十六碳烯酸甲酯、油酸、13- 二十二碳烯酸、花生酸。4 个不同化合物中,巴豆中有而在巴豆霜中未检测到的化合物是 2,4- 壬二烯醛、12- 甲基 - 十四碳酸甲酯、亚油酸甲酯;巴豆霜中有而巴豆中未检测到的是十一碳酸。巴豆和巴豆霜中亚油酸含量最高,分别占总量的 55.90% 和 64.28%。

3. 炮制工艺研究　研究表明,生巴豆渣、冷冻生巴豆渣和生榨霜 3 个样品均有溶血作用,而经炒、煮、常压蒸、高压蒸等加热处理的各种巴豆制品的残渣或霜均未显示溶血作用。因此,不建议采用生巴豆加淀粉稀释和提油返油法制备巴豆霜。

【贮藏】贮干燥容器内,巴豆霜瓶装或坛装,置阴凉干燥处,防霉,防蛀。

【备注】生巴豆按照毒剧药品管理办法进行保管。

ER-18-1
拓展阅读
(巴豆)

千 金 子

【处方用名】千金子、续随子、千金子霜。

【来源】本品为大戟科植物续随子 *Euphorbia lathyris* L. 的干燥成熟种子。夏、秋二季果实成熟时采收,除去杂质,干燥。

【历史沿革】宋代有去皮、去油、去皮煮研的方法;明代有酒浸、去油取霜等方法;清代基本沿用前法。现行主要用制霜法。《中华人民共和国药典》2020 年版收载千金子、千金子霜。

【炮制方法】

1. 千金子　取原药材,除去杂质,筛去泥沙,洗净,晒干,用时打碎。

2. 千金子霜　取净千金子仁,碾成泥状,用布包严,蒸热,压榨去油,如此反复操作,至药物松散不再黏结成饼为度。少量者,碾碎用吸油纸数层包裹,加热,反复压榨换纸,以纸上不显油痕即可。

【成品性状】

1. 千金子　椭圆形或卵圆形,表面灰棕色或灰褐色,具不规则网状皱纹及褐色斑点,种皮薄脆,内表面灰白色,有光泽,种仁白色或黄白色,富油性,气微,味辛辣。

2. 千金子霜　均匀、疏松的淡黄色粉末,微显油性,味辛辣。

【质量要求】

1. 千金子　水分不得过 7.0%;含脂肪油不得少于 35.0%;含千金子甾醇不得少于 0.35%。

2. 千金子霜　含脂肪油应为 18.0%~20.0%。

【炮制作用】千金子性味辛,温;有毒。归肝、肾、大肠经。具有泻下逐水,破血消癥,疗癣蚀疣的功效。

生品毒性较大,作用峻烈,多供外用,用于顽癣、疣赘。

去油制霜后可降低毒性,缓和泻下作用。临床上内服多用千金子霜,可配入丸散剂内服,用于水肿胀满、积聚癥块、诸疮肿毒。如治通身肿满,喘闷不快的续随子丸(《卫生宝鉴》)。

【炮制研究】千金子含有脂肪油约 40%~50%,主要是多种脂肪酸的甘油酯和二萜酚酸酯等,另含有香豆素类、黄酮类、瑞香素、七叶树苷等成分。千金子所含的脂肪油对胃肠道具有较强的刺激作用,能引起峻泻,因此生品千金子具有毒性。

1. 对化学成分的影响　千金子制霜后使千金子油减少 35%~50%,千金子霜脂肪油中两种泻下成分千金子甾醇、千金二萜醇二乙酸苯甲酸酯平均下降率分别为 64.22% 和 62.86%。对千金子不同炮制品作了脂肪油的提取、相对密度和折光率的测定、脂肪油的薄层分析,结果证明,千金子经不同方法炮制后,毒性成分脂肪油的含量均显著降低,且其降低顺序为蒸霜＞热霜＞冷霜＞酒制品＞炒品。各炮制品脂肪油相对密度差异不大,而折光率则显著低于生品;薄层层析显示,含有多种成分,从斑点数目、大小、颜色、R_f 值看,炮制对脂肪油成分影响较小。以秦皮乙素为指标,对千金子炒品、酒制品、冷霜、热霜和蒸霜进行测定,结果发现,除冷霜外,秦皮乙素的含量均有所下降,以蒸霜和热霜的降低最为显著,提示不同的加工过程(加热、酒制等)均能使秦皮乙素的含量下降。

2. 对药理作用的影响　有研究发现,千金子生品的小肠推进作用较强,不同含油量的千金子霜均具有明显加快小肠蠕动的作用,但作用比生品强度有所减弱,随着千金子霜含油量的降低,其肠蠕动作用逐渐减慢,与霜中含油量呈现一定程度的线性关系。

有研究以传统法制得千金子霜,对不同含油量的千金子霜所致小鼠出现俯卧、食少、被毛潮湿等轻度中毒反应的时间和程度进行了比较,发现千金子的毒性部位在于脂肪油,在大剂量给药时,动物会出现一系列胃肠道毒副反应。

3. 炮制工艺研究　对千金子种子、种仁及种皮中脂肪油和千金子甾醇含量进行比较,发现千金子种仁中脂肪油、千金子甾醇含量远高于种皮中的含量。千金子种仁占种子质量的 65.87%,种皮占种子质量的 34.13%。通过比较千金子种子、种仁及种皮中重金属含有量,发现同批次千金子种皮中铜、镉、铅、砷、汞的量均高于种仁中的量。千金子制霜掺入种皮影响其外观性状和临床疗效,因此在千金子入药或制霜应用时,剥去种皮是十分必要的。

【贮藏】贮干燥容器内,千金子霜瓶装或坛装,置阴凉干燥处。防蛀。

大 风 子

【处方用名】大风子、大风子霜。

【来源】本品为大风子科植物大风子 *Hydnocarpus anthelmintica* Pierre. 的干燥种子。果实成熟、果皮裂开时采收,摊放至果肉软化,去皮,将种子洗净,除去杂质,干燥。

【历史沿革】明代有去壳取仁、去油取霜的炮制方法;清代有"入丸药,压去油"的论述。现行主要用制霜法。

【炮制方法】

1. 大风子　取原药材,除去杂质及霉烂变质者,去壳取仁。

2. 大风子霜　取净大风子仁,碾碎,用布包严,蒸热,压榨去油,研细。少量可用吸油纸去油的方法。

【成品性状】

1. 大风子　不规则卵圆形或多面形,稍具钝棱,表面灰褐色或灰棕色,具细纹;种皮厚而坚硬,内表面光滑,浅黄色或黄棕色;种皮与种仁分离,种仁灰白色,有油性,外被一层红棕色或暗紫色薄膜;气微,味淡。

2. 大风子霜　均匀、松散的乳白色粉末,气微,味淡。

【炮制作用】大风子性味辛,热;有毒。归肝、脾、肾经。具有祛风燥湿,攻毒杀虫的功效。

生品毒性较强,作用峻烈,多外用。用于麻风,疥癣,杨梅毒疮。如治诸疮肿毒,顽癣瘙痒的大风膏(《保婴撮要》)。

制霜后除去部分脂肪油,降低了毒性,可供内服。多制成丸散剂内服,如治麻风的大风丸(《医学入门》)。

【炮制研究】大风子种仁含脂肪油约 50%,油中脂肪酸有大风子油酸、次大风子油酸及少量饱和脂肪酸、不饱和脂肪酸等。制霜后能除去大部分油质,使毒性降低。

【贮藏】贮干燥容器内,置阴凉干燥处。防热,防蛀。

木 鳖 子

【处方用名】木鳖子、木鳖子霜。

【来源】本品为葫芦科植物木鳖 *Momordica cochinchinensis* (Lour.) Spreng. 的干燥成熟种子。冬季采收成熟果实,剖开,晒至半干,除去果肉,取出种子,干燥。

【历史沿革】唐代有去壳、麸炒等制法;宋代有烧令烟尽、炒焦、去壳纸捶出油等方法;明代有麸炒、炒熟、炒黄、烧存性、焙制、油制等法;清代有陈土炒、炒焦黑等制法。现行主要用制霜法。《中华人民共和国药典》2020 年版收载木鳖子仁、木鳖子霜。

【炮制方法】

1. 木鳖子仁　取原药材,除净杂质,筛去灰屑,去壳取仁,用时捣碎。

2. 木鳖子霜　取净木鳖子仁,炒热,研末,用吸油纸包裹数层,外加布包紧,压榨去油,反复多次,至纸上不再出现油迹,色由黄变灰白色,呈松散粉末时,研细。

【成品性状】

1. 木鳖子仁　内种皮灰绿色,茸毛样。子叶 2,黄白色,富油性。有特殊的油腻气,味苦。

2. 木鳖子霜　均匀、松散的白色或灰白色粉末,味苦。

【质量要求】

1. 木鳖子仁　含丝石竹皂苷元 3-*O*-β-*D*- 葡萄糖醛酸甲酯不得少于 0.25%。

2. 木鳖子霜　含丝石竹皂苷元 3-*O*-β-*D*- 葡萄糖醛酸甲酯不得少于 0.40%。

【炮制作用】木鳖子性味苦、微甘、凉；有毒。归肝、脾、胃经。具有散结消肿，攻毒疗疮的功效。

生品有毒，仅供外用。用于疮疡肿毒，乳痈，瘰疬，痔漏，干癣，秃疮。如治一切诸毒的神效千捶膏(《医宗金鉴》)。

制霜后除去部分脂肪油，降低了毒性，可入丸散剂内服，功效同木鳖子。如治疮疡肿毒、瘰疬、秃疮的木鳖膏(《仁斋直指方》)。

【炮制研究】木鳖子制霜后脂肪油含量减少，齐墩果酸、总皂苷的含量有所增加。

木鳖子在 20% 含油量时抗炎、镇痛等药效学作用最为明显，对免疫器官的抑制作用最小，对小鼠一般状况和体重影响最小。

木鳖子在放置过程中，不仅颜色变黄，而且脂肪油的含量大幅下降。油中脂肪酸的组分也发生了很大变化，其中饱和脂肪酸的含量增加了一倍多，而不饱和脂肪酸的数目则减少了一半，但相对含量有所增加。因此建议，木鳖子在放置过程中应低温、避光保存，防止氧化变色。变黄后的木鳖子慎用。

【贮藏】木鳖子霜瓶装或坛装，密闭，置阴凉干燥处。

柏　子　仁

【处方用名】柏子仁、柏子仁霜、炒柏子仁。

【来源】本品为柏科植物侧柏 *Platycladus orientalis*（L.）Franco 的干燥成熟种仁。秋、冬二季采收成熟种子，晒干，除去种皮，收集种仁。

【历史沿革】南北朝刘宋时代有酒与黄精制的方法；唐代有熬法；宋代有压去油、酒浸、焙炒、炒等法；明代有酒蒸、焙去油、炒去油等方法；清代多沿用前法。现行主要用炒黄、制霜法。《中华人民共和国药典》2020 年版收载柏子仁、柏子仁霜。

【炮制方法】

1. 柏子仁　取原药材，除去杂质及残留的种皮，筛去灰屑。

2. 柏子仁霜　取净柏子仁，碾成泥状，用布（少量可用数层吸油纸）包严，蒸热，压榨去油，如此反复操作，至药物不再黏结成饼为度，碾细。

3. 炒柏子仁　取净柏子仁，置预热的炒制容器内，用文火加热，炒至表面黄色油润，有香气逸出为度，取出，晾凉。

【成品性状】

1. 柏子仁　长卵形或长椭圆形，表面黄白色或淡黄棕色，外包膜质内种皮，顶端略尖，有深褐色的小点，基部钝圆。质软，富油性。气微香，味淡。

2. 柏子仁霜　均匀、疏松的淡黄色粉末，微显油性，气微香。

3. 炒柏子仁　形如柏子仁，表面油黄色，偶见焦斑，具有焦香气。

【质量要求】

1. 柏子仁　水分不得过 6.0%；酸值不得过 40.0，羰基值不得过 30.0，过氧化值不得过 0.26；每 1 000g 含黄曲霉毒素 B_1 不得过 5μg，黄曲霉毒素 G_2、黄曲霉毒素 G_1、黄曲霉毒素 B_2、黄曲霉毒素 B_1 总量不得过 10μg。

2. 柏子仁霜　酸值、羰基值、过氧化值，以及每 1 000g 含黄曲霉毒素 B_1、黄曲霉毒素 G_2、黄曲霉毒素 G_1、黄曲霉毒素 B_2、黄曲霉毒素 B_1 等要求同柏子仁。

【炮制作用】柏子仁性味甘，平。归心、肾、大肠经。具有养心安神，止汗，润肠通便的功效。

生品润肠力盛,常用于肠燥便秘。用于肠燥便秘,虚烦失眠。如治肠胃结热,津枯肠燥,大便秘结的五仁丸(《医方类聚》)。但生品气味不佳,易致恶心或呕吐,其脂肪油有润肠致泻的作用。

炒后有焦香气,使药性缓和,致泻作用减弱,呕吐的副作用消除。用于虚烦失眠,心悸怔忡,阴虚盗汗。如治虚烦不眠的天王补心丹(《摄生秘剖》)。

柏子仁去油制霜后,可消除呕吐和润肠致泻的副作用。用于心神不安,虚烦失眠的脾虚患者。如治劳心太过,神不守舍的柏子养心丸(《古今医统大全》)。

【炮制研究】柏子仁含有脂肪油约14%,另含有少量的挥发油和皂苷类成分,此外还含有植物甾醇、酚类、黄酮类、木脂素、蛋白等成分。

1. 对化学成分的影响 GC-MS法分析表明,柏子仁和柏子仁霜中脂肪酸的组成基本一致,各脂肪酸的比例也基本相同,只是总含油量有较大区别。制霜后 β- 谷固醇含量有一定的损失。柏子仁生品经蒸制、炒制后脂肪油和总二萜含量明显增加,制霜后二者含量明显下降。蒸或炒制后有利于柏子仁中油脂性成分提出;制霜后脂肪油和二萜类成分含量减少,减少了滑肠的弊端。

2. 对药理作用的影响 有实验比较了生柏子仁和柏子仁霜对小鼠阈下催眠剂量异戊巴比妥钠的协同作用,结果表明,二者有非常显著差别,同柏子仁比较,柏子仁霜有明显镇静安神作用,即对阈下催眠剂量异戊巴比妥钠有显著的协同作用。实验观察了 0~40% 含油量柏子仁霜对小鼠的泻下作用,结果显示柏子仁泻下作用缓和,其泻下作用可能主要与含油量相关,随含油量的增加,小肠推进率逐渐提高,至含油量 30% 时,泻下作用明显增强。

3. 炮制工艺研究 通过对比冷法、热法、蒸法、溶剂提取法和机械压榨法等柏子仁不同制霜方法的制霜效率、脂肪油的含量、酸败度等,发现机械压榨法与传统法相比,制霜效率高,成品质量均一,酸败度变化较小,脂肪油化学成分基本一致。因此,机械压榨法可以取代传统法制柏子仁霜。

【贮藏】贮于干燥容器中,柏子仁霜瓶装或坛装,置阴凉干燥处。防热,防蛀,防泛油。

二、渗析制霜法

药物与物料经过加工析出细小结晶的方法,称渗析制霜法。目的是产生新的治疗作用,增强疗效,纯净药物。如西瓜霜。

西 瓜 霜

【处方用名】西瓜霜。

【来源】本品为葫芦科植物西瓜 *Citrullus lanatus* (Thunb.) Matsumu.et Nakai 的成熟新鲜果实与皮硝经加工制成。

【历史沿革】清代有制霜的炮制方法。《中华人民共和国药典》2020 年版收载西瓜霜。

【炮制方法】西瓜霜:取新鲜西瓜,沿蒂头切一厚片作顶盖,挖出部分瓜瓤,将芒硝填入瓜内,盖上顶盖,用竹签扦牢,用碗或碟托住,盖好,悬挂于阴凉通风处,待西瓜表面析出白霜时,随时刮下,直至无白霜析出,晾干。或取新鲜西瓜切碎,放入不带釉的瓦罐内,一层西瓜一层芒硝,将口封严,悬挂于阴凉通风处,数日后即自瓦罐外面析出白色结晶物,随析随收集,至无结晶析出为止。

每 100kg 西瓜,用皮硝 15kg。

注意事项:本品制作宜在秋凉季节进行,容易析出结晶。

【成品性状】西瓜霜:类白色至黄白色的结晶性粉末,气微,味咸,有清凉感。

【质量要求】西瓜霜:含重金属不得过10mg/kg,含砷盐不得过10mg/kg;含硫酸钠不得少于90.0%。

【炮制作用】西瓜霜性味咸,寒。归肺、胃、大肠经。具有清热泻火,消肿止痛的功效。

西瓜能清热解暑,芒硝能清热泻火,两药合制,能起到协同作用,增强清热泻火之功,且使药物更纯洁。用于咽喉肿痛,喉痹,口疮。如西瓜霜润喉片(《中华人民共和国药典》)。

【炮制研究】

1. 对化学成分的影响　西瓜霜的主要成分是芒硝中的成分$Na_2SO_4 \cdot 10H_2O$,另含有氨基酸类及无机元素。经分析,西瓜霜中含有18种氨基酸,其中7种为人体必需氨基酸,还含有Al、Fe、Si、Mg、Mn、Ca、Ts、Cu、Na等元素。

2. 炮制工艺研究　传统方法制取西瓜霜简单,容易操作,但受到季节的限制。有研究报道,将新鲜成熟西瓜用现代物理方法进行粉碎、压榨、过筛,除去种子、纤维等杂质,而芒硝也经超微粉碎加工,这样可以增加西瓜与芒硝的接触面,然后将两者以适当的比例混合,再寻找合适的条件使之渗析结晶,收集西瓜霜,如此改进的方法不受季节限制。另有报道,取西瓜切碎,加入制芒硝溶化以布氏滤器加滑石粉助滤,滤出液减压蒸发浓缩,放冷析晶,结晶风化;该法质量稳定,生产周期短,并不受季节、气候、环境的限制,产量高,适合工业化生产。

实验表明,芒硝的最佳结晶温度为0~4℃。有文献报道,采用风冷式电冰箱制取西瓜霜,收得率可达40%,且含水量少。

【贮藏】密封,置阴凉干燥处。防潮、防热。

【备注】传统西瓜霜的制作宜在秋凉季节进行,环境温度过高不易析晶。

三、升华制霜法

药物经过高温加工处理,升华成结晶或细粉的方法,称升华制霜法。目的是纯净药物。如信石。

信 石

【处方用名】信石、砒霜。

【来源】本品为氧化物类矿物砷华 *Asrenolite* 或硫化物类矿物毒砂 *Arsenopyrite* 或雄黄 *Realgar* 等含砷矿物经加工制成,主含三氧化二砷(As_2O_3)。

【历史沿革】南北朝刘宋时代有"砒霜"的记载;宋代有萝卜灯心制霜、醋制、白矾制霜、萝卜制霜等法;明代有醋与甘草制、酸浆水制、煅制、硝石制、锡制、煨制等方法;清代有酒制、豆腐制、铅制、红枣制等方法。现行主用制霜法。

【炮制方法】

1. 信石　取原药材,除去杂质,碾细。

2. 砒霜　取净信石,置煅锅内,上置一口径较小的锅,两锅接合处用盐泥封固,上压重物,盖锅底上贴一白纸条或放几粒大米,用武火加热煅至白纸或大米呈老黄色,离火待凉后,收集盖锅上的结晶。

【成品性状】

1. 信石　不规则碎块状,表面具灰色、黄色、白色、红色交错彩晕,略透明或不透明,质脆,易砸碎,气无。

2. 砒霜　为白色结晶或粉末。

【炮制作用】信石性味酸,辛,大热;有大毒。归脾、肺、胃、大肠经。具有祛痰,截疟,杀虫,蚀腐的功效。

制霜后药性更纯,毒性更大。内服可祛痰平喘、截疟,如治寒痰哮喘、日久不愈的紫金丹

(《普济本事方》)。外用具有蚀疮祛腐、杀虫的功效,如治瘰疬、痔漏、恶疮的紫霞锭子(《证治准绳》)。

【贮藏】贮干燥容器内,密闭,置通风干燥处。防潮。

【备注】砒霜剧毒,按照毒剧药品管理方法保管。

四、煎煮制霜法

药物经过多次长时间煎熬后所剩下的粉渣另作药用的方法,称煎煮制霜法。目的是缓和药性,扩大药用品种。如鹿角霜。

鹿 角 霜

【处方用名】鹿角霜。

【来源】本品为鹿科动物梅花鹿 Cervus nippon Temminck. 或马鹿 Cervus elophus Linnaeus 的角去胶质的角块。春、秋二季生产,将骨化角熬去胶质,取出角块,干燥。

【历史沿革】唐代有熬制、炒制等方法;宋代有水煮、牛乳炼法;明代有炼霜熬膏法;清代有制霜、煎胶捣成霜用的方法。现行主用煎煮制霜法。《中华人民共和国药典》2020 年版收载鹿角霜。

【炮制方法】鹿角霜:将小段或粉碎成小块的骨化鹿角置加热容器内,加适量水煎煮熬制,至鹿角中胶汁被熬出,去胶汁,取鹿角渣,干燥,除去杂质,捣碎或研碎。

【成品性状】鹿角霜:长圆柱形或不规则的碎块,大小不一,表面灰白色,显粉性,体轻,质酥,断面外层较致密,白色或灰白色,内层有蜂窝状小孔,灰褐色或灰黄色,有吸湿性,气微,味淡,嚼之有粘牙感。

【质量要求】鹿角霜:水分不得过 8.0%。

【炮制作用】鹿角霜性味咸、涩、温。归肝、肾经。具有温肾助阳,收敛止血的功效。

鹿角霜用于脾肾阳虚,食少吐泻,白带,遗尿尿频,崩漏下血,疮疡痰核。如治肾阳不足,精血亏损,阳痿不孕的鹿角霜丸(《圣济总录》)。

【贮藏】贮干燥容器内,密闭,置通风干燥处。防潮。

第六节 干 馏 法

将药物置于容器内,以火烤灼,使产生汁液的方法,称干馏法。

(一)炮制目的

制备有别于原药材的干馏物,产生新的疗效,扩大临床用药范围,以适合临床需要。

药料由于高热处理,产生复杂的质的变化,形成新的化合物。植物类的药物如鲜竹、木材、米糠经干馏炮制,所得的化合物是以不含氮的酸性、酚性物质为主要成分,如己酸、辛酸、庚酸、壬酸、癸酸、愈创木酚等。含蛋白质类的动、植物药(鸡蛋黄、大豆、黑豆)干馏所得的化合物则以含氮碱性物质为主,如哈尔满(harman)和吡啶类、咔啉(carboline)类的衍生物。它们都有抗过敏、抗真菌的作用。从含蛋白的动、植物的干馏物中可分离出镇痉的成分。

(二)操作方法

干馏法温度一般较高,多在 120~450℃进行,但由于原料不同,各干馏物裂解温度也不一样,如蛋黄油在 280℃左右制成,竹沥油在 350~400℃左右制成,豆类的干馏物一般在 400~450℃制成。

制备方法因药而异,有的以砂浴加热,在干馏器上部收集冷凝的液状物,如黑豆馏油。

有的在容器周围加热,在下面收集液状物,如竹沥油。有的直接烧制,如竹沥、荆沥。有的用武火炒制制备油状物,如蛋黄油。

(三)注意事项

1. 干馏时温度较高,应注意控制炮制温度和时间。

2. 干馏时可能产生大量的浓烟或刺鼻的气味,应注意通风排风。

竹 沥

【处方用名】竹沥、竹沥油、竹油。

【来源】本品为禾本科植物淡竹 *Phyllostachys nigra*(Lodd.)Munro var.*henonis*(Mitf.)Stapf ex Rendle 的嫩茎用火烧灼而流出的汁液。

【历史沿革】汉代称"竹汁";梁代始有"竹沥"的记载;唐代为直接火烧制汁法;宋代用新菫竹烧取之;明代新增竹段装瓶倒悬炭火围逼制竹沥法;清代基本沿用前法。现行干馏法。

【炮制方法】竹沥:取鲜嫩淡竹茎,截成 0.3~0.5m 的段,劈开洗净,装入坛内,装满后坛口向下,架起,坛的底面及周围用锯末和劈柴围严,用火燃烧,坛口下面置一罐,竹茎受热后即有汁液流出,滴注罐内,至竹中汁液流尽为止。或取鲜竹,洗净,从两节之间锯开,竹节位于中间,纵向劈开两瓣,架在文火上加热,两端流出的汁液接于容器中,即得。

【成品性状】竹沥:青黄色或黄棕色浓稠汁液,具烟熏气,味苦微甜。

【炮制作用】竹沥性味甘、苦,寒。归心、胃经。具有清热豁痰、镇惊利窍的功效。

竹沥对热咳痰稠最具卓效。用于肺热痰壅、咳逆胸闷,亦可用于痰热蒙蔽清窍诸证,中风痰迷,惊痫癫狂等,为痰家之圣剂。如治痰热咳喘,痰稠难咳,顽痰胶结的竹沥达痰丸(《中华人民共和国药典》);治中风口噤,以竹沥配姜汁饮之(《备急千金要方》)。

【炮制研究】竹沥含有多种氨基酸类成分以及愈创木酚、甲酚、苯酚、水杨酸、苯甲酸等,并含有葡萄糖、果糖、蔗糖等。

1. 对化学成分的影响　干馏法、烧制法、渗漉法、回流法等制备的淡竹沥中愈创木酚转移率分别为 0.08%、0.11%、49.5%、84.5%。应用 GC-MS 分析福建建瓯产竹沥成分,结果显示共有有机物 46 种,其中主要成分 18 种,占出峰总面积的 98%。采用氨基酸自动分析仪测得该竹沥中含有 15 种氨基酸,总含量为 142.24μg/ml。

2. 对药理作用的影响　动物实验证明,竹沥具有祛痰镇咳作用,并能促进小鼠小肠推进作用。竹沥中分离出的氨基酸成分具有镇咳作用。抑菌试验显示,竹沥对各种腐败菌均具较强的抑制作用,表明其具有广谱抗菌活性,其中对金黄色葡萄球菌、枯草芽孢杆菌、大肠杆菌和黑曲霉的抑制效果最为明显。

3. 炮制工艺研究　研究报道,竹沥在干馏时,120℃左右开始有竹沥流出,350~400℃最盛,450℃以上逐渐减少,如以焦油和水为制作目的的话,以保持 400℃温度最好。通过采用小鼠氨水引咳试验与小鼠气管酚红排泄试验,比较不同干馏时间所制竹沥对小鼠止咳作用的影响,发现不同干馏时间所制竹沥均能不同程度提高小鼠气管酚红分泌,延迟咳嗽潜伏期,减少咳嗽次数;当竹沥的炮制温度为 400℃、时间为 30 分钟时,止咳化痰效果最佳。

【贮藏】装瓶,置阴凉处。

蛋 黄 油

【处方用名】蛋黄油、卵黄油。

【来源】本品为雉科动物家鸡 *Gallus gallus domesticus* Brisson 的蛋,煮熟后剥取蛋黄,经熬制而得。

【历史沿革】唐代有煮取蛋黄熬法、炒取油;宋代有炒法。现行炒熬法炮制。

【炮制方法】蛋黄油：取鸡蛋煮熟后，剥取蛋黄置炒制容器内，以文火加热，除尽水分后用武火炒熬，至蛋黄油出尽为止，滤尽蛋黄油装瓶备用。

在操作中主要掌握先文火使水分蒸发，后武火（280℃）煎出油为度。

【成品性状】蛋黄油：油状液体，具青黄色荧光。

【炮制作用】蛋黄油性味甘，平。归心、肾经。具有清热解毒的功效。

蛋黄油用于烧伤、湿疹、耳脓、疮疡已溃等。

【炮制研究】蛋黄油主要含有磷脂酰胆碱、脂肪酸、胆固醇、胡萝卜素、叶酸和多种无机元素。有研究发现，从蛋黄油碱性部分中分离得到抗真菌活性成分纳尔哈尔满（norharman）、哈尔满、3-烷基吡啶及烷基苯并咪唑等。

药理研究表明，蛋黄油具有抗过敏、抗真菌的作用。

【贮藏】装瓶，置阴凉处。

黑 豆 馏 油

【处方用名】黑豆馏油。

【来源】本品由豆科植物大豆 *Glycine max*（L.）Merr. 的黑色种子经干馏制得。

【历史沿革】清代有将黑豆装罐火烧法。现行炮制方法为改进的干馏法。

【炮制方法】黑豆馏油：取净黑大豆，轧成颗粒，装入砂质壶中 2/3 处，盖好，用黏土泥密封壶盖及壶口周围，置炉火上干馏，另在壶嘴上接一薄铁制成的冷凝器及接收瓶（连接处亦需密封），可得到黑色黏稠液体，即粗制黑豆馏油。传统制法所得就是这种粗制黑豆馏油。

若进一步精制，则将粗制品放在分液漏斗内，静置 20~30 分钟便分层，上层是馏油，下层为水和水溶性混合物，弃掉下层。取上层馏油置蒸馏瓶内于水浴上蒸馏，温度保持在 80~100℃，约经 30 分钟，蒸馏出来的是淡黄色透明液体，为干馏油中的挥发性物质，临床验证无效，而留在蒸馏瓶中的残液（黑色而有光泽的浓稠物）可供临床应用。

【成品性状】黑豆馏油：黑色、有光泽的浓稠液体，气焦臭。

【炮制作用】黑豆馏油具有清热、利湿、收敛的功效。

可用于牛皮癣、湿疹、神经性皮炎等。

【炮制研究】

1. 对化学成分的影响 有报道，从大豆饼干馏所得油层用乙醚及按酸碱梯度分离，碱性部分得吡啶、α-吡考啉、喹啉、喹那啶、苯胺等，酸性部分得苯酚、多种煤酚、丁酸、戊酸、甲酸、乙酸等。另有报道，在脱脂大豆 400~450℃ 干馏物碱性部分中分离得到纳尔哈尔满、哈尔满、菲啶及苯并喹啉等。

采用气质联用法对黑豆馏油中黄油的挥发性成分进行分析，结果显示分离出 47 个峰，鉴定了 30 个化合物，占其挥发油总相对含量的 62.01%，已鉴定的化合物包括酮类、杂环类、酸类、苯酚类、酰胺类、吡咯类等 13 类，其主要组分有 5,10-二乙氧基 -2,3,7,8-四氢 -lH, 6H-二吡咯、[1,2-α,1′,2′-d]吡嗪、4-氨基苯酚、己内酰胺、2-(1-甲丙基)-双环[2,2,1]庚烷等。

2. 对药理作用的影响 研究表明，大豆干馏物具有抗过敏、抗真菌、消炎、止痒、止痛及促进伤口愈合等作用。黑豆馏油凝胶可抑制二甲苯所致小鼠耳肿胀，对小鼠体重增长、胸腺重量没有影响。黑豆馏油凝胶对与皮炎湿疹类疾病关系紧密的金黄色葡萄球菌、表皮葡萄球菌、大肠埃希菌均有抑制作用。

【贮藏】装瓶，置阴凉处。

第七节　制绒、拌衣法

某些纤维性药材,经捶打、推碾成绒絮状,筛去粉末的炮制方法,称制绒。将净制或切制后的药物,表面用水湿润,加入定量的辅料使之粘于药物上,晾干的炮制方法,称拌衣。

(一) 炮制目的

1. 缓和药性或便于应用　如麻黄碾成绒,则发汗作用缓和,适用于老年、儿童和体弱者服用;艾叶制绒,便于配制"灸"法所用的艾条或艾炷。

2. 增强疗效或起到一定的治疗作用　如朱砂拌茯神、茯苓、远志等,增强宁心安神的作用;青黛拌灯心草,有清热凉血的作用。

(二) 注意事项

1. 制绒的药物要干燥,便于碾制后过筛。

2. 拌衣的药物要控制辅料的用量,一般不入煎剂。

灯　心　草

【处方用名】灯心草、灯心、朱砂拌灯心、青黛拌灯心、灯心炭。

【来源】本品为灯心草科植物灯心草 *Juncus effusus* L. 的干燥茎髓。夏末至秋季割取茎,晒干,取出茎髓,理直,扎成小把。

【历史沿革】宋代有烧炭法;清代有煅炭法、朱砂染法。现行有煅炭、朱砂拌、青黛拌等炮制方法。《中华人民共和国药典》2020 年版收载灯心草、灯心炭。

【炮制方法】

1. 灯心草　取原药材,除去杂质,剪成段。

2. 朱砂拌灯心　取净灯心段,置适宜容器内,喷淋少许清水,微润,均匀撒入朱砂细粉,搅拌至表面均匀挂上朱砂粉为度,取出晾干。

每 100kg 灯心草,用朱砂粉 6.25kg。

3. 青黛拌灯心　取净灯心段,置适宜容器内,喷淋少许清水,微润,均匀撒入青黛粉,搅拌至表面均匀挂上青黛粉为度,取出晾干。

每 100kg 灯心草,用青黛 15kg。

4. 灯心炭　取净灯心草,扎成小把,置煅锅内,上扣一口径较小的锅,接合处用盐泥封固,在扣锅上压以重物,并贴一条白纸或放数粒大米,用文武火加热,煅至纸条或大米呈深黄色时停火,待锅凉后,取出。

【成品性状】

1. 灯心草　呈细圆柱形,长达 90cm,直径 0.1~0.3cm。表面白色或淡黄白色,有细纵纹。体轻,质软,略有弹性,易拉断,断面白色。气微,味淡。

2. 朱砂拌灯心　形如灯心草,表面朱红色。

3. 青黛拌灯心　形如灯心草,表面深蓝色。

4. 灯心炭　呈细圆柱形。表面黑色。体轻,质松脆,易碎。气微,味微涩。

【质量要求】灯心草:水分不得过 11.0%,总灰分不得过 5.0%;醇溶性浸出物不得少于 5.0%。

【炮制作用】灯心草性味甘、淡,微寒。归心、肺、小肠经。具有清心火、利小便的功效。

灯心草生品长于利水通淋。用于心烦失眠,尿少涩痛,口舌生疮。

朱砂拌灯心以降火安神力强。多用于心烦失眠,小儿夜啼。不宜入煎剂。

青黛拌灯心偏于清热凉血。多用于尿血。

灯心炭凉血止血,清热敛疮。外用治咽痹、乳蛾、阴疳。

【贮藏】贮干燥容器内,密闭,置干燥处。

茯 苓

【处方用名】茯苓、朱茯苓、朱砂拌茯苓。

【来源】本品为多孔菌科真菌茯苓 *Poria cocos* (Schw.) Wolf 的干燥菌核。多于 7—9 月采挖,挖出后除去泥沙,堆置"发汗"后,摊开晾至表面干燥,再"发汗",反复数次至现皱纹、内部水分大部散失后,阴干,称"茯苓个";或将鲜茯苓按不同部位切制,阴干,分别称"茯苓块"和"茯苓片"。

【历史沿革】南北朝时代有去皮心;唐代有煮法;宋代有炒、乳拌制;金元明时期有蒸、焙、酒制、面裹煨、米泔制、砂仁蒸等方法;清代有雄黄制、土炒、乳汁肉桂酒童便炙等制法。现行有蒸、拌衣等炮制方法。《中华人民共和国药典》2020 年版收载茯苓。

【炮制方法】

1. 茯苓 取原药材,除去杂质,浸泡,洗净。润后稍蒸,及时削去外皮,切制成块或厚片,晒干。

2. 朱(砂拌)茯苓 取茯苓块或片,置适宜容器内,喷淋少许清水,微润,均匀撒入朱砂细粉,搅拌至表面均匀挂上朱砂粉为度,取出晾干。

每 100kg 茯苓块或片,用朱砂粉 2kg。

【成品性状】

1. 茯苓 立方块状、方块状或不规则厚片,大小、厚薄不一。白色、淡红色或淡棕色。体重,质坚实。气微,味淡,嚼之粘牙。

2. 朱茯苓 形如茯苓,表面朱红色。

【质量要求】茯苓:水分不得过 18.0%,总灰分不得过 2.0%;醇溶性浸出物不得少于 2.5%。

【炮制作用】茯苓性味甘、淡,平。归心、肺、脾、肾经。具有利水渗湿,健脾宁心的功效。

茯苓长于利水渗湿,健脾。用于水肿尿少,痰饮眩悸,脾虚食少,便溏泄泻等。如治水湿停聚、水肿胀满、小便不利的五苓散(《伤寒论》);治脾虚夹湿大便溏泄,食欲不振的参苓白术散(《太平惠民和剂局方》);治饮停胃中,脾失运化,清阳不升所致呕吐水液、心下痞满、眩晕心悸的小半夏加茯苓汤(《金匮要略》)。

朱砂拌茯苓增强宁心安神作用。用于心神不安,惊悸失眠;心脾两虚、心失所养、记忆力减退。不宜入煎剂。

【炮制研究】

对化学成分的影响 研究考察茯苓的不同炮制品总糖及多糖含量,结果显示总糖及多糖含量由高至低依次为米汤制品 > 明矾米汤制品 > 土炒品 > 朱砂制品 1 > 朱砂制品 2 > 生品。有报道,趁鲜处理的饮片水溶性浸出物含量大于发汗后处理的饮片,对碱溶性浸出物影响不明显;趁鲜处理的茯苓片总糖和多糖含量均高于发汗后处理的茯苓片,茯苓丁相反;炮制加工前后的茯苓饮片 HPLC 色谱图中主要峰群的整体图貌基本一致,但化学成分含量有一定的差别,可见炮制加工对茯苓饮片的化学成分有一定的影响。

利用 GC-MS 法分析茯苓超微粉与普通粉挥发性成分,得出茯苓超微粉中分离出 131 个成分,鉴定出 67 个化学成分,占挥发油总量的 51.145%,而茯苓普通粉中分离出 103 个成分,鉴定出 61 个化学成分,占挥发油总量的 59.223%;两种粉末挥发油成分中,含有 57 种相同成分,其中含量最高的分别为 α- 柏木醇、反橙花叔醇。

【贮藏】置阴凉干燥通风处,防潮。

第八节 特 殊 制 法

某些药物用一些特殊工艺加工而成。

（一）炮制目的

1. 制备新的药物，产生新的临床功用　如铜绿是铜器锈蚀后的产物，铅加工后可得铅丹、铅粉和密陀僧等药物。

2. 降低毒性　如蟾酥经过白酒、鲜牛奶处理得到的蟾酥粉、乳蟾酥。

3. 去除异味或者杂质，便于应用和制剂　如脐带煅制或烤制；蜂胶用乙醇处理。

（二）注意事项

蟾酥有毒，在研制处理过程中应采取适当的防护措施。

铜　　绿

【处方用名】铜绿、铜青。

【来源】本品为铜表面经二氧化碳或乙酸作用后，生成的绿色锈衣。主含碱式碳酸铜 $[CuCO_3 \cdot Cu(OH)_2]$。

【历史沿革】宋代有研法（《太平圣惠方》）、煅法（《疮疡经验全书》）。明代有水飞法（《普济方》）、黄连制（《审视瑶函》）、姜制（《一草亭眼科全书》）。清代增加了炒红醋淬（《增广》）、酒制（《串雅内编》）等方法。现行有研细、碾细等炮制方法。

【炮制方法】将铜板放于高温、潮湿的环境中，喷醋液使之生成铜锈，刮取，干燥。用时除去杂质，研成细粉。

【成品性状】铜绿为绿色或深绿色粉末，气微，味涩。

【炮制作用】铜经过特殊加工制成铜绿，制备新的药物，产生新的临床应用。铜绿味酸、涩；性寒、平；有毒。归肝、胆经。体弱血虚者忌服。不可多服，多量可引起剧烈呕吐、腹痛、血痢、痉挛等，严重的可致虚脱。用于目翳，疽痔恶疮，鼻疳，臁疮，顽癣，虫蛇咬伤，头风，痰涎壅盛，卒中不语。如治风眩赤眼的铜绿膏（《眼科纂要》）及舌上生疮的绿云散（《杨氏家藏方》）。

铜绿多外用，用于不同性质的渗出液面，可通过疡面吸收，有一定量的铜补入体内。铜绿偶有内服，与其他含铜类矿物药作用相同，以吐取效。

【贮藏】贮干燥容器内，密闭，置干燥处。防潮。

蟾　　酥

【处方用名】蟾酥、酒蟾酥、制蟾酥、蟾酥粉。

【来源】本品为蟾蜍科动物中华大蟾蜍 *Bufo bufo gargarizans* Cantor 或黑眶蟾蜍 *Bufo melanostictus* Schneider 的干燥分泌物。多于夏、秋二季捕捉蟾蜍，洗净，挤取耳后腺和皮肤腺的白色浆液，加工，干燥。

【历史沿革】宋代有铁上焙焦、酒浸、酒炖、汤浸等方法；明清以后有乳汁制法。现行主要的炮制方法有研粉、白酒制和乳浸等。《中华人民共和国药典》2020 年版收载蟾酥粉。

【炮制方法】

1. 蟾酥粉　取蟾酥，捣碎，加入定量白酒浸渍，时常搅动至呈稠膏状，干燥，粉碎。

每 10kg 蟾酥，用白酒 20kg。

2. 乳蟾酥　取蟾酥，捣碎，用鲜牛奶浸渍，不断搅动至稠膏状，干燥，粉碎。乳制法夏季易酸败，应于春、秋季进行。

每 10kg 蟾酥,用鲜牛奶 20kg。

注意:蟾酥有毒,在研制蟾蜍细粉时,应采取适当的防护措施,因其粉末对人体裸露部位和黏膜有很强的刺激性,应防止吸入而中毒。

【成品性状】

1. 蟾酥　棕褐色或红棕色。气微腥,味初甜而后有持久的麻辣感,断面沾水即呈乳白色隆起。

2. 蟾酥粉　呈棕褐色粉末状。气微腥,味初甜而后有持久的麻辣感,粉末嗅之作嚏。

3. 乳蟾酥　呈灰棕色粉末,气味及刺激性比蟾酥粉弱。

【质量要求】

1. 蟾酥　水分不得过 13.0%,总灰分不得过 5.0%,酸不溶性灰分不得过 2.0%;含蟾毒灵、华蟾酥毒基和脂蟾毒配基的总量不得少于 7.0%。

2. 蟾酥粉　水分不得过 8.0%;含蟾毒灵、华蟾酥毒基和脂蟾毒配基的总量不得少于 7.0%。

【炮制作用】蟾酥性味辛,温;有毒。归心经。具有解毒,止痛,开窍醒神的功效。作用峻烈,临床用量极小,多制成丸散剂内服或外用。

蟾酥药材质硬难碎,直接粉碎对操作者刺激性较强。

蟾酥粉用白酒浸渍,搅拌,便于制粉,降低毒性,并能减少对操作者的刺激性。临床多用于发背,疔疮,痈毒,咽喉肿痛。如治痈疽疔疮、咽喉肿痛的六神丸(《中药方剂处方集》);治热毒内蕴致患疔疮、发背、脑疽、乳痈、附骨疽、臂腿等疽及一切恶疮的蟾酥丸(《外科正宗》)。

乳蟾酥经乳汁制得,毒性降低,便于粉碎。

【炮制研究】

1. 对化学成分的影响　蟾酥主要化学成分有蟾蜍毒素类、蟾毒配基类、蟾毒色胺类及其他类化合物如吗啡、肾上腺素等。其中,蟾毒配基类是蟾蜍毒素在加工炮制过程中的分解产物。

有研究以蟾酥中的活性成分之一脂蟾毒配基为指标,对生品、酒制品、乳制品进行含量比较,结果显示生蟾酥高于酒制品,酒制品又高于乳制品,生品与酒制品的层析图谱基本一致。亦有研究以羟基华蟾酥毒基、蟾毒灵、华蟾酥毒基和脂蟾毒配基成分总量为指标,发现乳制、滑石粉制、酒制后 4 种成分总量变化不大,但增加辅料量会使这些成分的含量进一步降低,以辅料量为 2 倍时成分变化较小。

2. 炮制工艺研究　蟾酥酒制新工艺:以华蟾酥毒基和脂蟾毒配基总保留率为指标,选择炮制时间、炮制温度、药辅质量比 3 因素,正交优选出蟾酥酒制的最佳工艺为:乙醇浓度为55%,药辅比为 1:2,在 60℃下加热搅拌 12 小时。蟾酥经酒制后有效成分含量均呈现降低趋势。

【注意】须按毒剧药品管理。

【贮藏】贮干燥容器内,密闭,置于通风干燥处。防霉。

蜂　胶

【处方用名】蜂胶。

【来源】本品为蜜蜂科昆虫意大利蜂 *Apis mellifera* L. 的干燥分泌物。

【历史沿革】蜂胶为现代制品,原产于西方,后我国引进产蜂胶的蜜蜂蜂种,始有生产,1957 年时见有用蜂胶治疗疾病的报道。现行地方炮制规范收载蜂胶、酒制蜂胶。《中华人民共和国药典》2020 年版收载酒制蜂胶。

【炮制方法】

1. 蜂胶　取原药材,除去杂质。

2. 酒制蜂胶　取蜂胶粉碎,用乙醇浸泡溶解,滤过,滤液回收乙醇,晾干。

【成品性状】蜂胶:团块状或不规则碎块,多数呈棕黄色、棕褐色或灰褐色,具光泽。气芳香,味苦,有辛辣感。

【质量要求】蜂胶:水分不得过 3.5%;总灰分不得过 8.0%;酸不溶性灰分不得过 6.0%;重金属铅不得过 8mg/kg,氧化时间不得过 22 秒。醇溶性浸出物不得少于 50.0%。含白杨素不得少于 2.0%,高良姜素不得少于 1.0%,咖啡酸苯乙酯不得少于 0.50%,乔松素不得少于 1.0%。

【炮制作用】蜂胶性味苦、辛,寒。归脾、胃经。具有补虚弱,化浊脂,止消渴的功效。

外用解毒消肿,收敛生肌。内服用于体虚早衰,高脂血症,消渴;外治皮肤皲裂,烧烫伤。

从蜂箱、梁上及沙盖上刮下来的蜂胶含有木屑、蜂蜡和其他杂质,而蜂胶酒制后可以去除杂质,使品质纯洁,便于调剂。

【炮制研究】蜂胶含有的黄酮类、酚酸及其酯类等成分被认为是蜂胶的活性成分。蜂胶具有抗细菌、抗真菌、抗病毒的作用,同时具有增强免疫、保护心血管、抗氧化、保肝的功效。蜂胶经过酒制,可除去杂质,而黄酮类等活性成分保留,同时便于制剂和调配。

【贮藏】置阴凉干燥处。

（陈　红　易延逵）

复习思考题

1. 试述巴豆霜的炮制工艺、炮制作用及炮制原理。

2. 试述西瓜霜的传统炮制工艺。

3. 简述干馏法及适宜炮制的代表性药物。

4. 试述蟾酥粉、乳蟾酥、酒制蜂胶的炮制工艺。

扫一扫
测一测

第十九章

中药炮制传承与地方特色技术

学习目标

　　通过学习中药炮制的理论、技术、人才、文化和应用传承等内容,了解中药炮制传承的基本内容和传承特点,为中药炮制传承与创新再发展奠定基础。

　　通过学习樟帮、建昌帮、京帮及川帮炮制历史沿革、炮制技术、特殊炮制品种及少数民族药炮制技术等内容,了解具有地域特色的几大帮派传统炮制技术的基本特点和炮制工艺特色,为进一步深入研究、掌握并传承具有地域特色的传统炮制技术、创新炮制工艺、提高饮片质量、扩大临床应用奠定基础。

　　中药炮制技术是我国独有的技术,也是受到国家保护的技术,于 2006 年被列为首批国家级非物质文化遗产。相比于天然药物,中药炮制技术充分扩大了中药的临床用药。近年来随着国家的大力扶持,对中药炮制技术的传承越发重视,同时由于我国南北地域差异大,各地用药习惯不尽相同,逐渐形成了具有地域特色的炮制技术,如"樟帮""建昌帮""京帮""川帮"及少数民族炮制等。

思政元素

老药工的工匠精神

　　中药炮制技术在中国传统医药学发展的过程中,历史悠久,出现了多个具有地域特色的技术和少数民族炮制技术,涌现出一大批掌握传统技艺的老药工,应学习他们秉承"修合无人见,存心有天知"的理念,把中药炮制工匠精神发扬得淋漓尽致。

第一节　中药炮制的传承

一、中药炮制技术传承的相关政策

　　伴随着 2017 年《中华人民共和国中医药法》的颁布与实施,中医药领域迎来重大机遇。习近平总书记指出:中医药是中华民族的瑰宝,一定要保护好、发掘好、发展好、传承好。《中华人民共和国中医药法》中明确规定:"国家保护中药饮片传统炮制技术和工艺,支持应用传统工艺炮制中药饮片,鼓励运用现代科学技术开展中药饮片炮制技术研究。"2019 年全国中医药大会上习近平总书记指示"传承精华,守正创新","加快推进中医药现代化、产业化"。2019 年《中共中央国务院关于促进中医药传承创新发展的意见》中明确指出:"挖掘和传承中医药宝库中的精华精髓。加强……老药工传统技艺传承,实现数字化、影像化记录。收集筛选民间中医药验方、秘方和技法。"2018—2019 年,科技部相继立项资助了"中药饮片智能化生产模式及一致性评价研究""特色炮制方法的工艺与设备现代化研究""中药材净切关键技术与相关智能设备研究"等重点研发计划,充分体现了国家对中药传统炮制技术的重视。

二、中药炮制技术传承内容

1. 中药炮制理论传承　全国各地药材资源、用药习惯、生活习俗、文化传统、方言语音不尽相同,炮制加工方法各具特色,历代炮制经验的流传途径不尽一致,文献所记载的炮制方法也有很大区别,对炮制品的用法亦存在分歧,因此需进一步系统整理挖掘中药炮制文献,开展对传统炮制理论的总结、对民族药炮制理论的整理以及对现代炮制理论的总结创新等工作。

第一批国家相关部门组织的中药炮制传承基地建设,收集整理了包括《传家宝集》《本草蒙筌》《本草备要》《寿世保元》《蒋玉伯医集》等中药炮制及饮片应用的古籍 530 余部;丰富完善了"炮制辅料论""炮制作用论""二味同炒、二味同打""盐制入肾""炮制性味理论""药汁制理论"等传统炮制理论;系统总结出彝酒"泡、洗、兑、煮"、藏药佐太、"金灰银灰"等民族药炮制理论;提出如"选材要道地、炮制要依法,细节是关键""以十八反为基础构建中药配伍禁忌及炮制理论体系""炮制让中药改变药性和解毒增效""炮制四新八化""炮制解毒共性规律"等现代炮制新理论。

2. 中药炮制技术传承　中药炮制技术是我国独有的制药技术。在技术传承中,近年来整理出版了多部学术专著如《中医药学高级丛书·中药炮制学》列举了 330 余种中药的古今炮制方法、饮片性状、质量要求、临床应用及参考资料等;《中药材炮制加工方法图解》通过图表、简洁和通俗的文字对常见的中药材加工炮制方法和过程进行解释,以实例展示中药材加工炮制的工艺流程和关键步骤。《历代中药炮制法汇典》整理了春秋战国时期至 1985 年期间的常用中药主要炮制文献,重点梳理千余种中药的处方用名、炮制技术方法和炮制作用等方面内容。《全国中药炮制经验与规范集成(增修本)》汇集《中华人民共和国药典》和各省、市、自治区炮制规范的要求以及近年来的炮制科研成果,真实反映全国 28 个省市饮片炮制的经验及技术,较为系统地呈现了中药炮制技术的发展。《中药炮制传统技艺图典》精心挑选出的 380 余幅具有代表性的炮制彩绘图谱,配以名称、出处、炮制方法等说明文字,突出了传统炮制理论指导下的炮制传统技艺特点,填补了国内外中药传统炮制技艺图典的空白。

此外,对中药炮制老药工的经验进行挖掘整理,系统梳理出如净制、切制、炒制、复制等方面的独特炮制方法和技艺,并进行特色传统炮制品的抢救性保护传承,包括鱼子麻黄、凤眼丹皮、灯心草炒乳香、砂烫槐花炭、砂烫白芍、鳖血制柴胡、醋制荷叶、酒蒸川芎、药母发酵、水银研细、菟丝子饼制作、百刀槟榔、皂刺妙刀成花、马钱子制霜、霜萝卜缨、十三制香附、九制花蕊石、火制雄黄、枳壳薄如纸、仙露半夏、宋半夏、九制大黄、七制香附、焖煅荷叶炭、纸煨木香、枸杞汤制巴戟天、猪胆汁制黄连、牛胆汁制天南星、黑豆馏油、竹沥油等。目前,已建立地方特色炮制技术品种资料档案达 200 余种。

3. 中药炮制人才传承　高等中医药院校中药学专业本着"精选教学内容、强化基础知识、优化知识结构"的原则,开展中药炮制课程体系的改革与建设,打造综合素质高的复合型中药炮制人才;通过高校的本、硕、博研究生培养的方式以及产学研合作等方式,培养高层次中药炮制人才,抢救性传承老一辈药工的炮制技艺;同时,依托企业及科研院所形成企业、高校、科研院所等宽范围、多途径联合推动中药炮制创新人才培养模式;同时在国家大力支持下,通过建设全国中药炮制技术传承基地,全面开展炮制人才的培养和专项培训,有效构建了谱系传承和院校教育结合的炮制人才培育体系。

此外,各地成立中药炮制大师的传承工作室,如王孝涛、金世元、张世臣等。先后批准了龚千锋、肖永庆、蔡宝昌、曹晖、邹爱英等炮制专家为第六批全国老中医药专家学术经验继承工作指导老师,授予胡昌江教授为第五批国家级中药炮制技艺非遗传承人。

4. 中药炮制文化传承 中药炮制融文化与技术于一体,是沟通中医与中药的桥梁。通过炮制文化技术场馆建设、传统炮制工具收集、文化媒体、科普宣传、申遗等多种形式对中药炮制文化开展系列传承。引入现代信息技术,对中药炮制进行多方位宣传:建设微信中药科普类公众号、专门的炮制相关网站、国家网络炮制博物馆等;在《本草中国》《中华医药》等栏目积极宣传炮制技术与文化;构建涵盖中药炮制"文化传承 - 技术传承 - 教学实训 - 科学研究 - 古物展示"全体系的实训展示交流综合性平台;积极开展各类炮制文化非遗申请和保护工作等,全方位进行炮制历史文化的挖掘与宣传。

5. 中药炮制应用传承 加强中药特色饮片的开发应用,包括对苗药了哥王、藏药"君西赤台"、九蒸九晒技术品种等特色技术饮片品种的开发;在基本探明炮制原理的基础上,制定中药饮片个性特色的质量评价标准,科学、合理地评价中药饮片的质量,规范饮片的生产工艺;同时,完成了饮片储藏与养护库房建设,规范了饮片仓储相关工作。

此外,在临方炮制应用方面,严格遵照国家药品标准和省、自治区、直辖市药品监督管理部门制定的临方炮制规范要求。目前共 19 家基地对 450 余种饮片开展了临方炮制开发应用研究。

第二节 中药炮制地方传统特色技术

一、樟帮炮制技术

ER-19-1
樟刀

樟帮是全国十三大药帮和中药炮制的主要流派之一,又称临清药帮(临江府清江县,今樟树市),与建昌帮合称江西帮。

1. 历史沿革 樟帮始于三国时期,东吴嘉禾二年(233)药祖葛玄在樟树阁皂山洗药炼丹,守药行医,开创了樟帮药业之先河。后南宋著名药师侯逢丙来樟树设药加工,开店经营,奠定了樟帮药业的基础,至明代逐渐形成了完整的樟帮药业发展体系。樟帮中药炮制精良,历史悠久,不仅地处我国古代南方"药都"樟树,且从明代起樟帮炮制技术进入皇宫,御医多用樟帮炮制中药,遂有"药不过樟树不齐,药不过樟树不灵"之说。历经近 1800 年,樟帮药业逐渐形成了完整的发展体系,樟帮中药炮制,不论炒、浸、泡、炙或烘、晒、切、藏,均十分考究,独树一帜。

ER-19-2
铁碾槽

2. 炮制工具 樟帮的独特传统加工炮制工具是在传统炮制技艺不断完善总结过程中独创出的,主要有铡刀、片刀、碾槽、冲钵、刮刀、铁锚、蟹钳、鹿茸加工壶、压板和硫黄药柜等。尤以片刀、铡刀面小口薄,轻便锋利最为著名,被称为"樟刀"。"樟刀"有着"老君炉中纯火青,炼就樟刀叶片轻,锋利好比鸳鸯剑,飞动如飞饮片精"的美誉。

ER-19-3
铜冲钵

3. 炮制辅料 樟帮炮制辅料非常讲究,要求严格,除常用辅料外,尚有固体辅料如糙米、蜜麦麸、油砂、红糖、灶心土及其他药物等;液体辅料如米酒、米醋、橙花蜜汁、皂角汁、米泔水、米汤、山羊血、猪心血、鳖血、胆汁、羊脂油、童便等。历来有反映"樟树中药炮制,辅料讲究地道,归经如择,用量适度,疗效增强"。

4. 独特技艺及品种　樟帮独特的炮制技术也闻名遐迩,如中洲枳壳在李时珍的《本草纲目》和现代《中药大辞典》中均有记载。其特殊发酵工艺炮制的枳壳,皮青、肉厚、色白、香味浓、果囊小、呈风眼状、质量好、疗效高,成为枳壳中之上品。其他经过精细加工与包装后的地产中药饮片也都因其加工方法独特、疗效显著而大受欢迎,产品畅销全国,并出口欧美等国。

ER-19-4

蟹爪钳

(1)润药:樟帮饮片外形美观,与润药关系极为密切。润药得当,既保证质量,又可减少损耗。樟帮流传着"七分润工,三分切工""润药的师傅,切药的徒弟"之说。樟帮根据药材的特点又将润法分为盖润、闷润、露润与捂润。盖润:将清洗干净的药材堆好,以湿麻袋遮盖,至润透。闷润:取出浸泡至一定程度的药材,以湿物覆盖,使水分充分渗入药材内部,使内外一致,软化适宜,便于切片。露润:将易吸潮的药材置于露天处,让其自然吸潮软化。捂润:多用于贵重药材,在切制前用湿热毛巾捂一下,使之既湿润好切,又不失有效成分。

(2)洗药:洗药包括洗、浸、泡 3 种方法。樟帮药工洗药非常重视季节气候(称"洗药四季水"),并根据药材大小、性质、质地等因素,灵活掌握。夏秋气温高,入水洗的时间宜短;春冬气温低,水洗时间可长。质地坚硬药材水洗应长,并可兼达软化目的;质地松软的药材水洗宜短;荆芥、薄荷等芳香药物应迅速捞洗,称"抢水洗"。

ER-19-5

白芍圆薄片
(樟帮)

(3)切片:樟帮根据药性和临床应用将饮片分为圆片、直片、骨牌片、斜片、肚片、丝条片、劈块、刨片、段筒、骰子、捣碎、粉末、块粒、剪片等。各种片形各有特色,贵在适中。樟帮饮片在继承传统工艺的基础上,选料上乘,切制精良,有"白芍飞上天,木通不见边,陈皮一条线,半夏鱼鳞片,肉桂薄肚片,黄柏骨牌片,甘草柳叶片,桂枝瓜子片,枳壳凤眼片,川芎蝴蝶双飞片,槟榔切 108 片,一粒马钱子切 206 片(腰子片)"的说法。其刀工独具一格,片形美观,厚薄适中,反映了樟树药帮炮制的工艺特色。

ER-19-6

甘草柳叶片
(樟帮)

(4)饮片干燥:樟帮饮片,传统要求保持形、色、气、味俱全。樟帮药工将所有的药物归宗,具体将饮片的干燥方法分为八类干燥法并编成歌诀:"黏性、芳香、粉质、油质、色泽与根须、根皮、草叶干燥法,各有千秋勿乱为。一曰黏性类药如天冬,潮片极易黏,文火干不透,原汁仍外渗,武火最适中。二曰芳香类药举薄荷,高温香气散,阴干最适宜,防霉防变黑,香浓药汁高。三曰粉性类药如山药,湿片易霉馊,随切随摊晒,若焙用文火,严防气色变。四曰油质类药举当归,火旺油溢出,色黄显焦干,天晴日晒好,阴雨文火烘。五曰色泽类药分黄白,例举黄芪与桔梗,桔梗日晒白上白,芪焙味香色金黄,白晒黄焙要记牢。六曰根须类药如白薇,片短水足易成团,空气不通防霉变,随切随摊勤翻晒,阴雨旺火防燃烧。七曰根皮药如黄柏,潮片易摊多翻晒,不易霉变忌麻痹,多摊多晾可烘晒,夏令谨防颜色变。八曰草叶类药举泽兰,润后水多易黏结,薄摊晾晒要勤翻,阴雨薄烘用文火,草叶易燃人莫离。八类干燥都说过,饮片干燥莫放松。"

(5)饮片传统炮制特色:樟帮在中药炮制的长期实践中,注意"三个结合",即技术、工艺结合;技术、工艺与药性结合;技术、工艺与临床应用结合。在药性和用药归经上,应用"三个"不同,即不同辅料、不同方法、不同炮制程度,达到临床用药的不同要求。

逢子必炒:樟帮饮片炮制,有"逢子必炒,药香溢街"之说。逢子必炒,得其香气,炒至裂口,易于煎出有效成分,提高药效。如芥子:将净芥子置热锅内,用文火加热,炒至深黄色,有爆裂声,散出香辣气时,取出,晾凉。

炒黄的药黄而不焦:樟树有炒黄的药黄而不焦且香气回溢之说。关键在于掌握"火候"及药物特性。炒黄用小火或中火进行,不断翻炒,至药物呈黄色或比原色加深,或发泡鼓起为度。

火炮的药松泡酥脆：火炮在技术上掌握火候十分重要，否则不及或不达，太过焦而无性。樟帮经验，火炮之药，外焦起泡，内黄空松，功效俱到。如炮姜：将干姜片放至烧红的锅内，迅速翻动至起烟，外表鼓胀起泡，内呈酥松为度。

火煅之药酥而不坚：煅制在樟树广泛用于矿物或某些动物类药物，如贝壳类或血余等。使之经高温，除杂质，变性状，质地疏松，利于粉碎煎汁，也可消除其毒副作用，增强疗效。火煅的方法根据药物硬度及性质而异。"樟帮"将煅法归纳为："坚者煅淬，较坚明煅，轻者飞煅，得其酥，留其药性"。

还有炒炭之药焦而存性；酒洗、酒润、酒炙、酒蒸；甘草、皂角汁浸渍解毒；滋补药物重蒸闷；藤黄山羊血去毒；鳖血制柴胡；童便浸马钱子；七制九制香附等等。这些炮制方法都是樟树中药炮制的特色。由于樟树药材道地，炮制精良，治疗灵验，因此享有"药不过樟树不灵"的声誉。

二、建昌帮炮制技术

建昌帮是中国南方的古药帮之一和中药炮制的主要流派之一，与樟帮合称江西帮。

1. 历史沿革　建昌帮起源于晋代，发源地是江西建昌府，即现今江西省南城县建昌镇。《道光南城县志》载："葛洪，字稚川，丹阳句容人也，自号抱朴子。究览典籍，尤好神仙道养之法。洪见天下已乱，避地南城麻姑山。有葛仙丹井相传，洪于此炼丹故名。"葛洪在南城的医药活动有力地推动了当地人们对药物的炮制、制剂和应用的认识，这为后代建昌药业的兴旺起到开创性的历史作用。此外，唐代的东南道教教主邓紫阳、邓延康等多位道士在南城炼丹制药，对建昌药业的兴起亦有一定的促进作用。宋代官府在南城设立"建昌军药局"，推行《太平惠民和剂局方》中的丸散膏丹，提倡成方规范化。经过明清两个朝代的发展，建昌药业已经十分发达。建昌药帮以中药饮片加工炮制和集散经营销售两方面特色著称，享有"樟树的路道，建昌的制炒""药不过建昌不行"的美誉。

2. 炮制工具　建昌帮在炮制工具方面，刀刨齐全，特色工具多。建昌帮的特色工具主要为各种刀刨类。

(1)切药刀：具有"体重(刀面约1.5kg)、把长(约26cm)、刀面阔大、刀口线直、刃深锋利、吃硬省力、一刀多用"等特点。切制的饮片以"斜、薄、大、光"为特征，如延胡索鱼鳞片、赤芍竹叶片、防风飞上天等。

(2)雷公刨：又称药刨。刨出的药片以纵片为多。适合刨制长、斜、直、圆各种形状的薄片或厚片。相传发明已久，沿用至今，不仅效力高且刨出的药片均匀美观。

(3)其他：其他特色工具有铜、铁、木、陶等制成的特色工具。如枳壳钳、槟榔榉、香附铲、泽泻笼、茯苓刀、附子筛、麦芽篓、药坛、圆木甑、猪肝色刀石等均古朴简便，各得其所，运用有别。

3. 炮制辅料　建昌帮在辅料方面，有选料独特、遵古道地、制备考究、一物多用的特点。建昌帮炮制饮片善用糠，即禾本科植物稻的种壳，又称谷糠、糠头、占谷糠、糠壳等，其中尤以砻糠的运用最有特色、用途最广，有糠炒、糠煨、糠炆、糠煅、蜜糠炙等炮制特色，同时谷糠还用于净选、润制、吸湿、密封养护等；其他辅料如白矾、朴硝、童便、米泔水、硫黄、砂子等的运用，也各有特色。

4. 独特技艺及品种　建昌帮的传统炮制风格是：因"药食同源"，工具辅料独特，工艺取法烹饪，讲求"形、色、气、味"，毒性低疗效高。片形以"斜、薄、大"为特征，色泽以鲜艳、有光泽等为特征，气味以药味纯正、香气浓郁为特征。炮制的药物毒性低，疗效高。在建昌帮炮炙十三法(炒、炙、煨、煅、蒸、煮、炆、熬、淬、霜、曲、芽、复制和其他制法)中,尤以炒、炙、煨、炆、蒸法工艺特色多。其中,炆法是建昌帮独有的特色炮制方法,既得陶坛砂罐忌铜铁之便,又以糠火烧四边,有文火慢煮之功,使饮片纯真、滋补力胜。水制注意区分四季水性,并熟谙文武火候的运用,长于武火急速快炒,使饮片色艳、气香;多用文火煨、炙,使饮片纯真味厚;精于各种去毒工艺,使饮片毒低效高。建昌帮特色炮制品种有煨附片、炆熟地、姜半夏、明天麻、贺茯苓、山药片等。

(1)煨附片:取大个生盐附子(又称特级超雄)入缸中清水漂浸。根据传统经验,附子浸泡的时间一般在春、夏、秋、冬4个季节各有不同。每天换水,捞出摊晾,然后在室内选一避风防火处,再用砖石砌一围圈(应根据附子多少而决定围圈大小)。取适量柴灰筛净杂质平铺地面,再将附子逐个放入,加一定的辅料平铺于附子上面,加物盖严,上平铺厚净灰,再放稻草等易燃物于灰上,倒入干燥的谷壳后发火。待谷壳全部烧完后再摊晾,取出附子筛去灰屑,入木甑清蒸,晒至全干,泡润切薄片(饮片要求:断面有微孔,呈角质,黄黑色,透明,光亮为佳),晾晒干即得。

(2)炆熟地:取大生地以清水洗净泥沙,浸泡(浸泡时间一般依春、夏、秋、冬季节而定)。然后同水液装入坛中,并分层次加入辅料,加盖。选一避风处,用砖石砌一围灶,四角留有通风口,底层放入易燃物,上盖适量的干谷壳(糠皮)。将装药的坛放入中央,使其燃烧。炆一段时间,停火,待冷后倒出。原汁水另存,熟地黄晒至半干,用原汁水加入辅料拌入熟地黄内使其缓缓闷润吸干,上木甑蒸。再晒或打扁或竹刀切成片,然后晒至全干,瓦缸收藏待用。

(3)姜制天麻:天麻大小分档,用米汤水洗净后,用生姜捣烂取汁,浸润天麻12小时左右(具体时间以吸干姜汁为宜),摊晾半干入木甑清蒸1小时,取出,用木板加重压扁(如春夏梅雨季节可用硫黄火熏一次以防霉变)。晾润至七八成干时切或刨薄片,晒干备用。

建昌帮最具特色的是火力使用和火候判断与特定的炮制工具。建昌帮不仅以其独具匠心的传统炮制技术和精湛的炮制工艺博得民众的高度信赖,而且以其严谨的学习态度,如严守净选、切制、炮制三关质量,做到"炮制虽繁,必不得省工夫;辅料虽贵,必不得短斤两""谨伺水火不失其度,炮炙精细逞其巧妙",炮制出优质高效的传统中药饮片而享誉国内外。

风机

三、京帮炮制技术

1. **历史沿革**　京帮属于北京和天津的药帮,继承和发扬了两地的传统中药炮制技术和经验。京帮流派炮制技术最具特色和代表性的是北京"同仁堂"、甘肃兰州"庆仁堂"等老字号药店。明嘉靖年间,传统中药炮制技术和经验得到重视和起步式的发展,北京一些药商开始聚集特色的炮制技术、特效的中药成方制剂和名医,建立并形成独具品牌的药行"商会"。如明永乐年间的"万全堂",明嘉靖年间的"西鹤年堂",明万历年间的"永安堂""雅观斋"等,搜集很多的古方和民间验方,配制出许多疗效好的膏丹丸散剂,如牛黄清心丸、二母宁嗽丸、牛黄抱龙丸、追风膏。清代的北京中药堂号有清康熙八年的"同仁堂"、乾隆五十五年的"长春堂"等。

2. **工具的选择**　京帮切药用高案刀。高案刀切制的饮片大小适中,片形规整。可做到"陈皮一条线,凤眼鸡血藤,乌眼胡黄连,泽泻如银元,清夏不见边,川芎蝴蝶片,槟榔一百零八片"。

3. **炮制辅料及其特色**　京帮炮制的特点主要体现在炮制方法和炮制辅料上。京帮炮制辅料除了常用的固体和液体辅料外,还用乌豆制作的豆腐等特殊的辅料,如豆腐制附子。京帮传统经验认为,乌豆汤可以解毒,因此用乌豆制成的豆腐可有效降低药物毒性。另外,药用液体辅料也是京帮中常用辅料,如甘草水煎液、明矾水溶液和黄连水煎液等,其主要作用是降低或消除毒副作用,或降低药物燥性。

4. 独特技艺及品种 京帮流派经过长期探索与实践,总结出一套独具特色的直观鉴别中药真伪技法,即"眼观、手摸、口尝、鼻闻"。京帮"四法"简便易行,结果准确,应用广泛,可在无特殊检测的条件下对中药饮片质量进行有效控制。京帮鉴别"四法"之一"眼观",主要是通过观察饮片的形态、颜色、表皮皱纹特征、断面碴口等外部特征以辨别真伪;"手摸"主要凭手的触觉体验饮片的质地、轻重、坚实、虚软、老嫩、滑涩等;"口尝"是通过味觉器官来辨别饮片的酸、甜、苦、辣、咸、淡、涩、麻、凉等不同滋味;"鼻闻"主要是通过嗅觉器官来鉴识特异气味,如香、腥、臭等。

京帮最具特色的炮制技术是发酵和炖制,如百药煎、酒炖大黄、地黄、沉香曲、淡豆豉等。

(1)七制香附:取净香附子碾压,筛除细毛和细末,备用。将定量的黄酒、米泔水、牛乳汁等辅料混匀,喷洒入香附中,拌匀,闷润,再用文火连续拌炒,待药物炒干,能嗅到香附与辅料的浓烈气味时,取出,晾凉,即得。

(2)百药煎:取五倍子、桔梗、甘草、酒曲等。将五倍子、酒曲分别单独粉碎。将剩余药物置于砂罐中,加水,煎煮,合并滤液,倾倒入五倍子粗粉中,搅匀,呈疏松的块状或颗粒状时,加入酒曲搅匀,移入容器内,密闭,发酵,至发酵物体积膨胀并至一定程度,取出,晒干,捣碎,即得。

(3)酒炖大黄:取大黄片或块,用黄酒拌匀,闷约1~2小时至酒被吸尽,装入炖药罐内或适宜容器内,密闭,隔水炖约24~32小时至大黄内外均呈黑色时,取出,干燥。

每100kg大黄片或块,用黄酒30kg。

(4)沉香曲:取沉香、姜厚朴、檀香、六神曲粉碎成细粉,另取面粉打成糊,与药粉混合成坨,加工成长条块,干燥。

(5)淡豆豉:取清温解毒汤(白芷、玄参、柴胡、连翘、桔梗、川芎、黄芩、羌活、赤芍、天花粉、葛根、甘草、淡竹叶、生姜),置锅内,用文火煎煮2次,第一次加水10倍量煎煮1小时,第二次加水10倍量煎煮1小时,分次滤过,合并滤液,与净黑豆同置锅内煮沸,不断翻动,至汤吸尽,黑豆膨胀时取出,再取青蒿与黑豆拌匀,置适宜容器内盖严,置适当温度下,待发酵后,取出,干燥,簸去青蒿。

每100kg净黑豆,用清温解毒汤1剂、青蒿15kg。

四、川帮炮制技术

1. 历史沿革 川帮炮制技术在明清鼎盛时期形成,曾与樟帮、京帮呈三足鼎立之势。川帮炮制技术主要以四川的为主,包括重庆、云南、贵州等中国西南地区的特色中药炮制技术,其中成都地区是川帮炮制技术核心所在。中华人民共和国成立前,成都地区有近百家药房,其经营模式大多为"前店后坊",即店堂前面供医生坐堂应诊、饮片配方,店堂后面则进行饮片的加工炮制,或根据处方要求"单锅小炒",各店都有独特的炮制技艺。1956年开始公私合营,所有药店合并成三家较大规模药店,即同仁堂、庚鼎药房、精益堂。"文革"初期,三家药厂又合并为成都市工农兵制药厂,改革开放初期更名为成都中药厂。那时,成都市有一大批精通中药炮制技术的骨干。如1959年成都中医学院中药学专业成立,即聘请了成都药材站炮制技术骨干、人称"药王"的徐楚江作为特聘教师,并聘请了冯相贤、欧建忠等经验丰富的老药工为实验指导老师,向该专业学生传授传统中药炮制技术。

2. 饮片切制的工具和运用 常用的主要工具有切药刀、片刀、剪刀、剁刀、挑儿刀、刁刀等。分述如下:

（1）切药刀（通称铡刀、大刀）：固定设备。刀身厚，刃口为一面。适合切坚硬、长、大之药物。为厚、薄片均可切用之工具。亦为切制饮片的主要工具。一般习惯，使用时前切薄片，后切坚硬药物。

（2）片刀（通称小刀）：与普通菜刀相同，为手切刀。刀身薄，钢口尖利，刃口为两面，呈弧形。一般加工柔软、短小的药物，适用于切制较厚的片形。在运用上刃口由后向前为削，刃口左右平向为片，直行运用刃口为切，用刃尖为破，用刃跟为劈。

（3）剪刀：部分卷曲不平坦之果皮、草质茎，又必须切成一定形态者，或操作三角片，露半段，以及显示特征之片型，可用剪刀切制操作。

（4）剃刀：为去心操作工具。剃刀刃口薄、刃背厚，易于剖出心柱，而不破烂本体。

（5）挑儿刀：为半圆形刃口薄之推削工具。凡果实类药物，须削出极薄表皮者，以此操作。如陈皮去皮、去红、去白之区别等。

（6）刁刀：刁刀呈斜形而薄，为部分药剔挑之用。

3. 独特技艺及品种　川帮特色炮制技术的精华——"成都中药炮制技术"已相继入选成都市、四川省第一批非物质文化遗产保护名录及第二批国家级非物质文化遗产代表性项目；该技术主要以九制大黄、九转南星、仙半夏等特色炮制品种而见长。川帮特色炮制品种以复制为主，现将有关工艺介绍如下：

（1）复制大黄：大黄的炮制分为九制大黄（独黄丸）、十五制大黄、二十四制大黄。

1）九制大黄（独黄丸）：取生大黄加黄酒后蒸透晒干，反复处理9次，每次蒸后，将甑脚水拌入，日晒夜露，直至干燥，体质酥脆，断面色淡黑有光时为止，称九制大黄；制剂研末和蜜作丸，称独黄丸。

2）十五制大黄：酒大黄做成后，再以下列药物处理，各药分别熬煎浸泡。分次用药液浸拌酒军，待完全渗入后，即行蒸制。八成干时加入第二制辅料如法炮制。待透后，即行晒、晾、露，干后又进行一次蒸制，如此反复处理15次者为十五制大黄，使用药物（辅料）如绿豆、黑豆、槐、桃叶、广皮、麦芽、桑叶、车前草等。

3）二十四制大黄：在十五制大黄的基础上再加丹皮、泽泻、薄荷、石斛、玄参等药物炮制，反复处理至24次，即二十四制大黄。

（2）复制南星：天南星的炮制品有制天南星、胆南星。

1）制南星：取生南星，刮去粗皮，用清水泡透心，去清水，打碎辅料，拌匀南星，加清水续泡，至微有麻味时，取出蒸至圆气至熟透为度，倒出切成厚片，晒干，装包成件。辅料：干姜或鲜姜、皂角、白矾。

2）胆南星（九转南星）：取生南星加胆汁搅匀装缸内。缸埋地下十分之九，一年后取出，谓之阴转；再以阴转南星，兑胆汁搅匀，分装于牛胆皮内挂通风处，谓阳转。次年取下，剥去牛胆皮，轧成粗末，再以胆汁搅匀，装胆皮内，挂通风处阴干。次年再兑胆汁搅匀，放于牛胆皮内。如此反复操作，但兑胆汁量逐减，至第九年，复挂于通风处，经年即成九转南星。

（3）蒸熟地：取大生地，洗净泥沙，晒干。另取生姜（打烂）、陈皮温浸取汁。将取汁后的药渣加适量水分熬成浓汁，并入前浸液中，加酒混合均匀，共浸生地，至药汁被吸干、生地体质变软时，即轻放木甑内，木甑中立放4个竹筒（筒壁有小孔），先以武火蒸至圆气，药质柔软为度，每次蒸后即行取出日晒夜露，待其干后，将甑脚水拌入，用伏法伏闷一夜，再蒸，如此反复9次（不得少于5次），以蒸晒露至熟地色黑如漆、味甜如饴为度，最后一次加砂仁研细末拌匀同蒸，蒸至圆气，取出，晒干即得。

415

盐附子

白附片

黑顺片

淡附片

炒附片

蒸附片

炮天雄

(4)附子系列炮制品

1)生附子:将附子除去泥土,洗净泥沙,直接干燥(晒干或烘干)即成。

2)盐附子:选择个大、均匀的泥附子,洗净,浸入胆巴的水溶液中过夜,再加食盐,继续浸泡,每日取出晒晾,并逐渐延长晒晾时间,直至附子表面出现大量结晶盐粒(盐霜)、体质变硬为止,习称"盐附子"。

3)白附片:选择大小均匀的泥附子,洗净,浸入胆巴的水溶液中数日,连同浸液煮至透心,捞出,剥去外皮,纵切成厚约 0.3cm 的片,用水浸漂,取出,蒸透,晒干,习称"白附片"。

4)黑顺片:取泥附子,按大小分别洗净,浸入胆巴的水溶液中数日,连同浸液煮至透心,捞出,水漂,纵切成厚约 0.5cm 的片,再用水浸漂,用调色液使附片染成浓茶色,取出,蒸至出现油面、光泽后,烘至半干,再晒干或继续烘干,习称"黑顺片"。

5)淡附片:取盐附子,用清水浸漂,每日换水 2~3 次,至盐分漂尽,与甘草、黑豆加水共煮透心,至切开后口尝无麻舌感时,取出,除去甘草、黑豆,切薄片,晒干。每 100kg 盐附子,用甘草 5kg、黑豆 10kg。

6)熟附片:为中等大小附子,经胆巴水浸制、煮、水漂,除去外皮及根下端部分,切成 3~5mm 厚的横片,经蒸、烘(或晒)干而成。

7)卦附片:为中等及较小附子,经胆巴水浸制、煮、水漂,剥去外皮,纵切两瓣,浸红糖汁,蒸、晒(或烘)而成。

8)黄附片:为大型或中等大小附子,经胆巴水浸制、煮、水漂,除去外皮及根下端部分,切成 3~5mm 厚的横片,用甘草、生姜、红花等浸染成黄色,烘(或晒)干而成。

9)刨附片:选中等大小鲜附子,经胆巴水浸制、煮、水漂,除去外皮洗净后,用专用木刨推刨为 0.8~1mm 厚薄片,放入浸泡缸或浸泡池内浸漂 3~5 天,烘干或晒干即得。

10)炮附片:取砂置锅内,用武火炒热,加入净附片,拌炒至鼓起并微变色,取出,筛去砂,放凉即得。

11)生附片:取泥附子,洗净,切成厚约 0.5~0.6cm 的片,干燥即得。

12)炒附片:将中等细度的砂投入炒药机内,炒至滑利,投入生附片,砂炒至外表皮黄棕色,断面黄色,取出,迅速筛去砂子,晾凉。

13)蒸附片:取生附片,用清水浸润,加热蒸至出现油面光泽,干燥。

14)炮天雄:选择个大的泥附子,洗净,浸入附子炮制用胆巴的水溶液中数日,连同浸液煮至透心,捞出,水漂,剥皮修型,再用水漂制,姜汁浸泡自然发酵至透心,取出,蒸制至透心,烤制至酥脆。

15)临江片:原是樟树炮制品种,后因历史的变迁,樟树药材市场人才外流,而四川是附子的道地产区,渐渐地四川就成了临江片的主要产区。川产临江片的炮制方法具体如下:附子洗泥后,每 50kg 原料,用胆水 25kg 加清水 12.5kg 混合,将附子放入浸泡 7 天后煮,第 1 锅用老水 1 锅加胆水 5kg 混合,1 小时后煮过心,捞起放在清水与老水各半的缸里浸 12 小时,再捞起剥皮,剥皮后再用清水浸 12 小时,然后横切成 4mm 厚的附片,再以清水加少许老水及胆水的混合液浸泡 3 天,冬季浸泡 7~8 天,漂至转色。再入蒸笼中蒸 12 小时,需火力均匀,中途不能停火,蒸好后附片油润光泽。再放置烤席上用杠炭火微火烤制,以免火力过大烤焦或起泡,烤席轮流翻转,至半干时,将附片翻面。当烤至水分消失 80%~90% 时,将片席重新放在炕上,用微火烤,烘干后即成熟片。

(5)仙半夏:取净制的生半夏 40kg 投入缸内,加清水漂浸 3 天 3 夜,每天早晚各换水 1 次,至第 4 天捞出,去水,加明矾 10kg,搅拌均匀,再加水浸泡,1 个月后放去水;另取散石灰 20kg,溶于适量水中搅拌后澄清,取上清液,加入皮硝 2.5kg 后搅拌溶化,将上清液倒入半夏缸中,腌制48小时;去除灰矾水,然后再加入清水浸泡3~7天,漂去咸涩味,捞出;再用生姜10kg,捣取汁,配适量黄栀子水混合拌渗,白天在日光下晒,夜晚放屋檐下露,约1个月后,半夏呈类圆或肾形,色淡黄,质松脆即成。

五、少数民族药物炮制技术

民族医药是指以藏、蒙、维、傣、壮5个民族药为代表,以本民族传统医药理论和实践为指导,供少数民族使用的药物。作为我国传统医药的重要组成部分,民族医药不仅具有卓越的临床疗效,还具有独特的文化内涵和代表意义,其个性鲜明、价值珍贵,值得认真学习和深入研究。同时,民族医药的炮制可消除有毒药物的毒性,改变药性,增强药物的治疗作用,使临床用药更加安全有效。其历史悠久,工艺简繁不一。早在松赞干布时期便有了第一部藏药炮制理论——《月王药诊》。在藏药名著《四部医典》中也有记载:"角类药物须炒至酥脆……童便制草乌;寒水石有煅制、热制、寒制、平制等方法。"蒙医《晶珠本草》记载炮制药物82种之多。中华人民共和国成立后,党和政府对民族医药发展的高度重视,以及对民族药炮制理论的整理,使民族医药的炮制有了更大的发展。

与中药炮制方法相似,民族药炮制方法多样,较常用的有炒法、煨法、炙法、焙法、煅法、蒸法、煮法、制霜法、水飞法、发酵法、干馏法、埋制法、熏制法、汗渍法、焙干法、磨制法等。如青稞炒大戟、芦荟汁浸煨砒石、滑石粉炒地龙、糠炒白药子、雪水埋制一枝黄花、汗渍了哥王等。各民族还有一些独传秘诀,不为外人所知。

由于理论体系和民族风格的不同,各民族医药炮制也都有自己的特色。藏医药炮制药物多用煅、煨法;蒙医药炮制药物多用羊、牛、马奶制;土家族、苗族医药炮制有毒药物多用童便制;壮医药多将新鲜药临用时炮制用。不同的炮制方法与辅料产生不同的功用,如藏医将石灰岩明煅后加青稞酒浸泡用于治疗胃病,加牛奶浸泡治萎缩性胃炎;蒙医将盐奶煨角盐,能增强其温中、散寒、破痞作用;土家族童尿制仙鹤草,能增加其止血功能。

民族医药的炮制保证了少数民族地区临床用药的安全和有效,然而很多民族药的炮制工艺、质量标准、辅料等不规范,缺乏统一标准,需运用现代先进科学的方法和技术,加强民族医药炮制的基础研究,促进工艺的改进,提高药物的性能和临床用药安全。

(一) 藏药炮制

藏药通过炮制后,不但能消除或降低毒性,而且可适当改变某些药物的性能,借以提高药物的疗效。藏药的炮制方法通常有挑拣、筛、簸、刮、去核、洗、漂、熬膏、淬、飞、炒烫、煅、煮、炙等多种。在藏药药材的炮制中,对矿物药材的炮制最为独特。

如塞尔(黄金)的炮制,首先是将其加工成厚度均匀的长方形薄块,然后去毒。方法是取金块,加水浸泡12小时,再以含沙棘的浸液煎煮1小时后取出金块,用水冲洗几次后再用同样的方法煎煮1次,最后加适量童便和亚麻水浸液置砂锅内加碱花,把金块煎煮2小时,取金块用水洗几次即可。去毒过程完成后再除金锈,方法是取酸藏酒、硼砂、碱花,与金同置砂锅内煎煮2小时后取出金块,用水冲洗干净便可。经加工炮制出的藏药黄金略带暗褐色,因煅烧而显得略为膨胀,是充满气泡蜂眼、还有些酥脆的黑色块状物体。现代的黄金藏药加工多采用金去毒青稞酒加工法,酸藏酒、硼砂、碱花煎煮法和雄黄、铅块灰、硫黄、山羊奶煅烧法等。这些方法继承了传统藏药的炮制理论,又加入现代测试手段,使药物更加有效地发挥作用。

(二) 蒙药炮制

蒙药炮制具有自身的理论体系和临床实践经验,是按照医疗、调剂、制剂的不同要求及药材自身性质,形成的富有民族特色的炮制加工技术。蒙古语称之为"淖莫特哈勒",意思就是"驯服",旨在对有毒、性峻猛,或功不及、效不遂、用不便之蒙药,通过"驯服",使其"顺从"于临床需要,以保障用药的安全和有效。虽说蒙药多数生用,但常用药材约1/4需要炮制。现介绍几种常用蒙药的传统炮制方法。

1. 马钱子 为马钱科植物马钱或长籽马钱的干燥成熟种子。蒙古名为公齐勒、高吉拉、都木达克、札普日勒布。味苦,性凉,轻、钝、有大毒。具有平喘,清热,解毒,止痛之功效。蒙医用于胸背刺痛,胸闷气喘,咽喉肿痛,炭疽,狂犬病。炮制方法:①炒制:取净沙子置锅内,一般用武火炒热后,加入净马钱子,不断翻动,烫至鼓起并显棕褐色或深棕色时取出,筛去沙子。放凉,刮去毛备用。②放入牛奶,用文火煮煎2小时,取出刮去茸毛备用。

2. 水银 为液态金属汞(Hg),蒙药名为孟根乌苏。性味辛,重,凉;有毒。具有燥"协日乌苏",燥脓血,杀虫,镇痛消炎之功效。蒙医用来治疗风湿性关节炎,痛风,游痛症,结喉,梅毒,疥癣,黄水疮,秃疮,痘疹,淋巴结肿大等。炮制方法:取等量的水银和硫黄粉放入用牛羊油擦好的铁锅中加热,用铁器不停地翻动,注意火候,当变稠时立即取下锅来回搅动,待变稀后又放在火上加热,这样反复操作多次后放凉,凝结后掰开断面呈蓝色(无水银颗粒)为度。

3. 草乌 为毛茛科植物北乌头(*Aconitum kusnezoffii* Reichb.)的干燥块根,蒙药名为泵阿。性味辛,温,轻;有大毒。具有杀菌,止痛,燥湿之功效。蒙医用于治疗瘟疫,肠刺痛,结喉游痛症,牙痛,风湿性关节炎等。炮制方法:将草乌刮去毛须、泥土等,置诃子汤或甘草汤内浸泡2~3天,每天换1次汤,取出晾干即可。

4. 狼毒 为大戟科植物月腺大戟(*Euphorbia ebracteolata* Hayata)或狼毒大戟(*Euphorbia fischeriana* Steud.)的干燥根,蒙药名塔日奴。性味辛,温;有毒。具有泻下,消肿,杀虫,燥湿功效。蒙医用来治疗结喉,黄水疮,疥癣,水肿,风湿病,游痛症等。炮制方法:将狼毒放入诃子汤中煮沸晾干即可,或将狼毒放入牛奶中煮沸晾干即可。

5. 黑冰片 猪科动物野猪(*Sus scrofa* L.)的干燥成形粪便。蒙药为哈日嘎布日。性味苦、辛,温。具有消食,平息"协日",杀菌,破痞功效。蒙医用于治疗消化不良,黄疸,胆囊炎,急、慢性胃炎及"协日"痞等。炮制方法:将黑冰片放入铁器或瓦器内,密闭封严火烧成炭放凉后取出即可,以炭色焦黑发光为佳,如变灰色即不可用。

(三)傣药炮制

傣医药是我国"四大"民族医药之一,具有两千多年的悠久历史。傣医药理论接受了古印度医学影响,以"四塔"(风、火、水、土)"五蕴"(色、识、受、想、行)理论为核心,具有完整的理论体系。傣医用药有1 000多种,有植物药、动物药、矿物药,其中植物药使用最多。炮制加工方法包括晾晒、烫淋、火烤、浸渍、酒制、揉搓、研细、水磨、炒、煮等方法。傣族人民家家户户的傣药茶,常选用烘、烤、炒、煮等炮制方法,如光冒呆(黑皮跌打)切片,置锅内炒黄,开水煎泡代茶饮,有接骨续筋、除风、活血止痛的功效。磨药是傣医药中一种古老而传统的药物加工方法,常用于解毒药和急诊治疗用药的加工,按病情所需,选择相应的傣药,用质地坚硬而表面粗糙的磨石或鹅卵石蘸上冷开水或米汤、糖水、淘米水、白酒、植物油磨汁在碗内,供内服或外涂。傣药炮制辅料很多,有大米、米汤、淘米水、蜂蜜、白酒、柠檬汁、甘蔗汁、石灰水、芝麻油等。如茄子(麻里憨马),取茄子1枚剖开,去一半种子,加入芝麻油少许,置火上烘热后,包敷患处,用于治疗痈疮肿毒。

(黄勤挽)

复习思考题

1. 试述樟帮炮制刀功特色。
2. 试述建昌帮的特色技艺和品种。
3. 试述川帮九制大黄的制备工艺。
4. 试述川帮附子的不同炮制品种。

拓展阅读

扫一扫
测一测

◇◇◇ 药 名 索 引 ◇◇◇

主要参考书目

1. 邹云翔，校订.黄新吾，邹燕勤，苏明哲，整理.邹云翔医案选 [M].南京：江苏科学技术出版社，1981.

2. 胡光慈.中医内科杂病证治新义 [M].成都：四川人民出版社，1958.

3. 王季儒.温病刍言 [M].天津：天津科学技术出版社，1981.

4. 中医研究院.岳美中论医集 [M].北京：人民卫生出版社，1978.

5. 宇妥·元丹贡布，等.四部医典 [M].北京：人民卫生出版社，1983.

6. 帝玛尔·丹增彭措.晶珠本草 [M].上海：上海科学技术出版社，1986.

7. 中医研究院中药研究所，沈阳药学院药学系.全国中药成药处方集 [M].北京：人民卫生出版社，1962.

8. 武汉市中医药学会.中药成方集 [M].武汉：湖北人民出版社，1958.

9. 胡志坚.中药临证应用 [M].呼和浩特：内蒙古人民出版社，1980.

10. 中山医学院《中药临床应用》编写组.中药临床应用 [M].广州：广东人民出版社，1975.

11. 中医研究院中药研究所.历代中药炮制资料辑要 [M].北京：中医研究院中药研究所，1973.

12. 中医研究院中药研究所，北京药品生物制品检定所.中药炮制经验集成 [M].北京：人民卫生出版社，1963.

13. 王孝涛.历代中药炮制法汇典（现代部分）[M].南昌：江西科学技术出版社，1989.

14. 中华人民共和国药政管理局.全国中药炮制规范 [M].北京：人民卫生出版社，1988.

15. 国家药典委员会.中华人民共和国药典 [M].北京：中国医药科技出版社，2020.

16. 张炳鑫.临床中药炮制学 [M].北京：人民卫生出版社，1994.

17. 蔡宝昌.中药炮制工程学 [M].北京：化学工业出版社，2011.

18. 上海市卫生局.上海市中药饮片炮制规范 [M].上海：上海人民出版社，1974.

19. 四川省卫生局.四川中药饮片炮制规范 [M].成都：四川人民出版社，1977.

20. 江苏省卫生厅.江苏省中药饮片炮制规范 [M].南京：江苏科学技术出版社，1992.

21. 王孝涛.历代中药炮制法汇典（古代部分）[M].南昌：江西科学技术出版社，1998.

22. 张炳鑫.中药炮制品古今演变评述 [M].北京：人民卫生出版社，2011.

23. 冯宝麟.古今中药炮制初探 [M].济南：山东科学技术出版社，1984.

24. 卫生部中医研究院中药研究所.中药成药制剂手册 [M].北京：人民卫生出版社，1965.

25. 北京市公共卫生局.北京市中药成方选集 [M].北京：人民卫生出版社，1961.

26. 《中国药物大全》编辑委员会.中国药物大全（中药卷）[M].北京：人民卫生出版社，1991.

27. 杨卫平.临床常用中药手册 [M].贵阳：贵州科技出版社，2001.

28. 南京中医药大学.中药大辞典 [M].2 版.上海：上海科学技术出版社，2006.

29. 《全国中草药汇编》编写组.全国中草药汇编 [M].北京：人民卫生出版社，1976.

30. 北京市卫生局.北京市药品标准 [M].北京：北京市卫生局，1983.

31. 桂林市卫生局.简便单方集 [M].桂林：桂林市卫生局，1965.

32. 南京中医学院妇科教研室.简明中医妇科学 [M].上海：上海科学技术出版社，1959.

33. 月王药诊 [M].毛继祖，马世林，译注.上海：上海科学技术出版社，2012.

复习思考题
答案要点

模拟试卷